Günter Layer · Gerhard van Kaick · Stefan Delorme (Hrsg.)

Radiologische Diagnostik in der Onkologie
Band 1

Günter Layer · Gerhard van Kaick · Stefan Delorme (Hrsg.)

Radiologische Diagnostik in der Onkologie

Band 1: **Hals, Thorax, Mamma, Bewegungsapparat, Lymphatisches System**

Mit 151 Abbildungen, davon 17 in Farbe, und 94 Tabellen

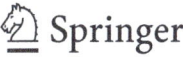 Springer

PD Dr. med. Günter Layer
Zentralinstitut für Diagnostische
und Interventionelle Radiologie
Klinikum der Stadt Ludwigshafen
Bremserstraße 79
67063 Ludwigshafen

Prof. Dr. med. Gerhard van Kaick
Forschungsschwerpunkt Radiologische
Diagnostik und Therapie
Deutsches Krebsforschungszentrum
Im Neuenheimer Feld 280
69120 Heidelberg

Prof. Dr. med. Stefan Delorme
Abteilung Radiologie (E010)
Deutsches Krebsforschungszentrum
Im Neuenheimer Feld 280
69120 Heidelberg

ISBN   978-3-540-66991-3

Bibliografische Information Der Deutschen Bibliothek
Die Deutsche Bibliothek verzeichnet diese Publikation in der Deutschen Nationalbibliografie; detaillierte bibliografische Daten sind im Internet über <http://dnb.ddb.de> abrufbar.

Springer ist ein Unternehmen von Springer Science+Business Media
springeronline.com
© Springer-Verlag Berlin Heidelberg 2006

Editor: Dr. Ute Heilmann
Desk Editor: Wilma McHugh
Herstellung: LE-TEX Jelonek, Schmidt & Vöckler GbR, Leipzig
Satz: K + V Fotosatz, Beerfelden
Umschlaggestaltung: deblik, Berlin
Druck: Stürtz, Würzburg

Gedruckt auf säurefreiem Papier   21/3150/YL   5 4 3 2 1 0

Vorwort der Herausgeber

Weshalb ein solches Buch? Die Entwicklung unseres Faches erfordert vom diagnostischen Radiologen profunde Kenntnisse der klinischen Problematik, besonders auch in der Onkologie: von der Krankheitsentstehung über Früherkennung, Diagnostik, Stadieneinteilung, Therapie bis zur Nachsorge. Neben der Radiologie muss er die Grundlagen von Pathologie, konservativer und operativer Onkologie verstanden haben, um als diagnostischer Radiologe sozusagen „in Augenhöhe" mit dem Kollegen sprechen zu können und ein voll anerkanntes Mitglied in einem Kompetenzteam zu sein.

Die große gesundheitspolitische Bedeutung der Onkologie wird durch bekannte Zahlen belegt: etwa 25% der Menschen in den entwickelten Ländern sterben an einer Tumorerkrankung, obwohl etwa 50% der an Krebs Erkrankten dank moderner Therapie geheilt werden. Durch die steigende Lebenserwartung unserer Bevölkerung gewinnt die Onkologie weiter an Aktualität. Die diagnostische Radiologie kann für eine erfolgreiche klinische Onkologie entscheidende Beiträge liefern, die durch die Einbeziehung von funktionellen Parametern noch erweitert werden.

Die Komplexität der Onkologie wird u.a. durch die Tatsache verdeutlicht, dass es nicht nur eine Tumorerkrankung gibt, sondern etwa 100 verschiedene Tumorarten, die alle ihre eigene klinische und diagnostische Problematik haben. Bei der großen Zahl der geheilten Patienten wird auch dieser Patientenkreis zu einer eigenen diagnostischen Herausforderung: durch therapiebedingte, diagnostisch oft sehr schwer einzuordnende organische Veränderungen, das mögliche Auftreten eines Rezidivs oder einer Spätmetastase und nicht zuletzt durch das Risiko eines metachronen Zweit-tumors sowie durch die Möglichkeit einer genetischen oder durch exogene Noxen bedingten Disposition auch für andere Tumoren.

Das vorliegende Werk stellt den Versuch dar, dem diagnostisch tätigen Radiologen einen Leitfaden an die Hand zu geben, der zum einen die Anforderungen und Besonderheiten der Diagnostik der wichtigsten Krebserkrankungen behandelt. Zum anderen möchte es Grundlagenkenntnisse und klinisches Wissen vermitteln, das wir benötigen, um die an uns gestellten Ansprüche erfüllen zu können. Dem klinisch tätigen Onkologen mögen die Beiträge helfen, die Möglichkeiten und Grenzen moderner radiologischer Diagnostik von Krebserkrankungen zu ermessen. Jedes Kapitel wurde deshalb von Onkologen und Radiologen gemeinsam verfasst, die für das jeweilige Thema besonders ausgewiesen sind, um das beiderseitige Verständnis zu fördern.

Die Herausgeber danken allen Autoren sehr herzlich für das Mitwirken an diesem Buch, ganz besonders auch den klinischen Onkologen, die ihre inhaltlichen Schwerpunkte bereichernd in die einzelnen Kapitel eingebracht haben.

Ganz besonderer Dank gilt Frau Dr. Ute Heilmann und Frau Wilma McHugh vom Springer-Verlag für ihre fachkompetente Beratung und außerordentliche Geduld bei dem Zustandekommen dieses Werkes.

Wenn sowohl der diagnostische Radiologe als auch der klinische Onkologe dieses Buch gerne zur Hand nehmen, dann hat es seinen Zweck erfüllt.

Ludwigshafen und Heidelberg
Die Herausgeber

Inhaltsverzeichnis

Autorenverzeichnis

Bode, Udo, Prof. Dr. med.
Abteilung Pädiatrische Hämatologie/Onkologie
Zentrum für Kinderheilkunde
Medizinische Einrichtungen der Universität Bonn
Adenauerallee 119
53113 Bonn

Delorme, Stefan, Prof. Dr. med.
Abteilung Radiologie (E010)
Deutsches Krebsforschungszentrum
Im Neuenheimer Feld 280
69120 Heidelberg

Drings, Peter, Prof. Dr. med.
Abteilung Onkologie/Innere Medizin
Thoraxklinik-Heidelberg GmbH
Amalienstraße 5
69126 Heidelberg

Fleischhack, Gudrun, PD Dr. med.
Abteilung Pädiatrische Hämatologie/Onkologie
Zentrum für Kinderheilkunde
Medizinische Einrichtungen der Universität Bonn
Adenauerallee 119
53113 Bonn

Fuxius, Stefan, Dr. med.
Hämatologisch-onkologische Gemeinschaftspraxis
Kurfürstenanlage 34
69115 Heidelberg

Goldschmidt, Hartmut, Prof. Dr. med.
Medizinische Klinik V
Ruprecht-Karls-Universität
Im Neuenheimer Feld 410
69120 Heidelberg

Haberkorn, Uwe, Prof. Dr. med.
Abteilung Nuklearmedizin
Radiologische Klinik
Ruprecht-Karls-Universität
Im Neuenheimer Feld 400
69120 Heidelberg

Hoffner, Simone, Dr. med.
Abteilung Nuklearmedizin
Radiologische Klinik
Ruprecht-Karls-Universität
Im Neuenheimer Feld 400
69120 Heidelberg

van Kaick, Gerhard, Prof. Dr. med.
Forschungsschwerpunkt Radiologische Diagnostik
und Therapie
Deutsches Krebsforschungszentrum
Im Neuenheimer Feld 280
69120 Heidelberg

Kauczor, Hans-Ulrich, Prof. Dr. med.
Abteilung Radiologie (E010)
Deutsches Krebsforschungszentrum
Im Neuenheimer Feld 280
69120 Heidelberg

Layer, Günter, PD Dr. med.
Zentralinstitut für Diagnostische
und Interventionelle Radiologie
Klinikum der Stadt Ludwigshafen
Bremserstraße 79
67063 Ludwigshafen

Ley, Sebastian, Dr. med.
Abteilung Radiologie (E010)
Deutsches Krebsforschungszentrum
Im Neuenheimer Feld 280
69120 Heidelberg

Schmezer, Peter, Dr. med.
Abteilung Toxikologie und Krebsrisikofaktoren (C010)
Deutsches Krebsforschungszentrum
Im Neuenheimer Feld 280
69120 Heidelberg

Schulz-Wendtland, Rüdiger, Prof. Dr. med.
Institut für Diagnostische Radiologie
Friedrich-Alexander-Universität Erlangen-Nürnberg
Maximiliansplatz 1
91054 Erlangen

Sinn, Hans-Peter, PD Dr. med.
Sektion Gynäkopathologie
Pathologisches Institut
Ruprecht-Karls-Universität
Im Neuenheimer Feld 220
69120 Heidelberg

Vahlensieck, Martin, PD Dr. med.
Radiologische Gemeinschaftspraxis Bonn
Rochusstraße 185
53123 Bonn

Vogl, Thomas J., Prof. Dr. med.
Institut für Diagnostische und Interventionelle
Radiologie
Klinikum der Johann-Wolfgang-Goethe-Universität
Theodor-Stern-Kai 7
60596 Frankfurt am Main

Willeke, Frank, PD Dr. med.
Chirurgische Klinik
Universitätsklinikum Mannheim
Fakultät für Klinische Medizin Mannheim
Theodor-Kutzer-Ufer 1–3
68167 Mannheim

Krebsentstehung – eine Einführung

1

P. Schmezer

Inhalt

1.1 Einleitung

Die maligne Transformation einer Zelle zur Krebszelle wird heute als mehrstufiger Prozess angesehen, der über lange Zeiträume von mehreren Jahren bis zu Jahrzehnten ablaufen kann. In dieser Zeit erfährt die Zelle eine Reihe von phänotypischen Veränderungen, denen Mutationen und (epigenetische) Veränderungen im DNA-Methylierungsmuster in ihrem Genom zugrunde liegen. Diese genetischen und epigenetischen Modifikationen in kritischen Genen, zu denen beispielsweise Onkogene, Tumorsuppressorgene oder DNA-Reparaturgene gehören, führen zu einer Zunahme der genetischen Instabilität und zu einem fortschreitenden Verlust der Zelldifferenzierung. Transformierte Zellen verlieren die Fähigkeit zur Kommunikation untereinander und zur Kontrolle ihres Wachstums. Ein Tumor wächst, weil Krebszellen zum einen nicht mehr in der Lage sind, diesem erhöhten Zellwachstum durch Apoptose, dem programmierten Zelltod, gegenzusteuern. Andererseits bildet er durch Angiogenese sein eigenes Gefäßsystem, um sich besser mit Nährstoffen zu versorgen. Krebszellen können schließlich die Fähigkeit erlangen, in das umliegende Gewebe einzuwandern und sich über die Blutbahn oder das Lymphgefäßsystem auszubreiten und in entfernt liegenden Geweben und Organen Metastasen zu bilden.

1.2 Mehrstufenprozess der Krebsentstehung

Es wird angenommen, dass die meisten malignen Tumoren monoklonalen Ursprungs sind, d.h. sich aus einer einzelnen Zelle entwickelt haben. Diese Entwicklung verläuft normalerweise über einen langen Zeitraum, den man am Beispiel des tabakrauchinduzierten Lungenkrebses als den Zeitraum bezeichnen kann, der zwischen Beginn der Rauchgewohnheit und der Diagnose des Lungenkrebs liegt. Solch lange Latenzzeiten sprechen dafür, dass sich die maligne Transformation der Zelle nicht in einem Schritt vollzieht, sondern eher einen Entwicklungsprozess darstellt, der sich über mehrere Zellgenerationen hin erstreckt.

Bei der Krebsentstehung durchläuft die Zelle mehrere Phasen.

Dieses Konzept wird durch die Entdeckung zahlreicher pathologisch beschreibbarer Krebsvorstufen, der sog. präneoplastischen Läsionen, unterstützt, die sowohl beim Menschen als auch im Tier auftreten. Gerade tierexperimentelle Befunde belegen eindeutig, dass es spezifische Zellpopulationen gibt, die als diskrete Zwischenstufen auf dem Weg von normalen Zellen zu malignen Krebszellen angesehen werden können.

Die maligne Zelltransformation und damit die Krebsentstehung kann durch chemische und physikalische Noxen sowie durch infektiöse Erreger (Viren, Parasiten, Bakterien) ausgelöst werden. Die chemisch induzierte Krebsentstehung im Versuchstier zeigt, dass es

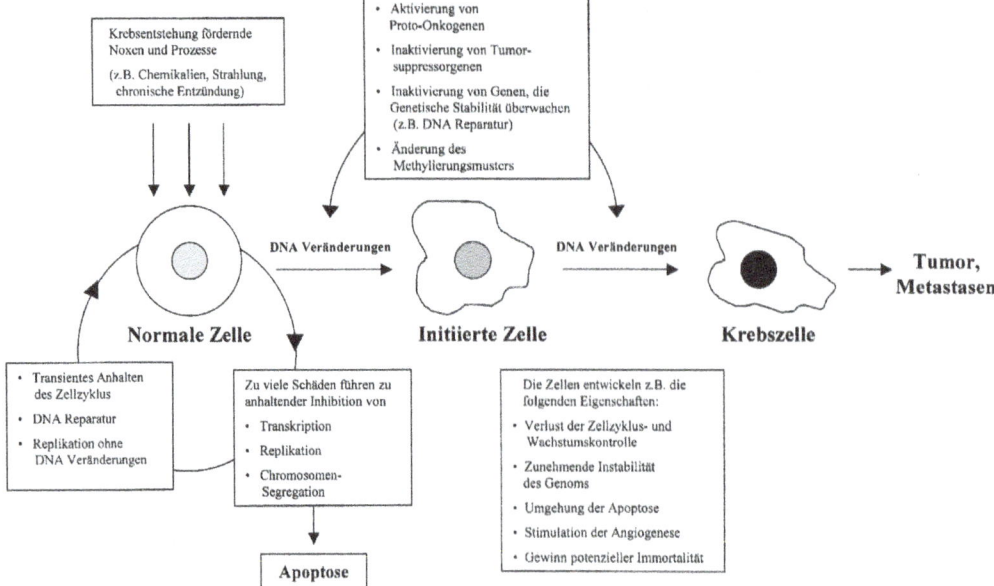

Abb. 1.1. Schematische Darstellung wichtiger Schritte bei der Krebsentstehung

Stoffe gibt, die bei chronischer Gabe ohne weitere Zusatzfaktoren in der Lage sind, maligne Tumoren entstehen zu lassen. Diese auch als „komplette" Karzinogene bezeichneten Stoffe verursachen in den meisten Fällen DNA-Schäden in den Zellen der exponierten Gewebe und werden deshalb als gentoxisch bezeichnet. Aus induzierten DNA-Schäden, die nicht oder fehlerhaft repariert werden, können in der Folge irreversible genetische Veränderungen (Mutationen) hervorgehen. Gentoxische Stoffe können bereits nach einmaliger Verabreichung in exponierten Zellen zur sog. Initiation führen, d.h. erste genetische Veränderungen auslösen, welche die maligne Transformation in Gang setzen (Abb. 1.1). Werden initiierte Zellen wiederholt exponiert (z.B. auch mit nichtgentoxischen Stoffen wie den Tumorpromotoren, die in der Lage sind, die Zellteilung anzuregen), können sich in der sog. Progressionsphase nach mehreren Zellteilungsrunden schrittweise maligne Tumorzellen entwickeln. Diese Phase der Tumorprogression sowie die sich möglicherweise anschließenden Phase der Metastasierung sind durch eine zunehmende Anhäufung von Mutationen (genetische Instabilität) gekennzeichnet.

Die Anhäufung von genetischen Veränderungen in einer Zelle wird als treibende Kraft bei der Krebsentstehung angesehen.

1.3 Genetische Veränderungen in einer Zelle

Vogelstein et al. haben bereits 1988 zum ersten Mal versucht, histopathologische Veränderungen bei der Entstehung von Kolonkrebs beim Menschen mit spezifischen Mutationen in Verbindung zu bringen, und daraus ein Modell zur Tumorprogression erstellt. Sie konnten zeigen, dass die Abfolge spezifischer Veränderungen bei sog. Krebsgenen, wie z.B. die Aktivierung eines Onkogens durch Mutation oder der Verlust eines Chromosomenabschnitts, auf dem sich ein Tumorsuppressorgen befindet, mit dem Auftreten von histologisch definierbaren Stadien wie Hyperplasie, Adenom und Karzinom einhergeht. Seit dieser Zeit haben sich unsere Kenntnisse über die molekularen Grundlagen der Tumorentstehung ständig erweitert. Für eine Reihe weiterer Tumoren, z.B. der Lunge, Brust, Prostata oder des Kopf-Hals-Bereichs, wurden derartige Progressionsmodelle entwickelt, häufig mit variabler zeitlicher Abfolge der einzelnen Schritte. Mutationsanalysen und Untersuchungen zur Expression von Krebsgenen (Tumorsuppressor- und Onkogene) in frühen Stadien der Krebsentstehung haben viel dazu beigetragen, deren Rolle bei der Tumorprogression besser zu verstehen. Die Entdeckung neuer Krebsgene und deren Signalwege wurde zum einen durch die Entwicklung hochauflösender molekularzytogenetischer Methoden deutlich erleichtert und zum anderen durch die komplette Sequenzierung des menschlichen Genoms und den Einsatz von Hochdurchsatzverfahren und genomweiter Analysen erheblich beschleunigt. Sie verbessert jedoch nicht nur unser biologisches Verständnis der Krebsentstehung, sondern stellt auch die Grundlage zur Entwicklung von neuen Früherkennungs- und Behandlungsverfahren dar.

Während Mutationen in späteren Stadien der Tumorentwicklung aufgrund der hohen genetischen Instabilität dieser Zellen häufig auch als Folge der malignen Transformation auftreten können, geht man bei prämalignen Läsionen eher davon aus, dass die beobachteten genetischen Veränderungen ursächlich zur Initiation und Progression der Krebsentstehung beitragen. Deshalb ist es für die korrekte Interpretation der beobachteten Forschungsergebnisse wichtig, die verschiedenen Phasen der Krebsentstehung in ihrer genauen zeitlichen Abfolge zu betrachten.

1.4 Krebsgene

Mutationen in den Krebsgenen verleihen den betroffenen Zellen in der Regel einen Selektionsvorteil und tragen so zur Initiation und Progression der Krebsentstehung bei. Diese Mutationen ereignen sich typischerweise in drei Klassen von Genen:
- den Protoonkogenen,
- den Tumorsuppressorgenen und
- den DNA-Reparaturgenen.

Bisher wurden mehr als 200 Krebsgene identifiziert, die bei menschlichen Tumoren verändert vorliegen. Die meisten Veränderungen dieser Gene beeinflussen das Wachstum der Tumorzellen. Man geht jedoch davon aus, dass noch viele andere Gene mit Veränderungen entdeckt werden, die mit weniger ausgeprägten Phänotypen einhergehen. Hierzu gehören z.B. Gene, die bei der zellulären Antwort auf Stress, bei der Kontrolle des oxidativen Stoffwechsels oder bei der Entgiftung von Fremdstoffen eine Rolle spielen. Darüber hinaus wird erwartet, das viele biologische Veränderungen, die zur Krebsentstehung beitragen, nicht auf der DNA-Ebene nachweisbar sind. Hierzu gehören u.a. Veränderungen bei der Expression der RNA oder bei ihrer Prozessierung und Modifikationen der Proteinstruktur oder -funktion durch sog. epigenetische Mechanismen. Neue Untersuchungsmethoden wie z.B. das Erstellen und Analysieren von Genexpressionsprofilen in Krebszellen können dazu beitragen, weitere Gene zu identifizieren, bei denen Veränderungen zur Krebsentstehung beitragen.

1.4.1 Protoonkogene

Protoonkogene stellen normale Wildtyp-Gene dar, deren Produkte eine Rolle bei der Zellproliferation und der Zellzyklusregulation spielen. Nach ihrer Aktivierung – häufig durch Mutationen – werden sie als Onkogene bezeichnet. Diese bewirken eine Fehlsteuerung des Zellzyklus und der Zellproliferation und führen so zur Krebsentstehung. Die Proteine, für die normale Protoonkogene in der Zelle kodieren, kommen in allen Zellkompartimenten wie z.B. dem Zellkern, dem Zytoplasma oder an der Zelloberfläche vor. Ihre intrazelluläre Funktion üben sie hierbei als Proteinkinasen, Wachstumsfaktoren, Rezeptoren oder als andere Mitspieler bei der zellulären Signalübertragung aus. Mutationen in Protoonkogenen verändern deren Struktur und/oder deren Expressionsmuster. Die hieraus entstehenden Onkogene arbeiten auf dominante Art und Weise, d.h. schon die Mutation in nur einem Allel des Gens reicht aus, um das Protoonkogen zu aktivieren und damit den Regulationsverlust zu erzielen. In einem solchen Fall spricht man in der Genetik von einer „Gain-of-function-Mutation".

Wichtige Protoonkogene

Zu den am häufigsten in Tumoren des Menschen aktivierten Protoonkogenen gehören
- *ERBB2* (beim Brust- und Ovarialkrebs),
- Mitglieder der *RAS*-Genfamilie (beim Lungen- und Pankreaskrebs sowie bei kolorektalen Tumoren) und
- *MYC* (bei einer Vielzahl von Tumoren wie z.B. Brust- und Ösophaguskrebs sowie einigen Leukämieformen).

1.4.2 Tumorsuppressorgene

Im Gegensatz zu den Protoonkogenen, die als normale zelluläre Gene auf positive Weise physiologisches Zellwachstum und Zelldifferenzierung vorantreiben, regulieren die Tumorsuppressorgene auf negative Weise das Zellwachstum, indem sie als zellulärer Bremsmechanismus wirken. Normale Tumorsuppressorgene können dabei sehr unterschiedliche Funktionen besitzen und kommen ebenfalls in allen Zellkompartimenten vor. Ihre hauptsächliche Aufgabe in der normal funktionierenden Zelle ist die Kontrolle der Zellproliferation und -differenzierung. Spezifische Mutationen in diesen Genen führen fast ausnahmslos zum Verlust der normalen Funktionen der aus ihnen hervorgehenden Proteine. Normalerweise ist dieser Funktionsverlust des Tumorsuppressorproteins für die Krebsentstehung erforderlich, sei es durch eine mutationsbedingte Inaktivierung oder den kompletten Verlust (Deletion) beider Allele des Tumorsuppressorgens. In diesem Fall spricht man von rezessiven Genen und bezeichnet die auslösenden Mutationen als „Loss-of-function-Mutationen".

Die Entdeckung der Tumorsuppressorgene gelang durch Untersuchungen mit großen DNA-Viren und der Analyse von familiären Krebserkrankungen. Letztere werden über rezessive Anlagen vererbt und gehen mit der konstitutiven Inaktivierung wichtiger Tumorsuppressorgene einher.

Wichtige Tumorsuppressorgene

RB-Gen

Das Retinoblastomgen (RB) ist ein wichtiges Beispiel für ein Tumorsuppressorgen. Es kodiert für ein Protein, das an Transkriptionsfaktoren bindet und sie dadurch inaktiviert. Da diese Transkriptionsfaktoren notwendig sind, um das Fortschreiten des Zellzyklus zu gewährleisten, wirkt das Protein wie eine molekulare Bremse für die Zellteilung.

TP53-Gen

Weitere wichtige Beispiele sind die Brustkrebsgene BRCA1 und BRCA2 sowie das TP53-Gen. Letzteres ist beim Li-Fraumeni-Syndrom, einer seltenen familiären Erkrankung, mit dem Auftreten multipler Krebserkrankungen assoziiert. Obwohl mutierte oder deletierte Tumorsuppressorgene bei vielen familiären Krebserkrankungen vorkommen, sind sie auch bei den nichtfamiliär gehäuft vorkommenden, den sog. sporadischen Tumoren, anzutreffen. So ist z.B. das TP53-Gen sehr häufig und bei einer Vielzahl von Tumoren des Menschen verändert. Das Gen kodiert für das P53-Protein, das die Transkription vieler Gene reguliert. Es kann je nach der Situation, in der sich die Zelle befindet, die Expression von mehreren Dutzend Genen verstärken oder vermindern. Diese Gene spielen beispielsweise bei der Zellzykluskontrolle, der Induktion des programmierten Zelltods (Apoptose), der DNA-Reparatur und bei der Differenzierung der Zelle eine Rolle (Abb. 1.2). Das TP53-Gen unterscheidet sich in der Art und Weise, wie es inaktiviert wird, von den meisten anderen Tumorsuppressorgenen. Letztere verlieren häufig durch Allelverlust, Deletion bzw. Insertion ihre Funktion. Im Gegensatz hierzu ist TP53 sehr oft das Ziel von Punktmutationen. Diese treten häufig in solchen Genabschnitten auf, die für DNA-Bindungsbereiche des Proteins kodieren. Auf diese Art und Weise stören sie die für die regulatorischen Aufgaben des Proteins notwendige Interaktion mit spezifischen DNA-Sequenzen.

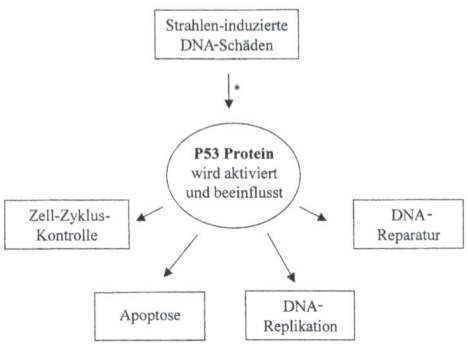

Abb. 1.2. Das P53-Protein spielt eine wichtige Rolle bei der zellulären Antwort auf ionisierende Strahlen. *Jeder *Pfeil* repräsentiert zahlreiche Teilschritte

1.5 Veränderungen im DNA-Methylierungsmuster

In menschlichen Zellen findet die DNA-Methylierung typischerweise an sog. CpG-Stellen, d.h. an Cytosinbasen statt, die in Nachbarschaft zu einem Guanosinbaustein liegen. Methylierte CpG-Stellen sind im Genom relativ selten. Sie sind empfindlich gegenüber Mutationen und gehen deshalb mit der Zeit verloren. Eine Anhäufung von CpG-Stellen ist jedoch in den Promotorregionen vieler Gene zu finden, wobei diese in normalen Zellen bei funktionsfähigen Genen nichtmethyliert vorliegen. Durch die Methylierung dieser CpG-reichen DNA-Sequenzen kommt es in der Regel zum Abschalten der Expression der betroffenen Gene und dadurch zum Verlust ihrer Funktion. Die Hypermethylierung von Promotorregionen wird in vielen Krebszellen angetroffen und ist hier die bekannteste epigenetische Veränderung. In Krebszellen werden dadurch häufig Tumorsuppressorgene wie z.B. CDKN2A, RB, VHL und BRCA1 inaktiviert. Es gibt aber auch Situationen, bei denen in Krebszellen genomweit eine zu geringe Methylierung (Hypomethylierung) vorliegt. Diese geht mit einer Demethylierung von Promotorregionen und so mit einem Anschalten von Genen einher, die in normalen Zellen methyliert, d.h. in abgeschaltetem Zustand, vorkommt. In beiden Fällen zeigen Krebszellen einen veränderten Methylierungszustand, der wie bei Mutationen entweder zur Aktivierung oder Inaktivierung von Krebsgenen führen kann. Besonders im Falle der Hypomethylierung kann der daraus resultierende Funktionsverlust (z.B. bei einem Gen der Wachstumskontrolle) zu einem Selektionsvorteil der betroffenen Zelle führen und so die Krebsentstehung vorantreiben.

Veränderungen im DNA-Methylierungsmuster können die Instabilität des Genoms erhöhen und so die Krebsentstehung vorantreiben.

1.6 DNA-Reparatur

Alle biologischen Systeme besitzen die grundlegende Fähigkeit, Schäden an der DNA zu reparieren, da unvollständig oder fehlerhaft reparierte Schäden während der DNA-Replikation in dauerhafte Mutationen umgewandelt werden können. Wir wissen heute, dass die Empfindlichkeit von Zellen gegenüber Karzinogenen mit ihrer Fähigkeit zusammenhängt, einerseits gentoxische, krebserzeugende Stoffe zu metabolisieren bzw. zu entgiften und andererseits die von ihnen verursachten DNA-Schäden zu reparieren. Zusätzlich spielt die zeitliche Abfolge von Schadensauslösung, Reparatur und DNA-Replikation eine Rolle. So kann eine langsame Reparatur von DNA-Schäden in spezifischen Gensequenzen zum Entstehen von Mutationen in normalen Zellen beitragen. Die DNA einer menschlichen Zelle ist ständig einer Vielzahl von Schadstoffen sowohl exogenen (z. B. UV-Strahlung, Tabakrauch) als auch endogenen (z. B. reaktive Sauerstoffspezies) Ursprungs ausgesetzt. Deshalb benötigt die Zelle ein Überwachungssystem, das geschädigte Nukleotide erkennt und entfernt bzw. austauscht, bevor diese während der Replikation zur Bildung von Mutationen führen. Die Wiederherstellung der normalen DNA-Struktur wird dabei von spezifischen Reparaturenzymen bewerkstelligt, die häufig in Multienzymkomplexen zusammenarbeiten. Bisher sind beim Menschen ca. 150 dieser Enzyme bekannt.

Je nach Schadenstyp werden spezifische DNA-Reparaturmechanismen („repair pathways") aktiv. Wenn Reparaturenzyme z. B. eine geschädigte oder falsche Base in einem DNA-Strang aufspüren, wird sie herausgeschnitten und durch eine passende Base ersetzt, sodass die normale Nukleotidsequenz wiederhergestellt ist. Dieser Mechanismus wird als Exzisionsreparatur bezeichnet, wobei es im Wesentlichen zwei Varianten gibt:
- die Basenexzisionsreparatur (repariert u. a. Schäden, die durch oxidative und alkylierende Stoffe ausgelöste werden) und
- die Nukleotidexzisionsreparatur (repariert u. a. Schäden, die durch UV-Strahlung und polyzyklische Kohlenwasserstoffe ausgelöste werden).

Weitere wichtige Reparaturmechanismen sind
- die Rekombinationsreparatur (z. B. für Schäden, die durch ionisierende Strahlen verursacht werden) und
- die „Mismatch-Reparatur", die Basenfehlpaarungen in den DNA-Strängen beseitigt.

Die UV-Strahlung ist wahrscheinlich für den Menschen die häufigste krebserzeugende Umweltnoxe. Die Bedeutung der Nukleotidexzisionsreparatur beim Schutz vor UV-induzierten DNA-Schäden und damit vor UV-induzierten Krebserkrankungen wird vor allem bei der Erbkrankheit Xeroderma pigmentosum deutlich. Betroffene Patienten, denen ein funktionsfähiges Reparaturenzym

aus dem Mechanismus der Nukleotidexzisionsreparatur fehlt, haben ein 1000fach erhöhtes Risiko, nach Sonnenlichtexposition Hautkrebs zu entwickeln. Die Forschungsergebnisse der letzen Jahre haben gezeigt, dass viele Enzyme, die an der Reparatur von DNA-Schäden beteiligt sind, auch bei anderen wichtigen Prozessen in der Zelle (z. B. DNA-Replikation oder -Rekombination) eine wesentliche Rolle spielen.

1.6.1 Fehler bei der DNA-Reparatur

Genetische Veränderungen, die eine normale DNA-Reparatur verhindern, führen zwangsläufig zu einer beschleunigten Anhäufung von DNA-Schäden und Mutationen in den betroffenen Zellen. Deshalb könnte jede Mutation in einem Reparaturgen, die veränderte Eigenschaften des daraus hervorgehenden Reparaturenzyms zur Folge hat, die genetische Stabilität der Zelle vermindern und damit das Krebsrisiko erhöhen. Hinweise hierfür liefern seltene Erbkrankheiten wie das erwähnte Syndrom Xeroderma pigmentosum. Weitere Beispiele für solche Erkrankung sind das Bloom-Syndrom, die Fanconi-Anämie und Ataxia teleangiectatica.

Fehler bei der DNA-Reparatur erhöhen die Instabilität des Genoms und damit das Krebsrisiko.

1.6.2 Hereditäre Störungen

Ataxia teleangiectatica
Bei Patienten mit Ataxia teleangiectatica liegt ein Defekt in einer wichtigen Proteinkinase, dem *ATM*-Gen, vor. Das Genprodukt spielt u. a. bei der durch DNA-Schäden induzierten Signalübertragung, bei der Kontrolle des Zellzyklus und bei der Rekombinationsreparatur eine wichtige Rolle. Die Patienten zeigen eine Überempfindlichkeit gegenüber ionisierender Strahlung sowie bestimmten Chemikalien und tragen ein erhöhtes Risiko zur Entwicklung eines B-Zell-Lymphoms, chronisch-lymphatischer Leukämie und weibliche Patienten zu Brustkrebs.

Bloom-Syndrom
Der molekulare Defekt beim Bloom-Syndrom wird weniger direkt bei einem Reparaturenzym vermutet als in einer fehlerhaften Regulation von Reparaturprozessen. Patienten mit dieser Erkrankung tragen ein höheres Risiko für verschiedene Krebserkrankungen wie z. B. Leukämie, Haut- und Brustkrebs.

Fanconi-Anämie

Im Falle der Fanconi-Anämie sind die Patienten besonders empfindlich gegenüber Substanzen wie Mitomycin C oder Cisplatin, die zwischen den DNA-Strängen durch kovalente Verknüpfungen DNA-Quervernetzungen ausbilden. Aus ihren Zellen wurden bisher acht Gene kloniert, deren Proteine in einem gemeinsamen Komplex zusammenarbeiten und mit der durch DNA-Schäden ausgelösten Aktivierung der Rekombinationsreparatur in Verbindung stehen. Patienten mit Fanconi-Anämie entwickeln zu einem hohen Prozentsatz akute myeloblastische Leukämien und Plattenepithelkarzinome im Kopf-Hals-Bereich.

1.7 Verlust der Zellzykluskontrolle

Mutationen in Genen, deren Proteine bei der Steuerung des Zellzyklus eine Rolle spielen, haben bei der Krebsentstehung einen besonderen Stellenwert. Die Kontrolle der Zellteilung ist für eine normale Zellstruktur und -funktion unentbehrlich. Sie wird durch das komplexe Zusammenspiel vieler Gene geregelt. Hauptkontrollpunkte liegen zum einen am Übergang in die Phase der DNA-Replikation (G_1/S) und andererseits am Übergang in die Mitosephase (G_2/M). Die vorrangige Aufgabe der Zellzykluskontrolle besteht darin zu verhindern, dass DNA-Schäden an nachfolgende Zellgenerationen weitergegeben werden. Deshalb kommt es nach dem Auftreten solcher Schäden normalerweise zur Verlangsamung oder zum Anhalten der Zellzyklusprogression, um Zeit für die Reparatur der Schäden zu ermöglichen. Dieses Fortschreiten durch den Zellzyklus wird hauptsächlich von Zyklinen im Zusammenspiel mit spezifischen zyklinabhängigen Kinasen und deren Inhibitoren geregelt. Wichtige Tumorsuppressorgene wie das *TP53* und das Retinoblastomgen *RB* sind an der Steuerung des G_1/S-Kontrollpunktes beteiligt. Dieser Übergang wird beispielsweise durch die Phosphorylierung des RB-Proteins kontrolliert, das im nichtphosphorylierten Zustand den Übergang von der G_1- in die S-Phase blockiert.

In Krebszellen ist zwar die Kontrolle des Zellzyklus defekt, sein eigentlicher Prozess muss jedoch funktionieren, um das Zellwachstum zu ermöglichen. In der Regel beschränken sich die Veränderungen beim Zellzyklus, die in Krebszellen angetroffen werden, hauptsächlich auf zwei Gruppen regulatorischer Proteine:

- negative Regulatoren, die normalerweise eine Bremsfunktion besitzen und deren Inaktivierung zu beschleunigtem und unkontrolliertem Wachstum führt,
- Proteine, welche die Unversehrtheit des Genoms überwachen und diese mit dem normalen Fortschreiten im Zellzyklus koppeln.

Werden letztere Regulatorproteine inaktiviert, häufen sich in zunehmendem Maße genetische Veränderungen

in den Zellen an, welche die Krebsentstehung vorantreiben. In beiden Gruppen gehören die veränderten Gene meistens zu den Tumorsuppressorgenen, wobei viele ihrer Proteine auch direkt an verschiedenen DNA-Reparaturprozessen mitwirken.

Wichtige Beispiele sind die Regulatorgene *TP53* und *CDKN1A*. Letzteres kodiert für das P21-Protein, das eine bedeutende Rolle bei der negativen Kontrolle fast aller Zellzyklusphasen spielt. Sein Funktionsverlust sollte erwartungsgemäß zu unkontrollierter Zellteilung führen, was jedoch im experimentellen System nicht der Fall ist. Bei Versuchstieren, denen das *CDKN1A*-Gen fehlt, ist kein erhöhtes Auftreten von Krebs zu beobachten. Dieser auf den ersten Blick überraschende Befund verdeutlicht eine wesentliche Eigenschaft der Zellzykluskontrolle: Sie ist redundant angelegt, d.h. es gibt mehrere parallel arbeitende Systeme mit überlappenden Funktionen. Dies bedeutet aber auch, dass einem Kontrollverlust normalerweise Mutationen in mehreren Genen vorausgehen müssen.

Neben einer erhöhten genetischen Instabilität ist der Verlust der Zellzykluskontrolle eine wesentliche Eigenschaft von Krebszellen.

1.8 Chronische Entzündungsprozesse

Bereits im 19. Jahrhundert berichtete Rudolf Virchow über einen möglichen Zusammenhang zwischen chronischer Entzündung und Krebs. Wir kennen heute zahlreiche Beispiele, bei denen Krebserkrankungen auf dem Boden chronischer Infektionen, Irritationen und Entzündungen entstehen können. Dabei spielt eine erhöhte Zellproliferation eine wichtige Rolle. Auch wenn sie alleine nicht in der Lage ist Krebs auszulösen, kann eine anhaltende Zellproliferation in einem Gewebe, das z.B. reich an Entzündungszellen und Wachstumsfaktoren ist, entscheidend dazu beitragen, dass vorgeschädigte initiierte Zellen vorangetrieben und die Tumorprogression begünstigt werden. Einige Forscher gehen heute davon aus, dass ca. 15% aller Krebserkrankungen auf persistierende Infektionen zurückgeführt werden können.

Andauernde Infektionen führen im Gewebe zu chronischen Entzündungen. Hierbei verursachen Leukozyten und andere phagozytierende Zellen die Auslösung von DNA-Schäden in proliferierenden Zellen, indem sie reaktive Sauerstoff- und Stickstoffverbindungen produzieren, die normalerweise dazu dienen, die Infektion zu bekämpfen. Diese Stoffe bilden z.B. das mutagene Peroxynitrit und können so in einem Gewebe Mutationen auslösen, das durch ständige entzündliche Schädigung und Geweberegeneration viele proliferierende Epithelzellen enthält. Untersuchungen beim Tumorsuppressorgen *TP53* haben gezeigt, dass Mutationen in diesem Gen bei chronisch-entzündlichen Darmerkrankungen und rheumatoider Arthritis in ähnlicher Häufigkeit auftreten wie bei Tumoren.

Chronische Entzündungsprozesse können zur Krebsentstehung beitragen.

1.8.1 Zusammenhang zwischen Entzündung und Krebs

Es gibt eine Reihe von Beispielen, die einen Zusammenhang zwischen chronischer Entzündung und Krebs aufzeigen:

- Patienten mit chronisch entzündlichen Darmerkrankungen wie Colitis ulcerosa und Morbus Crohn haben ein erhöhtes Risiko, an Kolonkrebs zu erkranken.
- Eine Hepatitis-C-Infektion erhöht das Leberkrebsrisiko.
- Die chronische Infektion mit *Helicobacter pylori* kann Magenkrebs auslösen.

Im letzteren Fall wird vermutet, dass der Wirkmechanismus direkt über die Auslösung von DNA-Schäden durch die chronische Entzündung verläuft. Zur Produktion von DNA schädigenden Stoffen durch die Entzündungszellen kommt hier verstärkend hinzu, dass Makrophagen und T-Lymphozyten den sog. MIF ("macrophage migration inhibitory factor") freisetzen. Bei diesem Faktor handelt es sich um ein Zytokin, d.h. einen Botenstoff der Zellkommunikation. Er kann die Funktion des Tumorsuppressorproteins P53 ausschalten, indem er seine transkriptionelle Aktivität unterdrückt. Wird die regulatorische Funktion dieses Proteins in einem betroffenen Gewebe anhaltend ausgeschaltet, kann es in der Folge sowohl zu einem erhöhten Zellwachstum als auch zu einer verminderten Zellantwort auf DNA-Schäden kommen. In einer solchen Situation häufen sich verstärkt Mutationen in den Zellen an, die wiederum die Krebsentstehung vorantreiben.

1.8.2 Krebsfördernde freie Radikale

Neben der Entzündungsreaktion zum Ausschalten pathogener Mikroorganismen gibt es noch andere physiologische Prozesse (z.B. aerober Stoffwechsel), bei denen freie Radikale in menschlichen Geweben entstehen. Da diese auf die Zelle schädigend wirken können, haben die Zellen eine Reihe von Schutzmechanismen entwickelt wie z.B.

- antioxidative Radikalfänger und Enzyme, die eine Überladung des Gewebes mit freien Radikalen verhindern sollen, oder
- spezifische Mechanismen zur Reparatur oxidativer DNA-Schäden.

Bei chronischen Entzündungsprozessen können sich besonders viele freie Radikale und DNA-reaktive Aldehyde aus der Lipidperoxidation anhäufen. Diese stören das Zellgleichgewicht und fördern die Krebsentstehung, indem sie in der Lage sind, DNA-Schäden und Mutationen auszulösen, Proteine zu modifizieren und die transkriptionelle Aktivität von Genen zu verändern, die für die Homöostase in der Zelle von Bedeutung sind. Dabei kann eine lange anhaltende Schieflage im Zellgleichgewicht zur Auslösung von irreversiblen Veränderungen in der Zelle führen, die mit der Krebsentstehung einhergehen.

Aufgrund der komplexen Wirkung freier Radikale ist es schwierig, die genaue Rolle spezifischer Radikale für die Krebsentstehung zu beschreiben. Es wird jedoch davon ausgegangen, dass z.B. das Stickstoffoxidradikal und seine Abkömmlinge nicht nur bei der Induktion von DNA-Schäden und bei der Veränderung von Struktur und Funktion wichtiger Proteine eine Schlüsselrolle spielen, sondern dass sie auch in der Lage sind, die Angiogenese, d.h. die Schaffung von Blutgefäßen zur Tumorversorgung, zu fördern. Die experimentelle Erforschung der spezifischen Rolle, die Stickstoffoxidradikale bei der Krebsentstehung spielen, war und ist jedoch schwierig, da seine Wirkungen nicht nur von seiner Konzentration, von der Interaktion mit anderen Radikalen, Metallionen und Proteinen, sondern auch vom untersuchten Zelltyp und seiner genetischen Ausstattung abhängen. Man spricht bei Stickstoffoxidradikalen davon, dass sie "zwei Gesichter" haben: Sie sind in der Lage, einerseits DNA-Schäden auszulösen, andererseits die Zelle vor zytotoxischen Einflüssen zu schützen. Je nach Situation können sie bei unterschiedlichen Konzentrationen zelluläre Vorgänge, wie z.B. das Zellwachstum und den programmierten Zelltod (Apoptose), hemmen oder stimulieren. Hier muss deshalb bei der Interpretation von Untersuchungsergebnissen das experimentelle System und dessen Rahmenbedingungen sehr genau abgestimmt werden, um relevante Aussagen für die In-vivo-Situation treffen zu können.

Bei chronisch-entzündlichen Erkrankungen entstehen krebsfördernde freie Radikale.

1.9 Fazit

Bei den beschriebenen Mechanismen (Abb. 1.1) werden die durch exogene und endogene Noxen hervorgerufene Auslösung und Anhäufung von Mutationen in kritischen Genen (Protoonkogenen, Tumorsuppressorgenen oder DNA-Reparaturgenen) bzw. deren epigenetische Inaktivierung als Hauptursache für die Krebsentstehung angesehen. Als weitere mögliche Ursache wird das Auslösen der Aneuploidie diskutiert. Hierunter versteht man die Abweichung von einer normalen Chromosomenzahl, die vermutlich durch Fehler bei der Zellteilung entstehen kann. Auch in diesem Fall entsteht eine Zunahme der Instabilität des Genoms mit den einhergehenden Veränderungen in der Zell-DNA. In jedem Falle eröffnen unsere erweiterten Kenntnisse über die Mechanismen der Krebsentstehung neue Möglichkeiten für die Eliminierung von Krebsrisikofaktoren, die Intervention durch krebspräventive Substanzen und die Krebstherapie.

Tumoren der Kopf-Hals-Region

2

T. J. Vogl

2.1 Einleitung

Die onkologische Diagnostik von Tumoren der Kopf-Hals-Region ist integraler Bestandteil der modernen diagnostischen Radiologie. Die technische Weiterentwicklung der Schnittbildverfahren, Computertomographie sowie der Magnetresonanztomographie haben die Diagnostik und die Therapieplanung entscheidend beeinflusst. Angepasst an die jeweilige Region und Fragestellung konnten spezifische Untersuchungsprotokolle erarbeitet werden, die sich zur Primärdiagnostik wie auch zur Therapie und Verlaufskontrolle einsetzen lassen. Zahlreiche diagnostische Untersuchungen sind darauf ausgerichtet, entzündliche oder tumoröse Erkrankungen in der Kopf-Hals-Region zu detektieren, wenn eine spezifische klinische Symptomatik vorliegt.

Wird ein pathologischer Befund verifiziert, muss die Diagnostik auf eine exakte Abgrenzung von Variationen, gutartigen Veränderungen und entzündlichen Fragestellungen ausgerichtet sein. Dabei ist es erforderlich, die Ergebnisse der Diagnostik mit dem klinischen Befund zu korrelieren und die resultierende pathologische Diagnose in die primäre Befundung mit einzubeziehen. Die komplexen chirurgischen bzw. strahlentherapeutischen Maßnahmen bei Tumorfragestellungen der Kopf-Hals-Region machen auch eine entsprechende dezidierte Planung notwendig, die mithilfe dreidimensionaler Datensätze durchgeführt werden kann. So lässt sich die lokale Komplikationsrate reduzieren. Mit Verlaufskontrollen nach Abschluss der Therapie werden das Ansprechen der Therapie, mögliche Rezidive sowie lokale Komplikationen erfasst.

Die folgende Übersicht zu den jeweiligen diagnostischen Fragestellungen für die wesentlichen Teilregionen des Kopf-Hals-Bereichs basiert auf der TNM-Klassifikation sowie den bildgebenden Untersuchungskriterien.

2.1.1 TNM-Klassifikation

Die TNM-Klassifikation unterteilt den Kopf-Hals-Bereich wie folgt:
- Lippe, Mundhöhle,
- Kieferhöhle,
- Nasenhöhle, Siebbeinzellen,
- Pharynx (Oropharynx, Nasopharynx, Hypopharynx; Abb. 2.1)

- Larynx (Supraglottis, Glottis, Subglottis)
- große Speicheldrüse(n)
- Schilddrüse (s. Kapitel 3, dieser Band).

Auch hier gelten die Kriterien der klinischen (TNM) und der pathologischen Klassifikation (pTNM) sowie des histologischen Gradings (Tabelle 2.1).

Die Lymphknotenkriterien (N-Kriterien, Tabelle 2.2) sind für alle Kopf- und Halsbezirke außer Nasopharynx und Schilddrüse gleich (Abb. 2.2 a–c). Die in der Mittellinie gelegenen Lymphknoten gelten als ipsilateral, nur nicht beim Schilddrüsenkarzinom.

Tabelle 2.1. Histopathologisches Grading

GX	Differenzierungsgrad kann nicht bestimmt werden
G1	Gut differenziert
G2	Mäßig differenziert
G3	Schlecht differenziert
G4	Undifferenziert

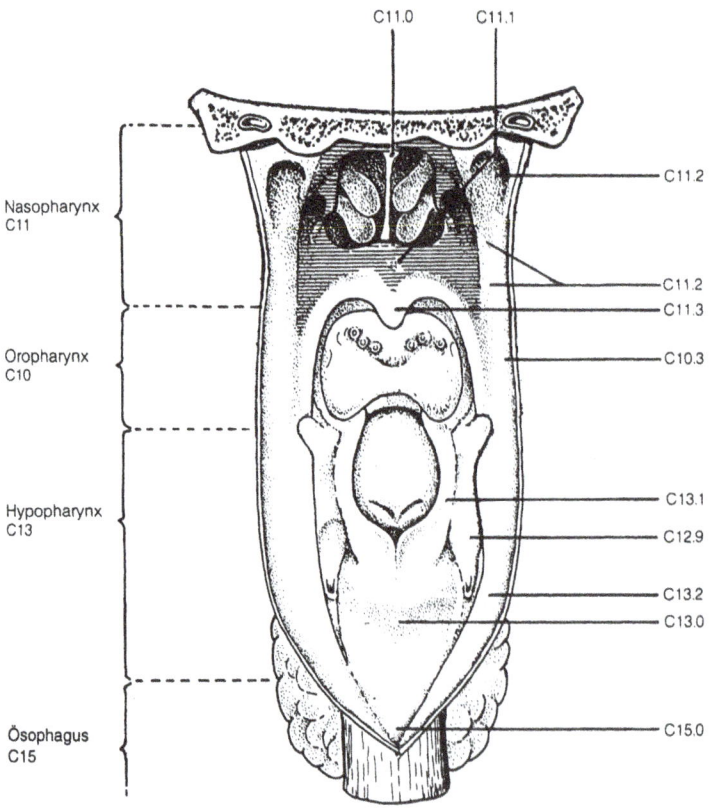

Abb. 2.1. Anatomische Bezirke des Pharynx. (Aus Wittekind et al. 2005)

C11.0   C11.1

Nasopharynx
C11

Oropharynx
C10

Hypopharynx
C13

Ösophagus
C15

C11.2
C11.2
C11.3
C10.3
C13.1
C12.9
C13.2
C13.0
C15.0

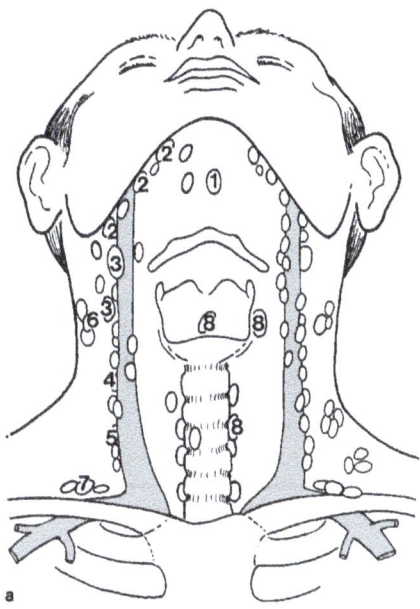

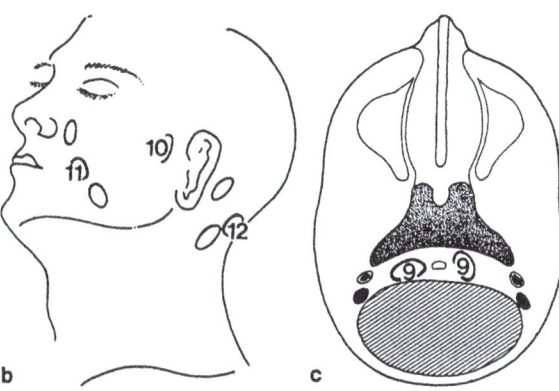

b

c

a

Abb. 2.2 a–c. TNM-Klassifikation der Kopf- und Halstumoren. Regionäre Lymphknoten (LK): (1) submentale LK, (2) submandibuläre LK, (3) kraniale jugulare (tiefe zervikale) LK, (4) mittlere jugulare (tiefe zervikale) LK, (5) kaudale jugulare (tiefe zervikale) LK, (6) dorsale zervikale (oberflächliche zervikale LK entlang des N. accessorius, (7) supraklavikuläre LK, (8) prälaryngeale („Delphi-LK"), prätracheale und paratracheale LK (Level VI), (9) retropharyngeale LK, (10) Parotislymphknoten, (11) Wangenlymphknoten, (12) retroaurikuläre und okzipitale LK. (Aus Wittekind et al. 2005)

Tabelle 2.2. Klassifikation regionärer Lymphknoten in der Kopf-Hals-Region (N-Kriterien)

NX	Regionäre Lymphknoten können nicht beurteilt werden
N0	Keine regionären Lymphknotenmetastasen
N1	Metastase(n) in solitärem ipsilateralem Lymphknoten, 3 cm oder weniger in größter Ausdehnung
N2 a	Metastase(n) in solitärem ipsilateralem Lymphknoten, mehr als 3 cm, aber nicht mehr als 6 cm in größter Ausdehnung
N2 b	Metastase(n) in multiplen ipsilateralen Lymphknoten, keiner mehr als 6 cm in größter Ausdehnung
N2 c	Metastase(n) in bilateralen oder kontralateralen Lymphknoten, keiner mehr als 6 cm in größter Ausdehnung
N3	Metastase(n) in Lymphknoten, mehr als 6 cm in größter Ausdehnung

Tabelle 2.3. Fernmetastasen (M-Klassifikation)

MX	Vorliegen von Fernmetastasen kann nicht beurteilt werden
M0	Keine Fernmetastasen vorhanden
M1	Fernmetastasen, wenn möglich Organspezifizierung (z.B. HEP für Lebermetastasierung)

Tabelle 2.4. Residualtumoren (R-Klassifikation)

RX	Vorhandensein von Residualtumor kann nicht beurteilt werden
R0	Kein Residualtumor
R1	Mikroskopischer Residualtumor
R2	Makroskopischer Residualtumor

Die Fernmetastasen (M-Kategorie) werden für alle Kopf- und Halsbereiche übereinstimmend definiert (Tabelle 2.3) und für alle Tumoren wie folgt spezifiziert:

Lunge	PUL
Knochen	OSS
Leber	HEP
Hirn	BRA
Lymphknoten	LYM
Knochenmark	MAR
Pleura	PLE
Peritoneum	PER
Nebenniere	ADR
Haut	SKI
Augen	EYE
Andere Organe	OTH

Die R-Klassifikation beschreibt das Fehlen oder Vorhandensein von Residualtumoren nach Beendigung der Therapie (Tabelle 2.4).

2.2 Tumoren von Nase und Nasennebenhöhlen

2.2.1 Epidemiologie

Karzinome der Nasenhaupthöhle und Nasennebenhöhlen sind selten. Der Prozentsatz liegt zwischen 0,2 und 0,8% aller Karzinome und bei 3% aller Tumoren, die in der Kopf-Hals-Region ihren Ursprung nehmen. Trotz der niedrigen Inzidenzrate spielen diese Tumoren aufgrund der insgesamt schlechten Prognose eine bedeutende klinische Rolle. Der Grund für die schlechte Prognose ist die späte Diagnosestellung und die dann bereits fortgeschrittenen Tumorstadien. Plattenepithelkarzinome der Nasennebenhöhlen treten bei Männern doppelt so häufig auf wie bei Frauen, mit einem Gipfel im 6.–7. Lebensjahrzehnt.

2.2.2 Pathologie

Die Mehrzahl der malignen Tumoren in der Nase und den Nasennebenhöhlen sind Tumoren epithelialen Ursprungs oder solche, die von den Speicheldrüsen ausgehen. Bei den malignen epithelialen Tumoren wird zwischen Plattenepithel-, Adeno- und anaplastischen Karzinomen differenziert. Die von den Speicheldrüsen ausgehenden Tumoren werden in adenoid-zystische, Azinuszell- sowie Mukoepidermoidkarzinome unterteilt. Gelegentlich finden sich auch Tumoren mesodermalen Ursprungs wie Osteosarkome, maligne Lymphome, Chondrosarkome oder andere seltenere Tumoren.

80% der malignen Tumoren der Nasennebenhöhlen sind Karzinome, davon die Mehrzahl Plattenepithelkarzinome. Ihren Ursprung im Antrum finden 25–58% der Tumoren, jedoch sind bei nahezu 80% aller Patienten die Kieferhöhlen sekundär involviert. In der Nasenhaupthöhle entstehen 25–35% der Tumoren, im Ethmoidalzellsystem 10%. Nur 1% der Tumoren entwickeln sich im Bereich des Sinus sphenoidalis und frontalis.

Glandulären Ursprungs sind 10% aller Tumoren der Nasennebenhöhlen. Dabei entstehen die sinunasalen Adenokarzinome wie die adenoid-zystischen Karzinome, Mukoepidermoidkarzinome und Azinuszellkarzinome in der Regel aus den kleinen Speicheldrüsen. Am häufigsten entwickeln sich die Adenokarzinome im Bereich des harten Gaumens. Diese dehnen sich dann in Richtung Nasenhaupthöhle und Nasennebenhöhlen aus. Die adenoid-zystischen Karzinome machen 35% der Tumoren aus, die aus den kleinen Speicheldrüsen entstehen. Die Mehrzahl findet ihren Ursprung im Sinus maxillaris, der geringere Anteil im Bereich der Nasenhaupthöhle.

Weniger als 3,6% der Tumoren der Nasennebenhöhlen stellen sinunasale Melanome dar, die sich aus der Mukosa der Nase und der Nasennebenhöhlen entwickeln. Bezogen auf alle malignen Melanome entstehen knapp 2,5% im Bereich der Nasennebenhöhlen. Die Nase ist die Prädilektionsstelle für die Melanome. Dort treten sie wesentlich häufiger auf als in den Nasennebenhöhlen.

2.2.3 Klinische Symptomatologie

Die klinische Diagnostik von Raumforderungen im Bereich der Nasennebenhöhlen basiert auf der Bewertung von Formveränderungen und Schwellungen. Die klinische Untersuchungsstrategie umfasst die Inspektion, die Palpation sowie die Perkussion. Hinzu kommen die endoskopischen Untersuchungstechniken. Bei der klinischen Symptomatik stehen die behinderte Nasenatmung mit einer breiten Differenzialdiagnose, die Epistaxis (die selten ätiologisch auf maligne Erkrankungen zurückzuführen ist), Riechstörungen (insbesondere bei Tumormitbeteiligung im Bereich der vorderen Schädelbasis), sowie der Kopfschmerz im Vordergrund. Bei Plattenepithelkarzinomen der Nasennebenhöhlen imponieren in der Regel eine unilaterale Obstruktion und initial auch eitrige Nasensekretionen. Bei Tumorinfiltrationen im Bereich des Sinus sphenoidalis führen Plattenepithelkarzinome oftmals zu Nervenausfällen; insbesondere der N. abducens und N. oculomotorius sind häufig infiltriert.

2.2.4 Anforderungen an die Diagnostik

Die bildgebende Diagnostik von Tumoren der Nase und Nasennebenhöhlen umfasst den Einsatz der Sonographie, konventioneller Röntgenaufnahmen, der Computertomographie und der Magnetresonanztomographie. In seltenen Fällen wird zusätzlich die digitale Subtraktionsangiographie (DSA) angewendet, vor allem im Rahmen interventioneller Fragestellungen sowie zur präoperativen Gefäßokklusion bzw. palliativen Blutstillung.

Sonographie

Die sonographische Diagnostik von Tumorerkrankungen der Nasennebenhöhlen ist von eingeschränkter Wertigkeit. In der Regel wird dieses Verfahren zur Beurteilung von Erkrankungen der Kieferhöhle unter Verwendung eines 3,5- bis 5-MHz-Schallkopfes eingesetzt.

Das hintere Siebbein und die Keilbeinhöhle lassen sich sonographisch nicht darstellen.

Der Hauptindikationsbereich für den Einsatz des Ultraschalls liegt bei akuten bzw. chronischen Nasennebenhöhlenentzündungen sowie deren Therapiekontrolle. Aufgrund der wenig detaillierten Befunderstellung stellt die Sonographie weder für das Screening noch für das Staging maligner Tumoren eine relevante Untersuchungsmodalität dar.

Konventionelle Röntgendiagnostik

Die konventionelle Röntgendiagnostik bei Erkrankungen der Nasennebenhöhle mithilfe okzipitomentaler und okzipitofrontaler Techniken ist durch den Einsatz der Schnittbildverfahren in den Hintergrund gerückt. Als Indikationen für die konventionelle Röntgendiagnostik gelten in der Regel die Abklärung einer akuten

Sinusitis bzw. die Suche nach Infektherden. Im Rahmen dieses Verfahrens können in seltenen Fällen auch sekundäre tumoröse Erkrankungen der Nasennebenhöhlen entdeckt werden, die jedoch dann durch eine Schnittbilddiagnostik abzuklären sind.

Computertomographie

Für die Detektion, die Differenzialdiagnose und das Staging von Tumoren der Nase und Nasennebenhöhlen stellt die Computertomographie (CT) das diagnostische Verfahren der ersten Wahl dar. Der Grund dafür ist die überlegene Knochen-Weichteil-Kontrastierung bei diesem Verfahren. Die Hauptindikationsbereiche der CT für die Nasennebenhöhlen sind die Diagnostik chronisch-entzündlicher Veränderungen und die Diagnostik zur Planung der operativen wie endoskopischen Therapie. Bei Tumorerkrankungen muss die CT in axialer Schichtorientierung erfolgen, eine zweite Schichtorientierung in koronarer Schnittführung ist erstrebenswert, alternativ können Sekundärrekonstruktionen auf der Basis der axialen Schichtbilder erstellt werden. Die Spiral-CT-Technologie hat partiell die konventionelle CT-Technik mit der Schicht-um-Schicht-Untersuchung ersetzt (Abb. 2.4 a). Bei der Spiral-CT ist jedoch derzeit die räumliche Auflösung sowie der Weichteil-Knochen-Kontrast in einzelnen Fällen als eingeschränkt zu werten. Die Schichtdicke für die CT sollte 2–4 mm betragen. Obligat muss die Untersuchung nach intravenöser Applikation von Kontrastmittel erfolgen, um eine Beteiligung mit Infiltration von Weichteilen bzw. Schädelbasisstrukturen sicher erfassen zu können. Zusätzlich unterstützt die Kontrastmitteldiagnostik die Erfassung von Nekrosen und die Differenzierung von soliden Tumoranteilen. Die Ausspielung der gewonnenen computertomographischen Untersuchungsdaten sollte sowohl im Weichteil- als auch im Knochenfenster erfolgen.

Magnetresonanztomographie

Die Magnetresonanztomographie (MRT) ermöglicht eine detailgenaue Abbildung von Tumorstrukturen im Bereich der Nasennebenhöhle und Nase sowie eine Differenzierung von umliegenden Weichteilgewebestrukturen (Abb. 2.3 a, b). Überlegen zeigt sich die MRT-Diagnostik zur Differenzierung solider Tumorabschnitte von entzündlichen Veränderungen und retinierten Flüssigkeiten. Die multiplanaren Darstellungsmöglichkeiten erlauben eine verbesserte Therapieplanung und Therapiekontrolle. Die MRT-Untersuchungstechnik für die Nasennebenhöhlendiagnostik umfasst den Einsatz von hochauflösenden T1- und T2-gewichteten Spinecho-(SE-)Sequenzen sowie von Turbospinecho- (TSE-)Sequenzen in T2-Gewichtung. Nach Applikation des para-

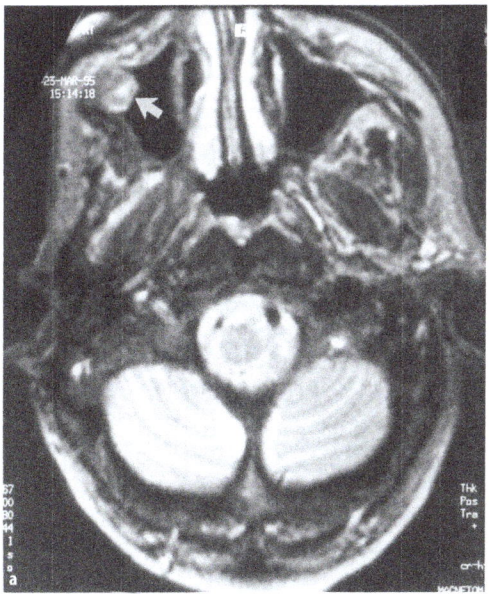

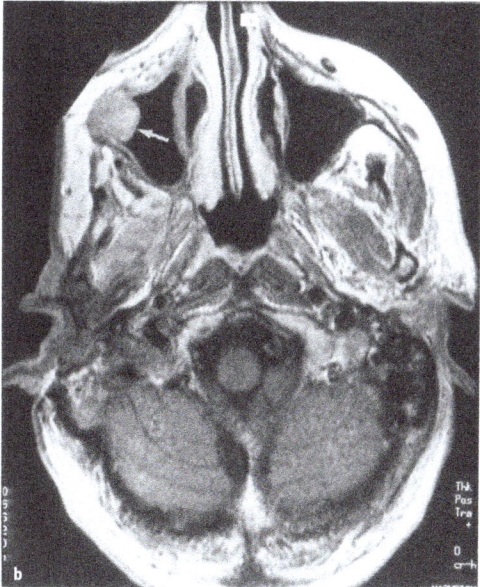

Abb. 2.3 a, b. Kieferhöhlenkarzinom, Rezidiv im Sinus maxillaris rechtsseitig. **a** MRT, T2-gewichtete SE-Sequenz, TR/TE = 2900/90. Nachweis einer hyperintensen rundlichen Raumforderung *(Pfeil)* im Sinus maxillaris auf der rechten Seite mit fraglicher Infiltration der lateralseitigen Sinuswände. **b** MRT, T1-gewichtete SE-Sequenz, TR/TE = 500/17, Gd-DTPA. Die kontrastverstärkte Sequenz dokumentiert das Ausmaß der Rezidivtumorsituation im Sinus maxillaris mit Überschreitung der lateralen Sinus-maxillaris-Wand mit Infiltration in die angrenzenden Weichteilstrukturen *(weißer Pfeil)*

magnetischen Kontrastmittels Gadolinium-DTPA (Gd-DTPA) sollte mit hochauflösenden T1-gewichteten Sequenzen und Fettunterdrückungstechniken optimal untersucht werden. Als Schichtorientierungen sind axiale wie auch koronare Schichten zu fordern. Der Schwerpunkt der MRT-Diagnostik liegt in der Tumorevaluierung bei komplett obstruiertem Sinus. Hier zeigt die MRT gegenüber der CT eine erhöhte Sensitivität und Spezifität zur Erfassung von malignen Tumoren.

Digitale Subtraktionsangiographie

Die Indikationen zur Durchführung der digitalen Subtraktionsangiographie (DSA) im Rahmen der Diagnostik von Kopf-Hals-Tumoren liegen im Wesentlichen bei der diagnostischen und prätherapeutischen Evaluierung von Nasen-Rachen-Fibromen sowie hypervaskularisierten Karzinomen. Die angiographische Darstellung dient dabei zur Dokumentation der arteriellen Zuflüsse venöser Abflusszonen sowie von Kollateralkreisläufen. Gegebenenfalls können im Rahmen einer prätherapeutischen Intervention zuführende Gefäße verschlossen oder mit intraarterieller Chemotherapie behandelt werden.

2.2.5 Staging

Die UICC unterscheidet bei den Primärtumoren (T-Klassifikation) der Nase und Nasennebenhöhlen zwischen Kieferhöhle (Tabelle 2.5) sowie Nasenhöhle und Siebbeinzellen (Tabelle 2.6).

Die Klassifikation der regionären Lymphknoten entspricht den N-Kriterien der übrigen Kopf-Hals-Region (Tabelle 2.2).

Tabelle 2.5. T-Klassifikation bei Tumoren der Kieferhöhle. (Aus Wittekind et al. 2005)

TX	Primärtumor kann nicht beurteilt werden
T0	Kein Anhalt für Primärtumor
Tis	Carcinoma in situ
T1	Tumor auf die antrale Schleimhaut begrenzt ohne Arrosion oder Destruktion des Knochens
T2	Tumor mit Arrosion oder Destruktion des Knochens (ausgenommen die posteriore Wand) einschließlich Ausdehnung auf harten Gaumen und/oder mittleren Nasengang
T3	Tumor infiltriert eine oder mehrere der folgenden Strukturen: Knochen der dorsalen Wand der Kieferhöhle, Subkutangewebe, Boden oder mediale Wand der Orbita, Fossa pterygopalatina, Sinus ethmoidalis
T4a	Tumor infiltriert eine oder mehrere der folgenden Strukturen: Inhalt der vorderen Orbita, Wangenhaut, Processus pterygoideus, Fossa infratemporalis, Lamina cribrosa, Keilbeinhöhle, Stirnhöhle
T4b	Tumor infiltriert eine oder mehrere der folgenden Strukturen: Orbitaspitze, Dura, Gehirn, mittlere Schädelgrube, Hirnnerven, ausgenommen den maxillären Ast des N. trigeminus (V2), Nasopharynx, Clivus

Tabelle 2.6. T-Klassifikation bei Tumoren der Nasenhöhle und Siebbeinzellen. (Aus Wittekind et al. 2005)

T1	Tumor auf einen Unterbezirk der Nasenhöhle oder Siebbeinzellen beschränkt, mit oder ohne Arrosion des Knochens
T2	Tumor in zwei Unterbezirken eines Bezirkes oder Ausbreitung auf einen Nachbarbezirk innerhalb des Nasen-Siebbeinzellen-Areals, mit oder ohne Arrosion des Knochens
T3	Tumor breitet sich in die mediale Orbita oder den Orbitaboden aus oder in Kieferhöhle, harten Gaumen oder Lamina cribrosa
T4a	Tumor infiltriert eine oder mehrere der folgenden Strukturen: Inhalt der vorderen Orbita, Haut von Nase oder Wange, minimale Ausbreitung in vordere Schädelgrube, Processus pterygoideus, Keilbeinhöhle oder Stirnhöhle
T4b	Tumor infiltriert eine oder mehrere der folgenden Strukturen: Orbitaspitze, Dura, Gehirn, mittlere Schädelgrube, Hirnnerven, ausgenommen den maxillären Ast des N. trigeminus (V2), Nasopharynx, Clivus

2.2.6 Wertigkeit der Verfahren und empfohlenes Vorgehen

Für die Diagnostik von Tumoren der Nase und Nasennebenhöhlen ist die Kenntnis der erschwerten Differenzialdiagnose der Tumoren von chronisch-entzündlichen Veränderungen wesentlich. Hier können mit der MRT bessere Ergebnisse als mit der CT erzielt werden.

Die Magnetresonanztomographie erlaubt eine bessere Differenzierung ödematöser, entzündlich veränderter Schleimhautstrukturen gegenüber intraluminalen Veränderungen (Abb. 2.4a–d). Eine Vielzahl gutartiger Tumoren wie Papillome, invertierte Papillome und Tumoren der kleinen Speicheldrüsen zeigen dabei ein charakteristisch hohes Signal in der T2-gewichteten Sequenz.

Im Rahmen der bildgebenden Diagnostik müssen bei Tumoren, die vom Sinus maxillaris ausgehen, insbesondere die Infiltrationswege erfasst werden. Entsprechend der TNM-Klassifikation dokumentiert die bildgebende Diagnostik die Infiltrationen in Richtung Orbita, Sinus ethmoidalis, Fossa pterygopalatina und Fossa infratemporalis. Computertomographisch imponiert dabei in der Regel die knöcherne Destruktion mit erschwerter Abgrenzung der Tumorinfiltration von angrenzenden Weichteilstrukturen. Die Weichteilausdehnung, die Lagebeziehung der Gefäße sowie die perineurale Tumorausdehnung können mit der kontrastverstärkten MRT in der Regel besser dokumentiert werden. Infiltrationen in Richtung Orbita und Fossa pterygopalatina sowie zervikale Lymphknotenmetastasen gelten definitionsgemäß als schlechte prognostische Faktoren.

Die von den kleinen Speicheldrüsen ausgehenden Tumoren stellen 4–10% aller malignen Tumoren der Nasennebenhöhle dar. Am häufigsten finden diese Tumo-

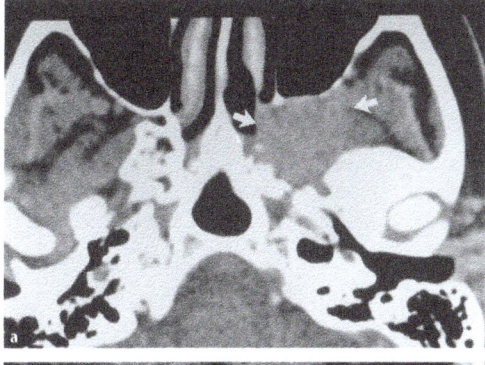
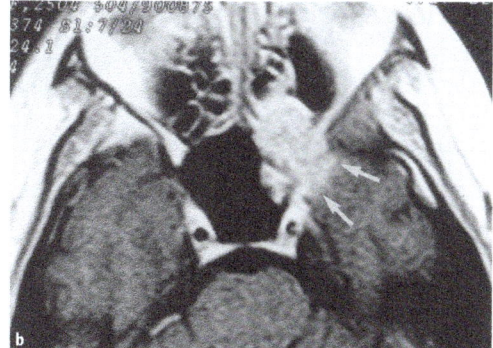
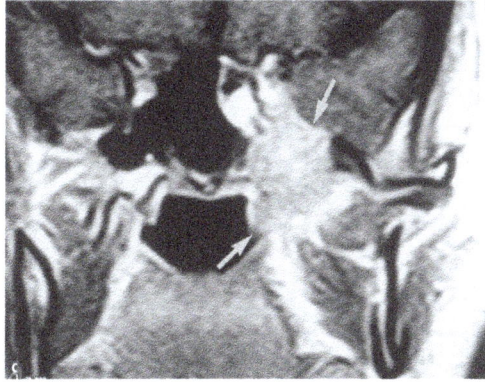
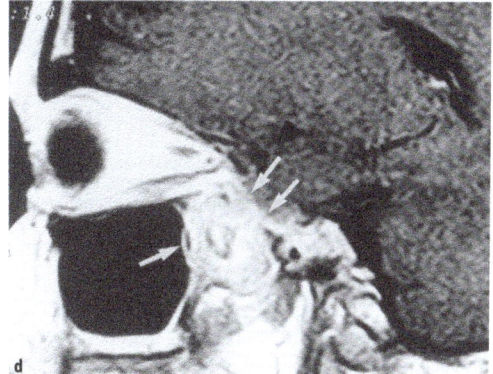

Abb. 2.4 a–d. Retromaxillär infiltrierendes Adenokarzinom. **a** CT, kontrastverstärkt. Nachweis einer diskret hyperdensen retromaxillär die Fossa pterygopalatina und Fossa infratemporalis einnehmenden Raumforderung *(Pfeile)*. **b** MRT, T1-gewichtete SE-Sequenz, TR/TE = 500/17, Gd-DTPA. Die T1-gewichtete SE-Sequenz in Höhe des Sinus ethmoidalis dokumentiert die Infiltration des Karzinoms in die Schädelbasisstrukturen und Meningen *(Pfeile)*. Beachtenswert die hohe Vaskularisation der Raumforderung. **c** MRT, koronar T1-gewichtete SE-Sequenz, TR/TE = 500/17, Gd-DTPA. In koronarer Schnittführung Verifizierung der Infiltration der mittleren Schädelbasis und des parapharyngealen Raumes *(Pfeile)*. **d** MRT, T1-gewichtete SE-Sequenz, TR/TE = 500/17, Gd-DTPA. In der streng sagittalen Schnittführung Dokumentation der retromaxillären Ausdehnung des Tumors *(Pfeile)* mit Infiltration der Fossa pterygopalatina und des dorsalen Orbitatrichters

ren ihren Ursprung in der Region des Gaumens. Beachtenswert ist insbesondere das perineurale Tumorwachstum beim adenoid-zystischen Karzinom.

Bei der Diagnostik des Neuroblastoms – eines seltenen malignen Nasentumors – ist die Wachstumsrichtung zu berücksichtigen. Es geht von der Riechschleimhaut im oberen Drittel der Nasenhöhle aus und infiltriert in die Siebbeinzellen, die Orbita und die anteriore Schädelbeingrube. Computertomographisch wie auch kernspintomographisch imponiert dieser Tumor durch eine starke Kontrastmittelanreicherung, gelegentlich finden sich auch Verkalkungen. Obwohl die MRT die ossäre Infiltration im Vergleich zur CT schlechter verifiziert, erfüllt sie alle diagnostischen Voraussetzungen zur Erfassung von Infiltrationen in die angrenzenden Schädelbasis- und zerebralen Strukturen (Abb. 2.5 a, b). Eine Vielzahl weiterer seltener Tumoren finden primär oder sekundär ihren Ursprung im Bereich der Nasenneben-

höhlen und diese sind mithilfe der bildgebenden Diagnostik, bevorzugt der CT, zu verifizieren.

2.2.7 Therapeutische Optionen

Die Therapie maligner Tumoren der Nasennebenhöhlen beruht in der Regel auf einem kombinierten Einsatz chirurgischer Behandlungsstrategien mit radioonkoloigschen Techniken. Bei der Mehrzahl dieser Tumoren sollte primär eine chirurgische Resektion bis hin zum plastischen Ersatz angestrebt werden. Häufig wird diese Resektion mit einer postoperativen Bestrahlung kombiniert. Im Fall einer primären Inoperabilität stellt die technisch aufwendige radioonkologische Therapie eine Alternativstrategie dar. Im Rahmen einzelner Therapiestudien wird die Wertigkeit intraarterieller Chemothera-

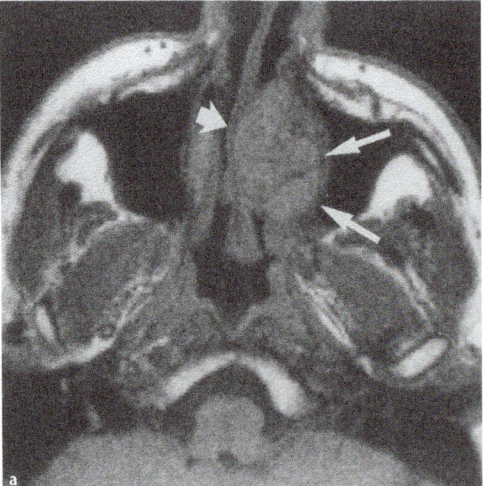 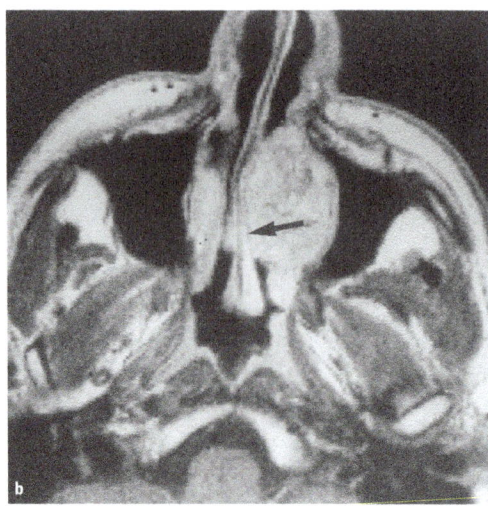

Abb. 2.5 a, b. Tumorrezidiv eines Weichteilplasmozytoms im Gesichtsschädel. **a** MRT, axial, TR/TE = 500/17, nativ. In der nativen T1-gewichteten Sequenz imponiert die Rezidivraumforderung eines Weichteilplasmozytoms mit primär niedriger Signalintensität *(weiße Pfeile)*. **b** MRT, axial, TR/TE = 500/17, Gd- DTPA. In der kontrastverstärkten Sequenz deutliche massive Kontrastmittelaufnahme, Dokumentation der Infiltration der medialen Kieferhöhlenwände. Hypervaskularisation der Raumforderung. Verlegung des mittleren Nasengangs (Pfeil)

pien derzeit evaluiert; die Daten zum Einsatz der systemischen Chemotherapie sind limitiert.

Bei Plattenepithelkarzinomen der Nasennebenhöhlen treten Lokalrezidive in 20–50% der Fälle auf; 80% dieser Rezidive entwickeln sich innerhalb des ersten Jahres. Die mittlere 5-Jahres-Überlebensrate liegt bei 62%. Nur 15% der Patienten entwickeln Lymphknotenmetastasen und nur 10% Fernmetastasen. Bei den Adenokarzinomen beträgt die lokale Rezidivrate nach chirurgischer Therapie 62% innerhalb des ersten Jahres und 67–93% innerhalb der ersten fünf Jahre. Adenoid-zystische Karzinome können zehn bis zwanzig Jahre nach der initialen Behandlung als Rezidiv auftreten.

2.2.8 Nachsorge

Die bildgebende Diagnostik hat einen hohen Stellenwert im Rahmen der Nachsorge von Tumoren der Nase und Nasennebenhöhlen. Da Tumorrezidive in der Regel in klinisch unzugänglichen Räumen lokalisiert sind, kommt hier der Schnittbilddiagnostik, insbesondere der CT und auch der MRT, eine entscheidende Bedeutung zu. Optimal ist dabei der Einsatz identischer Untersuchungsprotokolle im Rahmen der prä- wie auch der posttherapeutischen Diagnostik. Ein Rezidiv kann ggf. auch mithilfe einer bildgebend gesteuerten Punktion im Rahmen der MRT oder CT verifiziert werden.

2.3 Tumoren des Nasopharynx

2.3.1 Epidemiologie

Bezogen auf die Kopf-Hals-Region weisen 5% aller malignen Tumoren ihren Ursprung im Nasopharynx auf. Davon entsprechen über 90% histologisch Karzinomen. Im Erwachsenenalter stellen die häufigsten Vertreter maligner Tumoren die Karzinome dar, bei Kindern finden sich oft Lymphome und Rhabdomyosarkome. Das primäre Nasopharynxkarzinom ist in den klassischen Endemiegebieten Südostasiens einer der häufigsten malignen Tumoren – der häufigste Tumor beim männlichen und der dritthäufigste Tumor beim weiblichen Geschlecht. In China sind 18% aller malignen Tumoren Nasopharynxkarzinome. Das Auftreten in Europa ist deutlich seltener und wird normalerweise erst in fortgeschrittenen Stadien beobachtet.

Das Plattenepithelkarzinom („squamous cell carcinoma", SCC) des Nasopharynx stellt insgesamt eine seltene Karzinomentität dar. In den USA, wo es 0,25% aller malignen Tumoren ausmacht, und in Europa tritt es häufiger beim männlichen Geschlecht auf, in der Regel innerhalb der sechsten Lebensdekade. Eine vermehrte Inzidenzrate des Nasopharynxkarzinoms lässt sich bei Vorliegen von Antikörpern gegen das Epstein-Barr-Virus und bei HLA-A2- und HLA-B-Histokompatibilität feststellen.

2.3.2 Pathologie

Topographisch finden sich in der Region des Nasopharynx eine Vielzahl von Weichteil- und Gewebestrukturen, d.h unterschiedliche Läsionen haben ihren Ursprung im Nasopharynx. Ihr Spektrum reicht von embryologischen Malformationen bis hin zu malignen und benignen Tumoren. Im Erwachsenenalter machen Karzinome und lymphoepitheliale Neubildungen ca. 75% aller Neoplasien aus. Bei Kindern imponieren häufiger Lymphome und Rhabdomyosarkome. Als charakteristisch für diese Region gelten die frühzeitige und ausgedehnte lymphatische Metastasierung sowie das aggressive Wachstum in Richtung der Schädelbasisstrukturen. Bezüglich der Pathologie der klinischen Befunde ist eine Differenzierung nach Plattenepithelkarzinomen, lymphoepithelialen und allen zystischen Karzinomen sowie Lymphomen und Rhabdomyosarkomen sinnvoll. Seltener finden sich Liposarkome, maligne Papillome oder sekundäre Raumforderungen, die von den Nasennebenhöhlen ausgehen und den Nasopharynx infiltrieren.

Die WHO unterteilt das Nasopharynxkarzinom auf histopathologischer Basis in drei Typen:
- Plattenepithelkarzinome (Typ 1),
- Tumoren, die kein Keratin produzieren (Typ 2), und
- undifferenzierte Karzinome (Typ 3).

Zum Typ 3 gehören auch großzellige Lymphome und andere aplastische Tumoren. Analysiert man alle Karzinome des Nasopharynx, so entfallen auf Plattenepithelkarzinome 70%, auf Lymphome 20%, und die verbleibenden 10% beinhalten eine Vielzahl an Läsionen wie Adenokarzinom, adenoid-zystisches Karzinom, Rhabdomyosarkom, Melanom, extrameduläres Plasmozytom, Fibrosarkom und Karzinosarkom.

2.3.3 Klinische Symptomatologie

Die klinische Symptomatik bei Tumoren des Nasopharynx und angrenzender Räume ist mit der bei malignen Tumoren der Nasennebenhöhlen vergleichbar. Häufig tritt ein einseitiger Hörverlust und eine zervikale Lymphadenopathie auf. Hinzu kommen eine Obstruktion der Nasenhaupthöhle und Schwellungen des Gesichtes. Patienten mit Problemen des Nasopharynx werden dabei mithilfe direkter oder indirekter Rhinoskopie oder durch direkte flexible bzw. starre Endoskopie untersucht.

Insbesondere bei einer einseitig eingeschränkten Funktion der Eustachi-Röhre oder einer serösen Otitis media unklarer Genese ist eine sorgfältige Evaluierung des Nasopharynx unbedingt erforderlich.

2.3.4 Anforderungen an die Diagnostik

Konventionelle Röntgendiagnostik

Die Detektion und das Staging primärer oder sekundär in den Nasopharynx infiltrierender Tumoren basiert nur unwesentlich auf dem Einsatz der konventionellen Röntgendiagnostik. Lediglich in fortgeschrittenen Stadien können in Übersichtsaufnahmen knöcherne Arrosionen der Schädelbasis im Stadium IV verifiziert werden. Die früher durchgeführte konventionelle Tomographie wird heute klinisch nicht mehr eingesetzt.

Computertomographie

Die computertomographische kontrastmittelverstärkte Diagnostik muss für die Primärdiagnostik des Nasopharynxkarzinoms mit einem dedizierten Untersuchungsprotokoll durchgeführt werden. Neben der Region des Nasopharynx und des parapharyngealen Raumes ist bei der primären Diagnostik das regionenspezifische Lymphknotenbefallsmuster mit zu berücksichtigen. In der Regel wird heute die Computertomographie des Nasopharynx und Parapharyngealraumes mit der kontrastmittelverstärkten Spiral-CT durchgeführt. Die Ausspielung sollte jeweils im Knochen- und Weichteilfenster erfolgen. Die optimale Schichtdicke der Untersuchung liegt bei 3–4 mm. Die jeweils komplette mittlere Schädelbasis muss im Untersuchungsvolumen erfasst werden. Obligat ist dabei die additive vollständige Erfassung der zervikalen Untersuchungsregion mit den Lymphknotenstationen. Häufig wird auch die CT des Thorax mit angeschlossen, um das Vorhandensein von Lungenmetastasen zu überprüfen. Der Einsatz der Multidetektor-CT erweitert die diagnostischen Möglichkeiten der Computertomographie durch die hohe räumliche Auflösung in der z-Achse. Hier kann mit 4×1- oder $4\times2,5$-mm-Kollimation das gesamte Untersuchungsvolumen artefaktfrei und mit geringer Scanzeit evaluiert werden. Als vorteilhaft erweisen sich hier die Möglichkeiten multiplanarer Rekonstruktionen in koronarer und sagittaler Schnittführung bei entsprechend hoher räumlicher Auflösung.

Magnetresonanztomographie

Für Fragestellungen des Nasopharynx und angrenzender Räume ist obligat mit der Kopfspule zu untersuchen. Einzelne Hersteller bieten inzwischen auch kombinierte Kopf-Hals-Spulen an, insbesondere für den additiven Einsatz der MRT. Eine optimale Kontrastierung ermöglichen T2-gewichtete SE- oder auch schnelle TSE-Sequenzen (Abb. 2.6a–c). Die höchste topographische Auflösung wird durch die Verwendung T1-gewichteter SE-Sequenzen mit hoher Matrix erreicht. T1-gewichtete Sequenzen nach intravenöser Applikation paramagnetischer Kontrastmittel wie Gd-DTPA erlauben die

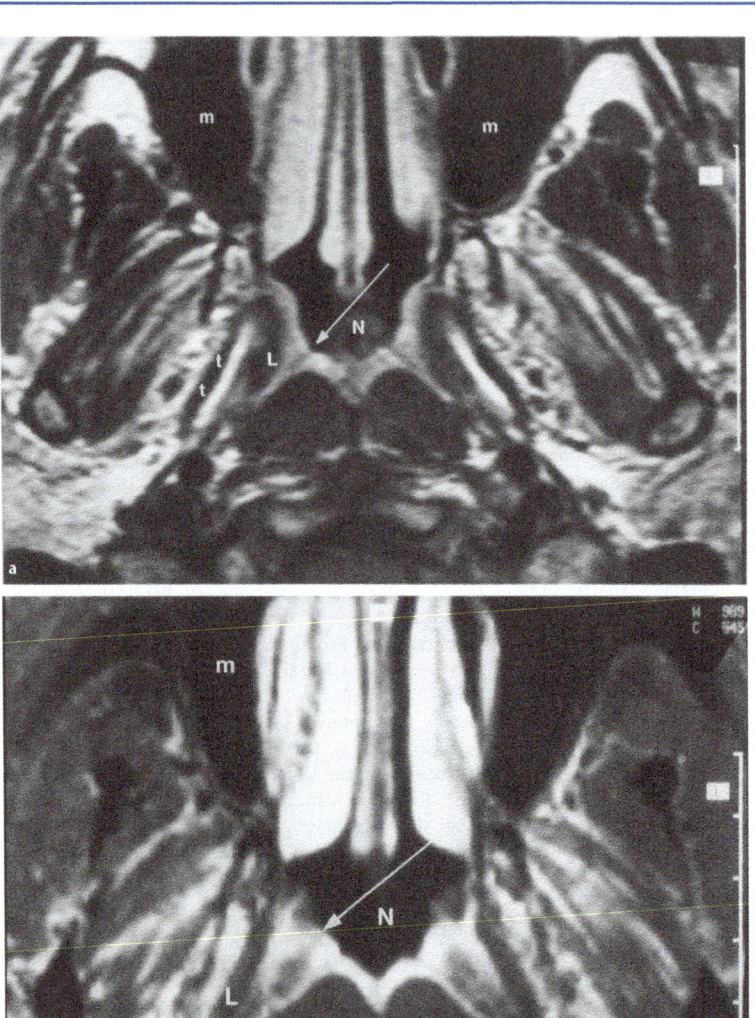

Abb. 2.6 a–c. Normale Topographie des Nasopharynx in der MRT als Grundlage der Beurteilung von Infiltrationen des Nasopharynx. **a** MRT, axial, TR/TE=500/17, Gd-DTPA. In der T1-gewichteten kontrastverstärkten SE-Sequenz Dokumentation der normalen Topographie im Bereich des Nasopharynx mit Darstellung des M. levator veli palatini (*L*), Tensor veli palatini (*t*), der Region des Nasopharynx (*N*), des Torus tubarius *(weißer Pfeil)* und des Sinus maxillaris (*m*). **b** MRT, axial, „Fat-sat-Sequenz" T1, TR/TE=600/20, Gd-DTPA. In der fettunter-drückten Sequenz Dokumentation der Hypervaskularisation im Bereich der Mukosa und der perivaskulären Strukturen. *N* Nasopharynx, *m* Sinus maxillaris, *L* M. levator veli palatini. **c** MRT, koronar, T1-gewichtete SE-Sequenz, TR/TE= 500/17, Gd-DTPA. Übersichtliche Darstellung der normalen Topographie des Nasopharynx in der frontalen Schnittführung mit der Mukosa als Auskleidung mit erhöhter Signalintensität. *N* Nasopharynx, *s* Sinus sphenoidalis

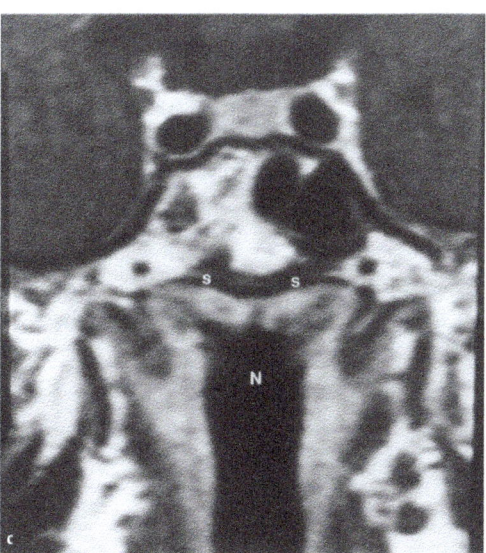

Abb. 2.6 c

Beurteilung der Tumorinfiltration sowie den Nachweis zentraler Nekrosen und der Infiltration von Leitstrukturen.

Obligat ist die Untersuchung in einer zusätzlichen Ebene, dabei bevorzugt die frontale Schichtorientierung.

Der zusätzliche Einsatz arteriell-venöser MR-angiographischer Sequenzen erlaubt eine verbesserte Erfassung der Lagebeziehung und Gefäßversorgung von Läsionen.

2.3.5 Staging

Die klinische TNM-Klassifikation der Nasopharynxkarzinome definiert insbesondere die Infiltration angrenzender Räume und topographisch wesentlicher Strukturen (Tabelle 2.7 und 2.8).

Tabelle 2.7. T-Klassifikation maligner Nasopharynxtumoren. (Aus Wittekind et al. 2005)

T1	Tumor auf den Nasopharynx begrenzt
T2	Tumor breitet sich auf Weichteile des Oropharynx und/oder der Nasenhöhle aus T2a: ohne parapharyngeale Ausbreitung[a] T2b: mit parapharyngealer Ausbreitung[a]
T3	Tumor infiltriert Knochenstrukturen und/oder Nasennebenhöhlen
T4	Tumor mit intrakranieller Ausbreitung und/oder Befall von Hirnnerv(en), Fossa infratemporalis, Hypopharynx, Augenhöhle, Spatium masticatorium

[a] Parapharyngeale Ausbreitung bedeutet die posterolaterale Infiltration jenseits der Fascia pharyngobasilaris

Tabelle 2.8. Klassifikation regionärer Lymphknoten bei Nasopharynxtumoren. (Aus Wittekind et al. 2005)

NX	Regionäre Lymphknoten können nicht beurteilt werden
N0	Keine regionären Lymphknotenmetastasen
N1	Metastase(n) in unilateralen Lymphknoten über der Supraklavikulargrube, 6 cm oder weniger in größter Ausdehnung
N2	Metastase(n) in bilateralen Lymphknoten über der Supraklavikulargrube, 6 cm oder weniger in größter Ausdehnung
N3	Metastase(n) in Lymphknoten N3a: >6 cm in größter Ausdehnung N3b: Ausdehnung in die Supraklavikulargrube

Das Plattenepithelkarzinom des Nasopharynx macht 25% aller Nasopharynxkarzinome aus. Diese Tumoren werden überwiegend bei Patienten in der fünften Lebensdekade beobachtet und sind stark mit der Epstein-Barr-Virusinfektion assoziiert. Die seltenste Form von malignen Nasopharynxtumoren stellen die Adenokarzinome dar, die bislang nicht mit der Epstein-Barr-Virusinfektion in Verbindung gebracht werden.

Plattenepithelkarzinome

Das Infiltrationsmuster von Plattenepithelkarzinomen des Nasopharynx betrifft in der Regel die Mm. levator und tensor veli palatini sowie die seitlichen Wände des Nasopharynx. Von dort aus wachsende Tumoren infiltrieren den parapharyngealen Raum, die Nasenhaupt- und Nasennebenhöhlen oder nach dorsal die Mm. longi colli (Abb. 2.7). Charakteristischerweise sind in der Bildgebung eine unscharfe Randbegrenzung sowie nekrotische Areale zu erkennen. Die optimale Visualisierung gelingt mit der MRT unter Verwendung von T2- und T1-gewichteten SE-Sequenzen (Abb. 2.8).

Lymphoepitheliale und adenoid-zystische Karzinome

Im Unterschied zu den Plattenepithelkarzinomen zeigen die lymphoepithelialen adenoid-zystischen Karzinome ein aggressiveres Wachstumsverhalten und eine frühere Infiltration in die Umgebungsstrukturen (Abb. 2.9 a–c). Trotz diskreter Weichteilausdehnung findet sich hier häufig eine frühzeitige knöcherne Infiltration.

Lymphom

Die häufigste benigne Raumforderung des Nasopharynx stellt die lymphatische Hyperplasie mit einem charakteristischen Signalverhalten in den MRT-Untersuchungssequenzen dar. Ein Lymphom des Nasopharynx tritt in der Regel erst ab dem vierten Lebensjahrzehnt auf und entspricht histologisch meist einem Non-Hodgkin-Lymphom (Abb. 2.10 a, b). Lymphome zeigen im Unterschied

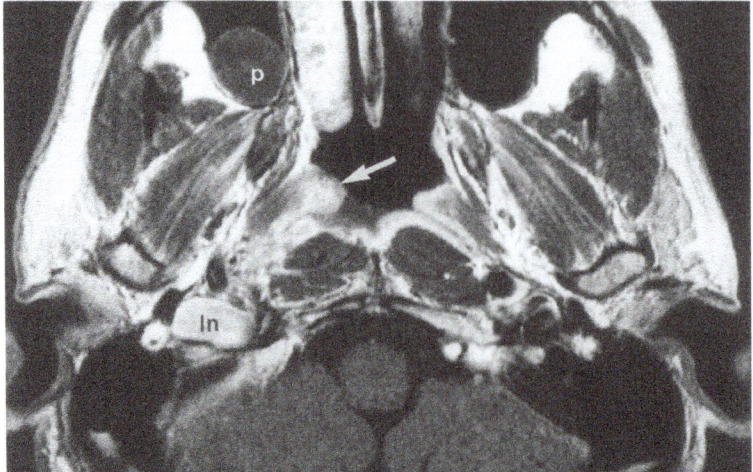

Abb. 2.7. Nasopharynxkarzinom Stadium T2 rechts bei einem 50-jährigen Patienten vor Radiotherapie. MRT, axial, TR/TE = 500/17, Gd-DTPA. Die kontrastmittelverstärkte Sequenz dokumentiert eine Raumforderung im Nasopharynx auf der rechten Seite mit Obstruktion des Torus tubarius und Auftreibung der Weichteilstrukturen *(Pfeil)* sowie diskreter Infiltration bis in die Fascia pharyngobasilaris. *p* Polyp, *ln* V. jugularis

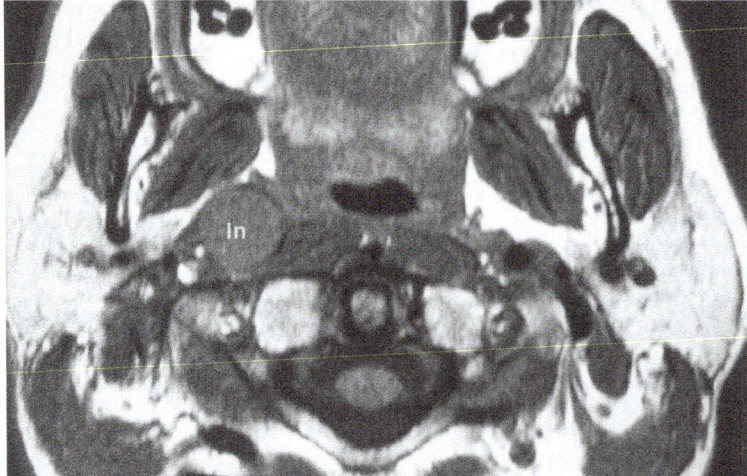

Abb. 2.8. Lymphknotenmetastase eines Nasopharynxkarzinoms im parapharyngealen Raum. MRT, axial, T1-gewichtete SE-Sequenz, TR/TE = 500/17, nativ. In der T1-gewichteten Sequenz Nachweis eines parapharyngeal gelegenen Lymphknotens mit einem Durchmesser von 12 mm. Nahezu homogene Signaltextur einer Lymphknotenmetastase eines zugrunde liegenden Nasopharynxkarzinoms *(ln)*

zu Karzinomen nur eine diskrete, jedoch homogene Kontrastmittelaufnahme. Rhabdomyosarkome sind häufige Tumoren im Kindesalter. Auch sie lassen sich – insbesondere aufgrund ihres aggressiven Charakters – bildgebend eindeutig zuordnen.

Seltene Raumforderungen

Differenzialdiagnostisch müssen seltene Raumforderungen, z. B. ein Chordom, Chondrosarkom, sehr selten auch ein Chondrom, berücksichtigt werden. Als weitere mesenchymale Tumoren im Bereich des Nasopharynx treten maligne Histiozytome, Fibrosarkome sowie Angiosarkome auf.

2.3.6 Wertigkeit der Verfahren und empfohlenes Vorgehen

Für die Diagnostik tumoröser Raumforderungen des Nasopharynx und angrenzender Regionen stellt das primäre Tumorstaging mit bildgebenden Verfahren einen wesentlichen integralen Bestandteil der therapeutischen Strategie dar. Bisherige Untersuchungen belegen hier die Überlegenheit der nativen und kontrastmittelverstärkten MRT, die in mehreren Schichtorientierungen durchgeführt wird.

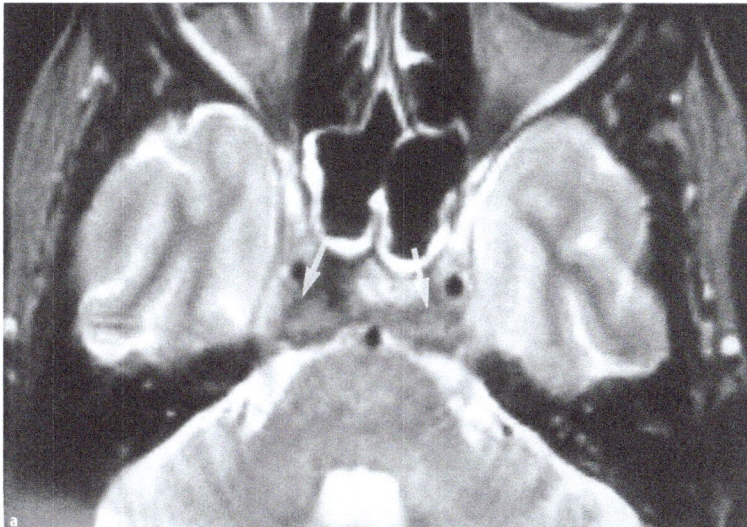

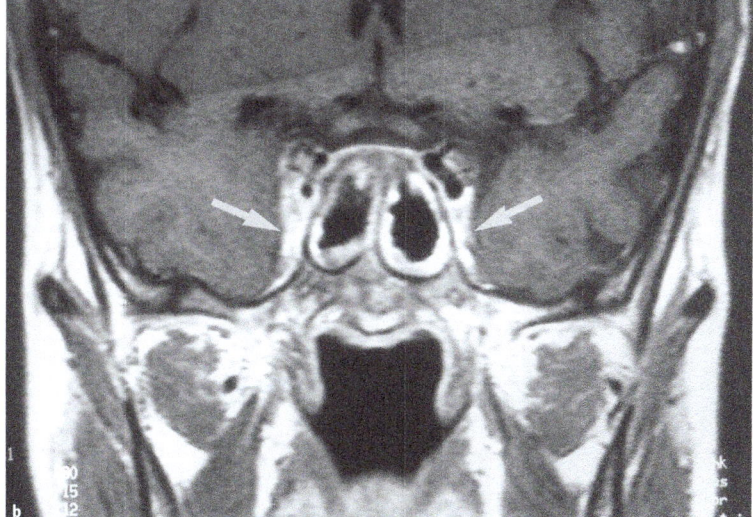

Abb. 2.9 a–c. Meningeosis der Schädelbasis bei Nasopharynxkarzinom. **a** MRT, axial, T2-gewichtete SE-Sequenz, TR/TE= 2500/90. In der T2-gewichteten SE-Sequenz mäßige Auftreibung der mittleren Schädelbasis, Signalverlust im Sinus cavernosus beidseits *(Pfeile)*, regelhafte Perfusion der Cerebra media und der A. basilaris. **b** MRT, koronar, SE-Sequenz, TR/TE= 500/17, Gd-DTPA. Koronare Schnittführung, pathologisches Kontrastmittelenhancement der Durastrukturen sowie des Sinus cavernosus beidseits *(Pfeile)* bei Meningeosis carcinomatosa. **c** MRT, sagittal, SE-Sequenz, TR/TE= 500/17, Gd-DTPA. Verifizierung der meningealen Tumorausbreitung in sagittaler Schnittführung. Nachweis der Auflagerung der verdickten Linienstrukturen auf den Clivus *(Pfeil)*

Die MRT überzeugt dabei durch die verbesserte Weichteilauflösung, die Dokumentation der parapharyngealen Infiltrationen sowie der vaskulären Leitstrukturen.

Durch die Analyse spezifischer Signalintensitäten und topographischer Informationen gelingt die Abgrenzung primärer und sekundärer Nasopharynxraumforderungen sowie die Gewinnung wesentlicher Informationen zu deren primären Ätiologie. In Einzelfällen ergänzt die CT in der Ausspielung im Weichteil- sowie Knochenfenster die diagnostischen Informationen der MRT.

2.3.7 Therapeutische Optionen

Die Standardbehandlung des Nasopharynxkarzinoms ist die externe Bestrahlung; bei einzelnen Indikationen erweist sich die Brachytherapie als hilfreich.

Die chirurgische Behandlung spielt in der Region des Nasopharynx eine untergeordnete Rolle; erwähnt sei hier lediglich die Halsdissektion bei zervikalen Rezidivtumoren. Die Prognose ist abhängig von der zugrunde liegenden Histologie. So zeigen Daten aus mehreren Behandlungszentren 5-Jahres-Überlebensraten um die 42% für das Plattenepithelkarzinom, 65% für das

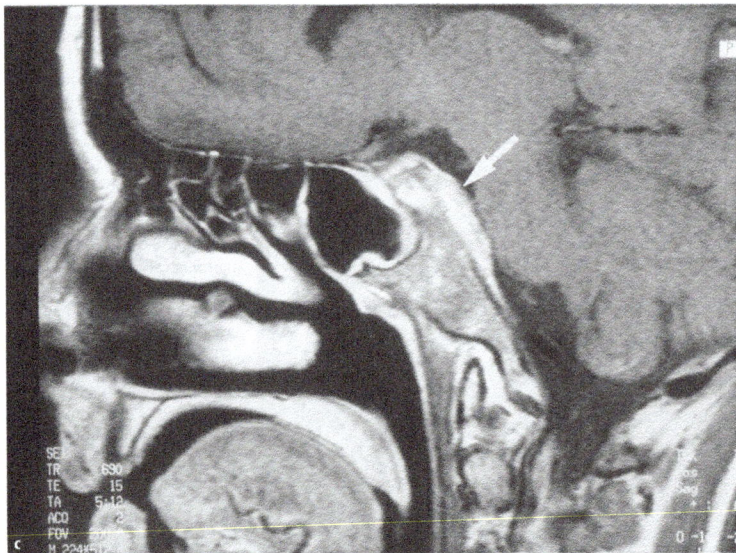

Abb. 2.9 c

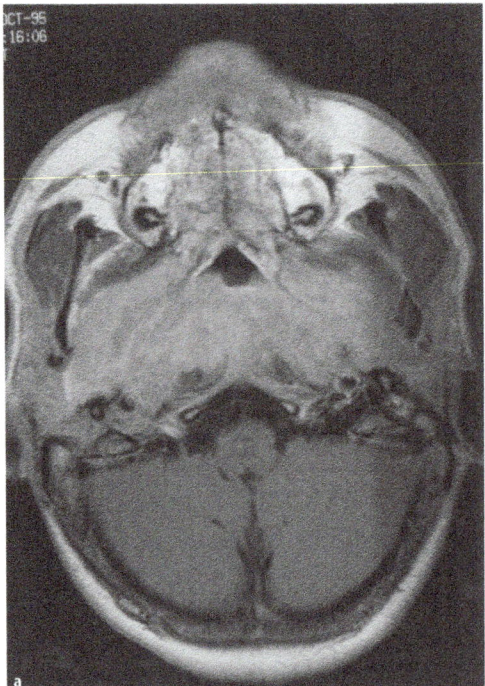

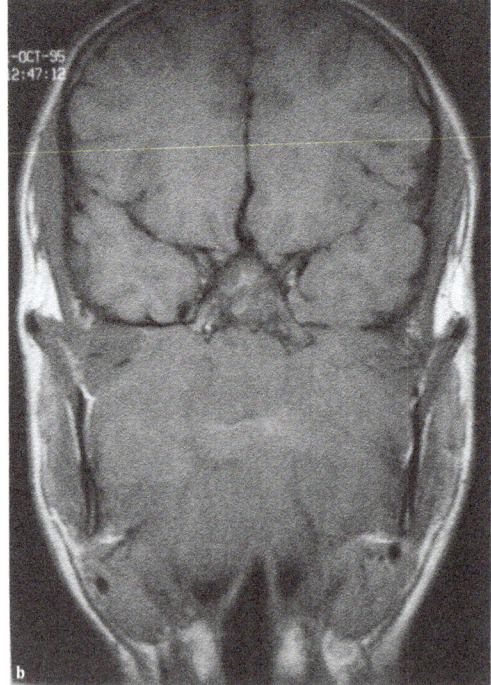

Abb. 2.10 a, b. Primäres Nasopharynxlymphom. **a** MRT, axial T1-gewichtete SE-Sequenz, TR/TE = 500/17, Gd-DTPA. In der kontrastverstärkten T1-gewichteten Sequenz Nachweis einer kompletten Ausfüllung des Nasopharynx und parapharyngealen Raumes beidseits durch eine mehr als 2 cm breite Raum-forderung mit primär wolkiger Signalintensität. Verlauf ohne angrenzende Strukturen nach lateral. **b** MRT, koronar, T1-ge-wichtete SE-Sequenz, TR/TE = 500/17. In koronarer Schnittfüh-rung Dokumentation der enormen Ausdehnung der Raumfor-derung, die bis an die mittlere Schädelbasis heranreicht

Lymphepitheliom und nur 14% für unklassifizierte Karzinome. Die Prognose ist dabei abhängig von der Größe der primären Läsion, der initialen klinischen Symptomatik und der Frage der Schädelbasisarrosion.

2.3.8 Nachsorge

Ergänzend zur klinischen und endoskopischen Diagnostik beruht die Rezidivdiagnostik und die Therapieverlaufskontrolle von Raumforderungen des Nasopharynx auf den Schnittbildverfahren CT oder auch MRT. Auch für diese Region ist der Einsatz identischer Untersuchungsprotokolle im Rahmen der prä- sowie posttherapeutischen Diagnostik optimal.

Ein Rezidiv sollte mithilfe einer bildgebend gesteuerten Punktion verifiziert werden.

Die besten Untersuchungsdaten liegen daher für den Einsatz der CT vor.

2.4 Tumoren der Mundhöhle und des Oropharynx

Die bildgebende Diagnostik von Raumforderungen und Tumoren des Oropharynx und der Mundhöhle muss die Fragen nach der Ausdehnung eines Tumors in die angrenzenden Gewebestrukturen sowie nach der Beteiligung neurovaskulärer Strukturen beantworten.

2.4.1 Epidemiologie

Plattenepithelkarzinome des Oropharynx betreffen in der Regel männliche Patienten im mittleren Alter mit den Risikofaktoren Alkohol und Tabak. Zwei Drittel dieser Tumoren sind im Rahmen der initialen Präsentation bereits fortgeschritten.

Von den Oropharynxkarzinomen finden sich ca. 80% an den Tonsillen, seltener treten sie am weichen Gaumen (ca. 15%) und an der Rachenhinterwand (ca. 4%) auf. Die häufigste Primärlokalisation des Tonsillenkarzinoms ist der anteriore Pol an den Tonsillen, gefolgt vom posterioren Pol unter Einbeziehung der posterioren Pharynxwand. Diese Tumoren infiltrieren meist nach kranial den weichen Gaumen, nach kaudal die laterale Pharynxwand und den Zungengrund sowie nach lateral den parapharyngealen Raum mit Mandibula und Gefäßscheide.

2.4.2 Pathologie

Die meisten malignen Tumoren des Oropharynx und der Mundhöhle sind Plattenepithelkarzinome. Neben einer Vielzahl an benignen Tumoren finden sich selten auch andere maligne Tumoren wie anaplastisches Karzinom, adenoid-zystisches Karzinom, Lymphome, Tumoren der kleinen Speicheldrüsen und seltene mesenchymale Tumoren. Diese malignen Prozesse sind von einer Vielzahl an Pseudotumoren abzugrenzen.

Die Inzidenzrate des Plattenepithelkarzinoms steigt bei chronischem Abusus von Alkohol und Nikotin. Der klinische Verlauf und die Prognose hängen von der Lokalisation der Raumforderung und der lymphatischen Drainage ab. Differenziert wird es nach Lokalisation:

- Tonsillenloge mit dem anterioren und posterioren Raum,
- Region des weichen Gaumens,
- Region des Zungengrundes und des Mundbodens.

Das biologische Verhalten der Plattenepithelkarzinome der Mundhöhle unterscheidet sich von denen des Oropharynx. Die Mukosa des Oropharynx bildet sich dabei aus dem Entoderm und tendiert zur Entwicklung aggressiver, sehr undifferenzierter Karzinome. Das Plattenepithelkarzinom der Mundhöhle entsteht aus dermalen Elementen.

Lymphome

Die Lymphome stellen die häufigste lymphoproliferative Erkrankung in der extrakraniellen Kopf-Hals-Region dar. Dabei kommen sowohl das Hodgkin- als auch das Non-Hodgkin-Lymphom vor (s. Kapitel 9, dieses Bandes), letzteres vor allem bei älteren Patienten. Klinisch findet sich beim Hodgkin-Lymphom in der Regel eine schmerzlose Raumforderung oder es treten Allgemeinsymptome auf. Die klinischen Symptome bei Patienten mit einem Non-Hodgkin-Lymphom ähneln denen bei Karzinompatienten. 80% der Patienten mit Non-Hodgkin-Lymphom weisen auch Lymphknotenmetastasen auf.

2.4.3 Klinische Symptomatik

Patienten mit einem malignen Tumor des Oropharynx oder der Mundhöhle unterziehen sich aufgrund von Schmerzen und Schwellungen im Bereich des Oropharynx sowie wegen Geschmacksstörungen einer klinischen Untersuchung. Differenziert werden müssen die klinische Symptomatik entzündlicher Veränderungen; hier imponieren Beschwerden wie akute Halsschmerzen mit brennendem Charakter oder auch eine geringere Schmerzsymptomatik. Blutbeimengungen im Speichel sowie eine über längere Zeit anhaltende Schmerzsymptomatik gelten als wichtige klinische Leitsymptome.

2.4.4 Anforderungen an die Diagnostik

Für die bildgebende Diagnostik von Tumoren des Oropharynx und der Mundhöhle werden die Schnittbildverfahren, CT und MRT, eingesetzt. Die Sonographie ist insgesamt von untergeordneter Bedeutung, hier spielt insbesondere die B-Bild-Sonographie zur Erfassung des zervikalen Lymphknotenstatus sowie zur kurzfristigen Therapiekontrolle eine Rolle.

Computertomographie

Trotz der Einführung der Spiral-CT hat die computertomographische Diagnostik von Raumforderungen des Oropharynx und der Mundhöhle im Vergleich zur MRT an Bedeutung verloren. Die Gründe hierfür sind der mangelnde Weichteilkontrast, die Reduktion der bildgebenden Informationen durch Zahnartefakte und die lediglich auf die axiale Schichtorientierung begrenzten topographischen Informationen. Der Einsatz der neuerdings eingeführten Multidetektor-CT mit der Möglichkeit exzellenter Rekonstruktionen in koronarer und sagittaler Schichtführung erweist sich als vorteilhaft. Diese CT verbessert die Diagnostik aufgrund der detailgenauen Darstellung der Kompaktastrukturen der Mandibula mit allerdings eingeschränkter Beurteilbarkeit von Infiltrationen der Spongiosa.

Magnetresonanztomographie

Die MRT-Untersuchung der Oropharynx- und Mundhöhlenregion wird in der Regel mit einer Helmholtz-Spule durchgeführt, alternativ mit einer Kopf-Hals-Spule (Abb. 2.11 a, b). Für diese Region ist die Verwendung T1- und T2-gewichteter Sequenzprotokolle wesentlich. Aufgrund der häufig mangelnden Kooperation der Patienten sind die Anwendung schneller TSE-Sequenzen und – bei schon bekannter Histologie – die Anwendung von T1-gewichteten Sequenzen in Dreischichtorientierungen, nativ und nach Applikation von Gd-DTPA, vorteilhaft. Als Standardsequenz eignet sich die axiale Schichtorientierung. Relevant ist die koronare Schichtführung, insbesondere bei Fragestellungen der intrinsischen und extrinsischen Zungenmuskulatur sowie einer Infiltration des submandibulären Raumes. Auch zur Erfassung der Lymphknoten ist die koronare Schichtführung von Vorteil. Tumoren im Bereich des Zungenkörpers und Zungengrundes sollten bei einer Beteiligung des präepiglottischen Raumes durch den kombinierten Einsatz transversaler und sagittaler Schichtführung untersucht werden. Die Analyse der Signalintensitäten verbessert auch die Differenzialdiagnose und erlaubt eine Differenzierung solider Tumorinfiltrationen gegenüber seltenen primären oder sekundären benignen Raumforderungen.

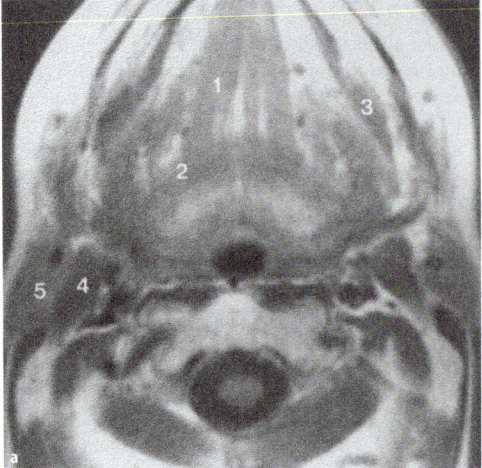 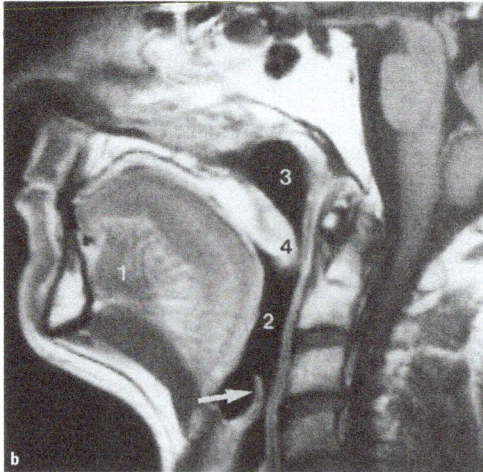

Abb. 2.11 a, b. Normale Topographie des Oropharynx und der Mundhöhle in der MRT. **a** MRT, axial, SE-Sequenz, TR/TE = 500/25. In der axialen MRT normale Topographie des Oropharynx und der Mundhöhle mit dem M. mylohyoideus (*3*), M. geniohyoideus (*1*), M. genioglossus (*2*), der V. jugularis (*4*), Glandula parotis (*5*). **b** MRT, sagittal, T1-gewichtete SE-Sequenz, TR/TE = 500/17, Gd-DTPA. In der sagittalen Schichtführung Dokumentation der normalen Topographie des Oropharynx im Übergang zum Naso- und Hypopharynx. *1* Intrinsische Zungenmuskulatur, *2* Oropharynx, *3* Nasopharynx, *4* weicher Gaumen, *Pfeil* präepiglottischer Raum

Tabelle 2.9. T-Klassifikation maligner Tumoren im Bereich des Oropharynx. (Aus Wittekind et al. 2005)

T1	Tumor 2 cm oder weniger in größter Ausdehnung
T2	Tumor mehr als 2 cm, aber nicht mehr als 4 cm in größter Ausdehnung
T3	Tumor mehr als 4 cm in größter Ausdehnung
T4a	Tumor infiltriert Nachbarstrukturen, wie Larynx, äußere Muskulatur der Zunge (M. genioglossus, M. hyoglossus, M. palatoglossus und M. styloglossus), Lamina medialis des Processus pterygoideus, harten Gaumen und Unterkiefer
T4b	Tumor infiltriert Nachbarstrukturen, wie M. pterygoideus lateralis, Lamina lateralis des Processus pterygoideus, Schädelbasis oder umschließt die A. carotis interna

Tabelle 2.10. T-Klassifikation maligner Tumoren im Bereich von Mundhöhle und Lippen. (Aus Wittekind et al. 2005)

T1	Tumor 2 cm oder weniger in größter Ausdehnung
T2	Tumor mehr als 2 cm, aber nicht mehr als 4 cm in größter Ausdehnung
T3	Tumor mehr als 4 cm in größter Ausdehnung
T4a	*Lippe:* Tumor infiltriert durch kortikalen Knochen den N. alveolaris inferior, in Mundhöhlenboden oder in Haut (Kinn oder Nase)
T4a	*Mundhöhle:* Tumor infiltriert durch kortikalen Knochen in äußere Muskulatur der Zunge (M. genioglossus, M. hyoglossus, M. palatoglossus und M. styloglossus), Kieferhöhle und Gesichtshaut
T4b	*Lippe und Mundhöhle:* Tumor infiltriert Spatium masticatorium, Processus pterygoideus oder Schädelbasis oder umschließt die A. carotis interna

2.4.5 Staging

Die Einteilung der malignen Tumoren im Bereich des Oropharynx und der Mundhöhle erfolgt nach dem TNM-System der UICC (Tabelle 2.9 und 2.10). Sie beruht auf der Größe der Raumforderung und dem Infiltrationsmuster.

Anatomische Bezirke und Unterbezirke der Mundhöhle

1. Mundschleimhaut
   a) Schleimhaut der Ober- und Unterlippe (C00.3,4)
   b) Wangenschleimhaut (C06.0)
   c) Retromolargegend (C06.2)
   d) Sulcus buccomandibularis und -maxillaris (C06.1)
2. Oberer Alveolarfortsatz und Gingiva (C03.0)
3. Unterer Alveolarfortsatz und Gingiva (C03.1)
4. Harter Gaumen (C05.0)
5. Zunge
   a) Zungenrücken und Zungenrand vor den Papillae vallatae (vordere zwei Drittel; C02.0,1)
   b) Zungenunterseite (C02.2)
6. Mundboden (C04)

2.4.6 Wertigkeit der Verfahren und empfohlenes Vorgehen

Das primäre und sekundäre Staging von Tumoren des Oropharynx und der Mundhöhle werden optimal unter Verwendung von spezifischen MRT-Sequenzprotokollen durchgeführt.

Mit T1-gewichteten Sequenzen gelingt die präzise Dokumentation der Lagebeziehung einer Raumforderung, die Erfassung der Umgebung und infiltrativen Komponenten (Abb. 2.12 a, b). Differenzialdiagnostisch ist auf die Abgrenzung von lymphatischem Gewebe in der Tonsillenloge und am Zungengrund von einer möglichen Tumorinfiltration Wert zu legen. Dabei müssen Veränderungen wie eine lymphatische Hyperplasie und eine Lymphominfiltration unterschieden werden. Eine Lymphominfiltration ist im Wesentlichen einseitig; charakteristisch sind die MRT-Signale. Die Erfassung ossärer Destruktionen im Bereich des Oropharynx und der Mundhöhle ist problematisch. Hier müssen bei Tumoren des Mundbodens und der lateralen Zungenabschnitte Kompakta- und Spongiosastrukturen der Mandibula genau analysiert werden (Abb. 2.13, 2.14). T1-gewichtete Sequenzen im MRT ermöglichen eine präzise Erfassung des Infiltrationsmusters.

Für ossäre Fragestellungen hat weiterhin die konventionelle Röntgenaufnahme, speziell das Panoramaschichtverfahren, einen hohen diagnostische Stellenwert.

Die CT spielt bei der Beurteilung und Differenzierung einer Osteomyelitis oder einer tumorösen Knocheninfiltration eine wesentliche Rolle, in Einzelfällen verbessert hier auch die MRT die differenzialdiagnostischen Informationen.

2.4.7 Therapeutische Optionen

Die therapeutische Strategie wird heute in der Regel im Rahmen einer Therapiekonferenz auf der Basis der klinischen, endoskopischen und pathologischen Diagnostik zusammen mit den Befunden der Bildgebung individuell für den Patienten festgelegt. Bei Patienten mit Tumoren des Oropharynx und der Mundhöhle des Stadiums T1 und T2 stellt derzeit die chirurgische Resektion in der Regel das primäre Therapieverfahren dar. Häufig wird simultan eine uni- oder bilaterale Halsdissektion durchgeführt. Im fortgeschrittenen Stadium (T3, T4) erfolgen in Abhängigkeit vom Allgemeinzustand des Patienten sowie der Lage und Infiltration angrenzender Strukturen (Abb. 2.15, 2.16) entweder großflächige Resektionen mit Lappentransplantaten oder alternativ eine kombinierte Radio-Chemo-Therapie. Dazu werden

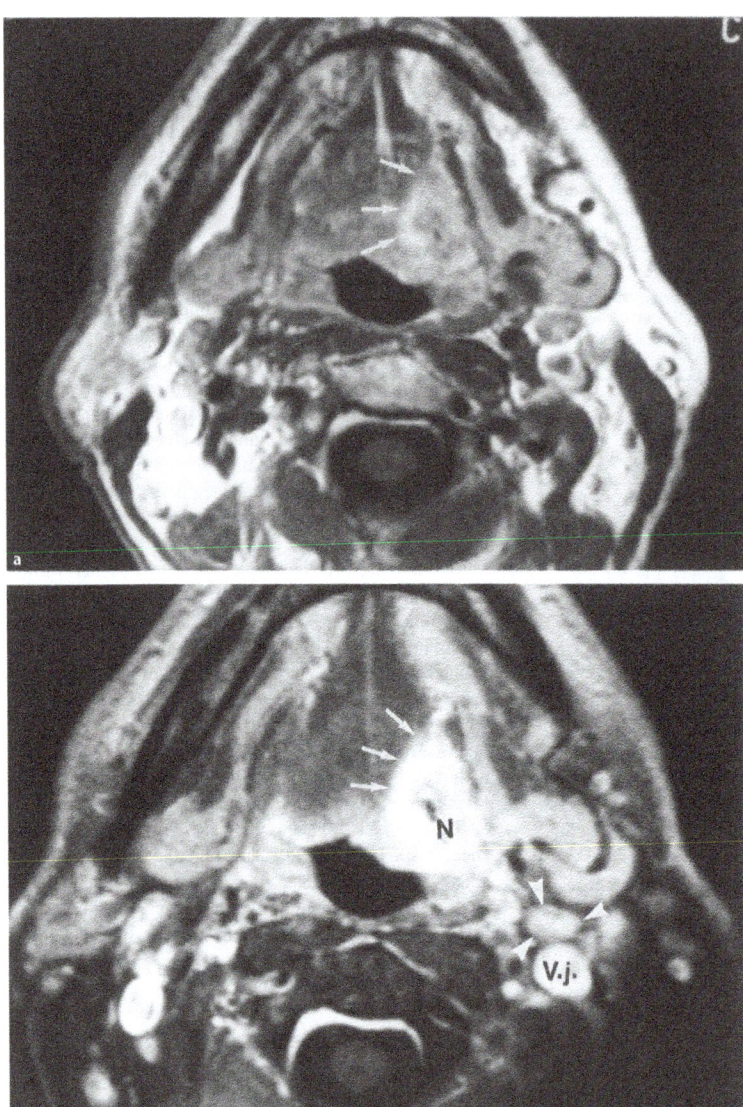

Abb. 2.12 a, b. Oropharynxkarzinom T2N1 linksseitig mit Mund-
bodeninvasion. **a** MRT, axial, SE-Sequenz, TR/TE = 500/17, Gd-
DTPA. Nach Applikation des Kontrastmittels Nachweis der
Raumforderung im Stadium pT2, lateraler Zungenrand mit
Mundbodeninfiltration *(weiße Pfeile)*. Nebenbefundlich pathologisch vergrößerte Lymphknoten im Level 3 jugulodigastrisch.
b MRT, axial, „Fat-sat-Sequenz", TR/TE = 500/17. Überragende
Darstellung des Ausmaßes der Infiltration des Tumors in den
fettunterdrückten kontrastmittelverstärkten SE-Sequenz. Nachweis einer zentralen Nekrose bei Zustand nach Biopsie (*N*).
Nachweis einer deutlichen Kontrastmittelaufnahme im Bereich
des pathologischen Lymphknotens linksseitig, V. jugularis
(*V. j.*)

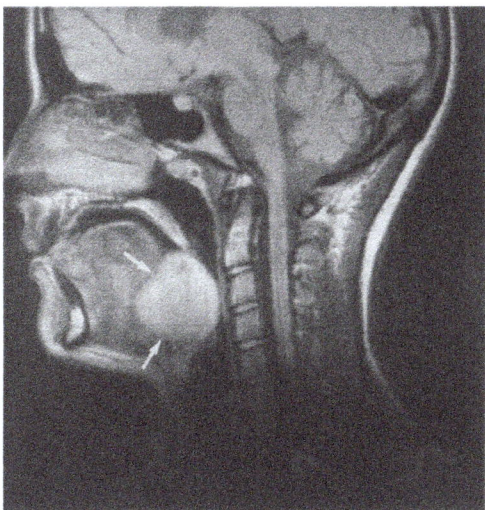

Abb. 2.13. Zungengrundstruma. MRT, sagittal, SE-Sequenz, TR/TE = 500/25. In der sagittalen MRT Nachweis einer 3,5×4 cm messenden primär hyperintensen Raumforderung des Zungengrundes *(Pfeile)* mit einzelnen inhomogenen Arealen entsprechend dem Kolloidgehalt als charakteristisch für das zugrunde liegende Schilddrüsengewebe

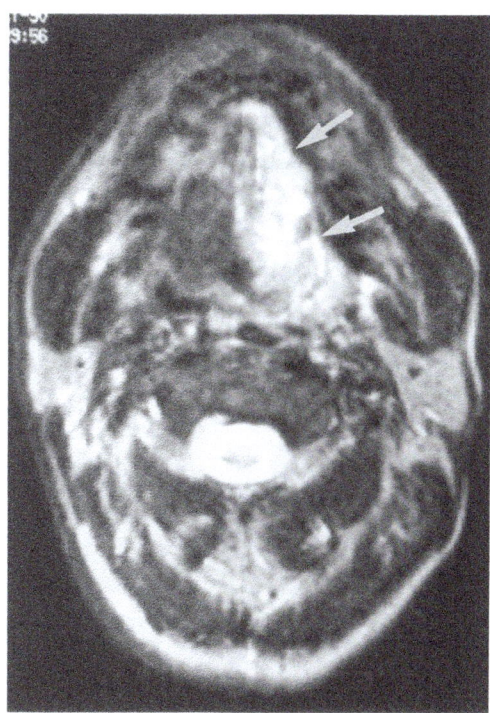

Abb. 2.15. Zungenkarzinom des Oropharynx, Stadium T3. MRT, axial, SE-Sequenz, TR/TE = 2500/90. Nachweis einer Hemiinvasion der Zunge durch ein ausgedehntes Plattenepithelkarzinom, die Mittellinie wird ventral überschritten, nach lateral hin wird die Kortikalis der Mandibula erreicht *(weiße Pfeile).* Beachtenswert die hohe Signalintensität der Raumforderung

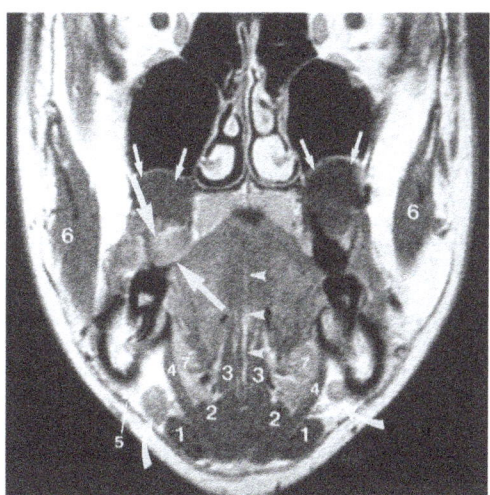

Abb. 2.14. Mundhöhlenkarzinom, Stadium T2 rechts im Bereich der Schleimhaut des Oberkiefers. MRT, koronar, TR/TE = 500/17, Gd-DTPA. Die MRT in frontaler Schnittführung dokumentiert eine tumoröse Auftreibung im Bereich der Schleimhautstrukturen des kranialen Alveolarkammes rechtsseitig *(lange Pfeile).* Nebenbefundlich Lymphknoten submandibulär *(gebogene Pfeile)* als Hinweis für bereits vorhandene Lymphknotenmetastasierung. *1* M. geniohyoideus, *2* extrinsische Muskulatur, *3* intrinsische Muskulatur, *4* M. mylohyoideus, *5* Weichteilgewebe, *6* Kaumuskulatur, *7* Zungenbinnenmuskulatur, *Pfeilspitzen* Septum linguae

Strahlentherapien kombiniert mit systemischer Chemotherapie bis zum Erreichen der Grenzdosierung durchgeführt.

2.4.8 Nachsorge

Die Nachsorge bei Raumforderungen des Oropharynx und der Mundhöhle besteht im Wesentlichen in der Inspektion und der Palpation. Zusätzlich eignen sich die bildgebenden Verfahren zur Beurteilung des Lokalbefundes, insbesondere nach erfolgten großflächigen Resektionen oder Lappentransplantaten, und zur frühzeitigen Differenzierung von narbigen und Rezidivtumorstrukturen (Abb. 2.17). Schnittbildverfahren sollten dabei im Abstand von einem halben Jahr durchgeführt werden.

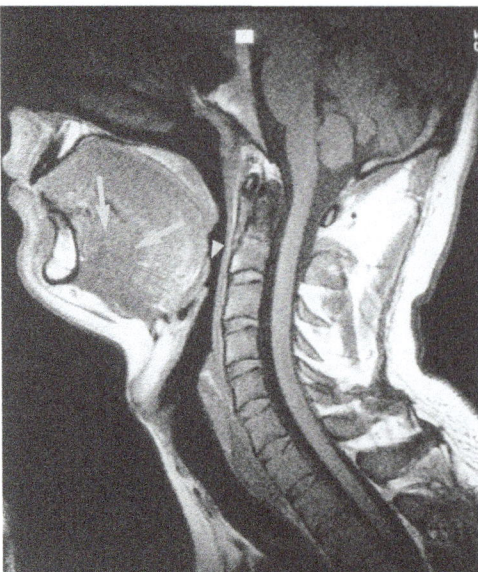

Abb. 2.16. Mundbodenkarzinom vor Therapieentscheidung. MRT, sagittal, SE-Sequenz, TR/TE = 500/17, nativ. Innerhalb der intrinsischen Zungenmuskulatur Nachweis einer signalarmen Raumforderung in der T1-gewichteten Sequenz *(Pfeile)* als Nachweis einer tiefen Infiltration eines Mundbodenkarzinoms. Nebenbefundlich lymphatische Hyperplasie im Bereich der Zungengrundtonsillen *(Pfeilspitze)*

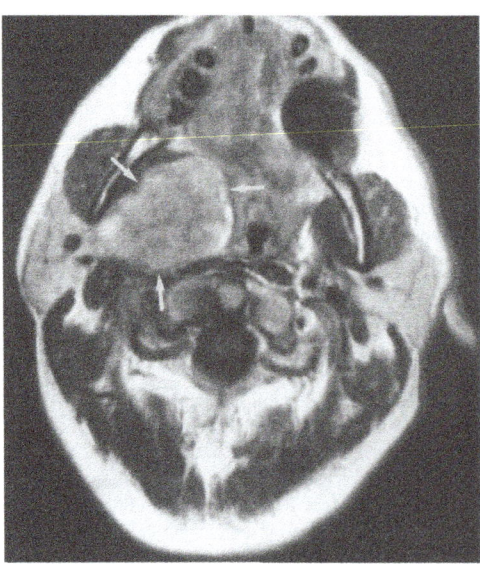

Abb. 2.17. Pleomorphes Adenom, Adenokarzinom im parapharyngealen Raum, ausgehend von den kleinen Speicheldrüsen. MRT, axial, SE-Sequenz, TR/TE = 500/17, Gd-DTPA. Deutlich hypervaskularisierte Raumforderung in einer Größe von 30×30 mm im parapharyngealen Raum mit zentral inhomogenen Strukturen als Zeichen der Malignität *(weiße Pfeile)*

2.5 Tumoren des Hypopharynx

2.5.1 Epidemiologie

Epidemiologische Daten zu malignen Tumoren des Hypopharynx lassen sich nur mit Schwierigkeiten erheben, da eine Vielzahl dieser Tumoren eine direkte Lagebeziehung zum Oropharynx aufweist oder der Gruppe der laryngopharyngealen Tumoren zugerechnet wird. Insbesondere bei deutlich ausgedehnten supraglottischen Tumoren mit Infiltration in den Hypopharynx ist die topographische Zuordnung problematisch. Der Hypopharynx beinhaltet definitionsgemäß die lateralen und posterioren Pharynxwände und die komplexe anteriore Wand, die sich aus dem Sinus piriformis, der Postkrikoidregion und der posterioren Wand des oberen Larynx zusammensetzt. Als obere Begrenzung des Hypopharynx gilt das große Ostium oder die Vallecula, als untere Begrenzung der M. cricopharyngeus mit Übergang des Pharynx in den Ösophagus. Topographisch liegt der Sinus piriformis eingebettet zwischen der Cartilago thyreoidea und der aryepiglottischen Falte. Damit infiltriert eine Läsion der Vorderwand des Sinus piriformis über die Mukosa den paraglottischen Raum und die Ebene der „falschen Stimmbänder".

2.5.2 Pathologie

Tumoren des Hypopharynx sind zu mehr als 90% Plattenepithelkarzinome, selten treten mesenchymale Sarkome oder benigne Tumoren auf.

2.5.3 Klinische Symptomatologie

Die meisten Patienten stellen sich vor, wenn das Tumorstadium bereits fortgeschritten ist, und berichten dann über Schluckstörungen, Schmerzen sowie allgemeine Symptome einer Raumforderung der Pharynxregion. Selten kommt es spontan zum Auftreten von enoralen Arrosionsblutungen.

2.5.4 Anforderungen an die Diagnostik

Bildgebende Untersuchungsverfahren

Die topographische Evaluierung des Sinus piriformis und seiner Pathologie erfolgte vor Einführung der Schnittbildverfahren mithilfe der Pharyngographie mit Barium, in einzelnen Fällen alternativ mit wasserlöslichen Kontrastmitteln wie z.B. Gastrografin. Das Kontrastmittel Barium beschlägt dabei die Mukosa und erlaubt damit die Identifizierung der lumennahen Ränder einer Läsion des Sinus piriformis. Mit dem Valsalva-Manöver kann die Spitze des Sinus piriformis erweitert und damit eine detaillierte Diagnostik ermöglicht werden. Im Unterschied zur Laryngographie ist hier keine Aspiration eines Kontrastmittels notwendig.

Computertomographie

Die CT als Schnittbildverfahren hat die Diagnostik von Tumoren des Hypopharynx entscheidend verändert. Aufgrund der hohen räumlichen Auflösung können selbst mukosale Tumorinfiltrationen erfasst und die topographische Ausdehnung exakt dokumentiert werden. Die Postkrikoidregion stellt eine wesentliche diagnostische Region dar, da Infiltrationen in dieser Region in der Regel eine totale Laryngektomie erforderlich machen. Computertomographisch muss im Weichteil- wie auch im Knochenfenster untersucht werden. Vor einer Operation ist die kaudale Ausdehnung einer Läsion und die Infiltration in Relation zum pharyngoösophagealen Übergang (M. cricopharyngeus) zu bestimmen. Die Definition des Tumorunterrandes mithilfe der CT erlaubt die chirurgische Entscheidung zu einem Primärver-schluss oder zu Alternativen wie einer jejunalen Interposition. Die kaudale Begrenzung kann alternativ zur CT auch mit der Pharyngographie bestimmt werden, da der M. cricopharyngeus exakt zu identifizieren ist. Die Vorteile der CT sind die rasche Untersuchungstechnik und die Möglichkeit, in Provokationsstellungen zu untersuchen.

Magnetresonanztomographie

Aufgrund der hohen Weichteilauflösung und der multiplanaren Darstellungsmöglichkeiten stellt die MRT das überlegene Verfahren für das Staging und die Differenzialdiagnose von Raumforderungen des Hypopharynx dar.

Durch den hohen Kontrast von Fettgewebe, Mukosa und Muskelstrukturen lassen sich insbesondere nach Applikation des Kontrastmittels der M. cricopharyngeus und die Lage zu den supraglottischen Strukturen exakt bestimmen (Abb. 2.18 a, b). Lediglich kleine, streng in der Mukosa gelegene Läsionen können dem Nachweis in der MRT entgehen. Mit dem Einsatz neuer Gradientenecho- sowie schneller TSE-Sequenzen gelingt auch

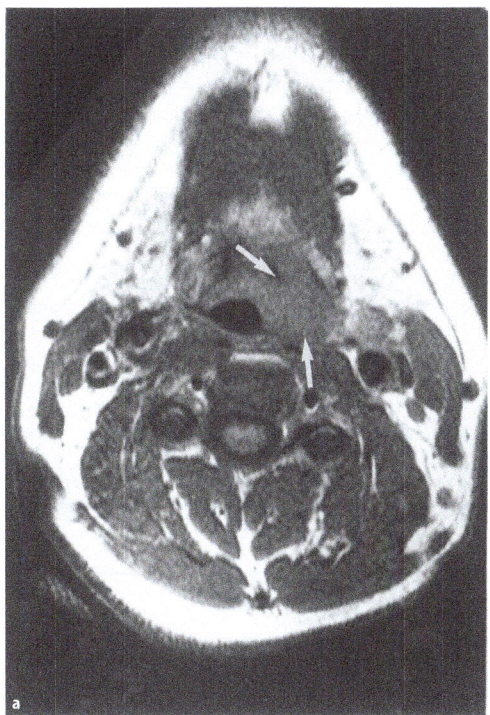

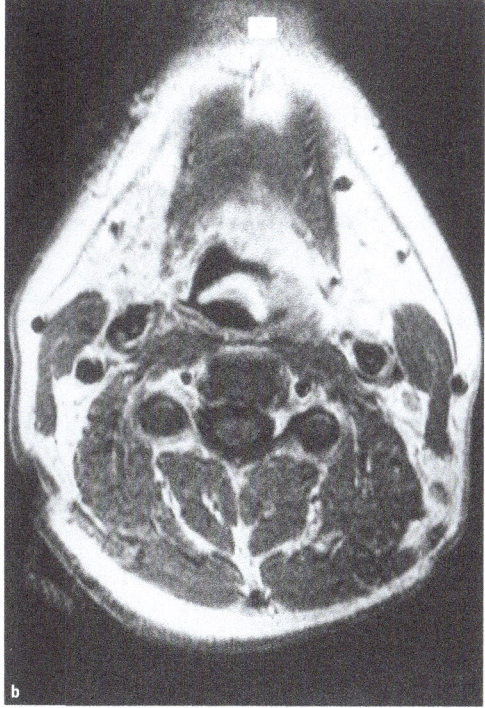

Abb. 2.18 a, b. Hypopharynxkarzinom, Stadium T2 linksseitig. **a** MRT, axial, SE-Sequenz, TR/TE = 500/15, nativ. Unscharfe Abgrenzung einer hypodensen Raumforderung linksseitig, kaudal der Vallecula und im Hypopharynx. **b** MRT, axial, SE-Sequenz, TR/TE = 500/17, Gd-DTPA. Nach Kontrastmittelapplikation Nachweis der hypovaskularisierten Raumforderung, linksseitig der Plica aryepiglottica lateralis Auftreibung des präepiglottischen Raumes, kleinere Lymphknoten lokoregional

die Untersuchung des Hypopharynx in Provokationsstellungen wie dem Valsalva-Manöver.

2.5.5 Staging

Die Einteilung der malignen Tumoren des Hypopharynx erfolgt nach dem TNM-System der UICC (Tabelle 2.11).

2.5.6 Wertigkeit der Verfahren und empfohlenes Vorgehen

Die MRT muss bei der Fragestellung einer Raumforderung des Sinus piriformis die Ausdehnung nach lateral und posterior sowie die exakten Tumorgrenzen nach kranial und kaudal bestimmen.

Damit beeinflusst die diagnostische Information der Schnittbildverfahren entscheidend die Therapiewahl. Der MRT-Nachweis einer direkten Tumorausdehnung nach posterior resultiert in einer Infiltration der prävertebralen Faszie und der prävertebralen Muskulatur. Eine Fixation dieser Faszie geht mit einer Verschlechterung der Prognose einher und limitiert die chirurgische Resektabilität. Beim MRT-Nachweis einer ulzerierenden Läsion liegt oft eine Faszieninvasion vor, beim primär exophytischen Tumorwachstum ist die Faszie in der Regel nicht infiltriert. Im Rahmen einer lateralen Fluoroskopie kann bei Bariumpassage eine Fixation dokumentiert werden. Magnetresonanztomographisch gilt ein erhöhtes T2-Signal der Faszien oder eine Kontrastmittelaufnahme nach Applikation von Gd-DTPA als abnormaler Befund und als Infiltration in verdächtigem Sinn. Eine lymphatische Ausbreitung hypopharyngealer Läsionen erreicht in der Regel die jugulodigastrischen Lymphknoten im Level 1 und 2, die axial in der Regel gut verifiziert werden können.

Selten zeigt sich auch eine Infiltration in die hoch lateral, retropharyngeal liegenden Lymphknoten, die direkt unter der Schädelbasis liegen. Diese Region muss sowohl im Rahmen der Erstdiagnostik als auch im Follow-up diagnostisch streng abgeklärt werden.

Die Diagnostik von benignen Tumoren des Hypopharynx erfolgt heute im Wesentlichen mit der CT und MRT, wobei die MRT Vorteile gegenüber der CT aufweist. Mit dem Einsatz der neuen Multidetektor-CT ergeben sich Vorteile der Computertomographie aufgrund der Möglichkeit, dynamische Untersuchungen in Provokationsstellungen durchzuführen. Wesentlich ist hierbei die Diagnostik zur Therapieplanung; eine eingeschränkte Wertigkeit besteht bei diskreter mukosaler Ausdehnung von oberflächlich gelegenen Raumforderungen.

2.5.7 Therapeutische Optionen

Die Standardtherapie bei Tumoren des Hypopharynx beinhaltet die chirurgische Resektion und bei fortgeschrittenen Tumoren die kombinierte Radio-Chemo-Therapie. Neben der Resektion müssen erweiterte Therapiemaßnahmen, z.B. eine totale Laryngektomie und ein Jejunuminterponat bei zu kaudaler Infiltration über den M. cricopharyngeus hinaus, diskutiert werden.

2.5.8 Nachsorge

Die Nachsorge beinhaltet klinische Nachsorgeuntersuchungen im Abstand von 3–6 Monaten, kombiniert mit einem Check des Thorax und einer Oberbauchsonographie. Im Falle von Hochrisikosituationen erfolgt die Nachsorge mit der Sprial-CT oder auch MRT halbjährlich.

2.6 Tumoren des Larynx

2.6.1 Epidemiologie

Plattenepithelkarzinome haben den größten Anteil (95%) an den Karzinomen des Larynx. Letztere stellen die häufigsten malignen Tumoren innerhalb der Kopf-Hals-Region dar. Als Risikofaktoren gelten Rauchen sowie die chronische Laryngitis.

Tabelle 2.11. T-Klassifikation der Tumoren des Hypopharynx. (Aus Wittekind et al. 2005)

T1	Tumor auf einen Unterbezirk des Hypopharynx begrenzt und 2 cm oder weniger in größter Ausdehnung
T2	Tumor infiltriert mehr als einen Unterbezirk des Hypopharynx oder einen benachbarten Bezirk oder misst mehr als 2 cm, aber nicht mehr als 4 cm in größter Ausdehnung, ohne Fixation des Hemilarynx
T3	Tumor misst mehr als 4 cm in größter Ausdehnung oder Tumor mit Fixation des Hemilarynx
T4a	Tumor infiltriert Nachbarstrukturen, z.B. Schild-/Ringknorpel, Zungenbein, Schilddrüse, Ösophagus, zentrale Weichteile des Halses[a], oder Muskeln und/oder
T4b	Tumor infiltriert prävertebrale Faszien, umschließt die A. carotis interna oder infiltriert Strukturen des Mediastinums

[a] Die zentralen Weichteile des Halses schließen die gerade Halsmuskulatur und das subkutane Fett ein.

2.6.2 Pathologie

Plattenepithelkarzinome machen 95% aller malignen Tumoren des Larynx aus, die restlichen 5% sind benigne bzw. maligne Läsionen. Obwohl die pathologische Diagnose durch die Endoskopie und Biopsie erzielt wird, muss die radiologische Diagnose dabei die klinische Diagnose ergänzen, insbesondere wenn auch andere Tumorfragestellungen berücksichtigt werden müssen. Dies gilt speziell für submukös wachsende Neoplasien. Andere Karzinome, die im Larynx ihren Ursprung finden, sind das Adenokarzinom (1%) sowie anaplastische Karzinome. Das Adenokarzinom weist dabei die gleichen Untertypen auf wie die Speicheldrüsentumoren in den übrigen Körperregionen. Das adenoid-zystische Karzinom tritt dabei gering häufiger in der subglottischen Larynxregion auf, Mukoepidermoid- und Adenokarzinome finden sich häufiger im Bereich der supraglottischen Region. Muköse Karzinome entwickeln sich aus primär exophytische Tumoren geringer Invasivität. Diese Tumoren zeigen keine Metastasierung.

Alle Typen von Sarkomen treten im Bereich der Larynxregion auf, sie machen dabei 0,3–1,1% aller laryngealen Malignome aus. In der Regel zeigen sie ein submuköses Wachstum. Üblicherweise präsentieren sie sich in der Bildgebung mit unspezifischen Charakteristika. Besonders berücksichtigt werden muss das Chondrosarkom, das aufgrund der Verkalkungen ein sogar spezifisches radiologisches Muster aufweist.

2.6.3 Klinische Symptomatologie

Störungen der Sprach- und Stimmfunktionen wie Heiserkeit oder eine belegte Stimme stellen die häufigste klinische Symptomatik dar. In fortgeschrittenen Tumorstadien treten Schluckstörungen oder pathologische Lymphknotenvergrößerungen auf.

2.6.4 Anforderungen an die Diagnostik

Die konventionelle Röntgendiagnostik spielt zur Detektion und Differenzialdiagnose von Larynxtumoren keine Rolle mehr. Vor der Einführung der Schnittbildverfahren wie Computertomographie oder Magnetresonanztomographie beruhte die radiologische Diagnostik im Wesentlichen auf Übersichtsaufnahmen der Larynxregion und der konventionellen Tomographie. Nach Einführung der CT und MRT sind diese Verfahren vollständig verlassen worden. Lediglich bei hohen supraglottischen Raumforderungen wird zur Beurteilung des Schluckaktes und zur Planung komplexer chirurgischer Therapiemaßnahmen ergänzend eine „Breischluckdiagnostik" durchgeführt.

Computertomographie

Die Computertomographie erfüllt viele wesentliche Anforderungen zur Diagnose von Larynxtumoren. Die kontrastmittelverstärkte CT ermöglicht die Bestimmung der Weichteilausdehnung der Tumoren. Die Bewertung von Knorpelstrukturen ist auf die Detektion einer Knorpelinvasion bzw. chronisch-entzündlicher Knorpelveränderungen, wie einer Perichondritis, fokussiert. Die modernen Techniken der Spiral- und Multidetektor-CT erlauben die Aufnahme mehrerer Schichten im Subsekundenbereich und damit eine artefaktfreie Darstellung sowie die Durchführung von Valsalva-Manövern. Dabei werden insbesondere zur Beurteilung des supraglottischen Larynx wie auch des Hypopharynx Aufnahmen in i- und e-Phonation erstellt.

Magnetresonanztomographie

Aufgrund der hohen Weichteilauflösung und der topographischen Darstellbarkeit in Dreischichtorientierungen stellt die MRT das empfindlichste Verfahren zur Detektion, Differenzialdiagnose und zum Staging von Larynxtumoren dar. Die Verwendung von T1- und T2-gewichteten Sequenzprotokollen – nativ und nach Applikation von Gd-DTPA – gelten ebenso wie die Untersuchung mit einer kombinierten Kopf-Halsspule als Standard. So können in einem Untersuchungsgang die supraglottische Larynxregion und die Halsweichteile bis

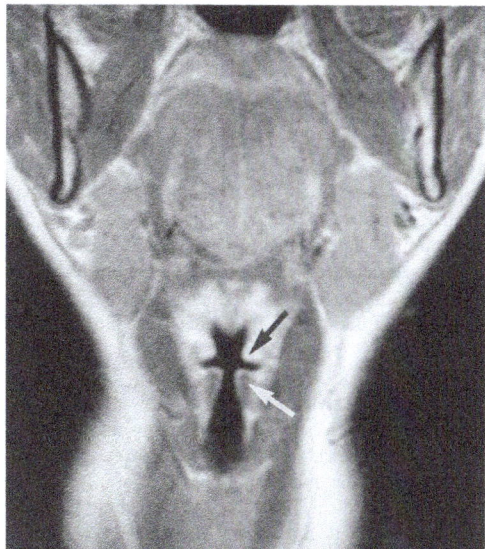

Abb. 2.19. Normale Topographie des Larynx in der MRT. MRT, koronar, SE-Sequenz, TR/TE = 500/17, nativ. Darstellung einer normalen Topographie der Stimmbandebene mit M. vocalis *(weißer Pfeil)*, des darüber liegenden Sinus Morgagni und der Taschenfalte entsprechend ihrem Fettgehalt mit erhöhter Signalintensität *(schwarzer Pfeil)*

ins obere Mediastinum untersucht werden (Abb. 2.19).
Dabei sollte die bildgebende Diagnostik mit CT oder
MRT jeweils vor der Biopsie erfolgen, um die wahre
Ausdehnung und insbesondere die submuköse Infiltrati-
on sicher zu erfassen.

2.6.5 Staging

Die Einteilung der Larynxprimärtumoren erfolgt nach
dem TNM-System der UICC (Tabelle 2.12).

2.6.6 Wertigkeit der Verfahren und empfohlenes Vorgehen

Problematisch für die bildgebende wie klinische Diagnostik ist die inhomogene Mineralisation der La-
rynxknorpelstrukturen in Abhängigkeit vom Alter.

Eine Sklerosierung, die im CT nachweisbar ist, ist häufig auch ein reaktives Erscheinungsbild und bedeutet
nicht sicher eine Invasion des Knorpels. Die MRT bietet
gegenüber der CT Vorteile bei der Knorpelinvasion, da
Knorpelläsionen durch unterschiedliches Signalverhalten besser detektiert werden können. Dennoch muss auf
die Limitationen der MRT hingewiesen werden (Abb.
2.20 a, b).

Die Lymphknotenmetastasierung stellt ein häufiges
Phänomen bei den supraglottischen Tumoren dar, selten
bei den glottischen (Abb. 2.21 und 2.22 a–c). Wird klinisch oder pathologisch eine Lymphknotenmetastasierung nachgewiesen, so resultiert daraus ein reduziertes
Überleben. Bei einer Tumorausdehnung durch die Kapsel des Lymphknotens hindurch, der sog. extrakapsuläre
Ausbreitung, ist die Prognose noch schlechter. Als problematisch erweist sich die Detektion und die Differenzialdiagnose kleiner Lymphknoten und die Frage der
Malignominvasion. Für die diagnostische Evaluierung
muss lokalisationsabhängig eine Befundung erfolgen.
Diese betrifft den supraglottischen Larynx, den glottischen Larynx und die subglottischen Abschnitte.

Supraglottische Larynxtumoren
Tumoren, die den supraglottischen Larynx betreffen,
werden im Vergleich zu glottischen Tumoren in der Regel klinisch später manifest. Dies liegt daran, dass die
Taschenbänder nicht direkt zur Sprachbildung benötigt
werden; Heiserkeit und andere Symptome treten daher
später auf. In der Regel wird Heiserkeit erst bei Infiltration dieser Tumoren in Richtung des Cartilago arytae-
noidea oder der Stimmbänder auffällig. Bei Tumorbefall
wird der supraglottische Larynx in eine suprahyoidale
und infrahyoidale Region unterteilt. Die suprahyoidalen
Läsionen schließen alle Tumoren ein, die den freien

Tabelle 2.12. T-Klassifikation bei Tumoren des Larynx. (Aus Wittekind et al. 2005)

Supraglottis	
T1	Tumor auf einen Unterbezirk der Supraglottis begrenzt, mit normaler Stimmlippenbeweglichkeit
T2	Tumor infiltriert Schleimhaut von mehr als einem benachbarten Unterbezirk der Supraglottis oder Glottis oder eines Areals außerhalb der Supraglottis (z. B. Schleimhaut von Zungengrund, Vallecula, mediale Wand des Sinus piriformis), ohne Fixation des Larynx
T3	Tumor auf den Larynx begrenzt, mit Stimmlippenfixation, und/oder mit Infiltration des Postkrikoidbezirks, des präepiglottischen Gewebes und/oder geringgradiger Erosion des Schildknorpels (innerer Kortex)
T4a	Tumor infiltriert durch den Schildknorpel und/oder breitet sich außerhalb des Kehlkopfes aus, z. B. Trachea, Weichteile des Halses eingeschlossen äußere Muskulatur der Zunge (M. genioglossus, M. hyoglossus, M. palatoglossus und M. styloglossus), gerade Halsmuskulatur, Schilddrüse
T4b	Tumor infiltriert den Prävertebralraum, mediastinale Strukturen oder umschließt die A. carotis interna
Glottis	
T1	Tumor auf Stimmlippe(n) begrenzt (kann auch vordere oder hintere Kommissur befallen), mit normaler Beweglichkeit T1 a: Tumor auf eine Stimmlippe begrenzt T1 b: Tumorbefall beider Stimmlippen
T2	Tumor breitet sich auf Supraglottis und/oder Subglottis aus und/oder Tumor mit eingeschränkter Stimmlippenbeweglichkeit
T3	Tumor auf den Larynx begrenzt, mit Stimmlippenfixation und/oder Invasion der Postkrikoidgegend und/oder des präepiglottischen Gewebes und/oder des paraglottischen Raumes mit geringgradiger Erosion des Schildknorpels (innerer Kortex)
T4a	Tumor infiltriert durch den Schildknorpel und/oder breitet sich außerhalb des Kehlkopfes aus, z. B. Trachea, Weichteile des Halses eingeschlossen äußere Muskulatur der Zunge (M. genioglossus, M. hyoglossus, M. palatoglossus und M. styloglossus), gerade Halsmuskulatur, Schilddrüse, Ösophagus
T4b	Tumor infiltriert den Prävertebralraum, mediastinale Strukturen oder umschließt die A. carotis interna
Subglottis	
T1	Tumor auf die Subglottis begrenzt
T2	Tumor breitet sich auf eine oder beide Stimmlippen aus, diese mit normaler oder eingeschränkter Beweglichkeit
T3	Tumor auf den Larynx begrenzt, mit Stimmlippenfixation
T4a	Tumor infiltriert durch den Schildknorpel und/oder breitet sich außerhalb des Kehlkopfes aus, z. B. Trachea, Weichteile des Halses eingeschlossen äußere Muskulatur der Zunge (M. genioglossus, M. hyoglossus, M. palatoglossus und M. styloglossus), gerade Halsmuskulatur, Schilddrüse, Ösophagus
T4b	Tumor infiltriert den Prävertebralraum, mediastinale Strukturen oder umschließt die A. carotis interna

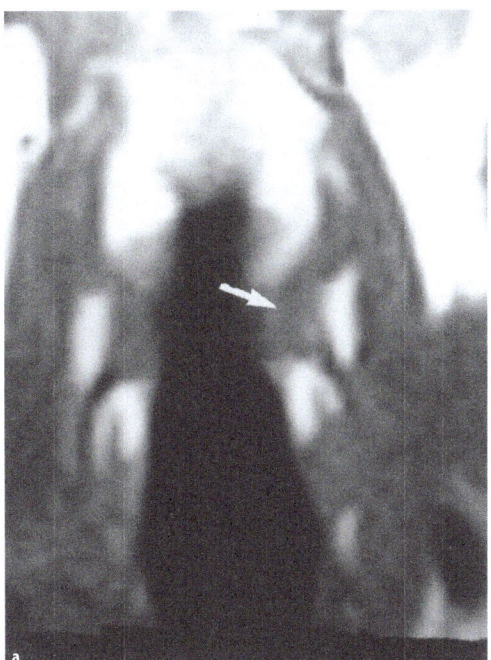
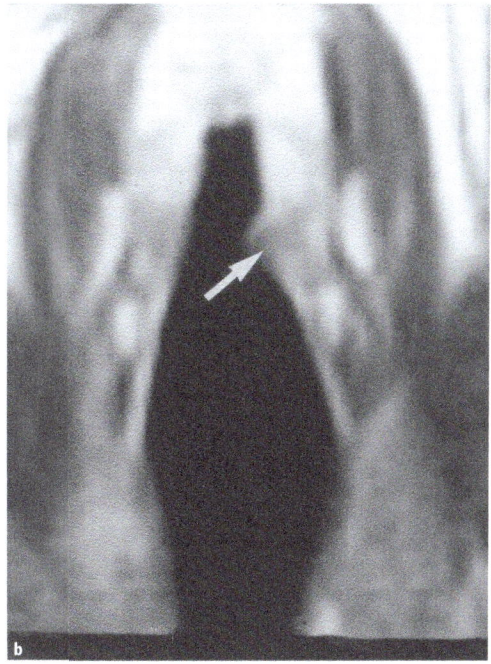

Abb. 2.20 a, b. Rezidiv eines glottischen Larynxkarzinoms linksseitig. **a** MRT, koronar, SE-Sequenz, TR/TE = 500/15, nativ. In
der T1-gewichteten nativen Sequenz inhomogene Darstellung einer Weichteilasymmetrie linksseitig im Bereich der Stimmbandebene *(Pfeil).* **b** In der kontrastmittelverstärkten Sequenz Nachweis einer Weichteilasymmetrie, Umgebungsinfiltration *(Pfeil)*
linksseitig als Hinweis für den laryngealen Rezidivtumor

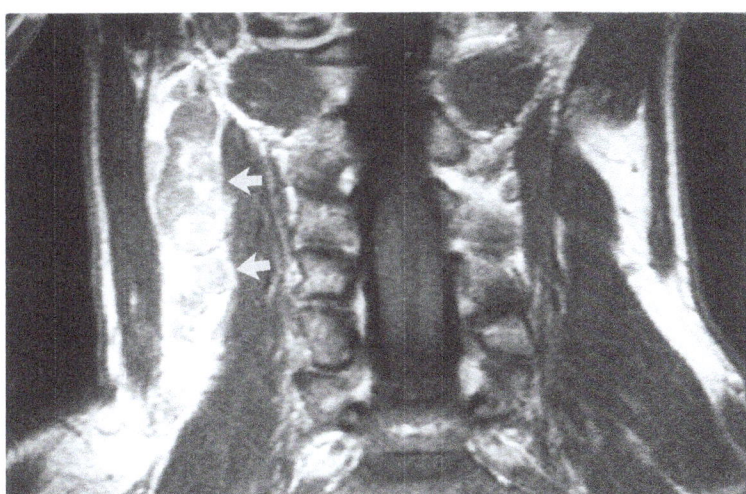

Abb. 2.21. Lymphknotenmetastasen eines Larynx-Hypo-
pharynx-Karzinoms auf der
linken Seite. MRT, koronar,
SE-Sequenz, TR/TE = 500/17,
Gd-DTPA. Postkontrast-Veri-
fikation straßenförmiger
Lymphknotenpakete rechts
tief zervikal mit zentraler
Nekrotisierung *(Pfeile)*

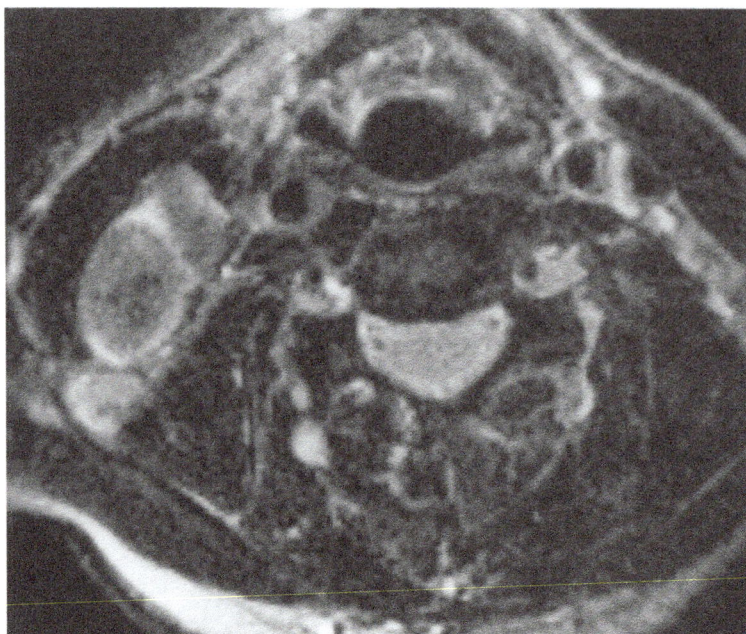

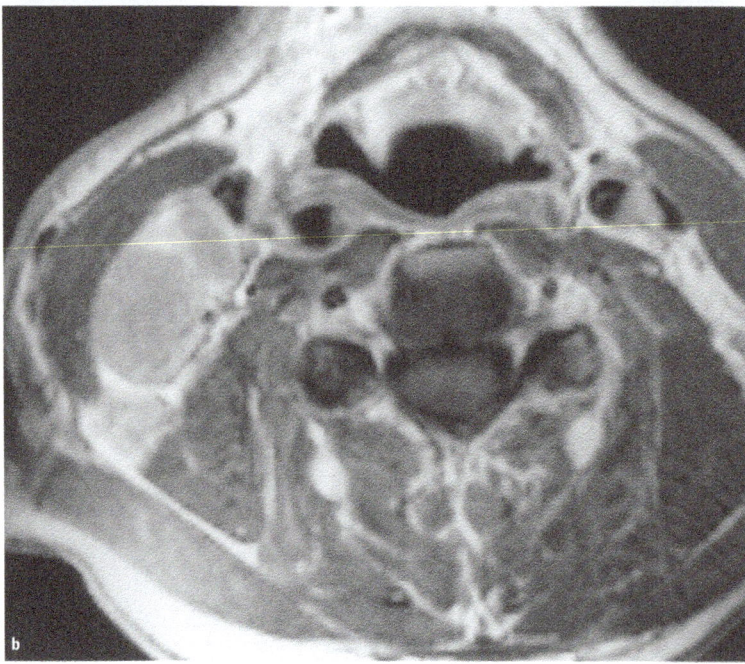

Abb. 2.22 a–c. Weichteilplasmozytom, Befall zervikal. **a** MRT, axial, SE-Sequenz, TR/TE = 2000/60. In der T2-gewichteten Sequenz Nachweis von primär hypointensen Raumforderungen in der tiefen Zervikalloge mit mäßig hyperintensem Randsaum. **b** MRT, axial, SE, TR/TE = 500/17, Gd-DTPA. In der T1-gewichteten kontrastverstärkten Sequenz imponiert die Raumforderung mit zentraler Nekrotisierung. **c** MRT, frontal, SE, TR/TE = 500/17, Gd-DTPA. Verifizierung der Tumorausdehnung zervikal in 3 Etagen in der frontalen Schnittführung. *m* M. sternocleidomastoideus

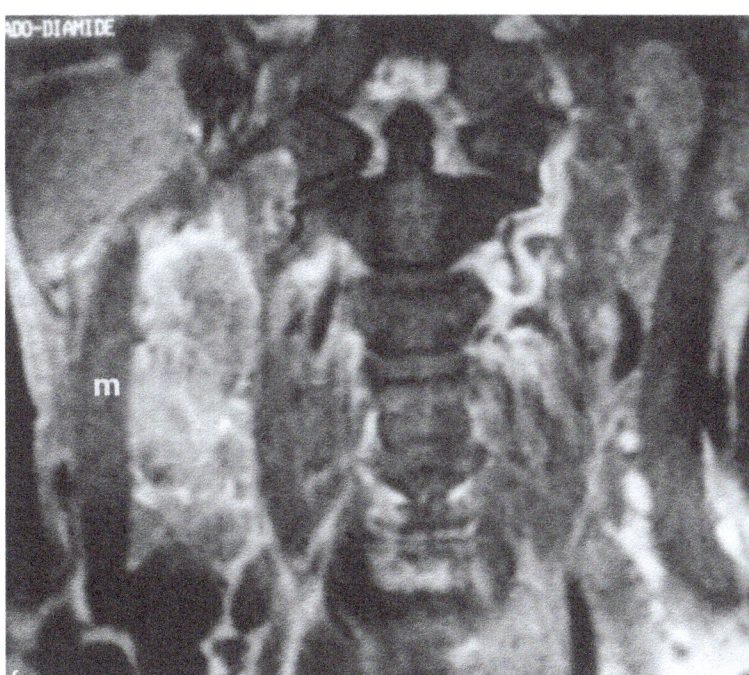

Abb. 2.22 c

Rand der Epiglottis betreffen. Einige Tumoren können lokal exzidiert werden. Bei Beteiligung des Zungengrundes muss das Wachstum in Richtung Zunge nach ventral berücksichtigt werden. Der supraglottische Larynx wird im MRT wie im CT exzellent visualisiert; als vorteilhaft erweist sich die MRT zur Beurteilung des Zungengrundes. Wesentlich ist die MRT-Diagnose zur Planung der Therapie und zur Festlegung der Resektionslinie entlang der Ventrikel. Die MRT in sagittaler und koronarer Schichtführung liefert dabei die präzisesten diagnostischen Informationen.

Glottischer und subglottischer Larynx

Die Region unterhalb des Ventrikels wird in die glottische und subglottische Region unterteilt. Das Auftreten dieser Tumoren ist nahezu ausnahmslos mit Rauchen assoziiert. Tumoren der Stimmbandebene präsentieren sich aufgrund früher Störungen der Stimmgebung klinisch in einem frühen Stadium. Bereits beim Vorliegen kleiner Läsionen des Stimmbandes weisen die Patienten klinisch eine Heiserkeit auf. Lediglich beim Auftreten einer subglottischen Raumforderung oder bei Tumoren, bei denen die freien Ränder des Stimmbandes betroffen sind, zeigen die Patienten keine klinischen Zeichen der Heiserkeit. Ein exaktes Staging glottischer und subglottischer Tumoren beeinflusst entscheidend die Therapiestrategie einer Hemilaryngektomie oder auch einer Ra-

diotherapie. Der kritische Punkt bei der Diagnostik dieser Tumoren liegt in der Bestimmung der Ausdehnung in Richtung Ventrikel und des paraglottischen Raumes.

2.6.7 Therapeutische Optionen

Bei der Therapie von Larynxtumoren wird zwischen den stimmerhaltenden Maßnahmen, wie partielle Laryngektomie und Radiotherapie, und der totalen Laryngektomie unterschieden. Die am häufigsten durchgeführten stimmerhaltenden Operationen sind die horizontale supraglottische Laryngektomie bei supraglottischen Karzinomen und die vertikale Hemilaryngektomie bei Tumoren, die isoliert ein Stimmband betreffen. Hier müssen die stimmerhaltenden Therapiemaßnahmen den kritischen Funktionen des Larynx gerecht werden: die Aufrechterhaltung des Sprechens wie auch der Schutz der Luftwege vor einer Aspiration.

Kritisch für die Diagnostik ist besonders die Knorpelinvasion, die einen negativen prognostischen Faktor darstellt. Diese betrifft in der Regel Tumoren des Stimmbandes wie auch des Hypopharynx und muss insbesondere vor einer Radio- oder stimmerhaltender Therapie mit Sicherheit ausgeschlossen werden.

2.6.8 Nachsorge

Wie bei Tumoren des Hypopharynx beinhaltet die Nachsorge auch hier klinische Nachsorgeuntersuchungen im Abstand von 3–6 Monaten, kombiniert mit einem Check des Thorax und einer Oberbauchsonographie. Im Falle von Hochrisikosituationen erfolgt die Nachsorge mit der Sprial-CT oder auch MRT halbjährlich.

2.7 Tumoren der Speicheldrüsen

2.7.1 Epidemiologie

Tumoren der Speicheldrüsen machen knapp 3% aller Tumoren aus. Lediglich 1% aller malignen Tumoren der Kopf-Hals-Region haben ihren Ursprung im Bereich der Speicheldrüsen. Eine höhere Inzidenz maligner Speicheldrüsentumoren wird für einzelne Populationen wie Eskimos und Überlebende von Atombombenabwürfen berichtet. Gutartig sind 70–80% der Glandula-parotis-, 40–58% der Glandula-submandibularis- und 15–30% der Glandula-sublingualis-Tumoren. Lediglich 15–20% der Tumoren der kleinen Speicheldrüsen sind ebenfalls benigne. Damit gilt die Regel: Je kleiner die betroffene Speicheldrüse, umso höher ist das Risiko eines malignen Prozesses.

Die klinischen Daten zeigen, dass sich bei den Speicheldrüsentumoren in Abhängigkeit vom Stadium auch die Rezidivrate, die Inzidenz von Metastasen sowie eine Reduktion der Überlebensraten erhöht. Dabei stellt das Vorhandensein einer Lymphknotenmetastasierung insgesamt einen sehr negativen prognostischen Faktor dar. Lymphknotenmetastasen finden sich am häufigsten beim Mukoepidermoidkarzinom, seltener bei den Adeno- und Plattenepithelkarzinomen.

2.7.2 Pathologie

Bei malignen Speicheldrüsentumoren werden das Plattenepithelkarzinom, das Mukoepidermoidkarzinom, das Adenokarzinom und das adenoid-zystische Karzinom (Zylindrom) pathologisch unterschieden. In seltenen Fällen sind auch Azinuszellkarzinome, maligne Lymphome sowie mesenchymale Mischtumore zu differenzieren. Sekundäre Tumoren sind definitionsgemäß metastatische Absiedelungen anderer maligner epithelialer, mesenchymaler Tumoren, insbesondere auch Metastasen eines malignen Melanoms. Weiterhin können Tumoren von dem parapharyngealen Raum, dem Oropharynx und Nasopharynx sowie der Fossa mesenterica ausgehen und eine sekundäre Infiltration der Glandula pa-

rotis bedingen. Auch in den Regionen der kleineren Speicheldrüsen, der Glandula submandibularis und sublingualis kommt hier eine Vielzahl sekundär infiltrierender Tumoren differenzialdiagnostisch infrage.

Tumoren der Speicheldrüsen

Gruppe 1	Epitheliale Tumoren:
1.1	Pleomorphes Adenom, benigner gemischter Tumor, maligner Mischtumor
1.2	Adenolymphom (Warthin-Tumor)
1.3	Onkozytom
1.4	Onkozytisches papilläres Zystadenom
1.5	Monomorphes Adenom
1.6	Myoepitheliom
1.7	Mukoepidermoidkarzinom
1.8	Adenoid-zystisches Karzinom, Azinuszellkarzinom, polymorphes Adenokarzinom, Basalzelladenokarzinom, Adenokarzinom, primäres Plattenepithelkarzinom, sekundäre Karzinominvasion
Gruppe 2	Wichtige epitheliale Tumoren:
2.1	Hämangiom
2.2	Lymphangiom
2.3	Lymphom
2.4	Intraparotideale Lymphadenopathie
2.5	Lipom
2.6	Neurogener Tumor, Chondrom, Neurofibrom
2.7	Mesenchymale Tumoren
Gruppe 3	Mischläsionen: Massive Hypertrophie, Tumoren ausgehend vom Temporomandibulargelenk, Varia

Pleomorphes Adenom

Das pleomorphe Adenom ist der häufigste Speicheldrüsentumor und repräsentiert 70–80% aller benignen Tumoren der großen Speicheldrüsen. Der Ausdruck „pleomorphes Adenom" fasst dabei die pleomorphen Erscheinungscharakteristika dieser Tumoren mit epithelialen, duktalen und soliden Anteilen zusammen. Drei Gruppen von Malignomen Tumoren sind mit den pleomorphen Adenomen assoziiert: das „carcinoma expleomorphic adenoma", das Karzinosarkom und der metastasierende benigne Mischtumor. Eine maligne Degeneration wird in 25% aller pleomorphen Adenome beschrieben. Die 5-Jahres-Überlebensrate der Karzinome beträgt dabei ca. 50%.

Mukoepidermoidkarzinom

Das Mukoepidermoidkarzinom repräsentiert 10% aller Speicheldrüsentumoren und knapp 30% aller Karzinome der Speicheldrüsen. Davon finden sich 50% in der Glandula parotis und 45% in den kleineren Speicheldrüsen, insbesondere im Bereich des harten Gaumens und der Bukkalmukosa. Beim Erwachsenen sind die Mukoepidermoidkarzinome das häufigste Karzinom der Glandula parotis und nach dem adenoid-zystischen Karzinom das zweithäufigste in der Glandula submandibularis. Auch bei Kindern ist das Mukoepidermoidkarzinom der häufigste maligne Speicheldrüsentumor. Klinisch und pathologisch wird dabei zwischen malignen und niedrigmalignen Tumoren unterschieden.

Adenoid-zystisches Karzinom

Das adenoid-zystische Karzinom stellt 2–6% der Glandula-parotis- und 12% der Glandula-submandibularis-Tumoren, 30% der Tumoren der kleinen Speicheldrüsen sowie 50% der Tumoren der Glandula lacrimalis dar. Das Alter der Betroffenen liegt zwischen 20 und 80 Jahren. Die meisten Patienten sind in der fünften oder sechsten Lebensdekade. Von einer perineuralen Infiltration hängt es ab, ob das Tumorwachstum klinisch mit einer Schmerzsymptomatik einhergeht oder nicht. Die 5-Jahres-Überlebensrate beträgt 69%, die 15-Jahres-Überlebensrate nur 38%.

Azinuszellkarzinom

Der Anteil des Azinuszellkarzinoms an allen Karzinomen der großen Speicheldrüsen beträgt 2–4%. Es kommt nahezu ausschließlich in der Glandula parotis vor und macht hier 15–17% aller malignen Parotistumoren aus. Eine bilaterale Infiltration der Glandula parotis zeigt sich bei 3%. Das Azinuszellkarzinom stellt damit nach dem Warthin-Tumor den zweithäufigsten Tumor mit bilateraler Beteiligung dar.

2.7.3 Klinische Symptomatologie

Die klinische Symptomatik maligner Tumoren der Speicheldrüsen basiert auf den Leitsymptomen: einseitiger oder bilateraler Schmerz, Vergrößerung oder Schwellung der betroffenen Drüse und Speichelfehlbildung. Differenzialdiagnostisch müssen bei Schmerz und Schwellung entzündliche Geschehen oder bei einer schmerzlosen Vergrößerung der Speicheldrüsen auch chronische Entzündungen abgeklärt werden. Bei mangelnder Speichelproduktion ist insbesondere der Morbus Sjögren oder andere Veränderungen wie die Xerostomie zu differenzieren.

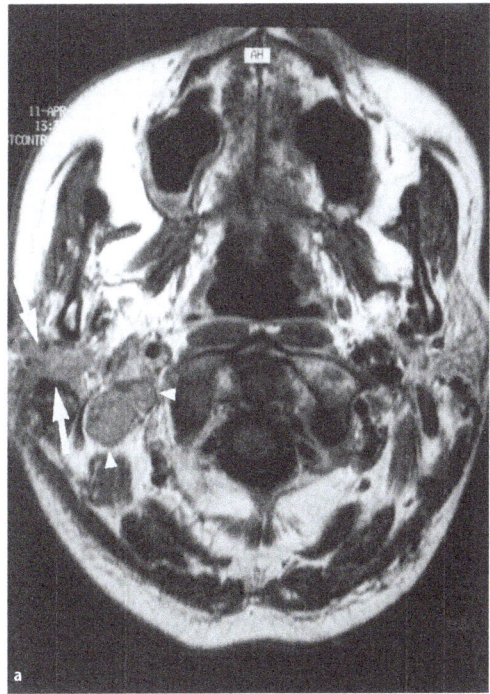
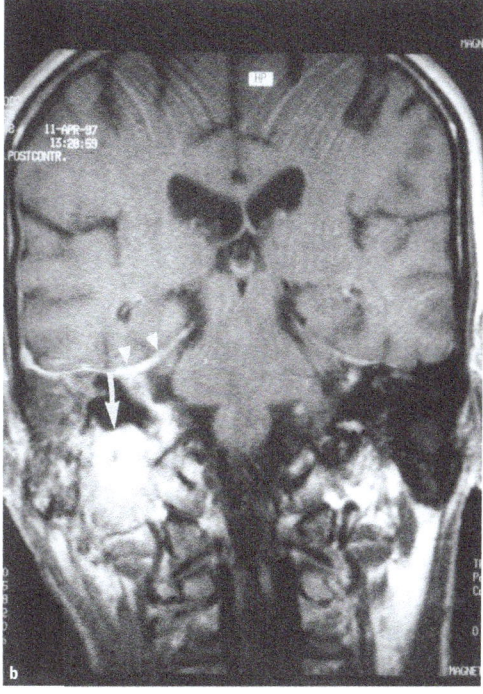

Abb. 2.23 a, b. Parotiskarzinom rechtsseitig, Stadium T2. **a** MRT, axial, SE-Sequenz, TR/TE = 500/17. In der T1-gewichteten Sequenz Verifizierung einer signalarmen Raumforderung rechtsseitig in der Fossa parotidea *(Pfeile)*. Zusätzlich Lymphknotenmetastase retroparotideal in der tiefen zervikalen Loge *(Pfeil-* *spitze)*. **b** MRT, koronar, SE-Sequenz, TR/TE = 500/17, Gd-DTPA. In der kontrastverstärkten T1-gewichteten Sequenz Verifizierung der hypervaskularisierten Lymphknotenmetastase *(Pfeil)*. Nachweis einer Meningeosis mit Verdickung der Meningen *(Pfeilspitzen)*

2.7.4 Anforderungen an die Diagnostik

Die radiologische bildgebende Diagnostik schließt die Sonographie, die Magnetresonanztomographie und in Einzelfällen auch die Computertomographie (Abb. 2.23 a, b) ein.

Sonographie

Die großen Kopfspeicheldrüsen wie die Glandula parotis, submandibularis und sublingualis eignen sich prinzipiell vorrangig zur sonographischen Abklärung. Diese erfolgt je nach Lage und Zugang mit einer Frequenz von 5 MHz bis hin zur hochauflösenden sonographischen Evaluierung.

Die Untersuchung sollte in jeweils mehreren Angulationen erfolgen.

Differenzialdiagnostisch sind hier entzündliche Veränderungen der Kopfspeicheldrüsen von neoplastischen Raumforderungen abzugrenzen.

Computertomographie

Der Stellenwert der computertomographischen Diagnostik zur Bewertung der großen Kopfspeicheldrüsen ist aufgrund der reduzierten Weichteilauflösung eingeschränkt. Häufig imponieren Veränderungen hier als Zufallsbefund im Rahmen des Stagings anderer Kopf-Hals-Tumoren.

Magnetresonanztomographie

Die MRT ist das primäre Schnittbildverfahren nach der sonographischen Evaluierung zur Erfassung von Tumoren der Speicheldrüsen. Unter Verwendung von T1- und T2-gewichteten Sequenzen gelingt eine zufriedenstellende Charakterisierung von Tumoren (Abb. 2.24 a, b).

Als problematisch erweist sich jedoch die Differenzialdiagnose monomorpher Adenome gegenüber Adenokarzinomen.

In einzelnen Fällen ermöglicht der zusätzliche Einsatz hochauflösender Oberflächenspulen eine bessere Beurteilung einer Raumforderung und ihrer Zuordnung zum Verlauf des N. facialis (Abb. 2.25 a–d).

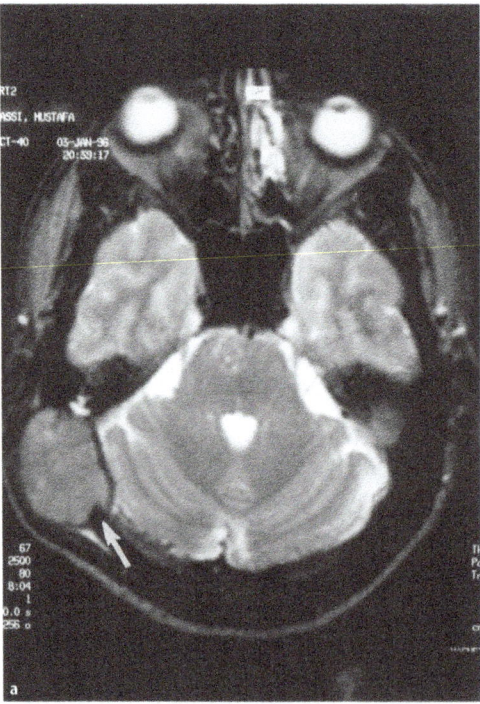 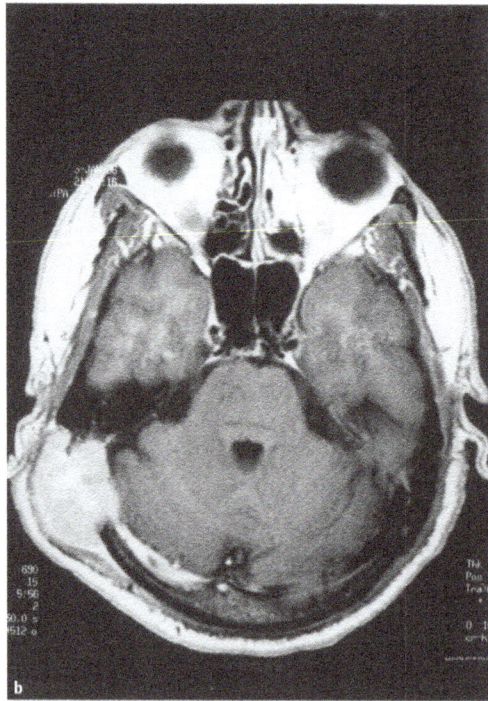

Abb. 2.24 a, b. Metastase eines Parotiskarzinoms mit Schädelbasisinvasion. **a** MRT, axial, SE-Sequenz, TR/TE = 2500/90. In der T2-gewichteten Sequenz Dokumentation einer relativ homogenen gelappten Raumforderung mit Destruktion von Diploestrukturen rechtsseitig. In den kranialen Felsenbeinabschnitten Infiltration des Os occipitale *(Pfeil)*. **b** MRT, axial, T1 SE, TR/TE = 500/17, Gd-DTPA. In der T1-gewichteten Sequenz Verifizierung einer hypervaskularisierten Metastase mit ausgedehnter Diploeinfiltration, Meningealbeteiligung und Schädelbasisdestruktion

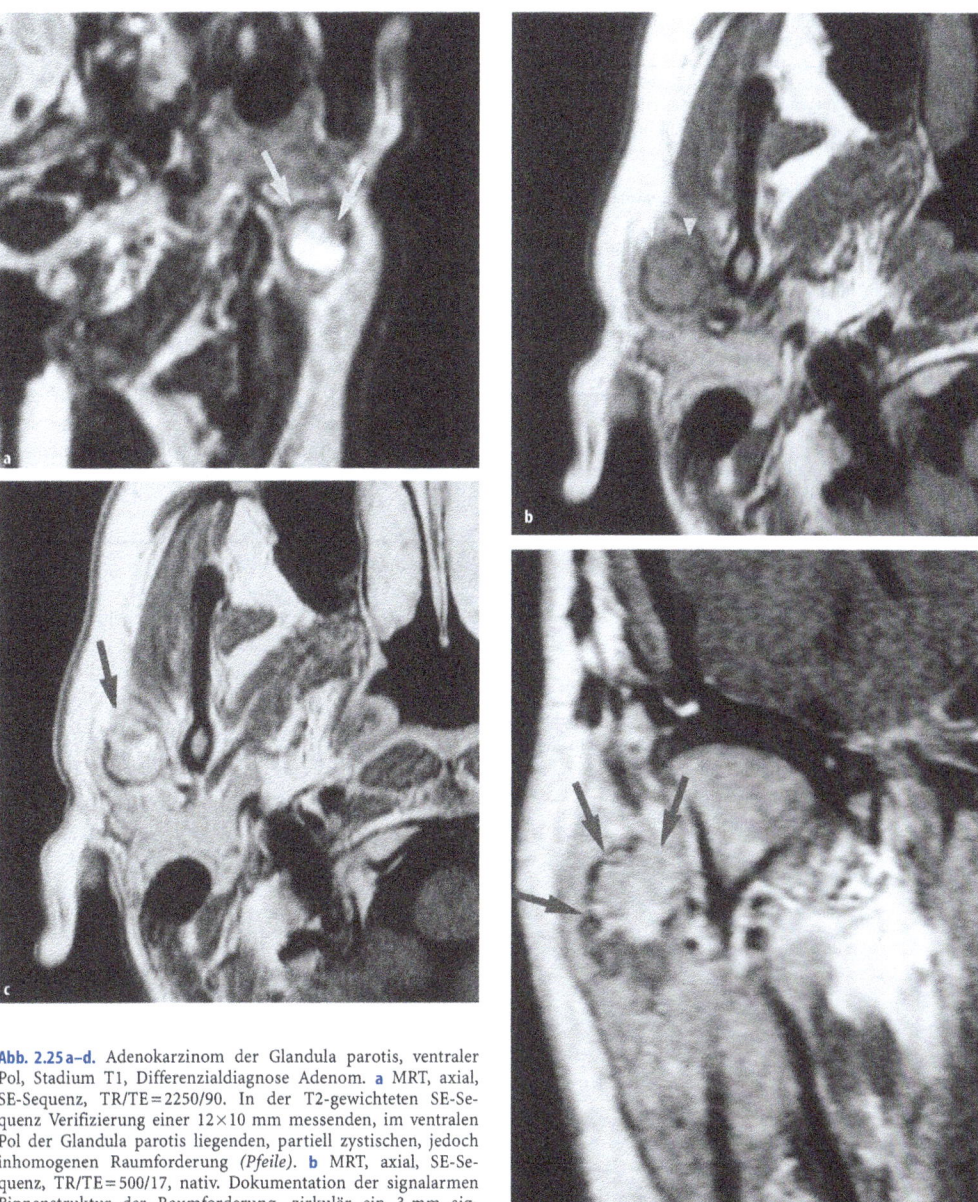

Abb. 2.25 a–d. Adenokarzinom der Glandula parotis, ventraler Pol, Stadium T1, Differenzialdiagnose Adenom. **a** MRT, axial, SE-Sequenz, TR/TE = 2250/90. In der T2-gewichteten SE-Sequenz Verifizierung einer 12×10 mm messenden, im ventralen Pol der Glandula parotis liegenden, partiell zystischen, jedoch inhomogenen Raumforderung *(Pfeile)*. **b** MRT, axial, SE-Sequenz, TR/TE = 500/17, nativ. Dokumentation der signalarmen Binnenstruktur der Raumforderung, zirkulär ein 3 mm signalarmer Randsaum. Unschärfe im ventralen Pol *(Pfeilspitzen)*, hier besteht Verdacht auf Malignisierung. **c** MRT, axial, SE-Sequenz, TR/TE = 500/17, Gd-DTPA. Nach Applikation von Gd-DTPA in der T1-gewichteten SE-Sequenz Verifizierung der Hypovaskularisation der ventral gelegenen Raumforderung *(Pfeil)* bei deutlicher Inhomogenisierung, hier besteht Verdacht auf Malignisierung. **d** MRT, koronar, SE-Sequenz, T1-gewichtet, TR/TE = 500/17, Gd-DTPA. In frontaler Schichtführung Verifizierung der intraparotidealen Lage der Raumforderung, unscharfe Randstrukturen *(Pfeile)*

Tabelle 2.13. T-Klassifikation der großen Speicheldrüsen.
(Aus Wittekind et al. 2005)

T1	Tumor 2 cm oder weniger in größter Ausdehnung, ohne extraparenchymatöse Ausbreitung
T2	Tumor mehr als 2 cm, aber nicht mehr als 4 cm in größter Ausdehnung, ohne extraparenchymatöse Ausbreitung
T3	Tumor mehr als 4 cm in größter Ausdehnung und/ oder mit extraparenchymatöser Ausbreitung
T4a	Tumor infiltriert Haut, Unterkiefer, äußeren Gehörgang, N. facialis
T4b	Tumor infiltriert Schädelbasis, Processus pterygoideus oder umschließt A. carotis interna

2.7.5 Staging

Die Einteilung der malignen Tumoren im Bereich der großen Speicheldrüsen erfolgt nach dem TNM-System der UICC (Tabelle 2.13).

2.7.6 Wertigkeit der Verfahren und empfohlenes Vorgehen

Das primäre Staging, die Therapiekontrolle sowie die Rezidivdiagnostik maligner Tumoren der Kopfspeicheldrüsen beruht heute im Wesentlichen auf dem kombinierten Einsatz der Sonographie und der hochauflösenden kontrastmittelverstärkten MRT.

Durch die exakte Analyse der Signalintensitäten sind narbige Strukturen, Rezidive und begleitende entzündliche Veränderungen zu differenzieren. Wesentlich für die Therapieplanung ist die Dokumentation der Lagebeziehung einer Raumforderung des N. facialis und eine möglichst exakte Differenzialdiagnose von Adenomen und anderen benignen Tumoren gegenüber Karzinomen.

2.7.7 Therapeutische Optionen

Die Therapie maligner Tumoren der Speicheldrüsen besteht vor allem im Einsatz chirurgischer Verfahren und optional einer postoperativen Bestrahlung. Die Rolle der chemotherapeutischen Behandlungsprotokolle ist limitiert, zum Teil finden moderne kombinierte onkologische Therapiestrategien Anwendung.

2.7.8 Nachsorge

Die moderne Nachsorge maligner Speicheldrüsentumoren beruht heute primär auf dem Einsatz der sonographischen Diagnostik; in Einzelfällen wird diese durch eine konsequente Anwendung hochauflösender MRT-Verfahren ergänzt.

Schilddrüsenkarzinom

3

S. Hoffner, F. Willeke, U. Haberkorn

Inhalt

3.1 Epidemiologie und Ätiologie

Systematische Untersuchungen der Schilddrüse und ihrer Wachstumsformen reichen bis in die Zwanzigerjahre des 20. Jahrhunderts zurück. In diesen historischen Beobachtungen spiegelte sich bereits die erhebliche biologische Variabilität wieder, die den Schilddrüsenkarzinomen zu eigen ist: auf der einen Seite die gut differenzierten Karzinome mit einer exzellenten Prognose, auf der anderen Seite das anaplastische Schilddrüsenkarzinom, das unverändert in den meisten Fällen innerhalb weniger Monate zum Tode führt.

So wurde damals die Beobachtung von Schilddrüsengewebe in lokalen Lymphknoten nicht als Ausdruck einer metastatischen Manifestierung angesehen, sondern als Phänomen einer embryogenen Migration gedeutet, da eine aggressive Tumorerkrankung mit diesen Beobachtungen nicht konform ging. Der kausale Zusammenhang zwischen metastatischen Absiedelungen in den lokalen Lymphknoten und dem Primärtumor in der Schilddrüse wurde erst 1947 von Crile dargestellt (Crile 1947; Schrager 1966; Dunhill 1931; Cady 1997a).

Pionierleistungen auf dem Gebiet der Schilddrüsenveränderungen erfolgten im deutschsprachigen Raum bereits 1926 durch den Pathologen Wegelin (Wegelin 1926). Dieser war am gleichen Institut wie Theodor Kocher – der Pionier der Schilddrüsenchirurgie schlechthin und Nobelpreisträger 1909 (Tröhler 1984) – tätig und verfügte über eine große Zahl von pathoanatomischen Schilddrüsenpräparaten. Er führte in Bern, einem ausgesprochenen Kropfendemiegebiet, ausgedehnte Untersuchungen auch in Form von Autopsien durch und fand eine Inzidenz des Schilddrüsenkarzinoms von 1% in 15.000 Autopsien. Spätere Untersuchungen in Regionen ohne Iodmangel (Berlin, USA) wiesen eine Inzidenz von ca. 0,1% nach (Egloff 1987).

Internationale Angaben zur Inzidenz des Schilddrüsenkarzinoms variieren zwischen 2 und 5 pro 100.000 (Hundahl 1998). Eine größere Anzahl dieser Karzinome bleibt jedoch okkult. In Autopsiestatistiken der USA wurden intraglanduläre Neoplasien in 3–6% der Patienten nachgewiesen, die wegen anderer Karzinome obduziert wurden (LiVolsi 1990). Beim Einsatz von Dünnschnitttechniken zur pathomorphologischen Aufarbeitung fanden sich analoge Veränderungen sogar in 14–24% der Fälle (Franissila u. Harach 1985).

Wesentliche Daten zur Inzidenz und geographischen Verteilung von malignen Tumoren der Schilddrüse in der Bundesrepublik Deutschland sind dem Krebsatlas der Autoren Becker u. Wahrendorf (1997) zu entnehmen. Hiernach liegt der Anteil der Mortalität dieser Karzinome an der Gesamtkrebssterblichkeit bei etwa 0,5%. Insgesamt muss bei einer Inzidenz von 1,1–1,7 pro 100.000 Männer und 2,5–2,7 pro 100.000 Frauen mit einer jährlichen Neuerkrankung von ca. 2500 Patienten gerechnet werden (Tabelle 3.1).

Schilddrüsenkarzinome gehören mit den Karzinomen der Gallenblase zu jenen Tumoren, die bei Frauen häufiger als bei Männern diagnostiziert werden (Karzinome des Genitaltraktes nicht einbezogen). Insgesamt treten Schilddrüsenkarzinome bei Frauen zwei- bis dreimal häufiger auf, als dieses bei Männern zu verzeichnen ist (Becker u. Wahrendorf 1997).

Bei Kindern wird ein differenziertes Schilddrüsenkarzinom selten beobachtet; zum Zeitpunkt der Diagnose besteht häufig ein fortgeschrittenes Tumorstadium mit zervikalen Metastasen (Harness 1997). Dennoch ist insgesamt die Prognose der pädiatrischen Schilddrüsenkarzinome sehr gut und mit einer geringen Letalität belastet.

Die ionisierende Strahlung ist ein ätiologischer Faktor, der als ursächlich gesichert angesehen werden kann und der am besten untersucht worden ist. Nach einer stattgefundenen externen Bestrahlung, akzidentell oder therapeutisch, steigt das Risiko eines späteren Schilddrüsenkarzinoms; die Latenzzeit beträgt dabei zwischen 5 und 30 Jahren. Erfahrungen aus Strahlenbehandlungen im Kopf-Hals-Bereich bei Kindern wegen benigner Erkrankungen legen nahe, dass nach einer Bestrahlung von 1–8 Gy mit einer Erhöhung des relativen Risikos, ein Schilddrüsenkarzinom zu erleiden, um den Faktor

4–45 zu rechnen ist (Shore et al. 1985; Ron et al. 1989; Fraker 1997).

Größere Serien von Nachuntersuchungen nach diagnostischer Iod-131- (^{131}I-)Exposition konnten kein erhöhtes Risiko eines Karzinoms nachweisen. Insgesamt scheint die ^{131}I-Exposition wesentlich weniger karzinogen zu sein als eine externe Bestrahlung mit äquivalenten Dosen. Diese Beobachtungen werden auch durch tierexperimentelle Daten gestützt (Roedler 1987).

Ionisierende Strahlung als ätiologischer Faktor des Schilddrüsenkarzinoms

- Nach externer Bestrahlung Anstieg des relativen Risikos um den Faktor 4–45
- Latenzzeit 5–30 Jahre
- Nach ^{131}I-Exposition kein erhöhtes Krebsrisiko nachweisbar
- Tschernobyl: Mischexposition durch ^{131}I und ^{133}I sowie externe Bestrahlung
  - Belastung: 2–4 Gy
  - Auswirkung (1990): 6 Schilddrüsenkarzinome pro 1000 Kinder; Nichtexponierte 0!
  - Histologie: papilläre Schilddrüsenkarzinome dominierend

Die Induktion von Schilddrüsenkrebs durch Bestrahlung wurde auch mit relativ kurzer Latenz an den Opfern des Tschernobyl-Unfalls sichtbar. In der betroffenen Region westlich des zerstörten Reaktors kam es in der Bevölkerung zu einer Mischexposition von ^{131}I und ^{133}I, kombiniert mit externer Bestrahlung. Untersuchungen zeigten, dass die Schilddrüse der Kinder je nach Wohnort mit 2–4 Gy belastet wurde. Unter 8000 im Jahr 1990 untersuchten Kindern fanden sich sechs Schilddrüsenkarzinome pro 1000 Kinder, während in Vergleichskollektiven außerhalb des Tschernobyl-Areals kein Schilddrüsenkarzinom unter 2000 untersuchten Kindern festgestellt wurde (Astakhova et al. 1994). Die Häufung betraf vorwiegend papilläre Schilddrüsenkarzinome (Nikiforov u. Gnepp 1994).

Weitere Prädispositionen für Schilddrüsenkarzinome finden sich in Strumaendemieregionen, beim Morbus Basedow sowie in Assoziation mit autonomen Adenomen und der Hashimoto-Thyroiditis.

Tabelle 3.1. Epidemiologische Daten für das Schilddrüsenkarzinom (Deutschland)

Inzidenz	Männer: 1,1–1,7/100.000 pro Jahr Frauen: 2,5–2,7/100.000 pro Jahr
Jährliche Neuerkrankungen	2500
Anteil der Mortalität an der Krebssterblichkeit	0,5%

3.1.1 Hereditäre Schilddrüsenkarzinome

Das medulläre Schilddrüsenkarzinom wurde erst 1959 als klinische Entität definiert. Dieser Tumor tritt sporadisch oder als Teil eines hereditären Syndroms mit autosomal-dominantem Erbgang auf. Als Teil einer familiären Erkrankung kann es sich in drei unterschiedlichen Formen präsentieren (Mulligan u. Ponder 1995;

Mulligan et al. 1994; van Heyningen 1994; Donis-Keller et al. 1993):

- als multiple endokrine Neoplasie Typ 2A (MEN 2A),
- als multiple endokrine Neoplasie Typ 2B (MEN 2B) oder
- als familiäres medulläres Schilddrüsenkarzinom (FMTC).

Während die Tumorigenese des sporadischen medullären Schilddrüsenkarzinoms weniger bekannt ist, konnte über die Identifikation der *ret*-Onkogen-Mutationen bei hereditären Erkrankungen wesentliche Einblicke gewonnen werden, so auch hinsichtlich phänotypischer Ausprägungen bei unterschiedlichem Mutationslocus (Mulligan u. Ponder 1995; Mulligan et al. 1994; Frak-Raue et al. 1996; Frilling et al. 1995; Schuffenecker et al. 1994; Gardner et al. 1994; Roeher et al. 1995; Cooper 1992; Tabelle 3.2).

Das *ret*-Protoonkogen ist auf dem Chromosom 10 lokalisiert und kodiert für eine Rezeptortyrosinkinase, welche in Geweben, die aus der Neuralleiste („neural crest") hervorgehen, exprimiert wird (Donis-Keller et al. 1993; Asai et al. 1995; Smith et al. 1994). Verschiedene Keimbahnmutationen des *ret*-Protoonkogens sind mit bestimmten Subtypen der familiären Erkrankungen assoziiert. So finden sich 95% der Mutationen bei MEN 2A in fünf verschiedenen Kodons der Exons 10 und 11 des *ret*-Protoonkogens. Bei Untersuchungen von MEN-2B-Patienten zeigte sich dagegen in 95% der Fälle ein einzelner Basenaustausch im Kodon 918 dieses Protoonkogens (Eng et al. 1994).

Neben den medullären Schilddrüsenkarzinomen lässt sich auch bei 3–6% aller Patienten mit papillärem Schilddrüsenkarzinom durch eine positive Familienanamnese eine hereditäre Form aufzeigen. Die hereditäre Genese ist bei weitem nicht so gut umschrieben wie für die medullären Schilddrüsenkarzinome, aber dennoch für das klinische Management beachtenswert. Ferner wurden vermehrt papilläre Karzinome in Assoziation mit dem Gardner-Syndrom und der familiären Polyposis coli (FAP) beschrieben.

Tabelle 3.2. Medulläres Schilddrüsenkarzinom

Ursprung	Parafollikuläre, kalzitoninproduzierende C-Zellen
Tumormarker	Kalzitonin; Peptidhormon, wird auch exprimiert in der Nebenniere, der Hypophyse sowie dem pulmonalen und gastrointestinalen endokrinen System
Auftreten	Sporadisch Hereditär: multiple endokrine Neoplasie (MEN 2A, 2B) oder familiäres medulläres Schilddrüsenkarzinom (FMTC)
Ätiologie	Keine gesicherten Erkenntnisse Keimbahnmutation des *ret*-Protoonkogens (Chromosom 10)

3.2 Pathologie

Die Klassifikation der Schilddrüsenkarzinome zeichnet sich historisch durch ein Nebeneinander von verschiedenen Einteilungen aus, so dominierte im deutschsprachigen Raum die Wegelin-/von-Albertini-Nomenklatur und im englischsprachigen Raum die von Warren u. Meissner. Eine einheitliche Grundlage wurde erst durch die WHO-Klassifikation im Jahre 1974 geschaffen. Sie erlaubt einen besseren Vergleich internationaler Studien. Grundsätzlich lassen sich bei der Schilddrüse vier Tumorentitäten unterscheiden, wie die Übersicht zeigt.

Klassifikation maligner Neoplasien in der Schilddrüse

1. Differenzierte Schilddrüsenkarzinome:
   - Papilläres Schilddrüsenkarzinom
   - Follikuläres Schilddrüsenkarzinom
2. Medulläre Schilddrüsenkarzinome (sporadische und hereditäre Form)
3. Undifferenzierte, anaplastische Schilddrüsenkarzinome
4. Sonstige Neoplasien:
   - Sarkome
   - Lymphome
   - Sekundäre Neoplasien (Metastasen)

Die jeweilige Zuordnung zu diesen Gruppen ist von erheblicher diagnostischer, therapeutischer und prognostischer Relevanz.

3.2.1 Differenzierte Schilddrüsenkarzinome

Die häufiger vorkommenden differenzierten Schilddrüsenkarzinome werden in papilläre und follikuläre Karzinome unterteilt. Dabei ist das papilläre Karzinom als ein maligner epithelialer Tumor mit papillären Epithelwucherungen charakterisiert. Typischerweise weisen diese pathomorphologisch einen papillären Bau auf, nachweisbar können sie aber auch Follikelbildungen sein. Weitere Charakteristika sind Zellkernveränderungen, verzweigte Papillen mit einem fibrovaskulären Stroma und der Bedeckung aus einer Schicht von Tumorzellen.

Während das papilläre Schilddrüsenkarzinom besonders in kropfendemiefreien Regionen beobachtet wird, hat in Kropfendemiegebieten die diagnostische Abgrenzung des follikulären Schilddrüsenkarzinoms von follikulären Schilddrüsenadenomen einen hohen Stellenwert. Das follikuläre Schilddrüsenkarzinom ist ein maligner epithelialer Tumor mit Hinweisen auf eine Follikelepitheldifferenzierung, bei dem die diagnostischen Kriterien eines papillären Karzinoms fehlen. Dabei kann die Differenzialdiagnose zwischen einem eingekapselten, minimal invasiven Karzinom gegenüber einem follikulären Adenom durchaus sehr schwierig sein. Beweisend für eine Malignität ist nur der Gefäßeinbruch von Tumorgewebe – ein Nachweis, der z. B. im Rahmen einer intraoperativen Schnellschnittuntersuchung oft nicht möglich ist.

Als eine Sonderform des follikulären Schilddrüsenkarzinoms ist das Hürthle-Zellkarzinom anzusehen. Hierbei handelt es sich um eine bestimmte pathologische Subform (Sanders u. Silverman 1998), die häufiger mit follikulären Neoplasien gemeinsam analysiert und ausgewertet wird. In größeren Serien verläuft die Rate an Tumorrezidiven und Fernmetastasen häufig parallel zu follikulären Karzinomen. Dabei konnte aber aufgezeigt werden, dass bei einer längeren Nachbeobachtung die Prognose des Hürthle-Tumors etwas schlechter als jene der follikulären Neoplasien einzuschätzen ist (Hundahl et al. 1998).

3.2.2 Medulläre Schilddrüsenkarzinome

Pathohistologisch komplett getrennt von den differenzierten Schilddrüsenneoplasien muss das medulläre Karzinom betrachtet werden. Das medulläre oder C-Zell-Karzinom geht von den parafollikulären, kalzitoninproduzierenden C-Zellen der Schilddrüse aus. Die C-Zellen leiten sich entwicklungsgeschichtlich aus der Neuralleiste ab. Beim Menschen wandern im Laufe der Embryonalentwicklung parafollikuläre Zellen diffus in die Schilddrüse ein. Das C-Zell-Karzinom ist daher den neuroendokrinen Tumoren zuzuordnen. Histologisch lassen sich Zeichen der C-Zell-Differenzierung nachweisen: Der Tumor ist aus soliden Feldern, Inseln oder Trabekeln mit polygonalen oder spindeligen Zellen zusammengesetzt. Er exprimiert als Hauptgenprodukt der Zelle das Peptidhormon Kalzitonin (CT). Dieses Peptid wird auch in anderen neuroendokrinen Geweben wie der Nebenniere und der Hypophyse sowie in Zellen des gastrointestinalen und pulmonalen endokrinen Systems und im Zentralnervensystem exprimiert. Immunhistochemisch gelingt in der Regel eine Anfärbung mit Kalzitonin, häufig lassen sich Amyloidablagerungen darstellen. Follikulär-medulläre Mischformen erschweren selten die klinisch wichtige Differenzialdiagnose. Wie zuvor erwähnt lassen sich diese endokrinen Karzinome familiär (MEN 2A, MEN 2B und FMTC) oder sporadisch beobachten (Tabelle 3.2).

3.2.3 Anaplastisches Schilddrüsenkarzinom und andere Tumoren

Das anaplastische Karzinom der Schilddrüse ist ein hochmaligner Tumor aus undifferenzierten Zellen. Der Nachweis des epithelialen Charakters gelingt mikroskopisch oder durch immunhistochemische Untersuchung.

Spindel-, polygonale und Riesenzellen sind nebeneinander zu sehen.

Weitere Neoplasien, die – wenn auch seltener – in der Schilddrüse auftreten, sind die Sarkome, Lymphome und Metastasen. Unter den Sarkomen werden relativ am häufigsten maligne Hämangioendotheliome gefunden.

3.2.4 Pathohistologische Klassifikation

Die pathohistologische Klassifikation spielt im Rahmen der Behandlung von Patienten mit Schilddrüsenkarzinomen eine sehr wichtige Rolle. Wesentliche Anforderungen an die pathologischen Untersuchungen betreffen die Klassifikation. Sie hat in der Einschätzung der Karzinome prognostisch den größten prädiktiven Wert.

Intraoperative Dokumentation und pathohistologische Klassifikation (Minimalanforderungen)
- Tumorklassifikation nach WHO
- pT-Klassifikation nach UICC (Cave: Organüberschreitung und Multifokalität)
- Resektionsstatus (R0 vs. R1/R2)
- pN-Klassifikation nach Lymphknotendissektionen (Angaben der Regionen)
- morphologische Subklassifikationen (z. B. Invasivität)

Im Konsens müssen die Minimalanforderungen an die intraoperative Dokumentation und die pathohistologische Klassifikation gestellt werden (Junginger et al. 1997). Werden sie erfüllt, lässt sich für jeden Patienten ein individuelles stringentes Therapieregime festlegen.

3.2.5 Biologische Merkmale

Neoplasien der Schilddrüse zeigen ein breites Spektrum biologischer und klinischer Phänotypen. So weisen normales Schilddrüsengewebe und benigne Läsionen einen hohen Gehalt an Boten-RNA der Gene für Thyroglobulin, Schilddrüsenperoxidase und Thyrotropin-(TSH-) Rezeptor auf. In papillären und follikulären Tumoren werden normale bis reduzierte Boten-RNA-Spiegel gefunden, während in anaplastischen Karzinomen meist keine Boten-RNA dieser Gene nachweisbar ist (Brabant et al. 1991; Hoang-Vu et al. 1992; Otha et al. 1991).

Ein weiteres betroffenes Gen ist das für die Typ-I-5′-Deiodase (5′DI). 5′DI katalysiert die Deiodierung von Thyroxin (T_4) zu Triiodthyronin (T_3). In follikulären Schilddrüsenenzymen ist die 5′DI-Aktivität sowie die Expression der P27-Substratbindungsstelle des Enzyms erniedrigt, in anaplastischen Schilddrüsenkarzinomen dagegen sehr niedrig bis nicht nachweisbar (Körle et al. 1993). Ferner scheint die Regulation der 5′DI gestört zu sein, da keine Antwort des Enzyms auf biologische Regulatoren wie TSH, T_3 und Selen beobachtet wurde (Schreck et al. 1994).

In-vitro-Studien zeigten bei manchen Zelllinien eine Abhängigkeit der Bindung von Schilddrüsenkarzinomzellen an die Knochenmatrix von der $\alpha5$- und $\beta1$-Integrin-Expression dieser Zellen (Smit et al. 1998) mit möglichen Auswirkungen auf die Skelettmetastasierung. Das fehlende Ansprechen undifferenzierter Schilddrüsenkarzinome auf eine Chemotherapie wurde auf die Expression von Resistenzproteinen zurückgeführt. Sugawara et al. (1994) beobachteten eine Expression des „multidrug resistance gene" (*mdr1*) und des „multidrug resistance-associated protein" (MRP) bei 7 von 11 humanen anaplastischen Schilddrüsenkarzinomen und bei 8 von 8 anaplastischen Schilddrüsenkarzinom-Zelllinien.

Nukleäre Rezeptoren für Retinolsäure und T_3 konnten in Schilddrüsenkarzinom-Zelllinien oder Karzinomgewebe nachgewiesen werden, wenn auch mit unterschiedlicher Ausprägung in verschiedenen Zelllinien oder Tumoren. Dabei ließ sich die Funktionalität dieser Rezeptoren bezüglich der Bindung der jeweiligen Liganden zumindest in den Zelllinien zeigen (Schmutzler et al. 1998). Die Anwesenheit der Retinolrezeptoren ist eine Voraussetzung für den Versuch, mit Retinolsäure eine Redifferenzierung bei entdifferenzierten Schilddrüsenkarzinomen zu erreichen.

Weitere im Schilddrüsengewebe nachweisbare Rezeptoren sind die Somatostatinrezeptoren (hSSTR). Diese stellen eine Familie mit derzeit fünf Subtypen dar. Die Subtypen hSSTR3 und hSSTR5 sind diejenigen mit dem höchsten Boten-RNA-Gehalt in normalem Schilddrüsengewebe (Ain et al. 1997). Die Somatostatinrezeptoren-Subtypen 1–4 sind in einer Reihe maligner Tumoren exprimiert. Tumoren der Schilddrüse weisen im Gegensatz dazu eine relativ spezifische Expression von hSSTR5 auf, wobei weniger differenzierte Karzinome eher eine größere Vielfalt an Subtypen exprimieren. Die spezifische Bindung von (^{125}I)Tyr11-Somatostatin an Membranen von Schilddrüsenkarzinomzellen kann als Evidenz für die Präsenz funktionaler Rezeptoren gesehen werden (Ain u. Taylor 1994). Diese Beobachtung lässt Raum für Spekulationen über eine mögliche Therapie mit Somatostatinanaloga bei aggressiven undifferenzierten Karzinomen. hSSTR1 ist über die Stimulation der Proteintyrosinphosphatase und hSSTR5 über die der Phospholipase C jeweils mit einem antiproliferativen Effekt gekoppelt. Beide Subtypen sind häufige und hochexprimierte Subtypen in Schilddrüsenkarzinomen und daher mögliche Ziele einer subtypenspezifischen Therapie. Die geringe Expression von hSSTR2-mRNA in Schilddrüsenkarzinomen lässt vermuten, dass hSSTR2-spezifische Analoga wie Octreotid einen geringen antineoplastischen Effekt haben. Obwohl Tenenbaum et al. (1995) Metastasen von Schilddrüsenkarzinomen mit ^{111}In-Pentreotid darstellen konnten, ist es wahrscheinlich, dass die szintigraphische Darstellung durch eine Bindung an Tumorgefäße oder infiltrierende Lymphozyten zustande kam.

Eine klinische Studie von Reubi et al. (1994) zeigte, dass medulläre Schilddrüsenkarzinome hauptsächlich hSSTR1 und gelegentlich hSSTR3 exprimieren. Einschränkend ist zu bemerken, dass hSSTR4 und hSSTR5 dabei nicht getestet wurden.

Auf molekularer Ebene sind die verschiedenen Phänotypen mit spezifischen genetischen Veränderungen assoziiert. Diese führen zur Aktivierung von Onkogenen bzw. zur Inaktivierung von Tumorsuppressorgenen. Bei der Entstehung von Neoplasmen wird ihnen eine Schlüsselrolle zugeschrieben (Moretti et al. 1997). Änderungen des *p53*-Gens werden als Spätereignis angesehen, da diese fast ausschließlich und dann mit großer Häufigkeit bei wenig differenzierten und anaplastischen Karzinomen zu finden sind (Fagin et al. 1993; Wright et al 1991). Daher führte eine Reexpression des *p53*-Wildtyps auch zu einer Proliferationshemmung und zu einer Redifferenzierung in Form von erhöhter Expression schilddrüsenspezifischer Gene wie des Thyroglobulin-, Schilddrüsenperoxidase- und TSH-Rezeptor-Gens (Moretti et al. 1997, Fagin et al. 1996).

Bei der Entstehung follikulärer Adenome und Karzinome, nicht aber bei papillären Tumoren, spielen *ras*-Mutationen eine Rolle (Wynford-Thomas 1993). Weiterhin werden eine vermehrte Expression des Rezeptors für den epidermalen Wachstumsfaktor (EGF), *her2/neu*, sowie die Existenz autokriner Wachstumsschleifen bei papillären Schilddrüsenkarzinom berichtet (Haugen et al. 1993). In diesem Zusammenhang wurde eine Korrelation zwischen einer *her2/neu*-Überexpression und der Prognose differenzierter Schilddrüsenkarzinome beobachtet (Simon et al. 1993), jedoch nicht von allen Autoren (Lemoine et al. 1991).

Die Bedeutung einer starken Überexpression des Hepatozytenwachstumsfaktors *c-met* in papillären Schilddrüsenkarzinomen bleibt vorerst unklar (DiRenzo et al. 1992). Das *ptc* ist ein spezifisches Onkogen, dessen Transfektion in Thyrozyten zu vermehrtem Wachstum bei fehlender Kontaktinhibition führt. Die genauere Charakterisierung des Onkogens ergab, dass es sich um eine Translokation des *ret*-Gens handelt (Donghi et al. 1989; Grieco et al. 1990). Wie schon erwähnt (s. Abschn. 3.1.1) kodiert dieses Gen für einen Tyrosinkinaserezeptor. Die Häufigkeit von *ret*-Translokationen liegt bei papillären Schilddrüsenkarzinomen zwischen 3 und 34%. Bei Patienten, die infolge des Tschernobyl-Unfalls radioaktiver Strahlung ausgesetzt waren, stieg diese Rate auf 67% an (Klugbauer et al. 1995, 1996). Bei extern bestrahlten Patienten liegt mit 84% eine ähnliche Rate vor. Auch 45% der follikulären Karzinome weisen nach Bestrahlung ein *ptc*-Rearrangement auf (Bounacer et al. 1997).

3.3 Stadieneinteilung und klinische Symptomatologie

Die allgemein angewandte klinische Einteilung der Schilddrüsenkarzinome erfolgt nach der TNM-Klassifikation der UICC (2005, Tabelle 3.3; Abb. 3.1 a, b, 3.2 a, b, 3.3 a, b, 3.10). Die Entscheidung zur Radiojodtherapie bei papillären Schilddrüsenkarzinomen wird allerdings immer noch nach der alten Klassifikation (UICC 1993) getroffen. Daneben existieren noch andere Klassifikationssysteme, welche die Schilddrüsenkarzinome hinsichtlich der Krankheitsprognose einteilen, z. B. EORTC (Byar et al. 1979), AMES (Cady u. Rossi 1988), AGES (Hay 1989), SAG (Akslen 1993) und MACIS (Hay et al. 1993). Sie beinhalten im Gegensatz zum allgemein gültigen starren TNM-System auch patientenbezogene Parameter wie Alter und Geschlecht. Am gebräuchlichsten sind die AMES- und MACIS-Klassifikation.

Typischerweise gibt es bei differenzierten Schilddrüsenkarzinomen keine spezifische Symptomatik. Bei jüngeren Menschen ist meist ein solitärer, schmerzlos wachsender Schilddrüsenknoten zu finden, der sich zunächst nicht von benignen Knoten einer Struma nodosa unterscheidet (Reinwein et al. 1989). Karzinomverdächtig ist jedoch das schnelle Wachstum eines neu aufgetretenen bzw. zuvor stationären Knotens.

Klinische Risikofaktoren für das Schilddrüsenkarzinom
- Alter < 20 und > 60 Jahre
- männlich
- Strahlenexposition in der Kindheit
- Größe > 4 cm Durchmesser
- rasches Wachstum eines solitären Knotens
- fehlende Schluckverschieblichkeit

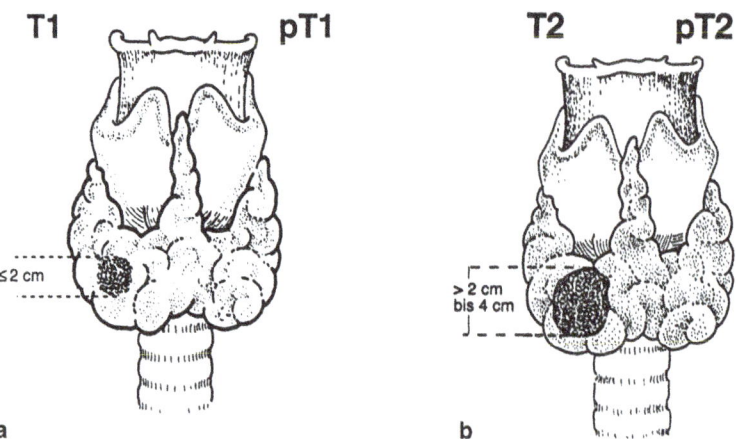

Abb. 3.1 a, b. TNM-Klassifikation der Schilddrüse. **a** Stadium T1, **b** Stadium T2. (Aus Wittekind et al. 2005)

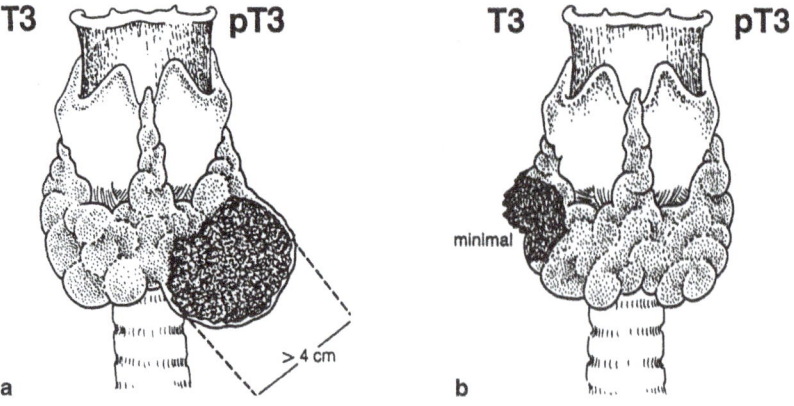

Abb. 3.2 a, b. TNM-Klassifikation der Schilddrüse. Stadium T3. (Aus Wittekind et al. 2005)

T4a   pT4a

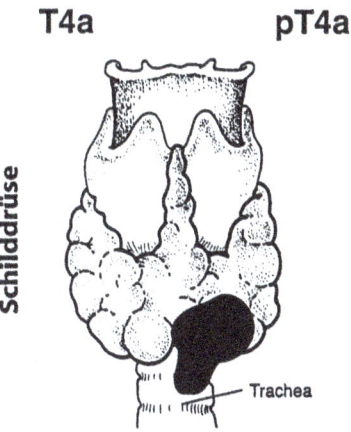

Schilddrüse

Trachea

T4b   pT4b

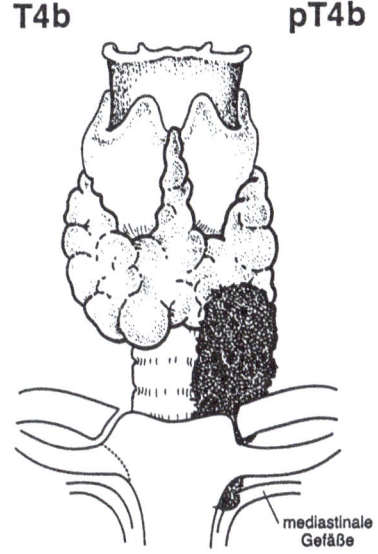

mediastinale
Gefäße

Abb. 3.3 a, b. TNM-Klassifikation der Schilddrüse. Stadium T4a
und T4b. (Aus Wittekind et al. 2005)

Tabelle 3.3. Klinische TNM-Klassifikation des Schilddrüsenkarzinoms. (Aus Wittekind et al. 2005)

Primärtumor

TX	Primärtumor kann nicht beurteilt werden
T0	Kein Hinweis auf Primärtumor

Alle histologische Typen außer undifferenziertes Karzinom

T1	Tumor 2 cm oder weniger in größter Ausdehnung, begrenzt auf Schilddrüse
T2	Tumor mehr als 2 cm, aber nicht mehr als 4 cm in größter Ausdehnung, begrenzt auf Schilddrüse
T3	Tumor mehr als 4 cm in größter Ausdehnung, begrenzt auf Schilddrüse, oder Tumor mit minimaler extrathyroidaler Ausbreitung (d. h. Ausbreitung in den M. sternothyreoideus oder perithyroidales Weichgewebe)
T4a	Tumor mit Ausbreitung jenseits der Schilddrüsenkapsel und Invasion einer oder mehrerer der folgenden Strukturen: subkutanes Weichgewebe, Larynx, Trachea, Ösophagus, N. recurrens
T4b	Tumor infiltriert prävertebrale Faszie, mediastinale Gefäße oder umschließt die A. carotis

Undifferenziertes Karzinom (alle werden als T4 klassifiziert)

T4a	Tumor begrenzt auf Schilddrüse, chirurgisch resektabel
T4b	Tumor jenseits der Schilddrüse, chirurgisch nicht resektabel

Regionäre Lymphknoten

NX	Regionäre Lymphknoten können nicht beurteilt werden
N0	Kein Hinweis auf regionäre Lymphknotenmetastasen
N1	Regionäre Lymphknotenmetastasen
N1 a	Metastasen in Lymphknoten des Level IV (prätracheal und paratracheal, eingeschlossen prälaryngeale und Delphi-Lymphknoten)
N1 b	Metastasen in anderen unilateralen, bilateralen oder kontralateralen zervikalen oder oberen mediastinalen Lymphknoten

Fernmetastasen

MX	Vorliegen von Fernmetastasen kann nicht beurteilt werden
M0	Keine Fernmetastasen vorhanden
M1	Fernmetastasen vorhanden

Multifokale Tumoren, gleich welcher Histologie, sollen mit (m)
gekennzeichnet werden, wobei die höchste T-Kategorie die
Klassifikation bestimmt.

Als Spätsymptome sind Heiserkeit, schmerzlose zervikale Lymphadenopathie, Horner-Syndrom sowie Fixation und Infiltration der Halsweichteile meist nur bei den undifferenzierten Karzinomen zu beobachten (Hamming et al. 1990; Hoffmann et al. 1972). Schluckbeschwerden und Globusgefühl treten zwar auf, können jedoch nur als unspezifische Zeichen gelten (Burch 1995). Auch der Palpationsbefund erlaubt nur eingeschränkt Rückschlüsse auf die Dignität. Derbe Knoten können Residuen eines benignen Prozesses (Einblutung, abgelaufene Entzündung) sein, wohingegen sich in

prall-elastischen Knoten auch ein zystisch-papilläres Karzinom verbergen kann (Oberwittler et al. 1998).

Die Schilddrüsenfunktion wird durch ein Karzinom in der Regel nicht verändert, sodass die Labordiagnostik bei differenzierten Karzinomen keine Hinweise geben kann.

Serumthyroglobulin ist hier nur postoperativ nach vollständiger Ablation der Schilddrüse als Tumormarker einsetzbar (Oberwittler et al. 1998; Pfannenstiel et al. 1997). Anders verhält es sich beim medullären Schilddrüsenkarzinom. Hier kann ein erhöhter Kalzitoninwert (basal oder nach Stimulation mit Pentagastrin) oder der Nachweis von Mutationen des *ret*-Protoonkogens das Vorliegen oder das zu erwartende Auftreten eines medullären Schilddrüsenkarzinoms anzeigen (Frilling u. Liedke 1998). Neben Kalzitonin lässt sich hier auch das karzinoembryonale Antigen (CEA) als Tumormarker einsetzen (Pfannenstiel et al. 1997; Brasanac et al. 1993; Wilson et al. 1986).

Insbesondere im Frühstadium des Schilddrüsenkarzinoms ergeben sich hieraus diagnostische Probleme. Erschwerend kommt das ungünstige Prävalenzverhältnis von maligner zu benigner Struma im Iodmangelgebiet BRD hinzu. Das Verhältnis von benignen zu malignen nodösen Parenchymveränderungen beträgt etwa 100:2 (Reiners u. Börner 1980). Hilfreich ist hier die Beachtung eines klinischen Risikoprofils der Struma maligna (Oberwittler et al. 1998).

Einen zusätzlichen Risikofaktor stellt die familiäre Belastung beim medullären Schilddrüsenkarzinom (MTC) dar, das in seiner hereditären Form drei Krankheitsbilder umfasst: MEN 2A, MEN 2B und familiäres MTC (s. Abschn. 3.1.1).

3.4 Prognosefaktoren

In einer Vielzahl von klinischen Studien wurden sowohl soziodemographische als auch tumorspezifische Charakteristika als signifikante Prognosefaktoren herausgearbeitet (Tsang et al. 1998; Gilliland et al. 1996; Fonseca et al. 1997).

Prognose des Schilddrüsenkarzinoms
1. 10-Jahres-Überlebensrate
   - Differenzierte Schilddrüsenkarzinome 85–90%
   - Medulläre Schilddrüsenkarzinome 50–60%
   - Anaplastische Schilddrüsenkarzinome: 0%, Überlebensrate wenige Monate
2. Verschlechterung der Prognose durch undifferenzierte Komponenten in differenzierten Karzinomen
3. Blutgefäßeinbrüche: häufiger Fernmetastasen und letaler Krankheitsverlauf
4. Tumorgröße und Mortalität
   - Tumorgröße 2–3,9 cm: Mortalität 6%
   - Tumorgröße 4–6,9 cm: Mortalität 16%
   - Tumorgröße >7 cm: Mortalität 50%
5. Rezidivrate (16 Jahre Nachbeobachtung) bei differenzierten Schilddrüsenkarzinomen nach Operation und Radioiodtherapie 8%

In den letzten Jahren wurde ein zusätzliches Augenmerk auf biologische Merkmale, insbesondere DNA-Gehalt, Proliferationsmarker, Onkogene, Wachstumsfaktoren usw. gelegt.

3.4.1 Differenzierte Schilddrüsenkarzinome

Histologie
Die differenzierten Schilddrüsenkarzinome besitzen die günstigste Prognose. Für das papilläre Schilddrüsenkarzinom wird eine 10-Jahres-Überlebensrate von 85–90% angegeben. Die der follikulären Karzinome liegt mit 60–70% deutlich niedriger (Pfannenstiel et al. 1997; Hölting u. Herfarth 1997). Das sog. Hürthle-Zellkarzinom (onkozytäre Karzinom) galt lange Zeit als Sonderform des follikulären Karzinoms. Seine Langzeitprognose mit einer 10-Jahres-Überlebensrate von 50–60% bei ähnlicher Rezidiv- und Metastasierungsrate ist allerdings ungünstiger. Heute gelten die onkozytären oder oxyphilen Tumoren als Zytodifferenzierungstyp beider Follikelzellkarzinome, wobei jedoch echte oxyphile papilläre Karzinome eine Seltenheit darstellen. Trotz der unterschiedlichen Überlebensrate konnten verschiedene Zytodifferenzierungen (oxyphil, hellzellig) bisher nicht als unabhängige Prognosefaktoren etabliert werden (Fonseca et al. 1997; Rosai 1995; Rosai et al. 1992). Die größte Zusammenstellung von Behandlungsergebnissen bei Schilddrüsenkarzinomen ist eine Auswertung der nationalen Krebsdatenbank der USA (Hundahl et al. 1998). Hier konnten über 50.000 Patienten in eine Auswertung der Jahre 1985–1995 eingeschlossen werden. Das Hauptaugenmerk wurde auf die Prognose der histologischen Subtypen gelegt. Die 10-Jahres-Überlebensraten der einzelnen Histologien betrugen in dieser Auswertung: papilläres Karzinom 93%, follikuläres 85%, Hürthle-Zellkarzinom 76%, medulläres 75% und undifferenziertes/anaplastisches Karzinom 14%.

Die beiden Varianten des follikulären Karzinoms, d.h. das minimal invasive (gekapselte) und das grob invasive Karzinom sind eher als verschiedene Stadien denn als morphologische Varianten zu sehen. Ihre Prognose wird daher durch das Ausmaß der Kapselung und Angioinvasivität bestimmt (Rosai 1995; Rosai et al. 1992; LiVolsi 1990).

Die Varianten des papillären Karzinoms besitzen indes prognostische Bedeutung. Das Mikrokarzinom ist trotz häufiger regionärer Lymphknotenmetastasen mit einer exzellenten Prognose ausgestattet (Hay et al. 1993; Hay 1990). Die gekapselte und zystische Variante sind ebenfalls mit einem sehr günstigen Verhalten assoziiert (Rosai 1995; Rosai et al. 1992; LiVolsi 1990). Das Vorliegen einer follikulären Variante beim papillären Karzinom führt nicht zu einer signifikanten Beeinflussung der Überlebensrate, obgleich hierbei häufiger Lungenmetastasen vorkommen sollen (Carcangiu et al. 1985). Die seltene makrofollikuläre Variante, die wohl eine gekapselte Form der diffus follikulären Variante darstellt, scheint mit einer hervorragenden Prognose verbunden zu sein. Dagegen ist die diffus follikuläre Variante, die gewöhnlich Jugendliche betrifft, mit einer hohen Rate von Fernmetastasen (Lunge, Skelett) assoziiert. Sie entspricht damit einem aggressiven, wenngleich kurablen Karzinom. Für beide Varianten sind die Fallzahlen bisher jedoch zu klein, um eine abschließende Wertung treffen zu können (Fonseca u. Sobrinho-Simoes 1995). Die diffus sklerosierende Variante befällt ebenfalls vornehmlich Kinder und Jugendliche und geht mit einer hohen Rate von Lymphknoten- und Fernmetastasen einher. Bei beiden diffusen Varianten ist noch nicht geklärt, ob sie per se einen prognostischen Wert besitzen oder ob die Aggressivität von anderen Faktoren, z. B. der Tumorgröße, herrührt (Fonseca et al. 1997).

Lebensalter

Das Lebensalter stellt in allen Studien einen signifikanten Einflussfaktor hinsichtlich der Überlebensrate und Rate des rezidivfreien Überlebens dar, wobei ein höheres Lebensalter als ungünstig gilt. Das Schwellenalter variiert in verschiedenen Studien, mehrheitlich liegt es jedoch bei 40–45 Jahren für Männer bzw. 45–50 Jahren für Frauen (Byar et al. 1979; Hay et al. 1993; Hay 1990; Spiessl et al. 1992).

Geschlecht

Männliche Patienten zeigen im Vergleich zu weiblichen Patienten einen eher ungünstigen Krankheitsverlauf mit einer erhöhten Wahrscheinlichkeit von Rezidiven und einer Reduktion der Überlebensrate, die unabhängig von anderen Faktoren ist. Die mögliche Rolle von Geschlechtshormonen ist jedoch bisher nicht gesichert (Gilliland 1996; Bur et al. 1993; Diaz et al. 1991).

Tumorgröße

Auch die Tumorgröße gilt generell als unabhängiger Hauptprognosefaktor. Dabei liegt die Letalität bei Tumoren der Größe 2–3,9 cm um 6% und bei 4–6,9 cm großen Tumoren um 16%; bei Tumoren mit einem Durchmesser von 7 cm oder mehr besteht allerdings eine 50%ige Mortalität (McConahey u. Hay 1986). Als Schwellengröße werden verschiedene Durchmesser angegeben, praktikabel erscheint ein Wert von 4 cm (Tsang et al. 1998; Hay 1990).

Extrathyroidale Ausdehnung

Das Vorhandensein von extrathyroidalem Tumorgewebe und ein die Organkapsel überschreitendes Wachstum signalisieren ein aggressives Verhalten. Es ist verbunden mit einer Zunahme der Rezidivrate und weniger häufig mit einer erhöhten Rate von Lymphknoten- und Fernmetastasen (Tsang et al. 1998; Hay 1990; Carcangiu et al. 1985; McConahey u. Hay 1986). Dabei gilt das Vorliegen von Fernmetastasen als wesentlicher und unabhängiger Prognosefaktor, wohingegen Lymphknoten-

metastasen beim differenzierten Schilddrüsenkarzinom in den meisten Untersuchungen die Langzeitprognose nicht negativ beeinflussen (Akslen 1993; Carcangiu et al. 1985; McConahey u. Hay 1986; Akslen et al. 1993; Sato et al. 1998).

Multizentrizität

Multizentrizität scheint Ausdruck einer multifokalen neoplastischen Transformation des Follikelepithels zu sein. Sie gilt als signifikanter Prognosefaktor für die Lokalrezidivrate (Tsang et al. 1998). Ein Zusammenhang zwischen dem erhöhten Auftreten von regionären Lymphknotenmetastasen und Lungenmetastasen ist ebenfalls beschrieben (Carcangiu et al. 1985).

Morphologische Faktoren

Der Differenzierungsgrad zeigte wiederholt einen hohen prädiktiven Wert hinsichtlich Überlebens-, Rezidiv- und Fernmetastasenrate (Tsang et al. 1998; Hay 1990; McConahey 1986). Andere Untersuchungen konnten diese Ergebnisse aufgrund der Gradierungsschwierigkeit und -verteilung (papilläre Karzinome <1% Grad 3 und 4) nicht bestätigen (McConahey 1986).

Das Auftreten undifferenzierter Komponenten in einem ansonsten papillär oder follikulär strukturierten Karzinom gilt als ungünstig und beinhaltet einen negativen Einfluss auf die Prognose (Rosai 1995; Rosai et al. 1992).

Verschiedene Wachstums- und Architekturmerkmale scheinen keine bedeutsame prognostische Rolle zu spielen (Akslen 1993; Fonseca et al. 1997; Rosai 1995; Rosai et al. 1992; Carcangiu et al. 1985; Akslen u. Myking 1992).

Blutgefäßeinbrüche wurden bei 7–14% der papillären Karzinome beschrieben und zeigen eine Assoziation mit einem häufigeren Auftreten von Fernmetastasen und einem letalen Krankheitsverlauf (Carcangiu et al. 1985).

Therapie

Die vollständige Ablation von Schilddrüsengewebe durch die totale Thyroidektomie und anschließende Radioiodtherapie ist mit einer niedrigeren Rezidivrate assoziiert. Da die Langzeitprognose insbesondere beim papillären Mikrokarzinom sehr günstig ist, kann hier auf eine totale Thyroidektomie und die nachfolgende Radioiodtherapie verzichtet werden. Im Stadium R1, N1 bzw. M1 ist der Stellenwert der Radioiodtherapie unumstritten. Die zuweilen vorliegende Zurückhaltung bezüglich einer adjuvanten Radioiodtherapie bei Patienten mit differenzierten Schilddrüsenkarzinomen des Stadiums T1 und T2 wird durch neuere Langzeitstudien infrage gestellt. Bei rund 1400 Patienten, welche im Durchschnitt 16 Jahre nachbeobachtet wurden, betrug die Rezidivrate in der radioiodtherapierten Gruppe 8% gegenüber 38% bei den Patienten ohne Radioiodtherapie. In der ersten Gruppe verstarb kein Patient, während 9% der nicht adjuvant radioiodtherapierten Patienten verstarben (Mazzaferri u. Jhiang 1994).

Das Vorliegen mikroskopischer Residuen nach chirurgischer Therapie hat keinen prognostischen Wert. Im Gegensatz dazu ist das Vorhandensein makroskopischer Reste mit einer schlechteren Langzeitprognose und einer erhöhten Rezidivrate assoziiert. In diesen Fällen ist jedoch durch eine externe Strahlentherapie ein Vorteil für den Patienten zu erwarten, obwohl dies bisher nicht statistisch signifikant belegt werden konnte (Tsang et al. 1998).

Biologische Faktoren
Hinsichtlich der biologischen Merkmale von Schilddrüsentumoren sei hier auf Abschn. 3.2.5 verwiesen. Eine abschließende Beurteilung in Hinblick auf den Einfluss dieser Parameter auf die Prognose liegt bisher nicht vor, sodass weitere Forschungsergebnisse abgewartet werden müssen.

3.4.2 Medulläres Schilddrüsenkarzinom

Medulläre Schilddrüsenkarzinome stellen dann ein therapeutisches Problem dar, wenn sie die Organgrenzen überschreiten, rezidivieren oder metastasieren (Duh et al. 1989; Emmertsen 1985). Die 10-Jahres-Überlebensrate bei dieser Erkrankung beträgt im Schnitt 50–60%, da es sich zwar um ein undifferenziertes, jedoch langsam wachsendes Karzinom handelt (Pfannenstiel et al. 1997). Als relevante Prognosefaktoren konnten in mehreren Untersuchungen das Stadium bei Diagnosestellung und das Lebensalter herausgearbeitet werden (Girelli et al. 1998; Fuchshuber et al. 1998; Riddell et al. 1993; Raue et al. 1993; Pelizzo et al. 1993; Rougier et al. 1983). Ein höheres Lebensalter, eine extrathyroidale Ausdehnung mit Infiltration des umgebenden Gewebes und das Vorliegen von Fernmetastasen sind mit einer ungünstigen Prognose assoziiert. Dabei wurde wiederholt aufgezeigt, dass insbesondere die Metastasierung in das Skelettsystem verglichen mit Fernmetastasen in anderen Geweben einen sehr ungünstigen Prognosefaktor darstellt (Girelli et al. 1998; Pelizzo et al. 1993).

Das Geschlecht des Patienten und die Erscheinungsform des Karzinoms (sporadisch, familiär) konnten in einer Untersuchung durch univariate Analyse ebenfalls als relevante Prognosefaktoren bestimmt werden (Raue et al. 1993). Frauen mit der familiären Erkrankungsform hatten dabei eine günstigere Prognose. Bei Tumoren im Rahmen einer MEN 2A ist die Neigung zu rascher Tumorprogredienz geringer als bei MEN 2B (Pfannenstiel et al. 1997). Mit einer eher ungünstigen

Prognose geht die sporadische Form einher (Pfannenstiel et al. 1997). Dies könnte jedoch auch auf ein höheres Lebensalter bei Diagnosestellung in dieser Untersuchung zurückzuführen sein, da bisher keine Unterschiede der biologischen Eigenschaften beider Formen nachgewiesen werden konnten (Raue et al. 1993).

Die lokale Rezidivrate wird erwartungsgemäß auch durch das operative Vorgehen beeinflusst, wobei in einer Studie von Pelizzo et al. (1993) 60% der Rezidive innerhalb der ersten fünf postoperativen Jahre auftraten. Nach Lobektomie waren bei 44%, nach totaler Thyroidektomie lediglich bei 10% der Patienten Rezidive festzustellen (Fuchshuber et al. 1998).

Ein positiver Effekt auf die Überlebensrate konnte durch eine postoperative externe Strahlentherapie bei Patienten mit lokal ausgedehnten Tumoren und Lymphknotenmetastasen und/oder nach inkompletter Resektion nachgewiesen werden (Rougier et al. 1983). Auch inoperable Patienten profitierten von einer externen Strahlentherapie (Rougier et al. 1983).

3.4.3 Undifferenziertes bzw. anaplastisches Schilddrüsenkarzinom

Das undifferenzierte bzw. anaplastische Schilddrüsenkarzinom zeichnet sich durch äußerst rasches und diffus infiltrierendes Wachstum aus und zählt zu den malignen Tumoren mit der schlechtesten Prognose überhaupt. Die Überlebenszeit liegt in den meisten Fällen nur bei wenigen Monaten (Pfannenstiel et al. 1997), lediglich 1% der Patienten überleben 5 Jahre (Demeter et al. 1991). Diese äußerst kurze Überlebenszeit ist der Grund dafür, dass es bisher keine standardisierte Nachsorge mit der Ermittlung spezieller Prognosefaktoren gibt.

3.5 Anforderungen an die Diagnostik vor chirurgischen Eingriffen

Die folgenden Ausführungen beschränken sich auf solche Operationen, die aufgrund eines Karzinomverdachts oder eines nachgewiesenen Karzinoms durchgeführt werden.

3.5.1 Zervikaler Ersteingriff, „kalter" Knoten

Die Basisdiagnostik bestehend aus Anamnese, Klinik, Bestimmung der thyroidalen Stoffwechsellage, zervikaler Sonographie (ggf. mit Feinnadelpunktion) und Szintigraphie erfüllt die Anforderungen vor einem chirurgischen Eingriff.

Wesentliche Details des operativen Vorgehens lassen sich hieraus ableiten. Die Größe, Lokalisation und Ausdehnung des „kalten" Knotens wurden durch die klinische Untersuchung, Sonographie und Szintigraphie bestimmt; das erforderliche Ausmaß der primären Resektion (isolierte Resektion des Knotens, Strumaresektion, subtotale Strumaresektion oder Hemithyroidektomie) kann in der Regel bereits präoperativ abgeschätzt werden. Auch die Frage, ob eine intraoperative Schnellschnittuntersuchung vorgenommen werden muss, lässt sich aus der präoperativen Diagnostik ableiten. Weitere Informationen umfassen zusätzliche pathologische Veränderungen der Schilddrüse, die eine operative Erweiterung implizieren (multinodöse Veränderungen, diffuse Autonomie, Schilddrüsenzysten), und der Status der zervikalen Lymphknoten. Die vor allen Operationen an der Schilddrüse oder Nebenschilddrüse obligatorische präoperative Untersuchung des Kehlkopfes auf vorbestehende Paresen oder Fehlfunktionen des N. laryngeus recurrens schließen die präoperativen Vorbereitungen ab.

3.5.2 Nachgewiesenes Karzinom

Besteht bereits der Nachweis eines Karzinoms der Schilddrüse (Punktionszytologie, Überraschungsbefund nach subtotaler Schilddrüsenresektion) gilt es, zwei wesentliche Befunde in Zusammenhang mit der Tumorerkrankung zu definieren:
1. den lokalen Situs (Ausdehnung des Primärtumors, Befall lokaler Lymphknoten),
2. die Klärung einer eventuellen Fernmetastasierung.

Aufwändige lokale Resektionsverfahren (bilaterale modifizierte Halsausräumung) beinhalten immer dann einen besonderen prognostischen Vorteil, wenn gleichzeitig kein Anhalt für eine systemische Tumordissemination vorliegt.

3.5.3 Lokalrezidiv

Das zervikale Lokalrezidiv bedeutet ein operatives Dilemma für jeden endokrinen Chirurgen. Durch vorangegangene Operationen bestehen in der Regel ausgeprägte Verklebungen der Halsweichteile, die eine Schonung sensibler Strukturen (N. laryngeus recurrens, Nebenschilddrüsen) oft sehr schwierig macht. Eine komplette erneute Dissektion der zervikalen Weichgewebe wird deshalb meist umgangen. Daher ist in diesen Fällen eine genaue Rezidivdiagnostik unumgänglich.

Mithilfe von Szintigraphie, Sonographie, CT/MRT und selektivem Halsvenenkatheter muss die Region des Lokalrezidivs soweit eingegrenzt werden, dass ein gezieltes operatives Vorgehen ermöglicht wird.

3.5.4 Eingrenzung von Fernmetastasen

Auch im Rahmen einer prätherapeutischen Eingrenzung von Fernmetastasen kommt den diagnostischen Verfahren eine besondere Bedeutung zu. Während bei anaplastischen Schilddrüsenkarzinomen Fernmetastasen aufgrund der Aggressivität des Grundleidens keiner kausalen Therapie mehr zugeführt werden können, gilt dies keinesfalls für differenzierte oder medulläre Schilddrüsenkarzinome. Aufgrund fehlender Therapiealternativen wurden gerade bei letzterer Tumorentität mit einer palliativen Resektion von Fernmetastasen zufriedenstellende Ergebnisse erzielt (Chen et al. 1998). Wie für die präoperative Planung bei Lokalrezidiven gefordert, muss auch vor geplanten Resektionen von Fernmetastasen ein möglichst genaues Bild der Ausdehnung der Tumorerkrankung gewonnen werden.

Durch konventionelles Röntgen, Sonographie, Szintigraphie und CT/MRT sollte der Metastasenbefall eingegrenzt und eine individuelle Einschätzung vorgenommen werden, ob der Patient von der operativen Maßnahme profitieren kann.

3.6 Therapeutische Optionen und Therapieplanung

3.6.1 Chirurgische Therapie

Erkrankungen der Schilddrüse betreffen ca. 20 Mio. Bundesbürger (Foitzik 1995). Der „kalte" Knoten wird als ein in der Szintigraphie nichtiodspeicherndes Areal der Schilddrüse definiert. Mit einem szintigraphisch kalten Knoten muss in etwa 1% aller Strumen gerechnet werden (Reinwein u. Benker 1988). Dieser Befund stellt ein sehr häufiges klinisches Problem dar, das einer rationalen diagnostischen Abklärung und Therapie bedarf. Neben der klinischen Untersuchung dokumentiert die Serumuntersuchung bei Patienten mit szintigraphisch kaltem Knoten in der Regel eine euthyrote oder gering hypothyrote Stoffwechsellage. Ein weiterer Teil der Untersuchung ist die zervikale Sonographie, die den szintigraphisch kalten Prozess als liquide (echoarm) oder solide (echoreich) weiter eingrenzt. Darüber hinaus wird die Zugehörigkeit des Knotens zur Schilddrüse dokumentiert und nach zervikalen Lymphknoten gesucht.

Liegt zu diesem Zeitpunkt ein hochgradiger Verdacht auf einen malignen Knoten vor (z. B. solider Knoten, Frau < 30 Jahre, rasches Wachstum, positive Familienanamnese), sollte ohne weitere Diagnostik eine definitive Klärung durch eine operative Resektion durchgeführt werden. Sind die Befunde weniger charakteristisch, kann durch Zusatzuntersuchungen eine weitere Abgrenzung versucht werden. Besonders zu nennen ist hier die Feinnadelpunktion, die bei Vorliegen von Zysten auch zur therapeutischen Evakuation des Zysteninhaltes genutzt werden kann. Die Feinnadelpunktion bei soliden Knoten kann eindeutige Befunde bei medullären und anaplastischen Karzinomen sowie bei Tumoren liefern, die nicht von den Thyrozyten oder C-Zellen ausgehen (Lymphome, Metastasen). Für die sichere Differenzierung von benignen Schilddrüsenadenomen und follikulären malignen Tumoren reicht die Feinnadelpunktion jedoch nicht aus. Hier kann nur der Eindruck einer höheren Zellatypie im Punktat zu einer weiteren histologischen Abklärung durch Operation führen. Keinesfalls gehört zur Abklärung szintigraphisch kalter Knoten eine CT-Untersuchung des Halses mit iodhaltigen Kontrastmitteln. Sollte der Knoten sich schlussendlich als Thyrozytenkarzinom erweisen, hat durch die Kontrastmittelapplikation eine so hohe Iodbelastung stattgefunden, dass eine Radioiodbehandlung ineffizient oder unmöglich wird.

Wird die Indikation zur operativen Entfernung des Knotens gestellt, sollte die Operation mit Durchführung einer intraoperativen Schnellschnittuntersuchung erfolgen. Je nach topographischer Lage des Knotens erfolgt eine Strumaresektion unilateral, eine subtotale Strumaresektion oder eine Isthmusresektion. Bei sehr großen, einen Schilddrüsenlappen nahezu ausfüllenden Knoten wird eine Hemithyroidektomie durchgeführt. Der suspekte Knoten wird ins pathologische Institut verbracht und anhand eines Gefrierschnittes eine Schnelluntersuchung durchgeführt. Kann sich der Pathologe auf die Diagnose eines Schilddrüsenkarzinoms festlegen, wird die Schilddrüse komplett entfernt und eine zentrale Lymphadenektomie beidseits durchgeführt. Diese schließt die Weichgewebe bis zur Gefäßnervenscheide ein.

Die sorgfältige Darstellung und Schonung der Nn. laryngei recurrentes (Zornig et al. 1989; Cady 1997b) und der Nebenschilddrüsen stellt dabei eine wesentliche präparatorische Aufgabe dar. Tritt eine Devaskularisierung der Nebenschilddrüsen auf, sollten diese zum Abschluss der Operation in den M. sternocleidomastoideus autotransplantiert und mit einem nichtresorbierbaren Faden markiert werden. Auf die zentrale Lymphadenektomie kann bei einem Karzinom <1,5 cm verzichtet werden.

Lässt sich in der intraoperativen pathohistologischen Untersuchung kein Karzinom sichern, wird der Eingriff nach Revision der übrigen Schilddrüse beendet. Dann wird die endgültige feingewebliche Aufarbeitung abgewartet und dann erst über das weitere medikamentöse Vorgehen, z.B. Rezidivprophylaxe mit einem Thyroxinpräparat, entschieden. Findet sich bei der endgültigen Beurteilung doch ein Schilddrüsenkarzinom, muss erneut operiert werden und die Operation im oben besprochenen Sinne komplettiert werden. Dies sollte möglichst innerhalb von fünf Tagen erfolgen, da starke

Verklebungen der Halsweichteile die Reoperation sonst erheblich erschweren.

3.6.2 Ablative Radioiodtherapie

Etwa 6–8 Wochen nach der operativen Therapie werden Patienten mit differenzierten Schilddrüsenkarzinomen einer ablativen Radioiodtherapie zugeführt (Abb. 3.4a,b). Diese erfolgt unter maximaler endogener Stimulation (TSH basal >30 IE/ml) zur Steigerung der Iodaufnahme, weshalb sich eine postoperative L-Thyro-

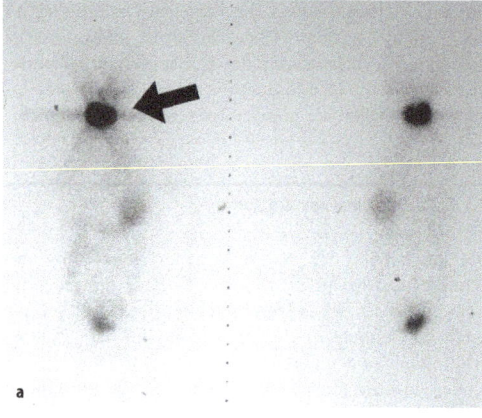

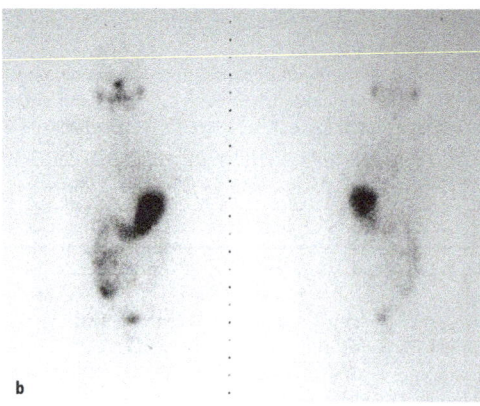

Abb. 3.4a,b. Papilläres Schilddrüsenkarzinom pT2N0M0. **a** Posttherapeutische Ganzkörperszintigraphie 3 Tage nach oraler Gabe von 4 GBq [131]I. Kräftige Nuklidspeicherung im Restschilddrüsengewebe zervikal (*Pfeil*) sowie physiologische Speicherung im Bereich des Gastrointestinaltraktes, der Nasenschleimhäute, der Speicheldrüsen und der Harnblase. **b** 3 Monate nach Therapie Ganzkörperszintigraphie 1 Tag nach i.v.-Applikation von 500 MBq [131]I. Keine Iodspeicherung zervikal als Beweis der vollständigen Ablation der Restschilddrüse. Ansonsten physiologische Nuklidverteilung. (*Linke Bildhälften* jeweils Aufnahmen von ventral, *rechte Bildhälften* Aufnahmen von dorsal)

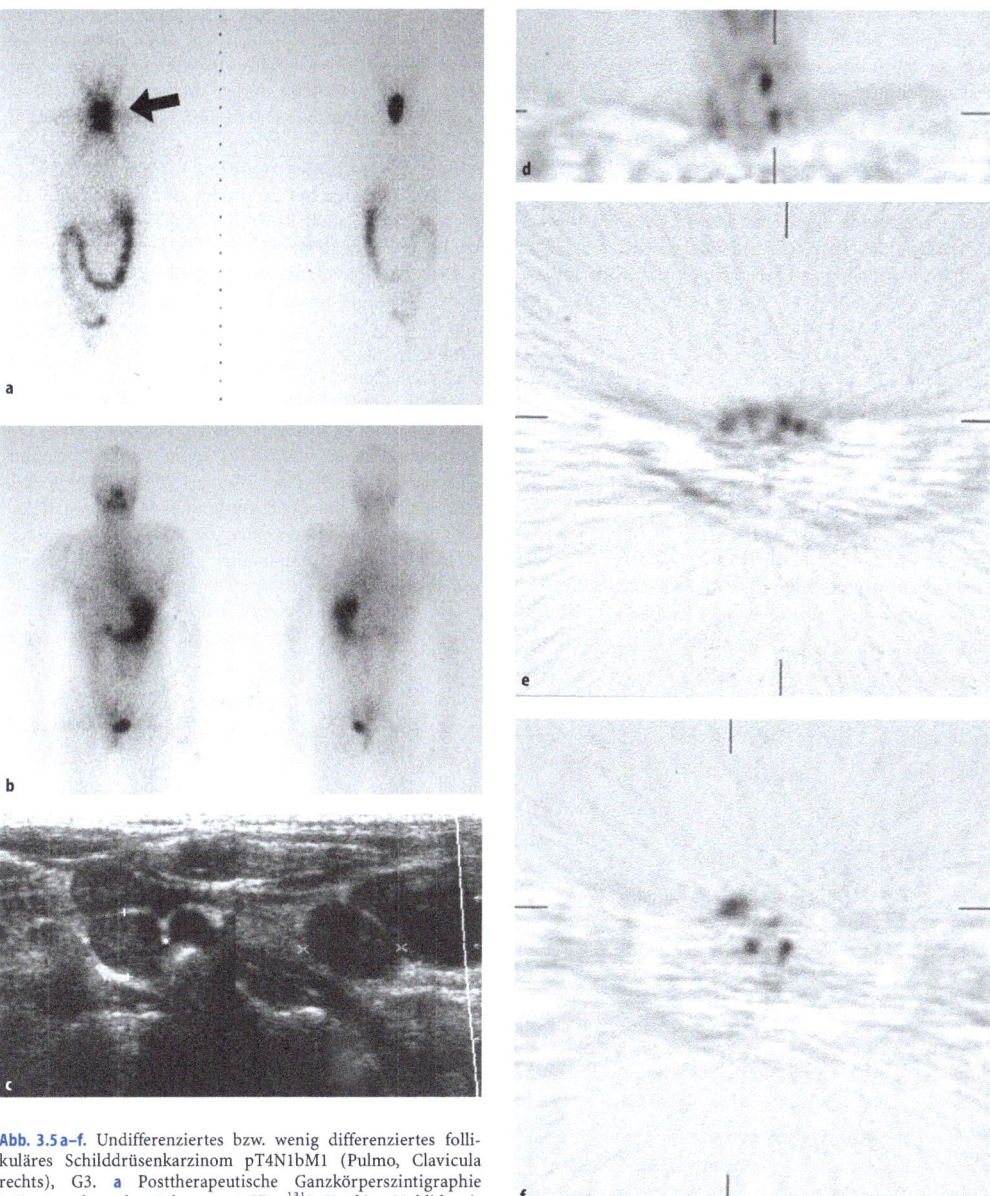

Abb. 3.5 a–f. Undifferenziertes bzw. wenig differenziertes follikuläres Schilddrüsenkarzinom pT4N1bM1 (Pulmo, Clavicula rechts), G3. **a** Posttherapeutische Ganzkörperszintigraphie 3 Tage nach oraler Gabe von 4 GBq ^{131}I. Kräftige Nuklidspeicherung im Restschilddrüsengewebe zervikal (*Pfeil*) sowie physiologische Speicherung im Bereich des Gastrointestinaltraktes, der Nasenschleimhäute, der Speicheldrüsen und der Harnblase. Keine Speicherung im Bereich der bekannten Lungen- und Knochenmetastasen. (*Linke Bildhälften* Aufnahmen von ventral, *rechte Bildhälften* Aufnahmen von dorsal). **b** 3 Monate nach Therapie Ganzkörperszintigraphie 1 Tag nach i.v.-Applikation von 500 MBq ^{131}I. Keine Iodspeicherung zervikal als Beweis der vollständigen Ablation der Restschilddrüse. Ansonsten physiologische Nuklidverteilung. Keine Speicherung im Bereich der bekannten Lungen- und Knochenmetastasen. (*Linke Bildhälften* Aufnahmen von ventral, *rechte Bildhälften* Aufnahmen von dorsal). **c** Sonographie der Schilddrüsenregion und des Halses. Multiple echoarme Herdbefunde im Bereich der Gefäßscheiden beidseits. Verdacht auf nichtiodspeichernde Lymphknotenmetastasen. (*Linke Bildhälfte* transversale Schnittführung, *rechte Bildhälfte* sagittale Schnittführung). **d–f** Positronenemissionstomographie 1 h nach i.v.-Applikation von 370 MBq ^{18}FDG. Multiple fokale Mehrspeicherungen zervikal beidseits. Dringender Verdacht auf Lymphknotenmetastasen (**d** koronale Schnittführung, **e,f** transaxiale Schnittführung). Die nachfolgende Rezidivoperation bestätigte histologisch mehrere Lymphknotenmetastasen des bekannten undifferenzierten bzw. wenig differenzierten follikulären Schilddrüsenkarzinoms

xin-Substitutionstherapie vor der Radioiodtherapie verbietet. Auch bei einer wiederholten Radioiodtherapie muss die Substitutionstherapie mit L-Thyroxin 4–6 Wochen vorher abgesetzt werden. Bei postoperativer massiver Hypothyrose und zur Verringerung der unangenehmen hypothyrosebedingten Beschwerden kann vor Wiederholungsbehandlungen oder Ganzkörperszintigraphien intermittierend ein kurzwirksames Triiodthyronin-(T$_3$-)-Präparat eingesetzt werden, das mindestens 14 Tage vor der Therapie abgesetzt werden muss. Das papilläre Mikrokarzinom (pT1aN0M0) ist keine Indikation zur Radioiodtherapie. Auch beim medullären, undifferenzierten, anaplastischen und onkozytären Schilddrüsenkarzinom ist die Radioiodtherapie prinzipiell nicht indiziert. Wenn allerdings eine Radioiodspeicherung angenommen werden kann (z.B. bei Mischtumoren), so ist eine solche Therapie im Einzelfall durchaus sinnvoll (Pfannenstiel et al. 1997; Abb. 3.5a–f). Die Schwangerschaft als einzige Kontraindikation ist vor Radioiodtherapie sicher auszuschließen.

Problematisch ist die Radioiodtherapie bei Vorliegen makroskopischer Schilddrüsenreste, da zum einen die Gefahr einer Strahlenthyroiditis droht und zum anderen

keine maximale endogene TSH-Stimulation erreicht wird. Hier muss im Einzelfall, ggf. nach Durchführung eines Radioiodtestes (Uptake-Bestimmung nach Applikation von 50–100 MBq ^{131}I), zwischen erneuter Operation bzw. Exstirpation der Restschilddrüse und Radioiodtherapie unter Kortisonschutz (antiphlogistische Wirkung) entschieden werden. Kortikosteroide sind auch bei Patienten mit zerebralen oder spinalen Metastasen indiziert, um ein Kompressionssyndrom zu vermeiden (Reiners 1998).

Die erste Radioiodtherapie zielt darauf ab, die nach totaler Thyroidektomie evtl. noch vorhandenen restlichen Schilddrüsenzellverbände strahlentherapeutisch zu eliminieren. Selbst dem erfahrenen Chirurgen gelingt es selten, bei der totalen Thyroidektomie eine komplette Resektion des Schilddrüsengewebes zu erreichen. Bei 95% der total thyroidektomierten Patienten lässt sich im postoperativen ^{131}I-Szintigramm noch Restschilddrüsengewebe nachweisen (Reiners 1998). Weitere Ziele sind der Nachweis von unentdeckten Metastasen (lokal, fern) sowie die kurative oder palliative Therapie radioiodspeichernder Lymphknoten bzw. Fernmetastasen und Rezidive. Dabei ist anzumerken, dass die häufigs-

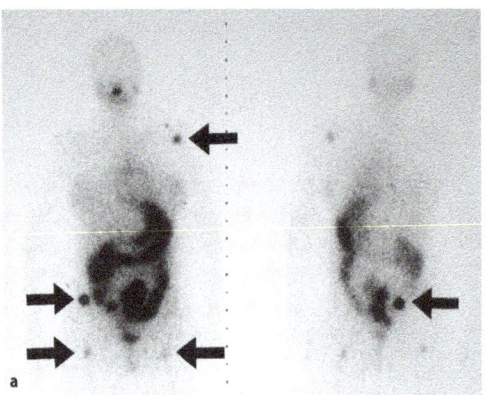

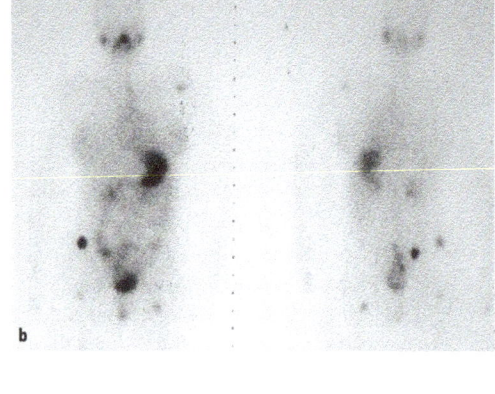

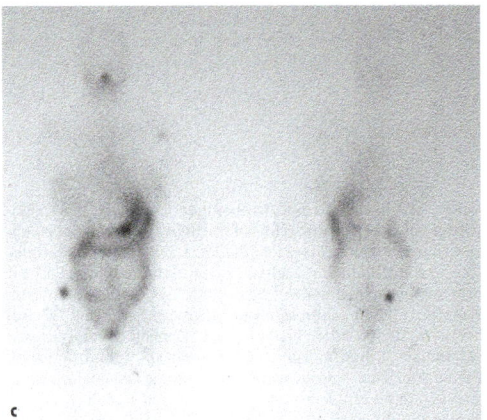

Abb. 3.6 a–c. Grobinvasives follikuläres Schilddrüsenkarzinom pT4N0M1 (ossär). Diagnosestellung über ossäre Metastasierung. Jeweils posttherapeutische Ganzkörperszintigraphie nach oraler Gabe von 8 GBq ^{131}I. **a** 2. Radioiodtherapie: Speicherung in ossären Metastasen linker Humerus, rechter Beckenkamm, rechte Ileosakralfuge und proximaler Femur beidseits (*Pfeile*). **b** 3. Radioiodtherapie: nahezu unveränderte Speicherung im Bereich der bekannten ossären Metastasen. **c** 4. Radioiodtherapie: rückläufige Speicherung im Bereich der bekannten Metastasen bei weiter ansteigendem Thyroglobulinspiegel als Hinweis auf eine beginnende Entdifferenzierung. (*Linke Bildhälften* jeweils Aufnahmen von ventral, *rechte Bildhälften* Aufnahmen von dorsal). Ossäre Metastasen zeigen meist eine gute Iodspeicherung, sprechen in vielen Fällen jedoch nur mäßig an

ten Metastasen des Schilddrüsenkarzinoms – die Lungenmetastasen – gelegentlich erst nach höheren Therapieaktivitäten erkennbar sind (Schlumber et al. 1988). Die Standarddosis beträgt üblicherweise 3,7–5,6 GBq [131]I. Etwa 4–7 Tage nach der Radioiodtherapie wird eine Ganzkörperszintigraphie durchgeführt, welche die Radioiodverteilung im Körper darstellt und neben Schilddrüsenrestgewebe evtl. vorhandene lokale oder Fernmetastasen aufzeigen kann. Liegen solche vor, so schließt sich in Abständen von 3–6 Monaten eine zweite Radioiodtherapie, ggf. auch mit einer höheren Aktivitätsmenge (z. B. 6–10 GBq), an (Abb. 3.6 a–c). Die Therapie ist so lange fortzuführen, bis im posttherapeutischen Ganzkörperscan keine pathologische Radioiodspeicherung mehr erkennbar ist. Auch bei unauffälligem Scan sind in 6- bzw. 12-monatigen Abständen Kontrollszintigramme mit einer verminderten Aktivitätsmenge (0,5 GBq) erforderlich.

Nebenwirkungen der Radioiodtherapie sind neben den bereits erwähnten radiogenen lokalen Entzündungsreaktionen im Bereich des Restschilddrüsengewebes bzw. -tumorgewebes oder im Bereich von Metastasen insbesondere die radiogene Sialadenitis und eine kurzfristige Gastritis bei oraler Gabe. Zur Linderung der entzündungsbedingten Beschwerden können nichtsteroidale Antiphlogistika oder Kortikosteroide eingesetzt werden. Die Gastritis lässt sich mit Schutzmitteln für die Magenschleimhaut oder H_2-Blocker therapieren. Des Weiteren können als Folge der Therapie eine vorübergehende Thrombo- oder Leukopenie sowie eine reversible Azoospermie auftreten. Harmlose und überwiegend passagere Nebenwirkungen sind Heiserkeit, Schluckbeschwerden, Geschmacksstörungen und Halsschmerzen.

Um eine rasche Ausscheidung des nichtgespeicherten Iods zu erreichen, sollte auf eine ausreichende Flüssigkeitszufuhr geachtet werden und bei obstipierten Patienten die Gabe von Laxanzien erfolgen.

Spätfolgen der Radioiodtherapie sind das Sicca-Syndrom infolge der radiogenen Sialadenitis bei 20–30% sowie eine Lungenfibrose bedingt durch iodspeichernde Lungenmetastasen bei ca. 1% der Patienten. Dennoch ist eine Radioiodtherapie auch bei letztgenannten Pa-

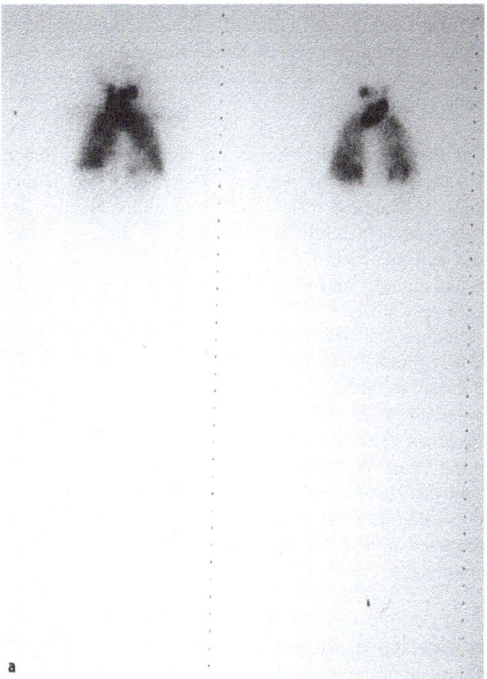
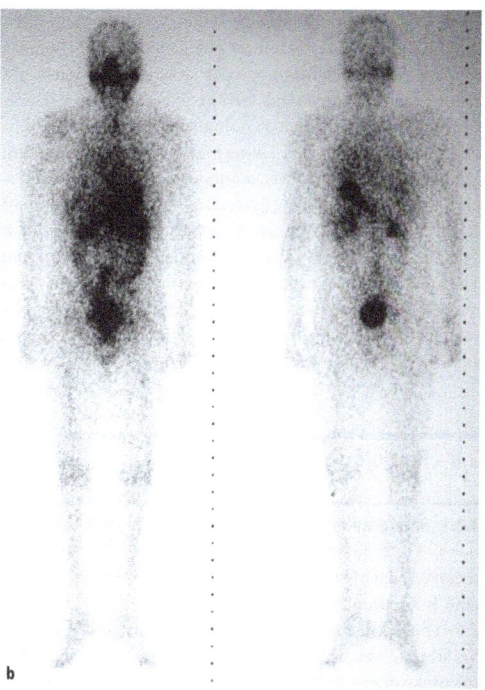

Abb. 3.7 a, b. Follikuläres Schilddrüsenkarzinom pT4N2M1 (Pulmo). **a** 1. Radioiodtherapie: posttherapeutische Ganzkörperszintigraphie 4 Tage nach oraler Gabe von 4 GBq [131]I. Speicherung in der Restschilddrüse, in zervikalen Lymphknotenmetastasen und in Lungenmetastasen. Keine physiologische Speicherung. **b** 2. Radioiodtherapie: posttherapeutische Ganzkörperszintigraphie 1 Tag nach oraler Gabe von 4 GBq [131]I. Physiologische Speicherung im Bereich des Gastrointestinaltraktes, der Nasenschleimhäute, der Speicheldrüsen und der Harnblase. Vollständige Ablation der Restschilddrüse. Keine Speicherung im Bereich der Lymphknoten- und Lungenmetastasen. Thyroglobulinspiegel im weiteren Verlauf unterhalb der Nachweisgrenze als Zeichen der kompletten Remission. (*Linke Bildhälften* Aufnahmen von ventral, *rechte Bildhälften* Aufnahmen von dorsal)

tienten sinnvoll, da hier eine ca. 50%ige 10-Jahres-Über-
lebensrate erreicht werden kann (Abb. 3.7 a, b). Das Risiko, an einem Zweitkarzinom zu erkranken, ist lediglich bei Patienten mit hohen kumulativen Dosen
(>400 mCi bzw. 14,8 GBq) erhöht. Ebenso treten Leukämien nur nach hohen kumulativen ^{131}I-Dosen oder in
Verbindung mit externer Strahlentherapie auf (Dottorini
et al. 1995; Hall et al. 1991; Brincker et al. 1973). Während eines Jahres nach hochdosierter Radioiodtherapie
sollte eine Schwangerschaft vermieden werden, da ein
erhöhtes Risiko für Spontanaborte nach Therapie nicht
ganz ausgeschlossen werden kann (Reiners 1998).

Tabelle 3.4. Nomenklatur zur sonographischen Differenzierung
und Klassifizierung

Hauptkriterien	Nebenkriterien	Beurteilung
Echoarm	Randbegrenzung (glatt bis unregelmäßig, echoarmer Randsaum)	Solide
Echofrei	Echoverteilung (homogen bis inhomogen)	Komplex
Echoreich	Echostruktur (regulär bis irregulär)	Liquide
Echonormal		

3.7 Screening

Aufgrund der niedrigen Prävalenz wird für das
Schilddrüsenkarzinom keine Screeningmethode im en-
geren Sinne angewandt. Eine Ausnahme bildet hier das
medulläre Schilddrüsenkarzinom, das in einer spora-
dischen und einer familiären Form vorkommt (s.
Abschn. 3.1.1). Da Keimbahnmutationen des *ret*-Proto-
onkogens die genetische Grundlage der hereditären
Form der Erkrankung darstellen, sollte bei allen
MEN-2- und FMTC-Familien ein genetisches Screening
erfolgen. Die Bestimmung des Kalzitoninspiegels im
Rahmen eines Screenings bringt jedoch keine Vorteile.
Obwohl dieser mit dem histologischen Stadium bei klinisch okkulter C-Zell-Hyperplasie oder medullärem
Mikrokarzinom korreliert, kann der Übergang von Hyperplasie zu invasivem Karzinom laborchemisch nicht
erkannt werden (Hotz et al. 1998). Genträger sollten
deshalb vor dem 6. Lebensjahr einer prophylaktischen
Thyroidektomie unterzogen werden. Auch beim ver-
meintlich sporadischen C-Zell-Karzinom ist eine genetische Untersuchung sinnvoll, um die familiäre Form auszuschließen (Frilling u. Liedke 1998).

3.8 Radiologische Verfahren

3.8.1 Sonographie

Jeder Verdacht auf eine Schilddrüsenerkrankung stellt
eine Indikation zu einer sonographischen Untersuchung
dar. Diese ist ein nichtinvasives, allgemein verfügbares
Verfahren, welches morphologische und topographische
Informationen liefert und heute zur Basisdiagnostik
zählt. Eine wichtige Voraussetzung für eine befriedigen-
de Bildqualität und eine hohe diagnostische Treffsicherheit ist eine ausreichend hohe Sendefrequenz des
Schallkopfes. Zur zuverlässigen Erfassung und Beurteilung kleiner Herdbefunde (<1 cm) sowie zur Erkennung von Läsionen mit nur geringem akustischen Im-
pedanzunterschied sollten nur hochauflösende Schall-

köpfe mit einer Mindestfrequenz von 7,5 MHz eingesetzt werden. Bei großen Strumen ist jedoch zur Volu-
menbestimmung die Verwendung eines 5-MHz-Schall-
kopfes empfehlenswert.

Da es sich um ein Real-Time-Verfahren handelt, besteht eine Untersucherabhängigkeit des Befundes. Diese
äußert sich sowohl als Intraobserver- als auch Inter-
observervariabilität.

Eine wichtige Voraussetzung für eine reproduzierbare
Differenzierung und Klassifizierung sonographischer
Strukturveränderungen ist daher eine einheitliche und
einfache Nomenklatur in der Befundbeschreibung (Tabelle 3.4).

Der Begriff „zystisch" sollte aus dem sonographischen
Vokabular gestrichen werden, da er bereits eine pathologische Diagnose enthält und Benignität suggeriert. Da
jedoch auch in Schilddrüsenkarzinomen flüssige Nekrosen auftreten, kann die Verwendung des Terminus zu
Fehldiagnosen und falschen therapeutischen Schlussfol-
gerungen führen.

Es hat sich bewährt, morphologisch intaktes Schilddrüsengewebe und den echoarmen M. sternocleidomastoideus als Referenzstrukturen zu benutzen. Da das
menschliche Auge bereits diskrete Echodifferenzen gut
erkennen kann, bereitet die rein deskriptive Befundung
meist keine Probleme. Ziel der Sonographie und Aufgabe des Untersuchers soll jedoch die Befundinterpreta-
tion sein, die eine Differenzierung von Herdbefunden
größerer und niedrigerer Karzinomwahrscheinlichkeit
einschließt.

Kriterien der Malignität

Sonographisch weisen Karzinome eine relativ geringe
Echovariabilität auf und stellen sich als Herdbefunde
mit verminderter Echogenität dar. In der Regel sind solide echoarme Parenchymläsionen oder komplexe Herdbefunde mit echoarmen und echofreien Strukturen zu
erkennen. Beim papillären oder C-Zell-Karzinom finden
sich auch echoreiche Strukturen bedingt durch kleine
Kalkeinlagerungen. Das sonographische Bild variiert in

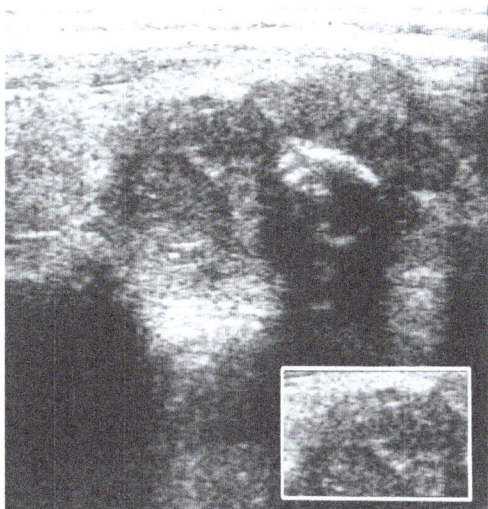

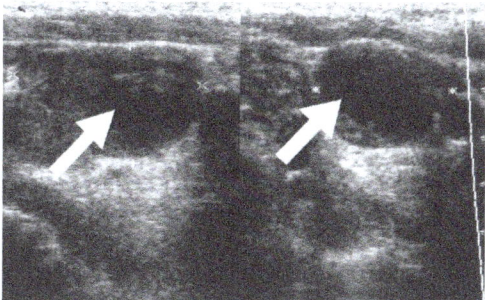

Abb. 3.9. Undifferenziertes bzw. wenig differenziertes follikuläres Schilddrüsenkarzinom pT4N1bM1 (Pulmo, Clavicula rechts), G3. Sonographie: echoarmer Rundherd lateral der Gefäßscheide rechts mit zentral echoleerem Anteil (*Pfeil*) als Hinweis auf eine Nekrose. Dringender Verdacht auf zervikale Lymphknotenmetastase. (*Linke Bildhälfte* sagittale Schnittführung, *rechte Bildhälfte* transversale Schnittführung)

Abb. 3.8. Grobinvasives follikuläres Schilddrüsenkarzinom pT4N0M1 (ossär), Diagnosestellung über ossäre Metastasierung. Sonographie: echokomplexer Knoten in der Schilddrüse (Längsschnitt) mit unscharfer Rand- und Organbegrenzung (s. Bildausschnitt *rechts unten*)

Abhängigkeit vom Tumorstadium. Im fortgeschrittenen Stadium zeigt sich häufiger eine unscharfe Randbegrenzung als möglicher Hinweis, jedoch nicht als Beweis für invasives Wachstum (Abb. 3.8). Ein organüberschreitendes Wachstum kann zu Unschärfe oder zum Verschwinden der Organkontur führen.

Schilddrüsenkarzinome haben häufig nur schwache Binnenechos und stellen sich dann partiell echofrei dar. Hinter diesen liquide erscheinenden Läsionen ist meist keine oder nur eine schwache dorsale Schallverstärkung zu finden. Erklärt wird dieses Phänomen durch die relativ dicht angeordneten homogenen Zellformationen, die von echten liquiden Strukturveränderungen durch Tumornekrosen zu unterscheiden sind. Diese können gelegentlich bei schnell wachsenden Karzinomen auftreten, z.B. beim wenig differenzierten follikulären oder beim anaplastischen Karzinom. Echofreie Zonen gibt es auch beim seltenen papillär-zystischen Karzinom (Wiedemann 1993).

Wurde ein karzinomverdächtiger Schilddrüsenherd entdeckt, so ist unbedingt auch nach verdächtigen extrathyroidalen Läsionen im Sinne vergrößerter Halslymphknoten als Korrelat von Lymphknotenmetastasen zu fahnden (Börner u. Reiners 1987; Abb. 3.9 und 3.10).

3.8.2 Szintigraphie

Die Szintigraphie spielt eine einzigartige Rolle in der Schilddrüsendiagnostik, da sie neben der Morphologie insbesondere Informationen über den globalen und regionalen Funktionszustand der Schilddrüse liefert. Die Technik der Szintigraphie beruht darauf, dass funktionell aktive Thyrozyten in einem ersten Schritt Iodid durch den Natrium-Iodid-Symporter, einem Protein der basalen Zellmembran, aktiv aus dem Blutkreislauf in die Zelle aufnehmen (Iodination oder Iodidanraffung), welches sie nach dem Transport zur apikalen Zellmembran in einem zweiten Schritt oxidieren und in organische Iodverbindungen einbauen (Iodisation). Dabei stellt die Iodination einen unspezifischen Prozess dar, bei dem andere Ionen wie Pertechnetat mit Iodid konkurrieren, wohingegen die Iodisation ein für Iodid sehr spezifischer Vorgang ist.

In der Routinediagnostik wird die Szintigraphie heute mit Technetium-99m-Pertechnetat (^{99m}Tc-PTT) durchgeführt, das gegenüber dem früher benutzten Iod-131 (^{131}I) mehrere Vorteile bietet.

Die Hauptvorteile sind die kurze physikalische Halbwertszeit (HWZ) von 6 h und die Emission einer reinen Gammastrahlung mit einer Energie von 140 keV. Im Vergleich zu ^{131}I kann so eine 20fach höhere Aktivitätsmenge appliziert werden, sodass trotz geringerer thyroidaler Aufnahme eine höhere Zählausbeute und damit eine bessere Detaildarstellung erreicht werden kann. Die Strahlenexposition ist dabei um den Faktor 300 niedriger. Als Produkt des Molybdän-99/Technetium-99m-Generators ist ^{99m}Tc-PTT zudem in jeder nuklearmedizinischen Abteilung einfach verfügbar. Nach intravenöser Injektion wird Pertechnetat ähnlich wie Iodid von

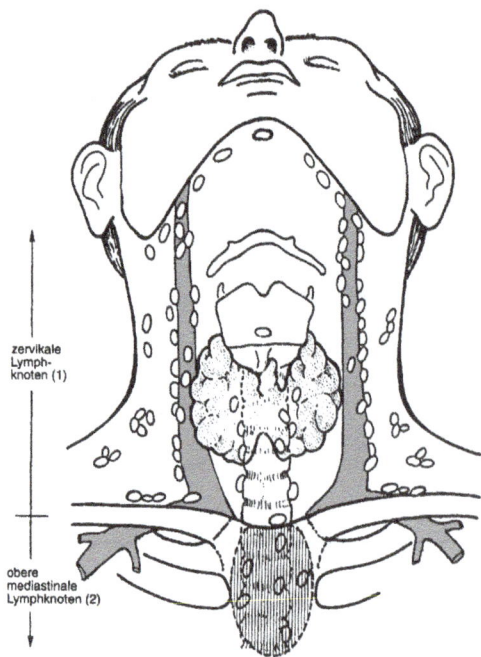

zervikale
Lymph-
knoten (1)

obere
mediastinale
Lymphknoten (2)

Abb. 3.10. Regionäre Lymphknoten

laubt neben der bildlichen Darstellung auch die quantitative Bestimmung der globalen und regionalen thyroidalen Aufnahme von ^{99m}Tc-PTT in % der applizierten Aktivität (sog. ^{99m}Tc-Thyroid-Uptake oder ^{99m}Tc-TU). Der ^{99m}Tc-TU ist als Äquivalent des Iodidtransports anzusehen.

Für spezielle Fragestellungen (retrosternale Struma, ektopes bzw. dystopes Schilddrüsengewebe) ist die Szintigraphie mit ^{123}I indiziert.

Iod-123 besitzt ähnlich günstige physikalische Eigenschaften wie Technetium (HWZ 13,2 h, fehlender β-Strahlenanteil, Energie 159 keV) und bietet zudem den Vorteil des Einbaus in organische Verbindungen und eines prozentual höheren thyroidalen Uptakes. Dadurch werden spätere Aufnahmezeitpunkte möglich, und eine bessere Abgrenzbarkeit zum umliegenden Gewebe ist gewährleistet. Der Nachteil von ^{123}I liegt jedoch darin, dass es als Zyklotronprodukt teuer und nicht immer in ausreichender Menge verfügbar ist.

Iod-131 wird aufgrund seiner ungünstigen physikalischen Eigenschaften (lange HWZ, hohe Gammaenergie mit 364 KeV, β-Strahlenanteil) heute nur noch für die Radioiodtherapie, zur Bestimmung des Radioiod-Uptakes vor der Therapie und zur Ganzkörperszintigraphie bei Patienten mit Schilddrüsenkarzinom eingesetzt.

den Thyrozyten aufgenommen, aber nicht organisch gebunden. Es wird lediglich im anorganischen Pool angelagert, sodass es die Schilddrüse relativ schnell wieder verlässt. Die maximale Anreicherung ist etwa nach 15–20 min erreicht. Dabei korreliert die Aufnahmegeschwindigkeit des PTT in der Frühphase gut mit der des Radioiods.

Schilddrüsenszintigraphie
- Nuklid: Technetium-99m-Pertechnetat (^{99m}Tc-PTT)
- Physikalische Halbwertszeit: 6 h
- Emission von reinen Gammastrahlen mit 140 keV
- Produktion über ^{99}Mo/^{99m}Tc-Generator
- Gute allgemeine Verfügbarkeit
- Maximale Anreicherung in der Schilddrüse nach 15–20 min
- Strahlenbelastung um den Faktor 300 niedriger als bei ^{131}I
- 20fach höhere Aktivitätsmenge im Vergleich zu ^{131}I applizierbar

Die Aufzeichnung des Funktionsbildes der Schilddrüse erfolgt 15 min p.i. mit der Gammakamera unter Verwendung eines speziellen Schilddrüsenkollimators (hochauflösender Parallellochkollimator), sodass eine detaillierte Darstellung der Aktivitätsverteilung gewährleistet ist. Die computergestützte Bildbearbeitung er-

Kriterien der Malignität
Das Karzinomrisiko in einem szintigraphisch kalten Knoten (Abb. 3.11) mit reduzierter bzw. fehlender Technetiumspeicherung im Vergleich zum umgebenden Gewebe liegt etwa bei 5%, sodass, wenn ein solcher vorliegt, noch andere Kriterien zur Einschätzung der Dig-

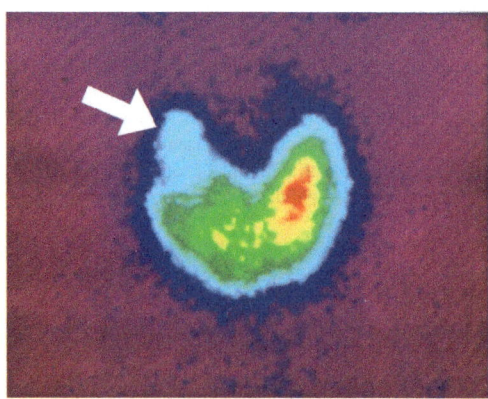

Abb. 3.11. Schilddrüsenszintigraphie 15 min nach i.v.-Applikation von 75 MBq ^{99m}Technetium-Pertechnetat (^{99m}Tc-PTT). Zweigelappte, orthotop gelegene Schilddrüse mit deutlich verminderter Nuklidspeicherung im kranialen Anteil des rechten Schilddrüsenlappens (*Pfeil*). Kalter Knoten rechts kranial

nität herangezogen werden müssen (Klinik, Sonographie, Feinnadelpunktion). Das Karzinomrisiko erhöht sich um den Faktor 4,3, wenn der kalte Knoten sonographisch echoarm ist. Diese Konstellation ist bis zum Beweis des Gegenteils als karzinomverdächtig einzustufen. Das Krebsrisiko für einen kalten Knoten ist unabhängig von der Knotenanzahl und somit in multinodösen Strumen nicht höher als in einer Struma uninodosa (Belfiore et al. 1992).

Differenzialdiagnose des szintigraphisch kalten Strumaknotens

- Zyste
- Follikuläres Adenom
- Adenomatöse Hyperplasie
- Schilddrüsenkarzinom (primär, sekundär)
- Atypisches Adenom
- Thyroiditis

Der szintigraphisch warme Knoten weist eine ähnlich hohe Tc-Speicherung wie das umliegende Gewebe auf. Er muss hinsichtlich der Risikoeinschätzung mit Zurückhaltung betrachtet werden, da zum einen Karzinome tatsächlich eine Speicherung aufweisen und zum anderen kleine, nichtspeichernde Herdbefunde durch umliegendes gesundes, speicherndes Schilddrüsengewebe maskiert sein können.

Der heiße Knoten mit einer vermehrten Tc-Speicherung besitzt ein vernachlässigbar geringes Karzinomrisiko. Wird hier ein Karzinom entdeckt, so handelt es sich in der Regel um eine zufällige Koinzidenz von Autonomie und malignem Tumor.

3.8.3 Computertomographie

Die Computertomographie spielt nur eine untergeordnete Rolle in der Diagnostik von Schilddrüsenerkrankungen verglichen mit der Sonographie, Szintigraphie und auch Magnetresonanztomographie. Ihr Einsatz beschränkt sich im Rahmen der Karzinomdiagnostik lediglich auf die Frage nach Organüberschreitung und dem Vorliegen vergrößerter Halslymphknoten. Die Injektion von Kontrastmittel bewirkt eine länger dauernde Schilddrüsenblockade und behindert so die Durchführung einer Radioiodtherapie für mehr als 6 Monate (Higgins u. Auffermann 1994).

Bei Patienten mit Verdacht auf ein differenziertes Schilddrüsenkarzinom ist deshalb die intravaskuläre Injektion mit einem iodhaltigen Kontrastmittel streng kontraindiziert. Gleiches gilt postoperativ vor einer geplanten Radioiodtherapie oder Ganzkörperszintigraphie.

3.8.4 Magnetresonanztomographie

Die Magnetresonanztomographie (MRT) bietet gegenüber der CT Vorteile in der Abgrenzbarkeit anatomischer Strukturen und erlaubt zudem eine intravasale Kontrastmittelapplikation auch bei Verdacht auf ein Schilddrüsenkarzinom. Sowohl in den T1- als auch in den T2-gewichteten Aufnahmen lassen sich Karzinome durch ihre Signalintensität von normalem Schilddrüsengewebe, nicht jedoch von benignen Strukturveränderungen unterscheiden.

Zur Einschätzung der Tumorausdehnung und des Ausmaßes der Invasion benachbarter Strukturen ist die MRT allen anderen radiologischen Verfahren überlegen.

Schwierigkeiten bereitet jedoch die Differenzierung entzündlicher und tumoröser Weichteilinfiltration. Nachteile ergeben sich daher auch bei der Rezidiv- bzw. Resttumorsuche in der frühen postoperativen Phase. Eine besondere Indikation stellt die Rezidivsuche beim medullären Schilddrüsenkarzinom dar, da bei diesem Tumor keine Radioiodspeicherung im Tumorgewebe stattfindet (Higgins u. Auffermann 1994).

3.8.5 Positronenemissionstomographie

Für onkologische Fragestellungen wird als wichtigster Tracer FDG (2-Fluoro-2-deoxy-D-glukose) benutzt. Es handelt sich dabei um einen mit Fluor-18 markierten Zucker. Für die Messung wird eine spezielle Messtechnik verwendet, die sog. Koinzidenztechnik. Die kurzlebigen Positronenemitter führen im Körper zu einer Vernichtungsstrahlung, die aus zwei entgegengesetzt zueinander emittierten γ-Quanten mit einer Energie von jeweils 511 keV entsteht. Mithilfe von Paardetektoren, die nur dann ansprechen, wenn gleichzeitig (koinzident) in beiden Detektoren jeweils ein γ-Quant registriert wird, kann die Aktivitätsverteilung gemessen werden. Ein Positronentomograph besteht aus einer Vielzahl von Detektoren, die auf einem Ring von 0,7–1 m Durchmesser angeordnet sind. Die Koinzidenzmethode ist die messtechnische Voraussetzung für die quantitative Bestimmung regionaler Aktivitätskonzentrationen. Die Auswertung der rekonstruierten, schichtweise dargestellten Aktivitätsverteilungen erfolgt entweder subjektiv oder mithilfe quantitativer Ansätze. FDG wird wie Glukose ins Zellinnere aufgenommen und phosphoryliert. Da die Hydroxylgruppe an der C2-Position durch ein Fluor ersetzt wurde, erfolgt keine signifikante weitere Verstoffwechselung des Radiotracers, sodass das Produkt aufgrund seiner negativen Ladung im Zellinnern verbleibt. Mithilfe von FDG kann somit der Transport und die Phosphorylierung von Glukose dargestellt werden.

Maligne Tumoren sind Gewebe, die Glukose in hohem Prozentsatz zu Laktat verarbeiten. Die gesteigerte glykolytische Aktivität korreliert mit einem hohen Anteil an mitochondrial gebundener Hexokinase in den Tumorzellen. Beispielsweise ist in schnell wachsenden Tumorzellen die Hexokinaseaktivität stark erhöht und bis zu 80% an die äußere mitochondriale Membran gebunden. Mehrere Arbeitsgruppen haben bereits von Änderungen der Expression glykolyseassoziierter Gene im Rahmen der malignen Transformation berichtet. Besonders das für den Glukosetransporter Typ 1 kodierende Gen wird sehr früh nach Transformation von Zellen mit Onkogenen, wie *src*, *ras* oder *fps*, aktiviert. Ein Anstieg der Boten-RNA für den Glukosetransporter Typ 1 kann z.B. bereits 4–6 h nach Induktion des c-H-ras-Onkoproteins P21 nachgewiesen werden, während morphologische Änderungen erst nach 72–76 h auftreten. So wurde in einer Reihe von humanen und experimentellen Tumoren eine Überexpression der Glukosetransporter-Isoformen 1 und 3 gefunden. Entsprechend ist das FDG-Uptake, ausgedrückt als standardisierter Uptake-Wert (SUV), auch mit dem Gehalt der Boten-RNA für den Glukosetransporter und der Hexokinase assoziiert. Dies deutet darauf hin, dass Unterschiede im genetischen Programm in malignen Tumoren auch zu unterschiedlichen, mit Positronenemissionstomographie (PET) gemessenen FDG-Uptake-Werten führen (Haberkorn et al. 1994a,b; Haberkorn u. Ostertag 1995).

Präoperative Diagnostik

In der präoperativen Diagnostik von differenzierten Schilddrüsentumoren ist die PET eher von geringerer Bedeutung, da in mehreren Untersuchungen auch bei gutartigen Veränderungen eine mittel- bis hochgradige FDG-Akkumulation beobachtet wurde (Joensuu et al. 1988; Uchida et al. 1995). Andere Untersuchungen zeigen jedoch ein deutlich höheres FDG-Uptake in Karzinomen verglichen mit benignen Veränderungen, sodass eine Unterscheidung mithilfe der PET möglich war (Bloom et al. 1993; Uematsu et al. 1998). Bei der letzten Konsensuskonferenz zur Indikationsstellung der PET 1997 in Ulm wurde die Primärtumordiagnostik bei differenzierten Schilddrüsenkarzinomen jedoch mit Klasse III (ohne Nutzen) bewertet. Endokrine/neuroendokrine Tumoren, zu denen auch das medulläre Schilddrüsenkarzinom zählt, werden hier bezüglich aller Fragestellungen nach Klasse IIb (noch keine Bewertung möglich) eingestuft. Die Datenlage ist noch sehr spärlich. Über eine FDG-Speicherung in medullären Schilddrüsenkarzinomen sowie in Lymphknoten- und Lungenmetastasen wurde berichtet (Gasparoni et al. 1997). Und auch in der Rezidiv- und Metastasendiagnostik des medullären Schilddrüsenkarzinoms konnte die PET erfolgreich eingesetzt werden (Gasparoni et al. 1997; Musholt et al. 1997; Wieler 1999). Aufgrund der geringen Fallzahlen ist die Methode bisher im klinischen Alltag noch nicht etabliert.

Rezidiv- und Metastasendiagnostik

In der Rezidiv- und Metastasendiagnostik bei differenzierten Schilddrüsenkarzinomen spielt die PET jedoch eine zunehmend wichtigere Rolle.

So kann sie insbesondere bei erhöhten Tumormarkern und negativer Radioioddiagnostik in vielen Fällen das Rezidiv bzw. die Metastasen lokalisieren.

Ihre Sensitivität wird bei dieser Konstellation mit 82% angegeben (Dietlein et al. 1997). Auch die erwähnte Konsensuskonferenz bewertet die PET bei Thyroglobulinerhöhung oder pathologischer Bildgebung bei negativem Iodscan nach Klasse Ia (angemessen). In einer Untersuchung von 34 Patienten mit erhöhten Thyroglobulinwerten konnten in 6 Fällen ausschließlich radioiodspeichernde Befunde erhoben werden, wohingegen die FDG-PET 28 pathologische Befunde lieferte (Feine et al. 1996). Ein FDG-Uptake bei fehlender Radioiodspeicherung wird zudem mit mäßig bis schlecht differenziertem Gewebe assoziiert, während die positive Radioiodaufnahme bei fehlendem FDG-Uptake für einen hohen Differenzierungsgrad spricht (Feine et al. 1996).

Kleinherdige Lungenmetastasen (<1 cm) können mit der PET nicht nachgewiesen werden. Sie sollten vor Anwendung der PET durch eine CT ausgeschlossen werden (Dietlein et al. 1997).

3.8.6 Andere funktionelle Verfahren

Die Nuklearmedizin bietet neben der Szintigraphie mit Technetium und Iod sowie der PET noch weitere Tracer zur onkologischen Diagnostik an. Dabei handelt es sich zum einen um unspezifische Radiopharmaka, die sich aufgrund unterschiedlicher Mechanismen zum direkten Tumornachweis eignen, und zum anderen um Rezeptoragonisten.

Unspezifische Radiopharmazeutika

Gallium-67-Citrat wird im klinischen Alltag nur noch selten angewendet. Die Nachweiswahrscheinlichkeit ist bei Schilddrüsenkarzinomen gering (Büll et al. 1996). Thallium-201-Chlorid konnte in der Nachsorge bei differenziertem Schilddrüsenkarzinom zeitweise eine gewisse klinische Bedeutung erringen (Hoefnagel et al. 1986), wurde jedoch weitestgehend von Technetium-99m-MIBI (Sestamibi) abgelöst. Vorteile sind hier die günstigen physikalischen Eigenschaften (Strahlenbelastung, Möglichkeit von SPECT), die ubiquitäre Verfügbarkeit (Kosten) und im Vergleich zu Radioiod die Beibehaltung der Substitutionstherapie. Dabei wird der Stellenwert der MIBI-Szintigraphie in der Rezidiv- und Metastasendiagnostik verglichen mit der FDG-PET etwa gleich eingeschätzt (Dietlein et al. 1997) oder fällt leicht zugunsten der PET aus (Gruenwald et al. 1997). Eigene Erfahrungen zeigen einen klaren diagnostischen Vorteil der PET.

Der Einsatz von MIBI im Rahmen der Rezidiv- und Metastasendiagnostik beim medullären Schilddrüsenkarzinom ist wenig untersucht und bisher hinsichtlich seiner Erfolgsaussichten noch nicht zu beurteilen.

Rezeptoragonisten

Wie bereits erwähnt (Abschn. 3.2.5) weisen Schilddrüsenkarzinome im Gegensatz zu anderen Tumoren eine relativ spezifische Expression des Somatostatinrezeptors hSSTR5 auf, wobei weniger differenzierte Karzinome eher eine größere Vielfalt an Subtypen exprimieren. Die spezifische Bindung von (^{125}I)Tyr11-Somatostatin an Membranen von Schilddrüsenkarzinomzellen kann als Evidenz für die Präsenz funktionaler Rezeptoren gesehen werden (Ain u. Taylor 1994). Eine klinische Studie von Reubi et al. (1994) zeigte, dass medulläre Schilddrüsenkarzinome hauptsächlich hSSTR1 und gelegentlich hSSTR3 exprimieren (hSSTR4 und hSSTR5 wurden in dieser Studie nicht getestet). Das für die Somatostatinrezeptor-Szintigraphie eingesetzte Peptid Octreotid bindet jedoch nur an die SSTR-Subtypen 2, 3 und 5. Dies erklärt die Schwierigkeit, diese Tumoren im Octreotidszintigramm darzustellen.

3.9 Bedeutung der radiologischen Verfahren in der Differenzialdiagnose thyroidaler Raumforderungen

Die am häufigsten angewandte radiologische Methode ist die Sonographie, die neben der Beurteilung der Schilddrüse selbst auch pathologisch vergrößerte Halslymphknoten darstellen kann. Durch ihre Ubiquität und Nichtinvasivität ist sie in der Regel auch das primäre bildgebende Diagnostikverfahren. Hierbei wird insbesondere auf das Schilddrüsenvolumen, das Binnenreflexmuster und das Auftreten nodöser Parenchymveränderungen geachtet.

Nach einer umfangreichen Literaturübersicht (Wiedemann 1993) imponieren Karzinome sonographisch meist solide echoarm (78% der Karzinome), seltener echokomplex (echoarm bis echofrei, 16%), liquide (echofrei, 5%) oder solide echoreich (1%; Tabelle 3.5). Demgegenüber stehen jedoch auch Literaturangaben, die einen höheren Prozentsatz echoreicher (9%) und echonormaler (5%) Karzinome angeben (Sophocleus 1994). Karzinomverdächtig sind zudem eine unscharfe

Tabelle 3.5. Sonographische Darstellung der Schilddrüsenkarzinome

Haupt- und Nebenkriterien	Beurteilung und Häufigkeit
Echoarm, homogen verteilte feine Strukturechos, glatte Randbegrenzung	Solide 76%
Irregulär konturierte *echoarme* und *echofreie* Strukturanteile bei inhomogen verteilten Echos unterschiedlicher Größe	Komplex 16%
Auch bei gut eingestelltem Tiefenausgleich sowie korrekter Gesamtverstärkung überwiegend *echofrei*, jedoch ohne dorsale Schallverstärkung; unregelmäßige Randbegrenzung	Pseudoliquide 5%

Abgrenzbarkeit oder der Befund einer oder mehrerer grobscholliger, verkalkter, echoarmer Knoten. Die Sensitivität der Methode liegt über 90%. Die Echoarmut allein stellt jedoch ein wenig spezifisches Malignitätskriterium dar (Börner u. Reiners 1987; Reinwein u. Benker 1996), da auch benigne neoplastische oder entzündliche Läsionen echoarm erscheinen können.

Szintigraphisch findet sich meist ein vermindertes Tc-Uptake (76% der Karzinome). Umgekehrt beträgt die Karzinomhäufigkeit in kalten Knoten ca. 5% (Sophocleus 1994). Im Ultraschall suspekte, aber im ^{99m}Tc-Szintigramm warm oder heiß erscheinende Knoten sollten mit ^{123}I untersucht werden (Miskin et al. 1975). Karzinome sind im ^{123}I-Szintigramm dagegen überwiegend kalt dargestellt und sollten dann auch als kalte Knoten angesehen werden (Noyek et al. 1997). Die Szintigraphie stellt zwar eine sensitive, jedoch ebenfalls wenig spezifische diagnostische Maßnahme dar. Szintigraphisch kalte, sonographisch echoarme Knoten sollten immer punktiert und zytopathologisch untersucht werden.

3.10 Staging

Aufgrund der präoperativen diagnostischen Schwierigkeiten wird die Diagnose Schilddrüsenkarzinom in den allermeisten Fällen erst durch die Operation gesichert, sodass sich das präoperative Staging in der Regel auf die Erhebung des Lokalbefundes mithilfe von Palpation, Sonographie und Szintigraphie beschränkt.

Entsprechend den Leitlinien der Deutschen Krebsgesellschaft sollte obligat vor dem Primäreingriff eine Überprüfung der Stimmbandbeweglichkeit erfolgen und ein Röntgenthorax in zwei Ebenen angefertigt werden.

In Einzelfällen bei sonographisch oder palpatorisch vergrößerten Lymphknoten oder auffälligem Röntgenthorax kann ergänzend eine CT oder MRT, eine Tracheazielaufnahme oder eine Halslymphknotenexstirpation durchgeführt werden.

Eine Skelettszintigraphie zum Ausschluss ossärer Metastasen wird bei Erwachsenen fast nie, bei Kindern und Jugendlichen nur in wenigen Zentren durchgeführt.

Die präoperative Bestimmung des Tumormarkers Thyroglobulin (Tg) ist für differenzierte Schilddrüsenkarzinome nicht sinnvoll. Beim medullären Schilddrüsenkarzinom sollte jedoch eine Kalzitoninbestimmung erfolgen.

Das eigentliche Staging erfolgt nach Begutachtung der posttherapeutischen Ganzkörperszintigraphie, da hier neben der physiologischen Speicherung in der Restschilddrüse auch pathologische Speicherherde in Metastasen erkennbar sind.

3.11 Therapiemonitoring und Tumornachsorge

3.11.1 Differenziertes Schilddrüsenkarzinom

Patienten mit differenziertem Schilddrüsenkarzinom können zwei Risikogruppen zugeordnet werden, für die bereits 1987 ein Basisnachsorgeprogramm vorgeschlagen wurde (Tsang et al. 1998; Börner u. Reiners 1987; Tabelle 3.6).

Nach vollständiger Ablation der Schilddrüse durch eine einmalige oder mehrmalige Radioiodtherapie und Überprüfung des Ablationserfolges durch einen zweimaligen negativen ^{131}I-Ganzkörperscan werden Nachsorgeuntersuchungen innerhalb der ersten fünf Jahre in 6-monatigen Abständen und danach in jährlichen Abständen durchgeführt. Die Nachsorge umfasst als Basisprogramm neben der klinischen Untersuchung die la-

borchemische Bestimmung des Tumormarkers Thyroglobulin inkl. Wiederfindung und der Tg-Antikörper, die Bestimmung der Schilddrüsenhormone (T_3, T_4, TSH-basal) sowie eine sonographische Untersuchung der Schilddrüsenregion und des Halses.

Obwohl unverändert eine allgemeine Akzeptanz dieses Programms vorliegt, gibt es auch neuere Überlegungen. Die regelmäßige Durchführung eines Röntgenthorax alle zwei Jahre bei asymptomatischen Patienten mit unauffälligen Tg-Spiegeln erscheint in Anbetracht des Kosten-Nutzen-Verhältnisses sowie der Sensitivität der Methode übertrieben. Längere Zeitintervalle sind hier sicherlich tolerabel (Powell et al. 1994). Darüber hinaus werden zur gezielten Rezidiv- und Metastasensuche bei erhöhtem Tumormarker und/oder sonomorphologisch auffälligen Befunden je nach Einzelfall weitere diagnostische Verfahren eingesetzt. Im Falle suspekt vergrößerter zervikaler Lymphknoten oder sonographisch echoarmer zervikaler Raumforderungen kann eine Ganzkörperszintigraphie mit ^{131}I, eine MIBI-Szintigraphie oder eine Positronenemissionstomographie mit FDG weitere Klärung bringen. Auch der Einsatz bildgebender Verfahren (CT/MRT) ist in Anbetracht der weiteren Therapie (Radioiodtherapie, Operation, externe Radiatio) und des Therapiemonitorings wichtig. Bei Verdacht auf Lungenmetastasierung empfiehlt sich neben einem Röntgenthorax die Durchführung einer Spiral-CT, da diese auch kleinherdige Lungenmetastasen (< 1 cm) entdecken kann. Werden ossäre Metastasen vermutet, ist die Durchführung einer Skelettszintigraphie indiziert.

Aufgrund der günstigen Langzeitprognose der differenzierten Schilddrüsenkarzinome ist die Tumornachsorge in erster Linie auch zur Überprüfung der Stoffwechseleinstellung unter Substitutions- und Suppressionstherapie mit T_4 gedacht. Allgemein anerkanntes Ziel der Therapie ist hierbei ein supprimierter TSH-basal-Wert (< 0,05 IE/ml), obwohl bisher die Wirksamkeit dieser Behandlung mit einer Senkung der Rezidivhäufigkeit nicht nachgewiesen werden konnte (Börner u. Reiners 1987).

Bei einer Änderung des Iodspeicherverhaltens im Zeitverlauf (Entdifferenzierung) muss auf andere tumoraffine Tracer und/oder bildgebende Verfahren wie die FDG-PET ausgewichen werden (Abb. 3.12a–d). Aufgrund fehlender Radioiodspeicherung sind Metastasen und Rezidive in dieser Situation primär nur durch einen Tg-Anstieg zu erkennen (Pfannenstiel et al. 1997).

Hier eröffnet das Vorliegen nukleärer Rezeptoren für Retinolsäure in den Tumoren die therapeutische Möglichkeit, durch eine Retinolsäuretherapie eine Redifferenzierung entdifferenzierter Schilddrüsenkarzinome zu erreichen. In Einzelfällen konnte eine erneute Iodspeicherung nach einer solchen Therapie induziert werden (Simon et al. 1996). Ob diese wiedergewonnene Speicherfähigkeit für die therapeutische Wirksamkeit einer erneuten Radioiodtherapie ausreicht, bleibt jedoch abzuwarten (Pfeilschifter 1998).

Tabelle 3.6. Risikoorientierte Nachsorge des differenzierten Schilddrüsenkarzinoms nach Beweis der vollständigen Ablation durch zweimaligen ^{131}I-Scan (Börner u. Reiners 1987)

	Niedriges Risiko (75%) T1–3N0M0 T1–3N1M0	Hohes Risiko (25%) T4NXMX TXN2–3MX TXNXM1
Basisprogramm: klinische Untersuchung, Sonographie, Thyroglobulinspiegel unter T_4-Substitution	Alle 6 Monate, ab dem 5. Jahr jährlich	Alle 6 Monate, ab dem 5. Jahr jährlich
Röntgenthorax ^{131}I-Scan	Alle 2 Jahre 3–4 Monate und 1 Jahr nach der Radioiodtherapie bzw. nach dem letzten Scan	Alle 2 Jahre Regelmäßig alle 2 Jahre

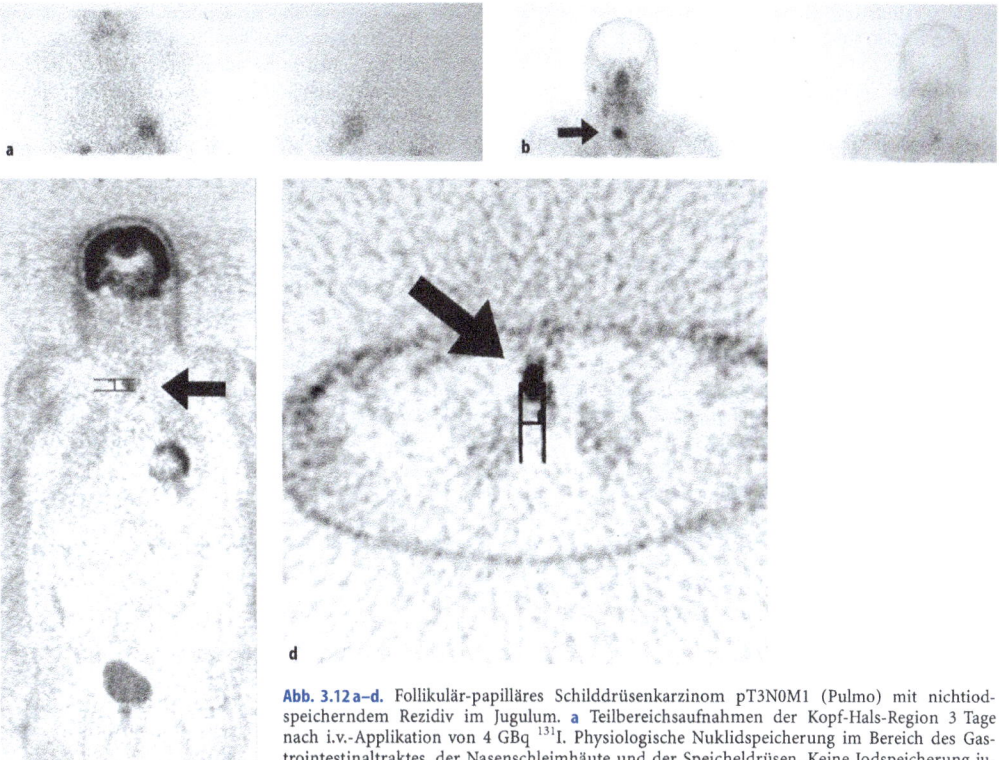

Abb. 3.12 a–d. Follikulär-papilläres Schilddrüsenkarzinom pT3N0M1 (Pulmo) mit nichtiod-speicherndem Rezidiv im Jugulum. **a** Teilbereichsaufnahmen der Kopf-Hals-Region 3 Tage nach i.v.-Applikation von 4 GBq [131]I. Physiologische Nuklidspeicherung im Bereich des Gastrointestinaltraktes, der Nasenschleimhäute und der Speicheldrüsen. Keine Iodspeicherung jugulär. Sonographisch echoarmer, unscharf begrenzter Herdbefund jugulär bzw. prätracheal (keine Abb.). Thyroglobulinspiegel zu diesem Zeitpunkt deutlich erhöht. **b** Teilbereichsaufnahmen der Kopf-Hals-Region 30 min nach i.v.-Applikation von 600 MBq ^{99m}Tc-MIBI. Pathologischer Speicherherd im Jugulum (*Pfeil*) sowie physiologische Speicherung in den Nasenschleimhäuten und Speicheldrüsen. (*Linke Bildhälften* jeweils Aufnahmen von ventral, *rechte Bildhälften* Aufnahmen von dorsal). **c,d** Positronenemissionstomographie 1 h nach i.v.-Applikation von 370 MBq [18]FDG. Pathologischer Speicherherd im Jugulum, Standard-Uptake-Wert (SUV) 3,7 (*Pfeil*). (**c** Koronale Schnittführung, **d** transaxiale Schnittführung)

3.11.2 Medulläres Schilddrüsenkarzinom

Auch beim medullären Schilddrüsenkarzinom ist eine TSH-Abhängigkeit nicht gegeben, sodass eine Substitutionstherapie mit Einstellung eines normalen TSH-basal-Wertes durchgeführt wird. Als Tumormarker steht mit Kalzitonin (CT) ein spezifischer und sensitiver Parameter für die Nachsorge zur Verfügung. Durch die Stimulation mit Pentagastrin kann die Aussagefähigkeit noch gesteigert werden (Tisell et al. 1996). In der postoperativen Nachsorge sollte der basale CT-Spiegel alle 6 Monate und ein Pentagastrintest jährlich durchgeführt werden. Bei erhöhtem basalen CT-Wert erübrigt sich der Pentagastrintest (Pfeilschifter 1998). Dabei wurde in einer Studie bei keinem von 78 Patienten mit postoperativ niedrigem CT-Wert und negativem Pentagastrintest ein Rezidiv beobachtet. Bei erhöhten CT-Spiegeln wuchs die Zahl der Rezidive im Zeitverlauf. 30% dieser Patienten zeigten jedoch auch 15 Jahre nach Operation trotz erhöhten CT-Wertes keine weiteren Tumormanifestationen (Girelli et al. 1986).

Die Nachsorge sollte in den ersten zehn Jahren halbjährlich und danach jährlich erfolgen. Sie beinhaltet neben der Kalzitonin- auch eine CEA-Bestimmung, die Sonographie der Halsregion und jährliche Röntgenaufnahmen des Thorax.

Basale oder nach Stimulation erhöhte CT-Werte lassen ein Rezidiv bzw. eine Tumorpersistenz oder eine Metastasierung vermuten. Zum Nachweis von Tumorgewebe kommen dann neben der Sonographie weitere bildgebende Verfahren (CT/MRT), die PET, die Somatostatinrezeptor-Szintigraphie mit ^{111}In-Octreotid und ggf. auch die MIBI-Szintigraphie zum Einsatz.

Die sensitivste Methode zum Nachweis residualen Tumorgewebes ist der selektive venöse Stufenkatheter, über den präoperativ in etwa 90% der Fälle eine korrekte Lokalisation von Tumorgewebe möglich ist (Abdel-moumene et al. 1994; Frank-Raue et al. 1992).

Wenn immer möglich ist nach erfolgter Lokalisation von Tumorgewebe eine Reoperation anzustreben. Erfahrungsgemäß gestaltet sich jedoch die Suche nach Lokalrezidiven bzw. Metastasen als äußerst schwierig (Pfannenstiel et al. 1997).

3.11.3 Anaplastisches Schilddrüsenkarzinom

Aufgrund der kurzen Überlebenszeit wurde eine standardisierte Nachsorge bei anaplastischen Schilddrüsenkarzinomen bisher nicht etabliert. Da das Wachstum dieser Tumoren keine TSH-Abhängigkeit zeigt, ist nach der Thyroidektomie nur eine Substitutionstherapie mit L-Thyroxin – aber keine Suppressionsbehandlung – sinnvoll. Der Tg-Wert spielt in der Nachsorge nur eine untergeordnete Rolle (Pfeilschifter 1998).

3.12 Empfohlenes diagnostisches Vorgehen

Meist führen lokale zervikale Beschwerden (z. B. Zunahme des Halsumfanges, neu aufgetretene Schwellungen/ Knoten, Schluck- und Atembeschwerden, Heiserkeit) oder Symptome der Über- und Unterfunktion zu einer Schilddrüsendiagnostik. Dabei bestimmt die individuelle Symptomatik das diagnostische Vorgehen. Stehen die Symptome einer Stoffwechseldysfunktion im Vordergrund, sollte die Diagnostik neben Anamnese, körperlichem Untersuchungsbefund und Schilddrüsenlaborwerten auch eine Halssonographie und Technetiumszintigraphie beinhalten, um eine Einordnung der Stoffwech-

Tabelle 3.7. Diagnostik maligner Schilddrüsentumoren

Obligat	Fakultativ
Anamnese	Feinnadelpunktion
Klinische Untersuchung	Laborparameter: Kalzitonin, CEA Ausschluss eines MEN-II-Syndroms (Phäochromozytom, Hyperparathyreoidismus)
Laborparameter: Schilddrüsenfunktionsparameter Serumkalzium	Bildgebende Verfahren: Magnetresonanztomographie Computertomographie Ösophagusbreischluck Tracheazielaufnahme
Stimmbandbeweglichkeit	Halslymphknotenexstirpation
Bildgebende Verfahren: Halssonographie Technetiumszintigraphie Röntgenthorax in 2 Ebenen	

selstörung vornehmen zu können. Eine Abklärung bezüglich eines potenziellen Schilddrüsenkarzinoms wird hier nur selten notwendig. Durch den kombinierten Einsatz von Sonographie und Szintigraphie können die Ziele der Diagnostik, welche in einem Strumaendemiegebiet auch darauf abzielen, die Zahl der diagnostisch-prophylaktischen Operationen in einem vertretbaren Rahmen zu halten, optimal realisiert werden.

Bei lokalen zervikalen Beschwerden sollte immer auch an eine bösartige Neubildung gedacht werden. Da die Symptomatik der Schilddrüsenkarzinome unspezifisch ist und die typischen Spätsymptome nur noch selten – und meist bei undifferenzierten Karzinomen – beobachtet werden, kommt bei Karzinomverdacht dem Einsatz diagnostischer Maßnahmen eine besondere Bedeutung zu. Entsprechend unterscheiden die Leitlinien der Deutschen Krebsgesellschaft obligate von fakultativen Methoden vor dem operativen Eingriff (Tabelle 3.7).

Zu den obligaten Maßnahmen gehören neben der Anamnese (Halsbestrahlung in der Kindheit, Schilddrüsenkarzinome in der Familie, andere endokrine Erkrankungen, Schluckbeschwerden, Lymphknotenschwellungen etc.) und dem klinischen Untersuchungsbefund eine Kontrolle der Schilddrüsenfunktionsparameter, des Serumkalziums und eine Überprüfung der Stimmbandbeweglichkeit. In der bildgebenden Diagnostik sind eine Sonographie, eine Technetiumszintigraphie und ein Röntgenthorax in zwei Ebenen durchzuführen.

Jeder sonographisch echoarme und szintigraphisch kalte Knoten ab einer Größe von 1 cm sollte feinnadelpunktiert werden.

Bei kleineren Läsionen erscheint zunächst eine sonographische Verlaufsbeobachtung in 3-, 6- und 12-monatigen und bei Befundkonstanz in jährlichen Abständen ausreichend. Beim Nachweis eines heißen Knotens besteht ein sehr geringes Malignitätsrisiko, sodass eine Feinnadelpunktion nur notwendig ist, wenn zusätzliche Malignitätskriterien vorliegen. Dabei erreicht die Feinnadelpunktion eine Sensitivität von ca. 80% und eine Spezifität von ca. 90% (Reinwein u. Benker 1996; McGrath et al. 1994; Nutz et al. 1984). Den falschpositiven Befunden liegen zumeist Differenzierungsschwierigkeiten zwischen dem follikulären Adenom und dem follikulären Karzinom zugrunde, die beide unter dem Begriff follikuläre Neoplasie zusammengefasst werden. Erst die Histologie kann hier zwischen benigne und maligne unterscheiden. Die falschnegativen Befunde sind zu 65% auf Fehlpunktionen und zu 35% auf eine Fehlinterpretation oder zystische Degeneration zurückzuführen (McGrath et al. 1994; Nutz et al. 1984). Bei unauffälligem zytologischen Ergebnis sollten sonographische Verlaufskontrollen in 6- bis 12-monatigen Abständen erfolgen. Bei Größenprogredienz wird u. U. eine Kontrollpunktion erforderlich. Ein unauffälliges zytologisches Ergebnis kann ein Schilddrüsenkarzinom jedoch nicht ausschließen, sodass bei Karzinomverdacht, d. h. auch bei Wachstumstendenz eines bereits mit unauffälligem Ergebnis punktierten Knotens, operiert werden sollte (Quadbeck u. Mann 1998).

Die Computer- und Magnetresonanztomographie spielen eine untergeordnete Rolle und werden nur fakultativ bei konkreten karzinomverdächtigen Befunden eingesetzt. Da bei Kindern und Jugendlichen häufig ein fortgeschrittenes Tumorstadium mit vergrößerten Halslymphknoten beobachtet wird, kommen diese Verfahren hier häufiger zum Einsatz.

Die Tracheazielaufnahme und Halslymphknotenexstirpation bei zervikaler Lymphadenopathie werden ebenfalls nur fakultativ durchgeführt.

Im Rahmen der Rezidivdiagnostik wird zunächst die Sonographie eingesetzt. Bei verdächtigem sonographischem Befund erfolgt bei follikulären und papillären Karzinomen eine Ganzkörperszintigraphie mit ^{131}I. Sollte diese negativ ausfallen, kann zur weiteren Abklärung eine MIBI-Szintigraphie oder eine Positronenemissionstomographie mit FDG durchgeführt werden. Anaplastische und medulläre Schilddrüsenkarzinome sind nichtiodspeichernde Tumoren, sodass hier ein ^{131}I-Szintigramm nicht sinnvoll ist, sondern eher eine MIBI-Szintigraphie oder ein FDG-PET durchgeführt werden sollte. Zur morphologischen Charakterisierung (Ausdehnung bzw. Halslymphknotenmetastasen) verdächtiger Läsionen kann dann eine CT des Halses erfolgen. Bei ansteigendem Tumormarker und unauffälligem Lokalbefund stellt die ^{131}I-Szintigraphie bei follikulärem bzw. papillärem Primärtumor zunächst die wichtigste Methode bei der Metastasensuche dar. Bei Verdacht auf Lungenmetastasen ist neben dem Röntgenthorax auch an eine Spiral-CT zu denken, um kleinvolumige Metastasen entdecken zu können. Ein unauffälliger Befund im ^{131}I-Szintigramm bzw. ein anaplastisches oder medulläres Karzinom als Primärtumor erfordern weitere diagnostische Maßnahmen wie die MIBI-Szintigraphie und FDG-PET.

Bronchialkarzinom

4

H.-U. Kauczor, P. Drings, S. Ley

Inhalt

4.1 Epidemiologie

Das Bronchialkarzinom (Synonyme Lungenkrebs, Lungenkarzinom) ist mit einem Anteil von 25% der häufigste zum Tode führende Tumor des Mannes. Weltweit muss jährlich mit 1 Mio. Todesfällen gerechnet werden. Im Jahre 1999 verstarben in der Bundesrepublik Deutschland 37 615 Personen (28 192 Männer und 9 423 Frauen) an einem Bronchialkarzinom. Die altersstandardisierte Sterberate in Deutschland betrug bei den Männern im Jahre 1997 43,97 und bei den Frauen 9,82 (Becher u. Wahrendorf 2003). Bei den Frauen steht diese Tumorart unter den Krebstodesursachen nach dem Mammakarzinom und dem kolorektalen Karzinom an dritter Stelle. Die enorme Zunahme des Bronchialkarzinoms in den vergangenen Jahrzehnten hat sich in einigen Industrieländern, so auch in Deutschland, in den vergangenen Jahren bei den Männer nicht fortgesetzt. Hier ist eine gewisse Stagnation und sogar die Tendenz zur Abnahme erkennbar. Bei den Frauen nimmt diese Krebsform jedoch kontinuierlich, zum Teil exponentiell zu.

Die Erkrankungsrate wächst mit zunehmendem Lebensalter und erreicht den Häufigkeitsgipfel in der Altersgruppe der 60- bis 70-Jährigen bei einem Median von 61 Jahren. Hieraus ergeben sich bedeutende klinische Konsequenzen: Da das Bronchialkarzinom oftmals durch das Rauchen verursacht wird, muss bei diesen Patienten mit einer Multimorbidität gerechnet werden, welche die therapeutischen Möglichkeiten erheblich einschränken kann.

Tabelle 4.1. Dosis-Wirkungs-Beziehung zwischen der Zahl der gerauchten Zigaretten und dem Risiko, an einem Bronchialkarzinom zu erkranken. (Nach Garfinkel u. Stellmann 1988)

Zahl der gerauchten Zigaretten pro Tag	Relatives Risiko
0	1,0
1–10	5,5
11–19	11,2
20	14,2
11–31	20,4
>31	22,0

Tabelle 4.2. Abschätzung des relativen Risikos für Lungenkrebs bei Vorliegen einer Exposition durch einen rauchenden Partner. (Nach Becher u. Wahrendorf 1994)

Studie	Relatives Risiko	95%-Konfidenzintervall
Saracci u. Riboli 1989	1,35	1,20–1,53
Fontham et al. 1991	1,29	0,99–1,69
Stockwell et al. 1992	1,60	0,8–3,0
Gesamt	1,35	1,21–1,50

Die Ätiologie des Bronchialkarzinoms ist weitgehend klar. Die Inhalation exogener chemischer Karzinogene, an erster Stelle Tabakrauch, wird als wesentlicher Faktor angesehen. 85% aller Lungenkrebstodesfälle ist auf das Tabakrauchen zurückzuführen. Andere pulmotrope Karzinogene wie Asbest, Chromate, Arsen, Haloäther, Nickel, Kohleverbrennungsprodukte, Radon u. a. spielen demgegenüber nur eine untergeordnete Rolle. Somit müssen wir das Bronchialkarzinom als eine von Menschen verursachte Epidemie bezeichnen.

Das Krebsrisiko hängt direkt mit dem Grad der Exposition gegenüber Tabakrauch zusammen. Dies haben Garfinkel u. Stellman (1988) eindrucksvoll im Rahmen einer prospektiven Studie an rauchenden Frauen nachgewiesen (Tabelle 4.1).

Dieser Zusammenhang wird ferner durch die Beobachtung gestützt, dass sich das Krebsrisiko nach Beendigung des Rauchens kontinuierlich vermindert. Das Risiko, an einem Bronchialkarzinom zu erkranken, reduziert sich nach 5 Jahren um 60% und nach 15–20 Jahren sogar um 50–90%. Jedoch bleibt ein um 10–80% höheres Restrisiko im Vergleich zu Personen, die niemals rauchten, bestehen.

4.1.1 Tabakrauch und Karzinogenese

Bisher wurden über 40 Karzinogene beschrieben. Zu ihnen gehören polychromatische und heterozyklische Kohlenwasserstoffe, N-Nitrosamine, aromatische Amine, Aldehyde, anorganische Bestandteile und radioaktive Elemente. Bei der erheblichen Variation dieser Karzinogene und ihrer Konzentrationen ist es schwierig, ihren jeweiligen individuellen Einfluss auf den Prozess der Karzinogenese zu bestimmen. Man unterscheidet in der Karzinogenese eine irreversible Initiationsphase, in der durch kovalente Bindung von Karzinogenen oder ihrer Metaboliten eine Störung der DNA ausgelöst wird, von einer Promotionsphase, während der sich die Zellen in einen malignen Phänotyp umwandeln. Die für den malignen Prozess besonders verantwortlichen polyaromatischen Kohlenwasserstoffsubfraktionen sind in der Teer-

phase des Zigarettenrauchs enthalten. Wenn dieser Zigarettenteer topisch, z. B. intratracheal oder subkutan, appliziert wird, kann er im Tierversuch abhängig von der Dosis und Applikationsfrequenz maligne Tumoren auslösen (International Agency for Research on Cancer 1986). Andere Kokarzinogene, die in der schwach sauren und neutralen Phase des Tabakrauchkondensates enthalten sind, können diesen Prozess noch verstärken.

Anfang der 80er-Jahre des letzten Jahrhunderts wurde erstmalig über einen Zusammenhang zwischen Passivrauchen und dem Entstehen des Bronchialkarzinoms berichtet (Trichopoulos et al. 1981). Kritische Analysen der inzwischen vorliegenden Fall-Kontroll- und Kohortenstudien verfestigen den Eindruck, dass Passivrauchen zwar einen schwachen, aber mit einem relativen Risiko von 1,3–1,6 (Tabelle 4.2; Saracci u. Riboli 1989; Stockwell et al. 1992) klar erkennbaren Risikofaktor darstellt (Becher u. Wahrendorf 1994).

Nicht nur das Zigarettenrauchen, sondern auch Zigarren- und Pfeifenrauchen erhöhen das Bronchialkarzinomrisiko. Neue epidemiologische Untersuchungen, an denen sich auch deutsche Experten beteiligten, ergaben ein erhöhtes Lungenkrebsrisiko für Zigarren- und Zigarilloraucher um den Faktor 9, für Pfeifenraucher um den Faktor 8 und für Zigarettenraucher um den Faktor 15. Ein besonderes Problem ist die erhöhte Empfindlichkeit Jugendlicher gegenüber den Folgen des Zigarettenrauchens. Ein früher Beginn des Zigarettenrauchens in der späten Kindheit bzw. frühen Adoleszentenperiode erhöht das Risiko, später an einem Bronchialkarzinom zu erkranken, ganz besonders. Diese bereits seit Jahren aus epidemiologischen Untersuchungen gewonnenen Erkenntnisse fanden in letzter Zeit in molekularbiologischen Untersuchungen ihre Bestätigung.

4.1.2 Sonstige ursächliche Faktoren

Umwelteinflüsse und eine genetische Prädisposition spielen beim Bronchialkarzinom im Vergleich zum Inhalieren des Tabakrauches eine deutlich geringere Rolle. Sie können jedoch im Einzelfall zusätzlich von Bedeutung sein und das durch das Rauchen bedingte Risiko verstärken. Zu nennen wären beispielsweise Radon, Arsen, Asbest, Kadmium, Chrom, Nickel, polyzyklische aromatische Kohlenwasserstoffe, Dieselmotorabgase und Dioxin. In einer deutschen Fall-Kontroll-Studie wurde die Wirkung verschiedener beruflicher Faktoren auf das Bronchialkarzinomrisiko untersucht (Jöckel et al. 1995). Dabei konnten bekannte Daten bestätigt und zusätzliche Hinweise auf eine lungenkanzerogene Wirkung von Dieselruß und Schweißrauchen sowie der Exposition gegenüber Kühlschmiermitteln und künstlichen Mineralfasern gefunden werden. Der Gesamtanteil der beruflich bedingten Bronchialkarzinomfälle dürfte nach Untersuchungen von Epidemiologen bezogen auf die USA bei 15% der männlichen und 5% der weiblichen Bevölkerung liegen (Doll u. Peto 1981). Als beruflich bedingter Krebs wurde der Schneeberger Lungenkrebs infolge der Radonexposition in den Bergbaugruben des Erzgebirges im 19. Jahrhundert besonders bekannt.

Sonstige nichtberufliche Umweltfaktoren spielen eine untergeordnete Rolle. Sehr schwierig ist es, einen sicheren Einfluss der allgemeinen Luftverschmutzung auf das Bronchialkarzinomrisiko nachzuweisen. Es gibt zwar Unterschiede bei der Bronchialkarzinommortalität in Deutschland zwischen Industriegebieten und ländlichen Gebieten. Dies muss aber nicht unbedingt mit der Luftverschmutzung zusammenhängen, sondern kann auch an unterschiedlichen Rauchgewohnheiten liegen. Es gibt jedoch Hinweise für einen synergistischen Effekt zwischen Rauchen und Luftverschmutzung.

So wurde festgestellt, dass die drei untersuchten Faktoren – Rauchen, berufliche Belastung und Luftverschmutzung – multiplikativ auf das Bronchialkarzinomrisiko wirken können.

Die Verteilung des Bronchialkarzinoms in der Weltbevölkerung ist sehr unterschiedlich. So fällt z.B. auf, dass bei Männern in Japan die Bronchialkarzinommortalität deutlich geringer als in vergleichbaren westlichen Industrieländern ist, obwohl die Prävalenz des Rauchens ähnlich ist. Da liegt es nahe, an andere Einflüsse, besonders die Ernährung, zu denken. Es entspricht einer allgemeinen Erfahrung, dass der Verzehr von Karotten und grünem Blattgemüse (beides Quellen für Betakarotin) das allgemeine Krebsrisiko vermindert. Versuche einer Chemoprävention mit Betakarotinsupplementierung schlugen jedoch fehl; es wurde sogar in einzelnen Studien das Gegenteil, eine Erhöhung der Bronchialkarzinominzidenz, beobachtet. Auch hat eine erhöhte Fettaufnahme einen krebsfördernden Einfluss.

In einzelnen Familien gibt es eine Häufung von Bronchialkarzinomen. Dies spricht für eine genetisch bedingte Disposition. Eine japanische Studie konnte nachweisen, dass eine Mutation im Gen des Zytochroms P450 1A1 zu einer Erhöhung des Bronchialkarzinomri-

sikos führt. Dieses Zytochrom ist für die Metabolisierung von Benzpyren verantwortlich.

Die allgemeine Beobachtung, dass viele Menschen, obwohl sie über Jahrzehnte stark rauchen, kein Bronchialkarzinom entwickeln, findet in neueren molekularbiologischen Untersuchungen ihre Erklärung.

Es gibt offenbar individuelle Unterschiede in der Aktivität von Enzymen, die kanzerogene Stoffe metabolisieren und aktivieren bzw. inaktivieren.

4.2 Klassifikationen

Das Bronchialkarzinom wird einerseits histologisch und andererseits nach seiner anatomischen Ausdehnung klassifiziert.

4.2.1 Histologische Einteilung

Die histologische Einteilung der Bronchialkarzinome erfolgt nach der überarbeiteten Fassung der WHO von 1999 (Travis et al. 1999; Tabelle 4.3). Am häufigsten sind die Plattenepithelkarzinome, gefolgt von den Adeno- und kleinzelligen Karzinomen (Tabelle 4.4).

Im Vergleich zu den Männern entwickeln die Frauen häufiger ein Adenokarzinom.

Der Kliniker muss jedoch berücksichtigen, dass in vielen Fällen eine eindeutige histologische Zuordnung nicht möglich ist, da diese Tumoren mehrere unterschiedliche Strukturen aufweisen können.

So ist es z.B. möglich, dass der Primärtumor in der Biopsie als Plattenepithelkarzinom klassifiziert wird, während in der Lymphknotenmetastase ein Adenokarzinom imponiert und in einer Fernmetastase auch kleinzellige oder großzellige Anteile nachgewiesen werden.

Hinsichtlich der Therapie werden kleinzellige Karzinome, die primär einer Chemotherapie zugeführt werden, von nichtkleinzelligen, die wenn möglich operiert werden, unterschieden. Die nichtkleinzelligen Karzinome werden dann nach bekannten histologischen Kriterien weiter klassifiziert (Tabelle 4.3).

Das Bronchialkarzinom breitet sich durch lokale Infiltration, über Lymphwege zu den segmentalen, interlobären, hilären und mediastinalen Lymphknoten und hämatogen in alle Teile des Körpers einschließlich der beiden Lungen aus. Das internationale Stagingsystem wurde entwickelt, um Patienten für prognostische, therapeutische und Forschungszwecke zu stratifizieren (Stitik 1994). Die beiden essenziellen Elemente dieses Systems sind der Tumorzelltyp und die anatomische Tumorausdehnung, die nach der TNM-Klassifikation der UICC vorgenommen wird.

Tabelle 4.3. Histologische Klassifizierung der Lungentumoren nach einem Vorschlag der WHO aus dem Jahre 1999

Gruppe	Tumortyp	ICD-O-Code-Nummer
1	*Epitheliale Tumoren*	74000
1.1	*Präinvasive (präkanzeröse) Läsionen*	8070/3
1.1.1	Epidermoidale Dysplasien; Carcinoma in situ	72425
1.1.2	Atypische adenomatöse Hyperplasie	
1.1.3	Diffuse idiopathische pulmonale neuroendokrine Zellhyperplasie	
1.2	*Maligne epitheliale Tumoren*	
1.2.1	*Plattenepithelkarzinome*	8070/3
	Varianten	
1.2.1.1	Papillär	8052/3
1.2.1.2	Klarzellig	8084/3
1.2.1.3	Kleinzellig	I8073/3
1.2.1.4	Basaloid	8083/3
1.2.2	*Kleinzellige Karzinome*	
	Varianten	
1.2.2.1	Kombinierte kleinzellige Karzinome (z. B. kleinzellige Karzinome mit Adenokarzinom, Plattenepithelkarzinom u. a.)	8045/3
1.2.3	*Adenokarzinome*	8140/3
1.2.3.1	Azinär	8550/3
1.2.3.2	Papillär	8260/3
1.2.3.3	Bronchioloalveoläre Karzinome	8250/3
1.2.3.3.1	Nichtmuzinös	8252/3
1.2.3.3.2	Muzinös	8253/3
1.2.3.3.3	Kombiniert muzinös und nichtmuzinös (indeterminiert)	8254/3
1.2.3.4	Solide Adenokarzinome mit Muzin	8230/3
1.2.3.5	Adenokarzinome mit verschiedenen Subtypen	8255/3
1.2.3.6	*Varianten*	
1.2.3.6.1	Gut differenziertes fetales Adenokarzinom	8333/3
1.2.3.6.2	Muzinöses (kolloidales) Adenokarzinom	8480/3
1.2.3.6.3	Muzinöses Zystadenokarzinom	8470/3
1.2.3.6.4	Siegelringkarzinom	8490/3
1.2.3.6.5	Klarzelliges Karzinom	8310/3
1.2.4	*Großzellige Karzinome*	8012/3
	Varianten	
1.2.4.1	Großzellige neuroendokrine Karzinome	8013/3
1.2.4.1.1	Kombinierte großzellige neuroendokrine Karzinome	
1.2.4.2	Basaloide Karzinome	
1.2.4.3	Lymphoepitheliomaähnliche Karzinome	8082/3
1.2.4.4	Klarzellige Karzinome	8310/3
1.2.4.5	Klarzellige Karzinome mit rhabdoidem Phänotyp	8014/3
1.2.5	*Adenosquamöse Karzinome*	8560/3
1.2.6	*Karzinome mit pleomorphen, sarkomatoiden oder sarkomatösen Differenzierungen*	
1.2.6.1	Karzinome mit Spindel- und/oder Riesenzellen	8030/3
1.2.6.1.1	Pleomorphe Karzinome	8022/3
1.2.6.1.2	Spindelzellige Karzinome	8032/3
1.2.6.1.3	Riesenzellig differenzierte Karzinome	8031/3

Tabelle 4.3 (Fortsetzung)

Gruppe	Tumortyp	ICD-O-Code-Nummer
1.2.6.2	Karzinosarkome	8980/3
1.2.6.3	Pulmonale Blastome	8972/3
1.2.6.4	Andere	
1.2.7	*Karzinoidtumoren*	8240/3
1.2.7.1	Typische Karzinoide	8240/3
1.2.7.2	Atypische Karzinoide	ICD-O 8249/3
1.2.8	*Karzinome vom Speicheldrüsentyp*	
1.2.8.1	Mukoepidermoide Karzinome	8430/3
1.2.8.2	Adenozystische Karzinome	8200/3
1.2.8.3	Andere	

Tabelle 4.4. Histologische Klassifikation der epithelialen Bronchialkarzinome und deren Häufigkeit

I	Kleinzelliges Karzinom	25–40%
	Nichtkleinzelliges Karzinom	60–75%
II	Plattenepithelkarzinom	35–40%
III	Adenokarzinom	20–25%
IV	Großzelliges Karzinom	5–10%

4.2.2 TNM-Klassifikation

Die TNM-Klassifikation für die Stadieneinteilung des Bronchialkarzinoms unterscheidet
1. die prätherapeutische klinische TNM-Klassifikation und
2. die postoperative histopathologische pTNM-Klassifikation.

Der prätherapeutischen klinischen TNM-Klassifikation (Tabelle 4.5; Abb. 4.1 a–c, 4.2) werden die Ergebnisse der klinischen, radiologischen, endoskopischen und anderen Untersuchungen, einschließlich einer chirurgischen Exploration, zugrunde gelegt. Der Grad der Befundsicherung kann zusätzlich durch den Faktor C („certainty") angegeben werden:

C1   Ergebnisse aufgrund diagnostischer Standardmethoden
C2   Ergebnisse aufgrund spezieller diagnostischer Maßnahmen
C3   Ergebnis aufgrund chirurgischer Exploration einschließlich Biopsie und zytologischer Untersuchung
C4   Ergebnis nach definitiver Chirurgie und pathologischer Untersuchung des Tumorresektats
C5   Ergebnisse aufgrund einer Autopsie

Die postoperative histopathologische Klassifikation (pTNM-Klassifikation) beruht auf der Ergänzung oder Änderung der prätherapeutischen TNM-Klassifikation durch die bei einem definitiven chirurgischen Eingriff und bei der histopathologischen Untersuchung des Re-

Tabelle 4.5. TNM-Klassifikation des Bronchialkarzinoms.
(Aus Wittekind et al. 2005)

Primärtumor

TX Primärtumor kann nicht beurteilt werden oder
Nachweis von malignen Zellen im Sputum oder bei
Bronchialspülungen, jedoch Tumor weder
radiologisch noch bronchoskopisch sichtbar

T0 Kein Anhalt für Primärtumor

Tis Carcinoma in situ

T1 Tumor 3 cm oder weniger in größter Ausdehnung,
umgeben von Lungengewebe oder viszeraler Pleura,
kein bronchoskopischer Nachweis einer Infiltration
proximal eines Lappenbronchus
(Hauptbronchus frei)[a]

T2 Tumor mit wenigstens einem der folgenden
Kennzeichen hinsichtlich Größe oder Ausbreitung:
Tumor mehr als 3 cm in größter Ausdehnung
Tumor befällt Hauptbronchus 2 cm oder weiter
distal der Carina
Tumor infiltriert viszerale Pleura
Assoziierte Atelektase oder obstruktive Entzündung bis
zum Hilus, aber nicht der ganzen Lunge

T3 Tumor jeder Größe mit direkter Infiltration einer der
folgenden Strukturen: Brustwand (einschl. Tumoren des
Sulcus superior), Zwerchfell, mediastinale Pleura,
parietales Perikard
Oder Tumor im Hauptbronchus weniger als 2 cm
distal der Carina[a], aber Carina selbst nicht befallen
Oder Tumor mit Atelektase oder obstruktiver
Entzündung der ganzen Lunge

T4 Tumor jeder Größe mit Infiltration wenigstens einer der
folgenden Strukturen: Mediastinum, Herz, große Gefäße, Trachea, Ösophagus, Wirbelkörper, Carina; vom Primärtumor getrennte Tumorherde im gleichen Lappen;
oder Tumor mit malignem Pleuraerguss[b]

Lymphknoten

NX Regionäre Lymphknoten können nicht beurteilt werden

N0 Keine regionären Lymphknotenmetastasen

N1 Metastase(n) in ipsilateralen peribronchialen und/oder
ipsilateralen Hilus- oder intrapulmonalen Lymphknoten
(einschl. eines Befalls durch direkte Ausbreitung des
Primärtumors)

N2 Metastase(n) in ipsilateralen mediastinalen und/oder
subcarinalen Lymphknoten

N3 Metastase(n) in kontralateralen mediastinalen,
kontralateralen Hilus-, ipsi- oder kontralateralen
Skalenus- oder supraklavikulären Lymphknoten

Fernmetastasen

MX Fernmetastasen können nicht beurteilt werden

M0 Keine Fernmetastasen

M1 Fernmetastasen, einschließlich vom Primärtumor
getrennte Tumorherde in einem anderen
Lungenlappen (ipsilateral oder kontralateral)

[a] Ein seltener, sich oberflächlich ausbreitender Tumor jeder
Größe mit einer nur auf die Bronchialwand begrenzten Infiltration wird auch dann, wenn er sich weiter proximal ausdehnt,
als T1 klassifiziert.
[b] Die meisten Pleuraergüsse bei Lungenkarzinomen sind durch
den Tumor verursacht. Es gibt jedoch einige wenige Patienten,
bei denen mehrfache zytologische Untersuchungen des Pleuraergusses negativ sind und der Erguss weder hämorrhagisch
noch exsudativ ist. Wo diese Befunde und die klinische Beurteilung einen tumorbedingten Erguss ausschließen, sollte der
Erguss als Kriterium der Klassifikation nicht berücksichtigt
und der Tumor als T1, T2 oder T3 eingestuft werden.

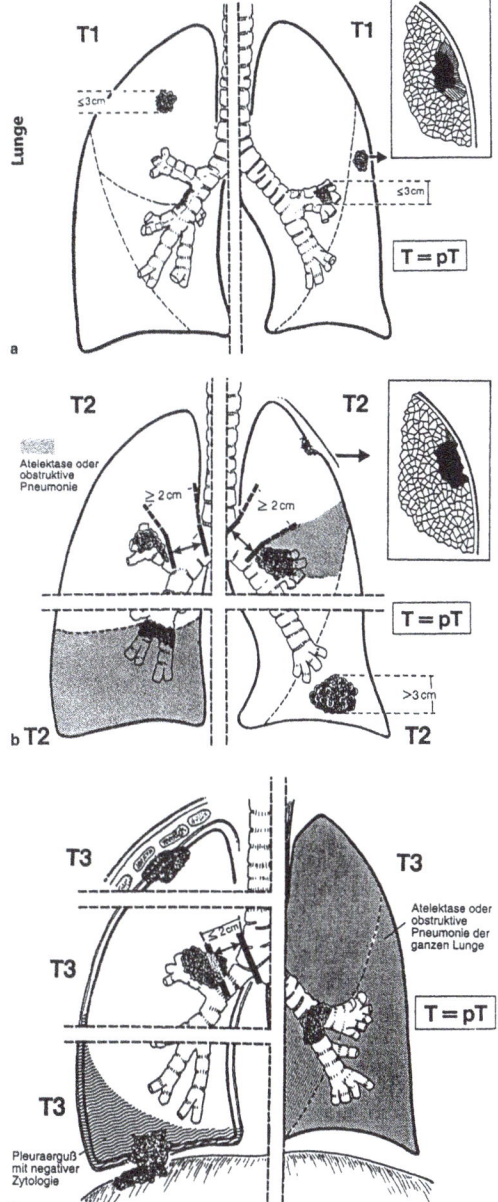

Abb. 4.1a–c. TNM-Klassifikation des Bronchialkarzinoms. **a** Stadium T1, **b** Stadium T2, **c** Stadium T3

sektionspräparats gewonnenen Erkenntnisse, z. B. durch
die histologische Stadienbestimmung am Operations-
präparat oder die histologische Bestimmung des Malignitätsgrades, das Grading („G"; Tabelle 2.1, S. 10, dieser
Band).

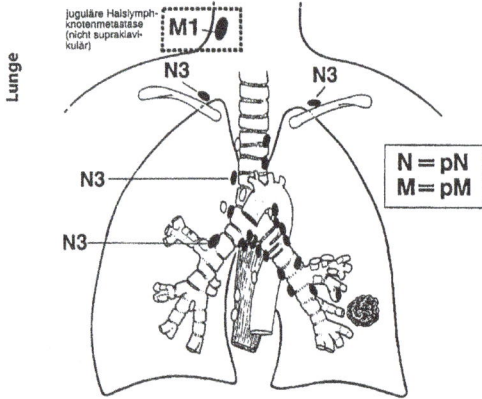

Abb. 4.2. TNM-Klassifikation des Bronchialkarzinoms. Stadium N3. (Aus Wittekind et al. 2005)

Die Fernmetastasen (M1 und pM1) sollten nach Organen spezifiziert werden (s. Abschn. 2.1.1, S. 10, dieser Band).

Das Fehlen oder Vorhandensein von Residualtumoren nach der Behandlung wird durch das Symbol „R" beschrieben. Die R-Klassifikation entspricht der bei anderen Tumoren (Tabelle 2.4, S. 11, dieser Band).

4.2.3 Klinische UICC-Stadien

Die komplexen TNM-Klassifikationen werden zur Vereinfachung zu UICC-Stadien zusammengefasst (Tabelle 4.6), die vor allem klinische Aspekte berücksichtigen.

Stadien I und II

Das Stadium I umfasst einen Primärtumor beliebiger Größe mit einem Abstand von mehr als 2 cm zur Carina und ohne Ausdehnung bis zur parietalen Pleura (T1, T2) sowie ohne Lymphknoten- oder Fernmetastasen (N0M0).

Tabelle 4.6. Stadien der Lungenkarzinome auf der Grundlage der TNM-Klassifikation

Stadium 0	Tis	N0	M0
Stadium I	T1	N0	M0
	T2	N0	M0
Stadium II	T1	N1	M0
	T2	N1	M0
Stadium IIIa	T1	N2	M0
	T2	N2	M0
	T3	N0–2	M0
Stadium IIIb	Jedes T	N3	M0
	T4	Jedes N	M0
Stadium IV	Jedes T	Jedes N	M1

Das Stadium II schließt T1- und T2-Tumoren mit Beteiligung der ipsilateralen hilären Lymphknoten (N1) ein.

Tumoren im Stadium I als auch im Stadium II können durch Lobektomie oder Pneumonektomie mit kurativem Anspruch angegangen werden. Bei Patienten mit adäquater respiratorischer Reserve konnten 5-Jahres-Überlebensraten von 60–70% (Stadium I) bzw. 40–50% (Stadium II) beobachtet werden (Mountain 1993; Naruke et al. 1998).

Stadium III

Das Stadium III wird unterteilt in IIIA und IIIB, um eine potenziell resektable Infiltration der Thoraxwand oder des Mediastinums (Stadium IIIA) mit einer besseren Prognose bei radikaler Operation getrennt zu kennzeichnen. Tumoren der Hauptbronchien innerhalb von 2 cm Abstand von der Carina, ohne diese jedoch selbst infiltriert zu haben (T3), lassen sich mithilfe bronchusrekonstruktiver Techniken ebenso resezieren (Belli et al. 1985; Bennet u. Smith 1978) wie eine begrenzte Infiltration der Thoraxwand (T3; Scott et al. 1988; Bains 1991). Patienten können auch von einer mediastinalen Lymphadenektomie bei Beteiligung der ipsilateralen Lymphknoten (N2) profitieren (Mountain 1994; Goldstraw et al. 1994). Die 5-Jahres-Überlebensrate im Stadium IIIA beträgt 15–45%.

Das Stadium IIIB ist durch eine Infiltration von großen Gefäßen, Trachea, Ösophagus, Wirbelsäule oder kontralateralen mediastinalen Lymphknoten (T4 oder N3) charakterisiert. Diese Fälle sind einer primären Resektion nicht zugänglich. In Einzelfällen ist eine Resektion nach erfolgreicher Durchführung einer Chemotherapie möglich.

Stadium IV

Das klinische Stadium IV umfasst alle Patienten mit Fernmetastasen (M1). Für die Prognose ist eine möglichst exakte TNM-Stadieneinteilung wichtig. Beispielsweise beträgt die 5-Jahres-Überlebensrate im Tumorstadium T1N0M1 62% und bei T1N1M1 sinkt sie auf 34%. Bei T2N0M1-Tumoren liegt sie bei 36% und im Stadium T2N1M1 beträgt sie nur noch 23%.

4.2.4 „Limited disease" und „extensive disease"

Das kleinzellige Bronchialkarzinom wird in ca. 30% der Fälle diagnostiziert (Hahn 1998). Es ist vorwiegend zentral lokalisiert und hat, nicht zuletzt wegen seines raschen Wachstums, eine sehr schlechte Prognose. Die Tumoren breiten sich infiltrierend in der Bronchuswand aus und zeigen frühzeitig eine Invasion von Lymph- und Blutgefäßen. Häufig (bis zu 80% der Fälle) liegen bei Diagnosestellung bereits Lymphknoten- oder Fernmetastasen vor. Eine Mediastinalverbreiterung ist daher oft das radiologische Bild bei Diagnosestellung. Die häufigsten Lokalisationen der Fernmetastasen sind Leber, Gehirn, Nebennieren und Skelett.

Für die Therapieentscheidung beim kleinzelligen Lungenkarzinom hat sich in der Vergangenheit die von der Veterans Administration Lung Cancer Study Group (VALG) vorgeschlagene Einteilung in die Stadien „limited disease" und „extensive disease" bewährt (Zelen 1973), die ursprünglich für die Radiotherapie empfohlen und später auf die Chemotherapie übertragen wurde. Diese beiden Stadien erschienen in den ersten Jahren sowohl für die klinische Routine als auch für die klinische Forschung als weitgehend ausreichend.

Nach einem Vorschlag der International Association for the Study of Lung Cancer (IASLC) ist *„limited disease"* ein Stadium mit einem auf einen Hemithorax begrenzten Tumor mit regionären Lymphknotenmetastasen inklusive hiläre, ipsilaterale und kontralaterale mediastinale sowie supraklavikuläre Lymphknoten (Stahel 1991). Zu diesem Stadium werden auch Patienten mit ipsilateralem Pleuraerguss zugeordnet, unabhängig davon, ob in diesem eine maligne Aussaat zytologisch gesichert ist oder nicht. Der Einschluss kontralateraler mediastinaler und supraklavikulärer Lymphknotenmetastasen sowie ipsilateraler Pleurametastasen in dieses Stadium ist akzeptabel, da die Prognose bei diesen Patienten signifikant besser ist als bei jenen mit Fernmetastasen. Schließlich klassifiziert das TNM-System diese Ausdehnung in das Stadium IIIb und nicht in IV.

Das Stadium *„extensive disease"* ist damit dem Stadium IV des TNM-Systems gleichzusetzen. Da die Anzahl extrathorakaler Metastasen von großer prognostischer Bedeutung ist, wird von der IASLC eine Unterteilung von „extensive disease" in Patienten mit nur einer extrathorakalen Manifestation (A) und solche mit mehreren extrathorakalen Manifestationen (B) vorgeschlagen.

Es muss jedoch ergänzend hinzugefügt werden, dass im Falle einer geplanten chirurgischen Therapie des kleinzelligen Lungenkarzinoms in den Stadien I und II die Klassifikation „limited disease" nicht ausreicht. In dieser Situation wird unbedingt das TNM-System benötigt. Einige Experten fordern auch unabhängig von der später gewählten Therapie für das kleinzellige Lungenkarzinom grundsätzlich die Anwendung des TNM-Systems.

Tabelle 4.7. Paraneoplastische Syndrome beim Bronchialkarzinom

Neurologische Symptome	Lambert-Eaton-Syndrom Periphere Neuropathie Enzephalopathie Myelopathie Zerebelläre Degeneration Psychose Demenz
Kutane Syndrome	Dermatomyositis Acanthosis nigricans Pruritus Erythema multiforme Hyperpigmentation Urtikaria Sklerodermie
Hämatologische Syndrome	Thrombozytose Polyzythämie Hämolytische Anämie Aplastische Anämie Dysproteinämie Leukämoide Reaktion Eosinophilie Thrombozytopenische Purpura Hyperkoagulabilität
Muskuloskeletale Syndrome	Hypertrophe Osteoarthropathie Polymyositis Osteomalazie Myopathie
Endokrinologische Syndrome	Cushing-Syndrom Übermäßige Sekretion von antidiuretischem Hormon (SIADH) Hyperkalzämie Karzinoidsyndrom Hyperglykämie/ Hypoglykämie Gynäkomastie Galaktorrhö Überproduktion von Wachstumshormon Vermehrte Kalzitoninsekretion Vermehrung der TSH-Sekretion
Vaskuläre Syndrome	Thrombophlebitis Arterielle Thrombose Abakterielle thrombotische Endokarditis

4.3 Klinische Symptomatologie

Eine ausführliche Anamnese und eine vollständige körperliche Untersuchung stellen die Basis für die weitere Diagnostik bei Patienten mit einem Bronchialkarzinom dar. Dabei müssen auch alle anderen medizinischen Probleme, die Leistungsfähigkeit des Patienten und ein etwaiger Gewichtsverlust dokumentiert werden. Die beiden letzten Punkte haben eine große prognostische Bedeutung. Auch sollten mögliche Zweittumoren, insbesondere solche mit den gleichen Risikofaktoren, z.B. im oberen Respirationstrakt, ausgeschlossen werden.

Die Lokalisation und die Größe des Primärtumors und seine lokoregionäre Ausdehnung in die umgebenden Strukturen sowie die Fernmetastasierung bestimmen die klinische Symptomatik.

Reizhusten, Fieber, Nachtschweiß und Hämoptysen stellen die führenden Symptome des Bronchialkarzinoms dar. Sie sind jedoch nicht für diesen Tumor charakteristisch, sondern werden auch bei anderen Lungenerkrankungen beobachtet. Zusätzliche Hinweise auf einen Lungenkrebs können sich aus einem Gewichtsverlust, Leistungsknick, Thoraxschmerzen, Dyspnoe oder verschiedenen paraneoplastischen Symptomen ergeben (Tabelle 4.7). Letztere sind als hormonelle oder metabolische Fernwirkungen bösartiger Tumoren aufzufassen, die nicht durch direkte Tumorinvasion oder Fernmetastasierung zu erklären sind. Sie korrelieren in der Regel mit der Tumormasse und können der Tumordiagnostik um mehrere Monate vorangehen (Scagliotti 2001).

Es gibt keine ausgesprochenen Frühsymptome dieses Tumors. Deshalb wird die Diagnose in der Regel auch erst mit beträchtlicher Verzögerung gestellt. Früherkennungsprogramme enttäuschten bisher. Sie führten zwar bei einzelnen Patienten zu einer noch rechtzeitigen Tumordiagnose mit der Chance der definitiven Heilung, konnten jedoch das durchschnittliche Überleben aller untersuchten Populationen nicht beeinflussen.

Erste Hinweise auf die Ausdehnung des Primärtumors liefert die Anamnese. Reizhusten, Fieber und Hämoptoe weisen auf einen Befall des zentralen Bronchialsystems hin. Eine Dyspnoe kann Ausdruck eines lokal weit fortgeschrittenen Tumorwachstums mit Atelektase eines Lungenflügels (T3), Bifurkationssyndrom oder ausgedehntem Pleuraerguss (T4) sein. Eine kardiale Symptomatik mit Herzrhythmusstörungen und Herzinsuffizienz kann auf eine Infiltration des viszeralen Perikards (T4) hinweisen. Bei intrathorakalen Schmerzen muss immer an die Infiltration der Thoraxwand (T3) oder eines Wirbelkörpers (T4) gedacht werden. Eine Dysphagie kann durch eine Beteiligung des Ösophagus durch den Primärtumor (T4) oder eine ausgedehnte mediastinale Lymphknotenmetastasierung (N2 oder N3) verursacht sein.

4.4 Diagnostische Verfahren

Die Diagnostik und das Staging des Lungenkrebses erfordern häufig ein außerordentlich umfangreiches Untersuchungsprogramm, dessen Umfang jedoch an der Belastbarkeit des Patienten und den möglichen therapeutischen Optionen zu bemessen ist. Es sollte sich auf ein Minimum beschränken, wenn nur noch palliative, rein symptomatische Behandlungen möglich sind. Sehr weitgehend ist das Untersuchungsprogramm, wenn Patienten innerhalb klinischer Therapiestudien behandelt werden. Diese umfangreichen Untersuchungen dienen der prätherapeutischen Definition von prognostischen Subgruppen. Das diagnostische Vorgehen wird in den entsprechenden Studienprotokollen definiert und von Fall zu Fall mit den Patienten abgesprochen.

Als rational erscheint eine Unterteilung der diagnostischen Verfahren in eine standardisierte Basisdiagnostik und eine weiterführende Diagnostik. Hinzu kommen Untersuchungsmethoden zur Risikoabschätzung. Dies gilt ganz besonders vor einer geplanten Operation. Hierzu zählen:

- das Elektrokardiogramm,
- eine Routinelungenfunktionsuntersuchung inklusive Blutgasanalyse mit Belastung sowie eine einfache Spirometrie,
- eine Rechtsherzkatheteruntersuchung (Pulmonalisdruckmessung) bei pathologischen Funktionsmessdaten und
- eine Perfusionsszintigraphie.

Besonders bei älteren Personen sind diese genannten Untersuchungen wichtig für die Therapieentscheidung. Im Übrigen richtet sich die Auswahl der Untersuchungsverfahren eher nach dem geplanten therapeutischen Konzept als nach dem Alter der Patienten.

4.4.1 Thoraxübersichtsaufnahme

Konventionelle Übersichtsaufnahmen des Thorax in zwei Ebenen (posterior-anteriore und seitliche Aufnahme) in Hartstrahltechnik stellen die Grundlage der Diagnostik dar. Dabei können Lungenparenchym und Pleura gut beurteilt werden (Abb. 4.3).

Die Beurteilung der zentralen Luftwege ist als eingeschränkt, die der mediastinalen Lymphknotenstationen als grob orientierend (Sensitivität zur Detektion mediastinal vergrößerter Lymphknoten ca. 10%) anzusehen. Die seitliche Aufnahme erhöht die Sensitivität des Verfahrens, da manche Befunde nur hier nachgewiesen werden können. Zusätzlich dient sie der genauen Lokalisation, indem Tumoren in der Zusammenschau einem bestimmten Lungensegment oder zumindest -lappen zugeordnet werden können (Abb. 4.4 a, b). Auch für die Beurteilung pleuraler Auffälligkeiten ist die Seitenaufnahme sinnvoll. Eine Liegendaufnahme in a.-p.-Projektion ist zur Tumordiagnostik inadäquat, die Durchleuchtung zur Diagnostik intrapulmonaler Tumoren obsolet. Sie kann jedoch zur Beurteilung und Dokumentation der Zwerchfellbeweglichkeit eingesetzt werden und so Informationen über eine Infiltration der parietalen Pleura und der Thoraxwand liefern.

Thoraxübersichtsaufnahmen werden aus vielfältigen Indikationen angefertigt. Daher ist es nicht verwunderlich, dass mehr als 30% der Patienten, bei denen ein Bronchialkarzinom entdeckt wird, asymptomatisch sind. Naturgemäß schließt eine unauffällige Thoraxübersicht ein Bronchialkarzinom nicht aus, insbesondere bei zentralen oder in Projektion auf das Herz gelegenen oder sehr kleinen Befunden. Bei entsprechendem Verdacht sind weitere diagnostische Maßnahmen (Computertomographie, Bronchoskopie) indiziert.

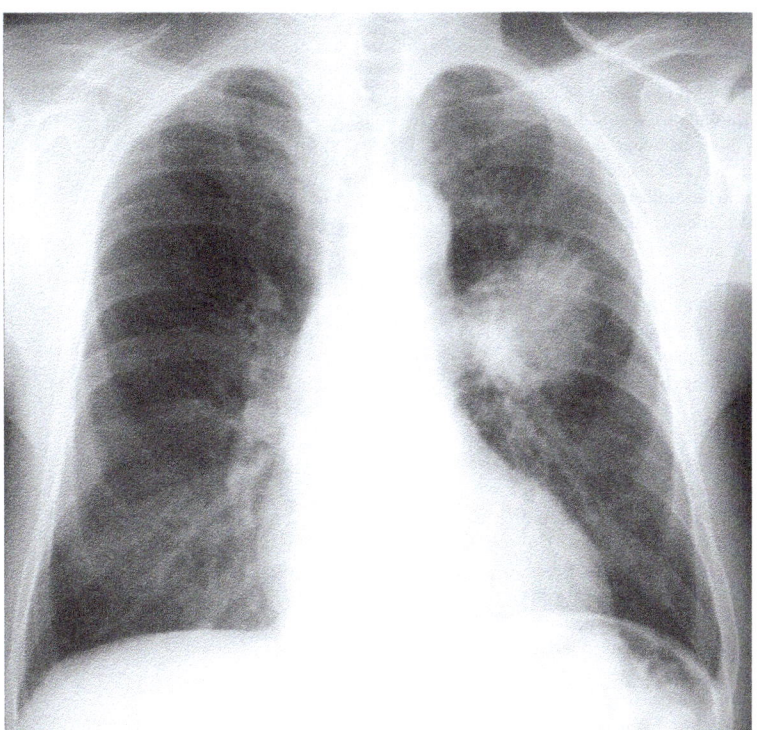

Abb. 4.3. In der p.-a.-Thoraxübersicht zeigt sich links hilär eine große singuläre Raumforderung

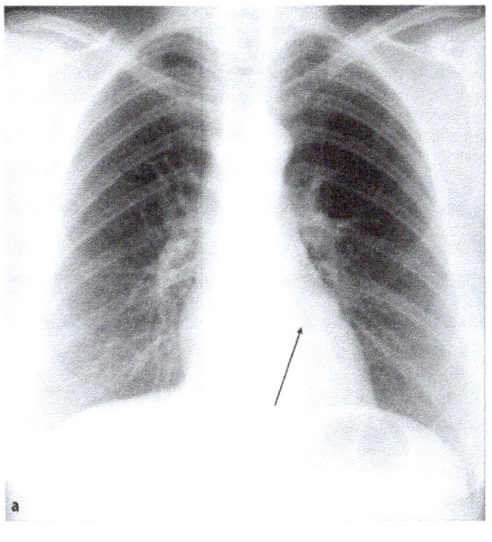

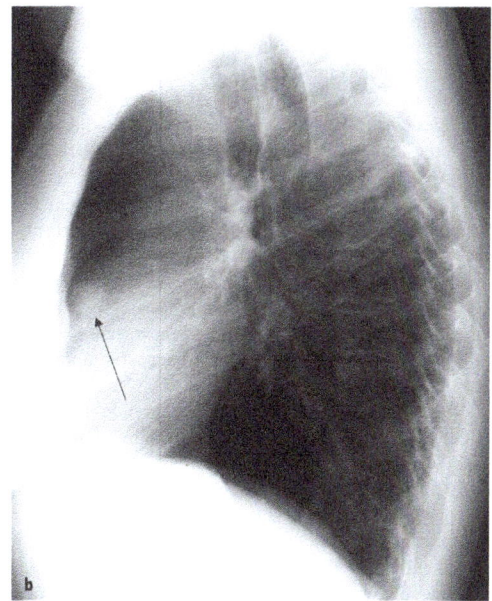

Abb. 4.4. a In der p.-a.-Thoraxübersicht zeigt sich eine Raumforderung in Projektion auf das Herz. Allein in einer Ebene ist keine segmentale Zuordnung möglich. **b** In der Seitaufnahme kann der solitäre Lungenrundherd eindeutig dem Segment 4 links zugeordnet werden. Die Größe beträgt ca. 2,5 cm

4.4.2 Computertomographie

Die Computertomographie (CT) spielt eine zentrale Rolle in der Diagnostik, Differenzialdiagnostik und im Staging des Bronchialkarzinoms. Sie überzeugt durch die überlagerungsfreie Darstellung in transversalen Schnittbildern sowie durch hohe räumliche Auflösung und Differenzierung von Dichteunterschieden (Fett, Verkalkungen; Abb. 4.5 a,b).

Die CT sollte als Basisinformation für eine bessere Planung und Indikationsstellung vor invasiven Maßnahmen (Bronchoskopie oder Mediastinoskopie) und grundsätzlich als Volumenaufnahme (dünnschichtiger Spiraldatensatz) durchgeführt werden.

Hiermit ist es möglich, die Lunge komplett in einem inspiratorischen Atemstillstand zu erfassen. Der Untersuchungsbereich sollte die Supraklavikulargruben und die Nebennieren einschließen. Ein standardisiertes Untersuchungsprotokoll ist in Tabelle 4.8 wiedergegeben. Eine rekonstruierte Schichtdicke von 4–6 mm ist für die Detailbeurteilung der Hilusstrukturen und der mediastinalen Lymphknotenstationen zu fordern. Eine überlappende Schichtrekonstruktion ist in der Regel nicht erforderlich, aber sinnvoll, wenn multiplanare Rekonstruktionen zur Beurteilung der zentralen Atemwege und Infiltration von Umgebungsstrukturen angefertigt werden sollen (Lee et al. 1997). Wenn keine Kontraindikationen vorliegen, sollte die Untersuchung grundsätzlich während intravenöser Bolusinjektion von Kontrastmittel ohne vorangehende Nativuntersuchung durchgeführt werden (Tabelle 4.8). Es empfiehlt sich eine kaudokraniale Scanrichtung, da zum einen das zu Beginn des Scans in hoher Konzentration in die obere Hohlvene einströmende Kontrastmittel bei Erreichen dieser Höhe teilweise ausgewaschen ist und Artefakte hierdurch geringer ausfallen und sich zum anderen Bewegungsartefakte am Ende des Scans in der Lungenspitze weniger störend auswirken als über der Basis. Mit dieser Untersuchungstechnik sind die klinischen Fragen zu Nachweis, Lokalisation, Charakterisierung und Stadium eines Tumors bestmöglich zu beantworten. Konventionelle Tomographien zur Tumordiagnostik und zum Staging sind obsolet.

Über die routinemäßig durchzuführende kontrastmittelverstärkte Volumen-CT der gesamten Lunge hinaus können weitere Aufnahmen sinnvoll sein. Die hochauflösende CT (High-Resolution-CT, HRCT) mit einer Schichtdicke von 1–2 mm und Bildrekonstruktion mit einem hochauflösenden Algorithmus erlaubt die Detailbeurteilung des Lungenparenchyms. Diagnostisch wichtige Lagebeziehungen von Rundherden zu den Strukturen des Sekundärlobulus und andere auffällige Veränderungen des Parenchyms können beurteilt werden. Bei Rekonstruktion mit einem „weicheren" Algo-

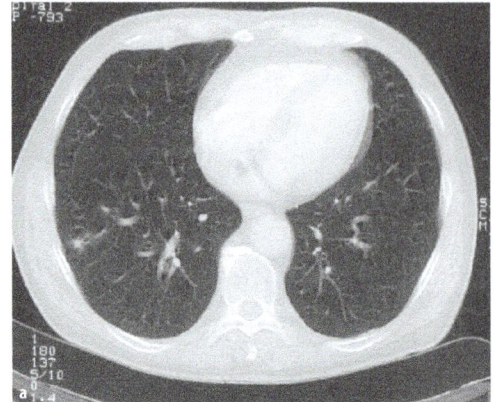
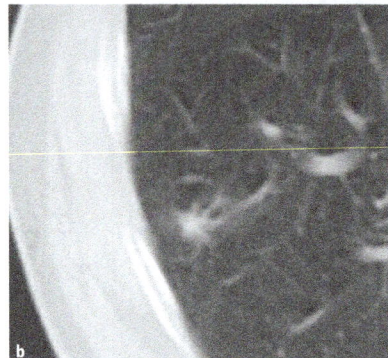

Abb. 4.5 a, b. Computertomographie. **a** Die CT stellt das Lungenparenchym überlagerungsfrei dar und ermöglicht aufgrund der hohen Ortsauflösung eine gute Beurteilbarkeit der Läsion. In diesem Beispiel ist ein Tumor < 3 cm gezeigt, der keinen Kontakt zur Pleura visceralis und keine Infiltration proximal eines Lappenbronchus besitzt. **b** In der Vergrößerung können sehr gut die spikulären Ausläufer als Zeichen der Malignität dargestellt werden

Tabelle 4.8. Standardprotokoll entsprechend den Empfehlungen der Arbeitsgruppe Thoraxdiagnostik in der Deutschen Röntgengesellschaft (DRG)

	Spirale (1- u. 2-Zeiler)	Spirale (≥4 Schichten)
Schichtdicke/ Kollimation	3–5	2–2,5
Pitch	≥1,5	≥1,5
Inkrement	3–5	1–3
Dokumentation	1+2	1+2
kV	120	120
mAs	80–150	80–120
CTDI [mGy]	13–25	7–15
Richtung	Kaudokranial	Kaudokranial
KM-Menge [ml]	60–80	60–80
Geschwindigkeit [ml/s]	2	2–4
Verzögerung	15–45 [a]	15–45 [a]

[a] Bolustrigger bevorzugt, Messregion Aorta oder linker Ventrikel.

rithmus sind auch in kleinen Rundherden aussagekräftige Dichtemessungen möglich.

Einige Autoren empfehlen dynamische CT-Aufnahmen des Tumors während intravenöser Kontrastmittelgabe zur Unterscheidung zwischen gutartigen und bösartigen Veränderungen (Swensen et al. 1995). In einem Kollektiv von 65 Patienten konnte gezeigt werden (Zhang u. Kono 1997), dass das maximale Signal nach Kontrastmittelapplikation in Tumoren (42 HE) signifikant höher war als in benignen Veränderungen (13 HE). In einer anderen Studie wurde nachgewiesen, dass die Perfusion von Tumoren von der Größe und der Lokalisation abhängig ist. Die Perfusionseigenschaften lassen jedoch keinen Rückschluss auf die Histologie des Tumors zu (Kiessling et al. 2004).

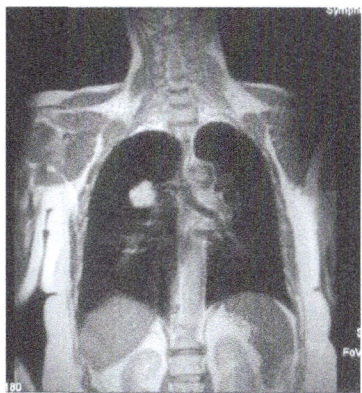

Abb. 4.6. Die Magnetresonanztomographie (MRT) bietet aufgrund der freien Schichtwahl die Möglichkeit, Raumforderungen sehr gut in ihrem anatomischen Zusammenhang abzubilden. Hier ist eine koronare Schichtführung in T1-Wichtung mit einem Tumor rechts hilär gezeigt

4.4.3 Magnetresonanztomographie

Die Magnetresonanztomographie (MRT) hat sich als aussagekräftiges radiologisches Verfahren zur Diagnostik des Bronchialkarzinoms etabliert (Abb. 4.6). Im Vergleich zur CT verfügt sie über einige systemimmanente Vorzüge: hohe und verschiedene Weichteilkontraste (T1- und T2-Gewichtung, Fettsättigung), direkte Schnittführung in allen Raumrichtungen, bessere Verträglichkeit und geringere Nephrotoxizität der intravasalen Kontrastmittels sowie fehlende Strahlenbelastung. Dem stehen insbesondere bei Untersuchungen der Lunge einige Nachteile gegenüber: schwierigere Untersuchungsbedingungen für schwerkranke Patienten – insbesondere bei Atemnot –, hohe Anfälligkeit für kardiale und respiratorische Bewegungsartefakte, geringe Spindichte und starke Suszeptibilitätsartefakte durch zahlreiche Luft-Gewebe-Grenzen im Lungenparenchym, geringe In-Schicht-Auflösung.

Durch die fortlaufende Verbesserung der MR-Gerätetechnik mit der Entwicklung leistungsfähiger Gradientensysteme und Weiterentwicklung der Pulssequenztechniken konnte die MRT gegenüber der CT in mancher Hinsicht aufholen. Hierzu zählt neben verbesserten Möglichkeiten der Atem- und EKG-Triggerung die Entwicklung schneller Pulssequenzen mit hoher räumlicher Auflösung für die Aufnahme in Atemstillstand. Durch den Einsatz sog. Single-Shot-Techniken, wie der Half-Fourier-Single-Shot-Turbospinecho- (HASTE-)Sequenz, kann aufgrund der exzellenten zeitlichen Auflösung von unter 1 s die Anfälligkeit für Atem- und Pulsationsartefakte weiter verringert werden. Zur Minimierung von Herz- und Pulsationsartefakten sollten hochaufgelöste Sequenzen zur Beurteilung des Mediastinums mit EKG-Triggerung erfolgen (Fink et al. 2004).

Die T1-gewichteten Aufnahmen dienen der anatomischen Zuordnung, T2-gewichtete Aufnahmen der Differenzialdiagnostik von pathologischen Veränderungen.

Durch die hohen Weichteilkontraste haben die T2-gewichteten Aufnahmen auch Vorteile hinsichtlich der Abgrenzung zwischen Tumorinfiltration und noch nicht betroffenem Gewebe (Both et al. 2005).

Die koronare Schnittführung hat den Vorzug, mit wenigen Schichten und somit kürzester Untersuchungszeit einen kompletten Überblick über die Lunge zu gestatten. Zusätzlich sind so hiläre Raumforderungen, insbesondere im Hinblick auf Beteiligung der Atemwege, der mediastinalen Weichteilstrukturen und Lymphknoten sowie der Gefäße, die durch die flussbedingte Signalauslöschung einen hohen Kontrast bieten, am besten zu erfassen. Die koronare oder anguliert koronare Schnittführung ist auch für die Erkennbarkeit einer Tumorinfiltration in den Spinalkanal, in den zervikothorakalen Übergang, den Plexus brachialis (Pancoast-Tumoren) und in die Thoraxwand vorteilhaft. In Verbindung mit den hohen Weichteilkontrasten erlaubt die MRT eine gute Beurteilbarkeit bei Infiltrationen in parietale und neurovaskuläre Strukturen. Bei Infiltration der mediastinalen Pleura ist der kräftige Kontrast zum mediastinalen Fettgewebe von großer Bedeutung. Vergleiche mit einer CT sind bei transversaler Schnittführung naturgemäß einfacher.

Nach Nativaufnahmen sollen grundsätzlich auch Aufnahmen nach intravenöser Kontrastmittelgabe (Gd-DTPA) angeschlossen werden.

Sie dienen einerseits einer besseren Abgrenzung von Tumoren als auch der Beurteilung einer (mediastinalen/zentralen) Gefäßinfiltration. Andererseits weisen Tumoren einen großen Extrazellularraum und eine erhöhte Gefäß-

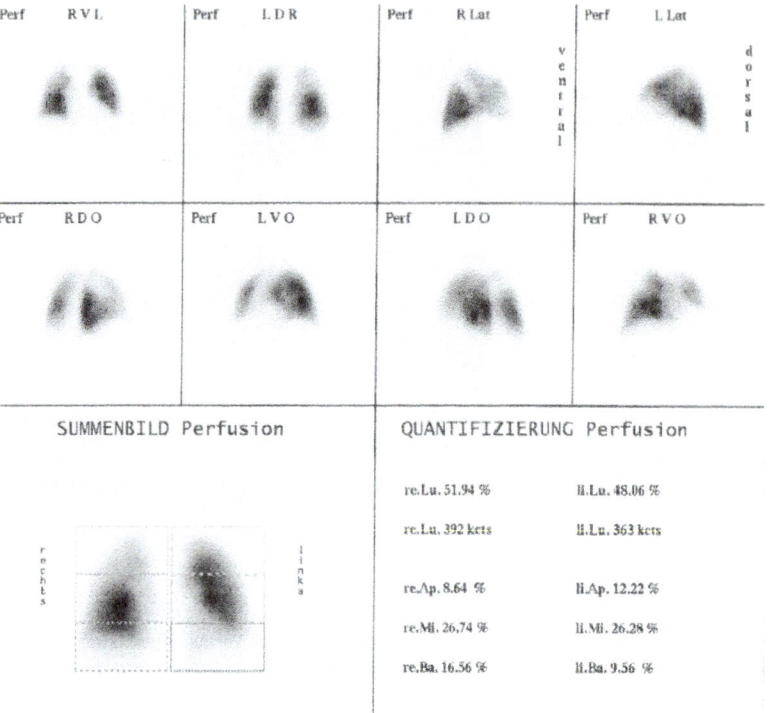

Perf   R V L   Perf   L D R   Perf   R Lat   Perf   L Lat

Perf   R D O   Perf   L V O   Perf   L D O   Perf   R V O

SUMMENBILD Perfusion   QUANTIFIZIERUNG Perfusion

re.Lu. 51.94 %   li.Lu. 48.06 %

re.Lu. 392 kcts   li.Lu. 363 kcts

re.Ap. 8.64 %   li.Ap. 12.22 %

re.Mi. 26.74 %   li.Mi. 26.28 %

re.Ba. 16.56 %   li.Ba. 9.56 %

Abb. 4.7. Perfusionsszintigaphie: es findet sich ein Perfusionsdefekt rechts apikal als Folge eines Oberlappentumors rechts. Das Summenbild ist auch geeignet, die Perfusion mit einer groben räumlichen Zuordnung zu quantifizieren

permeabilität auf, sodass das Kontrastmittel in Tumoren stärker aufgenommen wird als in gesundem Gewebe.

Anhand des unterschiedlichen Ausmaßes der Dynamik des Kontrastmittelenhancements in der T1-gewichteten MRT ist immer eine Differenzierung postobstruktiver Lungenveränderungen gegenüber Lungentumoren möglich. Tumoren zeigen dabei in der Regel ein geringeres und späteres Enhancement als die poststenotische Atelektase oder z.B. nekrotisches Gewebe (Kono et al. 1993).

Neben der morphologischen Visualisierung und Charakterisierung von Lungentumoren bietet die MRT verschiedene Techniken zur funktionellen Beurteilung der Lunge.

Hierzu zählen zeitlich und räumlich aufgelöste dynamische MR-Messungen der Bewegung von Lunge, Brustwand und Zwerchfell während des Atemzyklus (Gierada et al. 1995), z.B. mithilfe schneller Gradientenechosequenzen wie FLASH oder TrueFisp. Erste Studien zum Einsatz der Methode zur Beurteilung einer Brustwandinfiltration anhand der Atemverschieblichkeit von Tumoren gegenüber der Brustwand zeigen viel versprechende Ergebnisse (Shiotani et al. 2000; Sakai et al. 1997).

4.4.4 Szintigraphie

Für die Szintigraphie der Lunge werden radioaktive Isotope entweder intravenös (Tc-99m-markierte Mikrosphären zur Perfusionsdarstellung) oder inhalativ (Tc-99m-markierte Aerosolpartikel zur Inhalationsszintigraphie) appliziert. Die Anfertigung der Aufnahmen in sechs Projektionen erfolgt standardmäßig mit einer Gamma-Kamera (Abb. 4.7). Schnittbilder in SPECT-Technik verbessern die räumliche Auflösung und Zuordnung.

Durch die sequenzielle Durchführung beider Verfahren kann eine kombinierte Beurteilung der Ventilation und Perfusion der Lunge erreicht werden.

Tumoren führen häufig zu einer umschriebenen Minderung von Perfusion und Ventilation. Der szintigraphische Nachweis eines Bronchialkarzinoms wird beim Vorliegen einer zentralen Beteiligung leicht erfolgen, da die regionale Lungenperfusionseinschränkung einen größeren Umfang als der Tumor selbst hat. Eine solche Perfusionsstörung kann auch Folge metastatisch befallener Lymphknoten oder einer Invasion des Mediastinums mit Kompression der Pulmonalarterien sein. Gelegentlich handelt es sich um das Einwachsen der Tumoren in die pulmonalen Gefäße.

Ventilationsausfälle lassen erkennen, ob der Tumor im Hauptbronchus, Hauptlappen oder im Segmentbronchus gelegen ist. Ausfälle der Ventilation sind i. Allg. weniger ausgeprägt als die der Perfusion. Dies beruht auf dem häufigen extrabronchialen Wachstum, der kollateralen Ventilation und auf einer erst spät einsetzenden Kompression des durch Knorpelspangen geschützten Bronchialbaumes durch Lymphknotenmetastasen. Bei chronischer Bronchitis und Lungenemphysem – hieran leiden die meisten Patienten mit Bronchialkarzinom – bestehen von vornherein umschriebene Perfusions- und Ventilationsausfälle, welche die Beurteilung deutlich erschweren. Eine Divergenz zwischen dem Befund der Thoraxübersichtsaufnahme und dem Ergebnis der Lungenperfusionsszintigraphie liefert einen guten Hinweis auf ein Bronchialkarzinom. Auch ein umschriebener segmentaler oder lobärer Perfusionsausfall ohne regionale Ventilationsminderung bei fehlender Klinik einer akuten Lungenembolie sollte an ein Bronchialkarzinom denken lassen.

Grundsätzlich gilt, dass die szintigraphischen Verfahren zwar sehr sensitiv, aber nur wenig spezifisch sind.

Da die Analyse von Perfusion und Ventilation wenig geeignet ist, Bronchialkarzinome frühzeitig zu diagnostizieren, wurden markierte tumoraffine Substanzen zur direkten Tumorszintigraphie entwickelt. Gallium-67-Citrat (^{67}Ga), ein an Serumprotein gebundenes Zyklotronprodukt mit einer Halbwertszeit von 78 h, wird in malignen Tumoren akkumuliert. Entsprechend wurde dieses Nuklid insbesondere in Nordamerika wiederholt für den Nachweis des Bronchialkarzinoms empfohlen. Die Nachweisrate wird mit 84–96% angegeben (Gupta et al. 1992, 1996). DeLand et al. (1974) berichteten, dass 84% von 406 untersuchten Tumoren mit Galliumcitrat dargestellt wurden. Gleichzeitig betrug die Nachweisrate bei Tumoren unter 2 cm weniger als 60%. Patterson et al. (1975) fassten 12 Publikationen mit 276 Untersuchungen zusammen und kamen auf eine Nachweisrate von 90%. Für Tumoren unter 2 cm Durchmesser und solche mit mediastinaler Lokalisation liegen die Nachweisraten mit einer Sensitivität von 25% jedoch wesentlich zu niedrig (McKenna et al. 1985a). Aufgrund dieser unbefriedigenden Ergebnisse hat sich die Tumorszintigraphie mit ^{67}Ga nicht durchsetzen können und ist als obsolet anzusehen.

Anhand einer präoperativ durchgeführten Lungenperfusionsszintigraphie kann der Anteil der geplanten Parenchymreduktion in Prozent der Gesamtperfusion ermittelt werden. Somit lässt sich der post operationem zu erwartende Verlust der Vitalkapazität und der FEV$_1$-Wert berechnen.

Durch diese Abschätzung des zu erwartenden Funktionsverlusts wird, was die maximale Ausdehnung der Parenchymreduktion betrifft, ein wesentlicher Beitrag zur Operationsplanung geleistet (Mende et al. 1990).

4.4.5 Positronenemissionstomographie

Die Positronenemissionstomographie (PET) ist eine stoffwechselsensitive Untersuchung mit 2-[F-18]-Fluor-2-deoxy-D-Glukose (FDG). Einzelheiten zu diesem Verfahren werden im Abschn. 3.8.5, S. 59 dieses Bandes erläutert. Obwohl auch bei akuten oder chronischen Entzündungen die FDG-Aufnahme gesteigert ist, erlaubt die Quantifizierung häufig eine Differenzierung, da malignes Gewebe im Vergleich zu normalem Gewebe eine weit größere Stoffwechselsteigerung aufweist (Dillemans et al. 1994; Steinert et al. 1997; Patz u. Goodman 1994). Die PET kann daher zur Detektion von Rundherden eingesetzt werden (Patz et al. 1993; Abb. 4.8a–c). Die Auflösungsschwelle der PET liegt zwischen 1 und 1,2 cm (Pieterman et al. 2000; Strauss u. Conti 1991).

Im T-Staging des Bronchialkarzinoms spielt die FDG-PET nur eine begrenzte Rolle, da die anatomische Zuordnung von Anreicherungen im Vergleich zur CT und MRT ungenau ist.

Die FDG-PET kann bei der Beurteilung der lokalen Tumorinfiltration keinen richtungsweisenden Beitrag liefern (Silvestri et al. 2003). Auch beim N-Staging ist die genaue anatomische Zuordnung von Mehranreicherungen in der FDG-PET, insbesondere wenn es um die Differenzierung zwischen hilären und mediastinalen Lymphknoten geht, möglicherweise problematisch. Allerdings ist die Sensitivität der PET (85–91%) die der CT (58–75%) überlegen (Pieterman et al. 2000; Marom et al. 1999; Dwamena et al. 1999). Ein Vergleich der anatomischen Zuordnung mit einer CT oder MRT ist notwendig, wobei die Zuordnung bisher durch einen visuellen Abgleich der jeweiligen Untersuchungen erfolgt. Die Genauigkeit wird durch eine computergestützte Bildfusion als separate Nachverarbeitung weiter erhöht (Alyafei et al. 1999).

Die neueste Generation von Geräten sind sog. Hybridscanner, welche aus einem Positronenemissions- und einem Computertomographen bestehen. Aufgrund der seriellen Bildgebung, bei welcher der Patient nicht umgelagert werden muss, entfällt die aufwendige Bildfusion, da dies die Software automatisch und schnell übernimmt. Die diagnostische Wertigkeit – verglichen mit den bisher verwendeten Kombinationsuntersuchungen – wird in Deutschland derzeit an mehreren Zentren prospektiv geprüft.

Bei der Beurteilung eines metastatischen Befalls von normal großen Lymphknoten oder der Differenzierung von entzündlich oder neoplastisch vergrößerten mediastinalen Lymphknoten ist die FDG-PET jedoch sehr hilfreich (s. Abschn. 4.5.2). Außerdem bietet sie sich als Ganzkörperuntersuchung zur Beurteilung der Fernmetastasen (M-Staging) des Bronchialkarzinoms an (s. Abschn. 4.5.3). Der Tracer FDG wird allerdings auch von

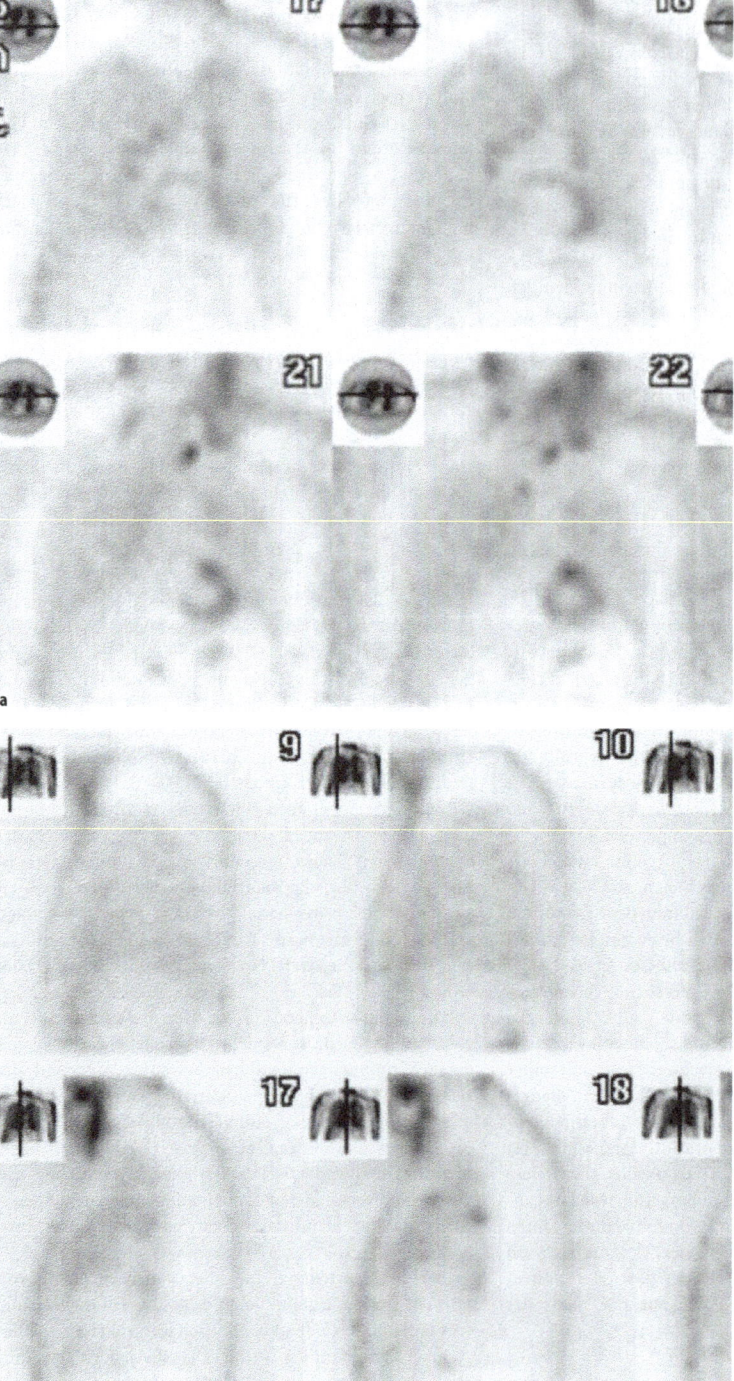

Abb. 4.8 a–c. Die Positronen-emissionstomographie (PET) ist eine multiplanare Technik, die koronare (a), sagittale (b) und transversale (c) Orientie-rungen erlaubt. Dadurch ist eine anatomische Zuordnung möglich, allerdings ist die räumliche Auflösung einge-schränkt. Bei diesem Patien-ten befindet sich die Läsion links mediastinal auf Höhe des Aortenbogen

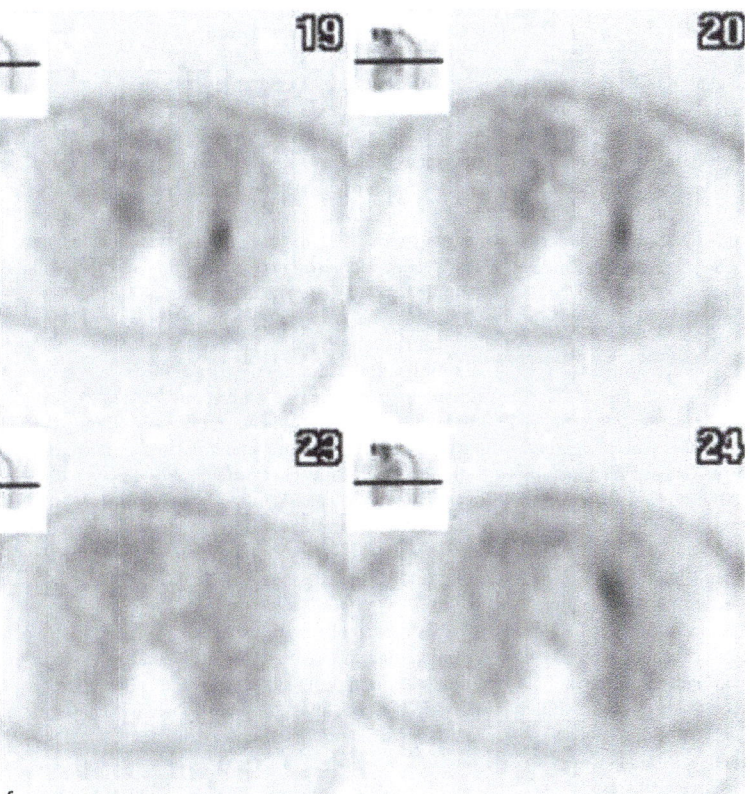

Abb. 4.8 c

einer Vielzahl nichtmaligner Prozesse aufgenommen, sodass dieser nur eine begrenzte Spezifität besitzt.

Neue Tracer, wie z. B. spezielle Moleküle, die an Aminosäurentransportmoleküle binden ([^{18}F]-Fluoroethyl-L-Tyrosine, FET), haben ein großes Potenzial, die Spezifität deutlich zu erhöhen (Silvestri et al. 2003). In einer ersten Studie wurde auch gezeigt, dass Tracer, die an den Somatostatinrezeptor binden, sehr gut zwischen Tumor und Nichttumor differenzieren können (Wester et al. 2003).

4.4.6 Sonographie

Da an der Grenze zwischen Weichteilen und Luft eine Totalreflexion auftritt, ist Ultraschall nicht für die Untersuchung von ventiliertem Lungengewebe geeignet, sehr wohl aber zur Beurteilung von Thoraxwand und Pleura.

Die dynamische Untersuchung während kontinuierlicher Atmung erlaubt, die Infiltrationen der parietalen Pleura und der Thoraxwand durch ein Bronchialkarzinom mit dem Nachweis einer echoarmen Raumforderung und des fehlenden Gleitens der Pleurablätter zu diagnostizieren (McLoud u. Flower 1991). Darüber hinaus wird die Sonographie auch zur Diagnostik und Volumetrie eines Pleuraergusses sowie zur gesteuerten Ergusspunktion eingesetzt.

Neben der konventionellen transthorakalen Untersuchungstechnik gibt es zahlreiche invasive Anwendungsmöglichkeiten der Sonographie. Die Ultraschalltransducer können dabei für eine transösophageale oder transbronchiale Untersuchung endoskopisch und für eine intravaskuläre Untersuchung angiographisch-interventionell eingebracht werden.

Die endoskopischen Techniken werden insbesondere zur Untersuchung der mediastinalen Lymphknoten – mit der Möglichkeit einer gezielten Punktion – eingesetzt. Der transösophageale Zugang bietet sich wie bei der Echokardiographie zur Beurteilung einer Infiltration der zentralen Pulmonalarterien und des Perikards an. Deutliche Limitationen dieser Techniken liegen in der Invasivität, der geringen Reichweite, einer eingeschränkten Beweglichkeit der Schallsonden und im begrenzten Schallfenster.

4.4.7 Bronchoskopie

Die Bronchoskopie nimmt eine zentrale Stellung ein: In weit über 90% der Fälle können selbst kleine Tumoren in den zentralen Atemwegen auf diese Weise entdeckt werden, wohingegen lediglich 70% der so erkannten Karzinome sich auch im Röntgenbild nachweisen lassen.

Mit keiner anderen Methode kann auf ähnlich schonende Weise Gewebe für die histologische Diagnostik gewonnen werden, die nach wie vor die wesentliche Grundlage für die Entscheidung zur Behandlung darstellt.

Über die Bronchoskopie sind – unter Umständen in Kombination mit der Radiologie – auch alle Bereiche des Lungengewebes zugänglich. Als Vorbereitung für eine Operation ist die Bronchoskopie von Bedeutung, denn sie gibt dem Operateur Hinweise auf die Operabilität des Tumors und seine T-Kategorie (Abstand zur Carina bzw. Befall der Carina). Durch die Fluoreszenztechnik werfen mikroskopisch kleine Herde, die dem bloßen Auge entgehen, einen deutlich sichtbaren Schatten in der grünlich leuchtenden normalen Schleimhaut und lassen sich so zur Gewebeentnahme lokalisieren. Mit hochfrequentem endobronchialem Ultraschall (EBUS) wird die Wand abgetastet, um die Eindringtiefe des Tumors millimetergenau zu erfassen. Außerhalb der Wand können Lymphknoten, Blutgefäße und andere Organe in der Nachbarschaft von den Bronchien her untersucht und unter Leitung des Ultraschalls ggf. Proben entnommen werden.

Diese Techniken werden zukünftig in Zusammenhang mit neuen Entwicklungen der Molekularbiologie zur besseren Erkennung krankhafter Zellen im Auswurf bei Risikopersonen eine erhebliche Bedeutung erlangen.

Derzeit sind sie die einzige Möglichkeit, das Bronchialkarzinom der zentralen Atemwege so frühzeitig zu erkennen, dass mit einem relativ kleinen Eingriff große Heilungsaussichten zu erreichen sind.

4.4.8 Pleurapunktion

Wenn sich klinische oder radiologische Hinweise auf einen Pleuraerguss ergeben, wird man mithilfe der Pleurapunktion – bei weiter unklarem Befund zusätzlich durch videoassistierte Thorakoskopie – die Genese dieses Ergusses abklären. Ein Pleuraerguss kann auch bei Befall zentraler hilärer Strukturen als Folge des daraus resultierenden Lymphstatus oder bei pneumonischer Infiltration und Atelektasen entstehen. In diesen Fällen ist die Ergussflüssigkeit immer tumorzellfrei.

4.4.9 Mediastinale Exploration

Eine mediastinale Exploration zur Bestimmung des Lymphknotenstatus ist durch transcarinale Aspiration und zervikale Mediastinoskopie, in besonderen Fällen auch durch links anteriore Mediastinotomie möglich. Die Mediastinoskopie kann für die prognostische Beurteilung eines Lungenkarzinoms von entscheidender Bedeutung sein. Sie hat die höchste Sensitivität bezüglich des Befalls mediastinaler Lymphknoten. Ihre Stellung als präoperative Untersuchungsmethode wurde von verschiedenen Thoraxchirurgen in der Vergangenheit ausführlich diskutiert. Schließlich setzte sich eine individuelle Indikationsstellung weitgehend durch. Wir sehen in einem nicht sehr ausgedehnten mediastinalen Lymphknotenbefall eines Bronchialkarzinoms (minimal N2) nicht unbedingt eine Inoperabilität und empfehlen deshalb außerhalb klinischer Studien, bei jüngeren Patienten in gutem Allgemeinzustand, nicht aber bei älteren Patienten, auf eine Mediastinoskopie zu verzichten. Unverzichtbar ist diese, wenn eine präoperative Chemotherapie vorgesehen ist.

Die beste Methode zur Beurteilung der mediastinalen Lymphknotenstationen ist die intraoperative Lymphknotendissektion und die systematische postoperative histologische Untersuchung. Deshalb ist sie bei Operationen von Bronchialkarzinomen unverzichtbar.

4.5 Staging

Verschiedene Verfahren, die im Staging eingesetzt werden, sind primär erforderlich, um überhaupt die Tumordiagnose zu stellen, wie die Thoraxröntgenaufnahme, die Bronchoskopie oder die Pleurapunktion. Insofern sind Diagnostik und Staging nicht voneinander zu trennen. Zusätzlich liefern diagnostische Verfahren zur Evaluation der funktionellen Leistungsreserven des Patienten Ergebnisse, die für die Stadieneinteilung von Bedeutung sind. Auch therapeutische Prozeduren wie die Operation liefern wichtige Hinweise für die Stadieneinteilung. Zur Entscheidung für die bestmögliche Therapie und zur Abschätzung der Prognose des Bronchialkarzinoms ist die exakte Erfassung der Tumorausdehnung erforderlich. Das Staging des Bronchialkarzinoms umfasst dabei zwei Stufen:

1. die Bestimmung der lokalen Tumorausdehnung (anatomisches Staging) und
2. die Beurteilung, ob der Patient therapeutische Maßnahmen tolerieren kann (physiologisches Staging).

Zum physiologischen Staging gehören pneumologische Untersuchungen (Bronchoskopie, Lungenfunktionsdiagnostik) und eine kardiale Abklärung im Hinblick auf

Herzinsuffizienz, Myokardinfarkt oder eine pulmonale Hypertonie.

Von der Deutschen Gesellschaft für Pneumologie existieren Beurteilungsrichtlinien und Kriterien, die es erlauben, die funktionellen Folgen einer Resektionsbehandlung recht zuverlässig vorherzusagen (Liebig et al. 1988).

Für die Resektabilität bestehen zwei kritische Grenzen: Die erste Grenze liegt zwischen Stadium II und IIIA, wobei im Stadium II meistens eine konventionelle Lobektomie oder Pneumonektomie ausreicht, während bei einem Stadium IIIA eine erweiterte Resektion erforderlich ist. Stadium IIIB gilt im Allgemeinen als nicht resektabel.

Aufgrund dieser Grenzen für die Resektabilität, der Entscheidung über weitere therapeutische Maßnahmen und der erheblichen prognostischen Bedeutung der Tumorausdehnung ist eine möglichst exakte Stadieneinteilung von großer Bedeutung.

4.5.1 T-Staging

Die frühzeitige Erkennung eines Bronchialkarzinom, möglichst schon im Stadium T1, ist im Hinblick auf eine gute Prognose wichtig. Die Prognose eines bereits symptomatischen Tumors ist meist schlecht. Günstiger ist die Situation gelegentlich bei Tumoren, die bei Untersuchungen wegen einer anderen Indikation zufällig bemerkt werden – insbesondere wenn es sich um ein für kleine Läsionen sensitives Verfahren handelt (z. B. CT). Für das T-Staging sind Tumorgröße und lokale Tumorinfiltration entscheidende Kriterien.

Stadium T1

Die meisten suspekten Befunde fallen in der Thoraxübersichtsaufnahme auf. Raumforderungen lassen sich ab einer Größe von ca. 5–6 mm, also bereits im Stadium T1, nachweisen.

Eine korrekte anatomische Zuordnung ist allerdings schwierig (Senac et al. 1991). Von großer Bedeutung sind Vergleiche mit alten Thoraxaufnahmen. Dabei können Rundherde und auch Verbreiterungen des Mediastinums wesentlich besser beurteilt werden.

Der Stellenwert der CT beim Staging von Tumoren, die nach Klinik und Übersichtsaufnahme als T1N0M0 klassifiziert werden, ist umstritten. Bei kleinen peripheren Raumforderungen im T1-Stadium ist das Auffinden der Läsionen in der CT aufgrund ihrer hohen Dichteauflösung unproblematisch (Abb. 4.9). Rundherde ab einer Größe von ca. 1 mm können erkannt werden. Die artdiagnostische Zuordnung ist jedoch nur schwer möglich (s. Abschn. 4.13.1). In der Beurteilung einer

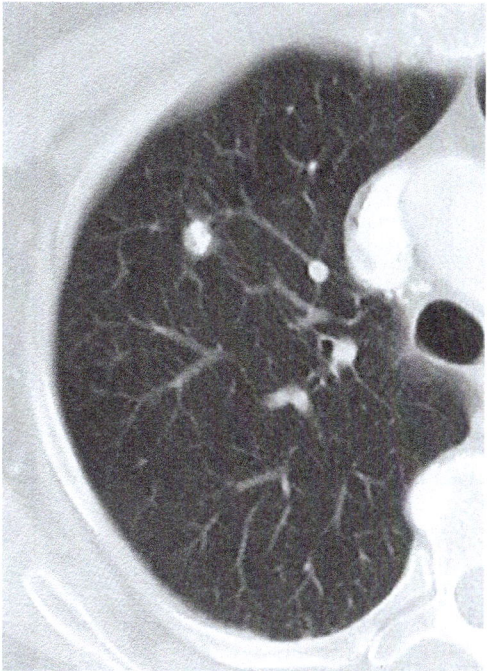

Abb. 4.9. Da Tumoren meistens gut durchblutet sind, kann die CT mit Kontrastmittel eine schnelle Kontrastmittelaufnahme in malignen Läsionen nachweisen. Hier ist ein T1-Tumor gezeigt

mediastinalen Beteiligung nimmt die CT die Schlüsselrolle ein. Kontrastmittelverstärkte Aufnahmen ermöglichen eine gute Unterscheidung zwischen Gefäßen und anderen Strukturen, was vor allem bei der Darstellung, anatomischen Zuordnung und Größenbestimmung von Lymphknoten wichtig ist. Eine unerwartete mediastinale Lymphknotenmetastasierung liegt in bis zu 21% dieser Patienten vor (Conces et al. 1989; Duncan et al. 1993; Funatsu et al. 1994; Heavey et al. 1986; Seely et al. 1993). Bei dieser geringen Prävalenz von Lymphknotenmetastasen ist die Gefahr von falschpositiven CT-Befunden erhöht. Obwohl die CT in einigen Studien keinen zusätzlichen Beitrag leisten konnte bzw. nicht zu einer Änderung des Stagings führte (Daly et al. 1987; Becker et al. 1990), beschreiben andere Autoren eine intraoperativ bzw. durch präoperative CT nachgewiesene nichtresektable Tumorausdehnung bei bis zu einem Drittel der Patienten, welche vorher als T1N0M0 klassifiziert wurden, und fordern die routinemäßige Durchführung einer CT (Funatsu et al. 1994; Parker et al. 1991). Bei Patienten mit Primärtumoren im Stadium T1 und T2 wurde in 26% der Fälle intraoperativ unerwartet eine N2-Situation vorgefunden (Goldstraw et al. 1994). Diese Zahlen unterstreichen die Notwendigkeit, eine CT evtl. ergänzt durch eine PET oder Mediastinoskopie zum Staging durchzuführen. Die mediastinale Lymphknotendissekti-

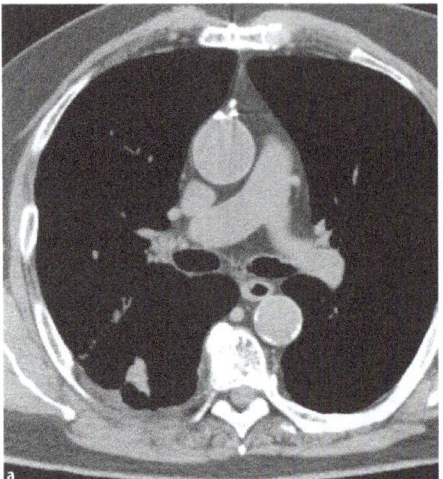
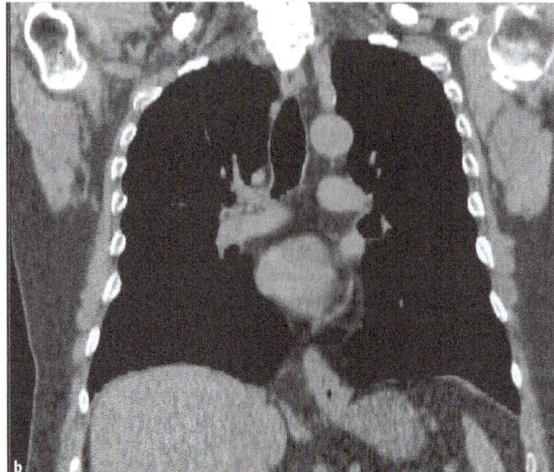
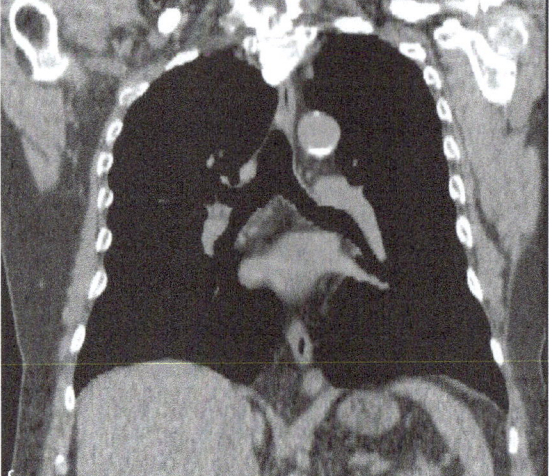

Abb. 4.10 a–c. Bei zentralen Raumforderungen kommt es häufig zu distalen Atelektasen, was eine genaue Stadieneinteilung erschwert. Aufgrund der verbesserten Gerätetechnik erlaubt die CT neben transversalen (**a**) Aufnahmen auch koronare (**b**) oder schräg koronare (**c**) Reformatierungen mit nur wenigen Stufenartefakten. Dadurch kann die anatomische Lagebeziehung herausgearbeitet werden, und es ist erkennbar, dass es sich hierbei um einen Tumor im Stadium T2 handelt, der weiter als 2 cm von der Carina entfernt ist. Aufgrund des eingeschränkten Weichteilkontrasts kann eine Bronchusinfiltration nicht direkt dargestellt werden

on – die Operabilität des Patienten vorausgesetzt – erfolgt unabhängig vom präoperativen Lymphknotenstaging, solange nicht große Lymphknoten (N3) vorliegen.

Stadium T2

Im T2-Stadium kann der Tumor, solange er peripher im Lungengewebe gelegen ist, sowohl auf der Thoraxübersichtsaufnahme als auch mit der CT oder MRT gut abgegrenzt werden.

Multiplanare Rekonstruktionen auf der Basis von Volumen-CT-Datensätzen sollten eingesetzt werden, um die Tumorausdehnung entlang der Bronchien genau einschätzen zu können. Unterscheidungen zwischen endobronchialem, submukösem oder peribronchialem

Wachstum sind schwer bis nicht möglich. Gleichzeitig kann der evtl. therapieentscheidende Abstand zur Carina wesentlich einfacher als auf transversalen Schnittbildern vermessen werden (Abb. 4.10 a–c). Ein Computertomogramm einschließlich multiplanaren oder dreidimensionalen Rekonstruktionen sollte bereits zur Steuerung der Bronchoskopie vorliegen (Lee et al. 1997; Kauczor et al. 1996). Volumendaten können auch zur Simulation eines „Fluges" durch den Tracheobronchialbaum (virtuelle Bronchoskopie) genutzt werden (Finkelstein et al. 2003; Mayer et al. 2004). Diese Technik ermöglicht vorab eine Planung der Bronchoskopie, wobei auch die am besten für eine transbronchiale Biopsie geeignete Stelle vorher festgelegt wird (Naidich u. Harkin 1995). Darüber hinaus kann sie zu Schulungszwecken eingesetzt werden.

Bronchioloalveoläres Karzinom

Das bronchioloalveoläre Karzinom als ein Subtyp des Adenokarzinoms kann in drei verschiedenen radiologischen Mustern auftreten, am häufigsten als solitärer, unscharf begrenzter Rundherd. Dabei wächst es entlang der Wände der Alveolen. Dieses Wachstum ist für die flaue Abgrenzung des Rundherdes auf Thoraxübersichtsaufnahmen und die umgebende milchglasartige Dichteanhebung in der CT verantwortlich. Es kann sich auch nur als diffuse milchglasartige Dichteanhebung zeigen (Kobayashi et al. 1997). Begleitend ist bisweilen ein positives Bronchogramm festzustellen.

Die zweite Erscheinungsform ist eine diffuse pneumonieähnliche Konsolidierung, die in ca. 20% der Fälle beobachtet wird. Dabei werden häufig ganze Lungenlappen mit einem schleimig-glasigen Infiltrat ausgefüllt. Diese Konsolidierung kann mit multiplen Rundherden vergesellschaftet sein. Dies spiegelt den angenommenen Verbreitungsweg über die Atemwege wieder.

Bei der dritten Erscheinungsform zeigen sich multiple Rundherde in beiden Lungen mit einer Größe unter 1 cm und sehr regelmäßiger Begrenzung aufgrund seines häufig nur gering gesteigerten Stoffwechsels.

Das bronchioloalveoläre Karzinom kann dem Nachweis durch die FDG-PET entgehen (Weber et al. 1996).

Abgrenzung zwischen Primärtumor und poststenotischen Veränderungen

Diagnose und Staging werden jedoch dann erschwert, wenn atelektatische Veränderungen durch einen Verschluss der Bronchien auftreten (Layer u. van Kaick 1990).

Dies führt meistens zu einer Überschätzung der Tumorgröße und des Ausmaßes einer Infiltration von Mediastinum oder Thoraxwand. In der kontrastmittelverstärkten CT kommt der Primärtumor meist hypodens und inhomogen zur Darstellung. Die Atelektase hingegen zeigt ein kräftiges Enhancement mit regelrecht angeordneten, kontrastmittelgefüllten Gefäßen und schleimgefüllten Bronchien (Onitsuka et al. 1991). Die gleichen Kriterien können in der MRT angewendet werden. Hier sind T2-gewichtete Aufnahmen sinnvoll, welche poststenotische Veränderungen signalintensiv zeigen (Shioya et al.; Tobler et al. 1987). Auch eine Kontrastverstärkung kann den zentralen Tumor und die poststenotische Veränderung differenzieren helfen. In zwei Dritteln der Fälle wies der Tumor eine geringe Signalintensität nach Kontrastmittelgabe auf, während er in einem Sechstel der Fälle signalintensiver zur Darstellung kam. In den restlichen Fällen war eine Unterscheidung nicht möglich (Kono et al. 1993). Gleichzeitig fiel eine unterschiedliche Dynamik des Enhancements auf. Während poststenotische Veränderungen sehr schnell eine maximale Kontrastmittelanreicherung zeigen, die

dann langsam abfällt, zieht sich die Anreicherung im Tumor über eine längere Zeit hin und erreicht erst nach ca. 15 min ihr Maximum (Schaefer et al. 2004).

Infiltration von Nachbarstrukturen (T3 und T4)

Infiltration der Pleura

Der Unterschied zwischen den Stadien T2 und T3 liegt zum einen in der parietopleuralen Ausdehnung des Tumors. Eine Beteiligung der viszeralen Pleura kann in der CT einfach beurteilt werden. Schwierigkeiten in der klaren Differenzierung können bei peripher gelegenen Herden auftreten, die eine distale Dystelektase verursachen. Die Anfertigung von multiplanaren Reformatierungen oder einer 3D-Rekonstruktion ist sinnvoll. Sie dienen insbesondere der genauen Abschätzung des Ausmaßes von Pleuraverdickungen und der Größe der Kontaktfläche, um so eine Unterscheidung zwischen einer Beteiligung der viszeralen (T2) und parietalen Pleura (T3) zu ermöglichen.

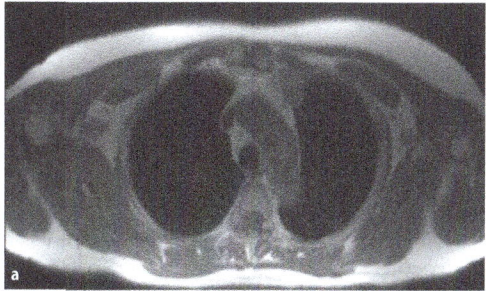
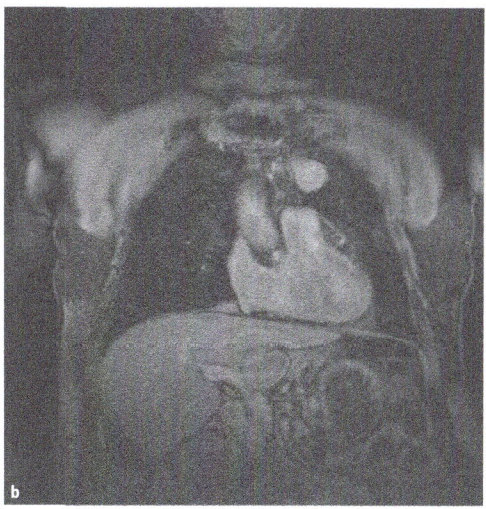

Abb. 4.11 a, b. MRT in transversaler (a) und koronarer (b) Schichtführung eines T3-Tumors links am oberen Mediastinum. Über den guten Weichteilkontrast der MRT kann die Infiltration der Thoraxwand durch den Tumor beurteilt werden

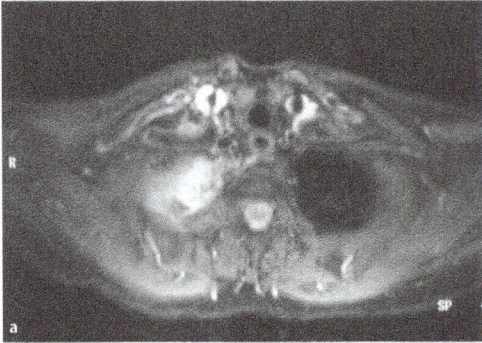

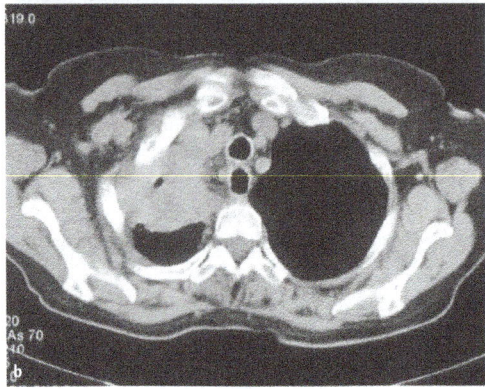

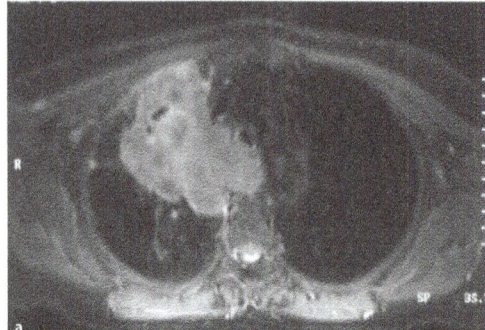

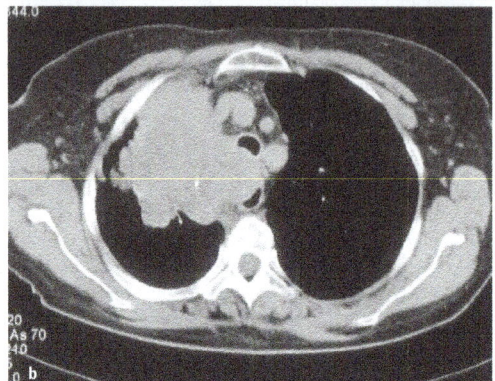

Abb. 4.12 a, b. T-Staging. Transversale MRT- (**a**) und CT-Schichten (**b**) eines Patienten mit einer Raumforderung in der Lungenspitze und Infiltration in das Mediastinum (Stadium T3/4). Aufgrund des Weichteilkontrasts kann die Infiltration ins Mediastinum besser mit der MRT demonstriert werden

Abb. 4.13 a–c. Transversale MRT- (**a**) und CT-Schichten (**b**) eines Patienten mit einer Raumforderung rechts paramediastinal und Infiltration in das Mediastinum (Stadium T3/4). Bei diesem ausgeprägten Befund sind beide Verfahren vergleichbar in der Aussagekraft. Koronare und schräge Rekonstruktionen (**c**) sind für die genaue Ausdehnung und Tumorvolumenbestimmung essentiell

Ein sicheres Kriterium der Infiltration der parietalen Pleura ist zunächst eine Gewebezunahme im Interkostalraum.

Die MRT mit T2-gewichteten Bildern und direkter koronarer oder sagittaler Aufnahme ist der CT leicht überlegen. Die MRT zeigt signalintensive Läsionen, die sich gut von der intakten Muskulatur der Thoraxwand abgrenzen lassen (Abb. 4.11 a, b). Ebenfalls mit der MRT lassen sich z. B. sagittale Aufnahmen in verschiedenen Atemlagen anfertigen, die dann klar eine Beweglichkeit oder Verklebung der Pleurablätter zeigen. Bei einem Tumor der großen Fissur ist ein Kontakt mit der visceralen Pleura mit beiden Techniken schwer zu beurteilen.

Infiltration des Mediastinums (T3)

Übersichtsaufnahmen sind grundsätzlich nicht geeignet, eine direkte Infiltration des Mediastinums nachzuweisen. Ein einseitiger Zwerchfellhochstand kann ein Hinweis auf eine Infiltration des N. phrenicus sein. Die Zwerchfellbeweglichkeit lässt sich sowohl unter Durchleuchtung als auch mit Ultraschall gut beurteilen (Houston et al. 1995).

Die CT und MRT können ausgedehnte Infiltrationen des Mediastinums gut darstellen (Abb. 4.12 a, b, 4.13 a, b). Diskrete Infiltrationen des Mediastinums sind im Vergleich schwieriger zu beurteilen. Der direkte Kontakt zwischen Tumor und Mediastinum ist kein verlässliches Kriterium; auch fehlende oder unscharfe Fettstreifen sind unspezifische Zeichen (Martini et al. 1985). In einer Studie von Glazer et al. (1989) waren 36 von 37 Tumoren resektabel (T3 oder kleiner), wenn eines von drei Zeichen nachweisbar war:

1. Kontakt zwischen Tumor und Mediastinum < 3 cm,
2. Kontakt mit der Aorta < 90° der Zirkumferenz und
3. sichtbare Fettschicht zwischen Tumor und angrenzenden Strukturen.

Positive Kriterien für eine nichtresektable Infiltration des Mediastinums (T4) sind schwerer zu definieren (McLoud 1989). Diese Unterscheidung ist jedoch wichtig, um inoperablen Patienten einen unnötigen Eingriff zu ersparen.

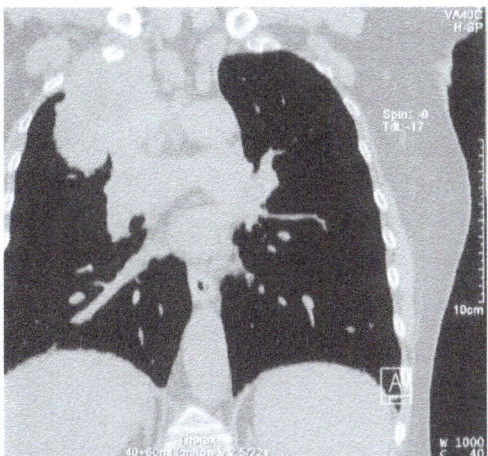

Abb. 4.13 c

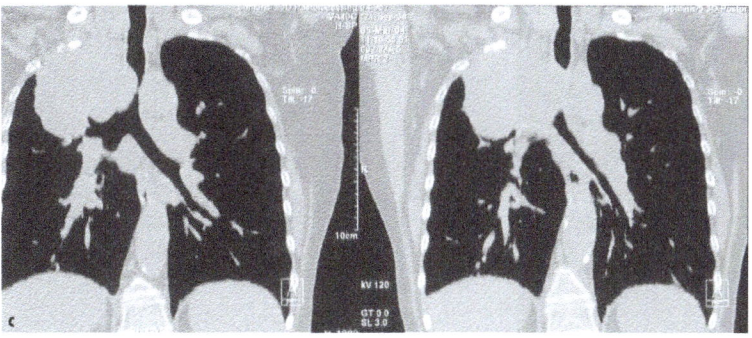

Ein Kontakt von mehr als 3 cm zwischen Tumor und Mediastinum lag bei mehr als der Hälfte der resektablen Fälle vor (Glazer et al. 1989). Der Verlust einer abgrenzenden Fettschicht ist häufiger Folge von entzündlichen Veränderungen, Ödem, Fibrose oder Kachexie als einer Tumorinfiltration. Ein Kontakt >90° der Zirkumferenz zwischen Tumor und mediastinalen Strukturen hat nur eine Sensitivität von 40% für den Nachweis einer Tumorinfiltration. Die Spezifität liegt dafür bei 99% (Herman et al. 1994). Bei Anwendung des Kriteriums der Fettgewebeinfiltration betrug der positive Vorhersagewert der Nichtresektabilität nur 27% (White et al. 1994).

Spezielle CT-Techniken sollen helfen, die Beurteilung der Mediastinalinfiltration zu verbessern, z.B. multiplanare Reformatierungen auf der Basis eines Volumendatensatzes (Abb. 4.13 c). Hierzu gehören auch dynamische CT-Aufnahmen ohne Atemstillstand. Die Verschiebung des pulmonalen Tumors gegenüber dem Mediastinum belegt die fehlende Infiltration (Murata et al. 1994). Einfacher ist es, Aufnahmen in tiefer Inspiration und anschließend in tiefer Exspiration anzufertigen. Auch hier belegt die Atemverschieblichkeit des Tumors die fehlende Infiltration (Shirakawa et al. 1994). Dieser Ansatz ist allerdings nur in den mittleren und basalen

Lungenabschnitten sinnvoll, da die Atemverschieblichkeit in den kranialen Lungenabschnitten zu gering ist, um sicher eine Infiltration auszuschließen.

Invasiver ist die Anlage eines iatrogenen Pneumothorax, um die beiden Pleurablätter voneinander zu trennen und so die fehlende Infiltration des Mediastinums zu beweisen (Yokoi et al. 1991). Diese Technik erzielt gute Ergebnisse mit einer Treffsicherheit von 88% (Watanabe et al. 1991). Für die Thoraxwandinfiltration liegt sie mit 100% höher als für die Infiltration des Mediastinums (76%; Yokoi et al. 1991). Trotzdem konnte sich dieses Verfahren aufgrund seiner Invasivität nicht auf breiter Ebene durchsetzen.

Die Erwartung, dass die MRT entscheidende Vorteile bei der Beurteilung der Infiltration des Mediastinums haben könnte, hat sich nicht bewahrheitet. Obwohl Veränderungen im mediastinalen Fettgewebe wegen der hohen Kontrastauflösung sehr gut beurteilt werden können, bleibt die Dignität dieser Veränderungen häufig unklar, da diese tumoröser oder entzündlicher Ursache sein können (Stiglbauer et al. 1991; Mayr et al. 1992). Nur vereinzelt ließen sich Vorteile für die MRT nachweisen (Webb et al. 1991). Eine Kontrastmittelgabe verbessert die Ergebnisse nicht. Vorteile hat die MRT je-

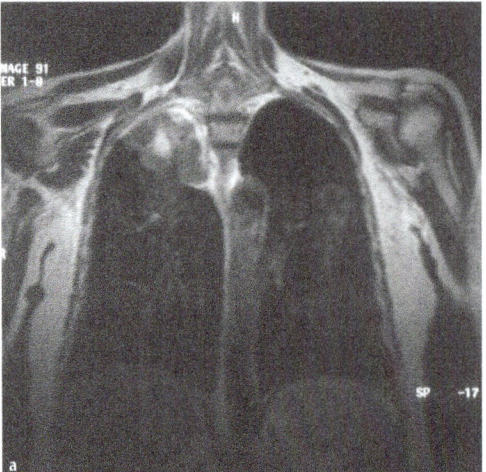
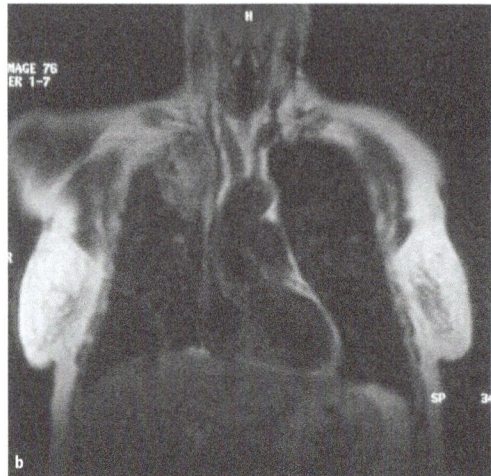
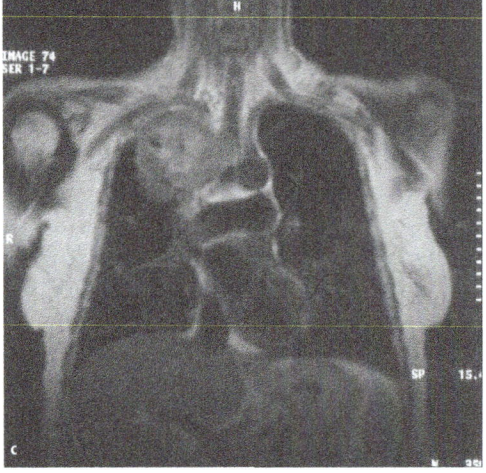

Abb. 4.14 a–c. MRT-Darstellung eines Pancoast-Tumors rechts mit Infiltration der Lungenspitze und der V. cava superior

doch durch die direkte Aufnahme koronarer und sagittaler Schichten (Abb. 4.14 a–c und 4.15 a, b). Diese erlauben eine verbesserte Darstellung des aortopulmonalen Fensters und des Subcarinalraums (Mayo 1994).

Infiltration der Thoraxwand

Geringe Infiltrationen der Thoraxwand stellen keine Kontraindikation für eine Resektion dar. Nach einer En-bloc-Resektion ist die Überlebenswahrscheinlichkeit dabei gegenüber einer reinen pulmonalen Beteiligung nicht verringert. Destruktionen von Rippen oder Wirbelkörpern können bereits auf der Thoraxübersichtsaufnahme, evtl. ergänzt durch Aufnahmen des knöchernen Thorax oder der Brustwirbelsäule, erkannt werden. Die CT ist leicht in der Lage, das Ausmaß der knöchernen Destruktion zu bestimmen. Eine Beurteilung der Sta-

ging-CT-Untersuchungen im Knochenfenster ist hierzu unabdingbar. Die Knochenszintigraphie mit Tc-99m-Diphosphonat ist sensitiver als die CT und natürlich aussagekräftiger als konventionelle Aufnahmen für die Beurteilung der Infiltration von Knochen. Eine Beteiligung der Thoraxwand, insbesondere der Weichteile, lässt sich mit CT, MRT und Ultraschall gut beurteilen. Beweisend ist allerdings nur eine knöcherne Destruktion oder eine große weichteildichte Raumforderung in der Thoraxwand (Allen et al. 1991; Glazer et al. 1985; Pearlberg et al. 1987; Pennes et al. 1985). Wie bei der Infiltration des Mediastinums beweist ein Kontakt mit der Pleura noch keine Infiltration. Auch ein stumpfer Winkel zwischen Raumforderung und der Thoraxwand ist ein unzuverlässiges Kriterium. Schmerzen sind ein sehr spezifisches Zeichen. Pleuraverdickungen, das Aufbrauchen der extrapleuralen Fettschicht und extrapleurales

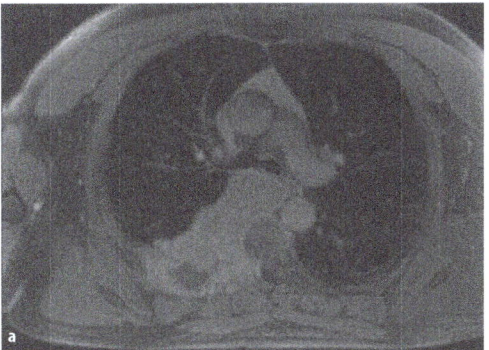

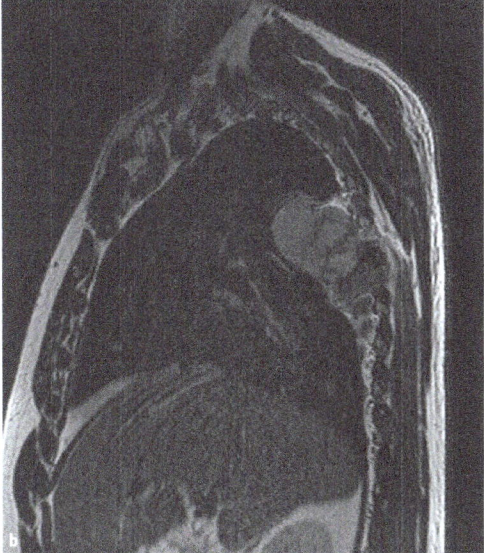

Abb. 4.15 a, b. T4-Tumor mit Infiltration der Thoraxwand in transversaler (**a**) Orientierung post KM mit zentral nekrotischen Anteilen. In der sagittalen Orientierung (**b**) als T2w-TSE eindrucksvolle Darstellung der knöchernen Destruktion und Infiltration

Weichteilgewebe werden häufig durch reaktive fibrotische und entzündliche Veränderungen hervorgerufen. Je ausgeprägter die Befunde sind, desto größer ist die Wahrscheinlichkeit, dass eine Infiltration vorliegt (Ratto et al. 1991). Eine erhaltene Fettschicht ist ein ziemlich sicheres Zeichen, dass keine Infiltration vorliegt.

Allgemein ist die Anfertigung von multiplanaren Reformatierungen oder einer 3D-Rekonstruktion sinnvoll. Sie dienen insbesondere der genauen Abschätzung des Ausmaßes von Pleuraverdickungen und der Größe der Kontaktfläche. Bei Läsionen in der Nähe des Zwerchfells ist diese Nachverarbeitung besonders hilfreich (Brink et al. 1994). Wie in der CT verursachen auch in der MRT entzündliche Veränderungen falschpositive Ergebnisse

(Mayr et al. 1992). CT und MRT werden teils als gleichwertig angesehen (Webb et al. 1991), teils erwies sich die MRT mit einer Sensitivität von 90% und einer Treffsicherheit von 88% gegenüber der CT (Sensitivität 45%, Treffsicherheit 68%) als deutlich überlegen (Padovani et al. 1993). Dabei boten T1-gewichtete Aufnahmen vor und nach Kontrastmittelgabe die beste Auflösung und eine klare Abgrenzung. Tumoridentische Signalveränderungen im extrapleuralen Fett haben eine Sensitivität von 85% und eine Spezifität von 100% für eine Infiltration der Thoraxwand.

Die Beurteilung einer Thoraxwandinfiltration mit CT oder MRT ist aber insgesamt schwierig.

Die Angaben in der Literatur zeigen eine große Schwankungsbreite mit einer Sensitivität zwischen 38 und 87% sowie einer Spezifität zwischen 40 und 90% (Quint et al. 1995; Dales et al. 1990).

Es gibt positive Berichte über die Möglichkeiten der Sonographie zur Beurteilung der Thoraxwandinfiltration. Die Ultraschallkriterien sind: Unterbrechung der Pleuralinie, fehlende Atemverschieblichkeit und Ausbreitung in die Thoraxwand. Die Sonographie hat eine Sensitivität von 100% und eine Spezifität von 98% für eine Thoraxwandinfiltration und schneidet damit besser ab als die CT (Sensitivität 68% und Spezifität 66%; Suzuki et al. 1993). Diese positiven Ergebnisse für die Ultraschalluntersuchung konnten jedoch nicht bestätigt werden (Nakano et al. 1994).

Infiltration der Lungenspitze (Pancoast)

Tumoren der Lungenspitze infiltrieren häufig Thoraxwand, den Plexus brachialis und die supraklavikulären Gefäße. Auf der Thoraxübersichtsaufnahme ist die Erkennung einer Infiltration und die Unterscheidung von einer Pleurakuppenschwiele schwierig. Die Diagnose ist möglich, wenn eine ossäre Destruktion vorliegt (O'Connell et al. 1983). Mit der CT lässt sich der Tumor und eine knöcherne Beteiligung einfach nachweisen. Zur Beurteilung der Ausdehnung nach kranial sind Reformatierungen unerlässlich. Die MRT hat hier immanente Vorteile und ist als Verfahren der Wahl anzusehen (Rapoport et al. 1988; Castagno et al. 1987).

Neben koronaren und sagittalen T1-gewichteten Aufnahmen werden fettunterdrückte Aufnahmen, z.B. STIR, und Aufnahmen nach Kontrastmittelgabe empfohlen.

Die Tumorinfiltration kann anhand dieser Aufnahmen leicht als direkte Ausbreitung in das extrapleurale Fettgewebe und in den zervikothorakalen Übergang diagnostiziert werden (Abb. 4.13 a–c, 4.14 a–c). Gleichzeitig lässt sich eine Infiltration des Plexus brachialis mit der MRT deutlich besser als mit der CT darstellen (McLoud et al. 1989).

Tabelle 4.9. Vergleich Computertomographie und Magnetresonanztomographie im T-Staging des Bronchialkarzinoms

Autor	Anzahl [n]	Korrelation	CT			MRT		
			Sensitivität [%]	Spezifität [%]	Treffsicherheit [%]	Sensitivität [%]	Spezifität [%]	Treffsicherheit [%]
Musset et al. 1986	44	Thorakotomie	53	97		60	93	
Laurent et al. 1988	120	Thorakotomie	63	93		81	96	
Grenier et al. 1989	85	Thorakotomie	43	85		52	82	
Webb et al. 1991	166	Thorakotomie	63	84	78	56	80	73

Infiltration der zentralen Gefäße

Die großen Gefäße können mit der CT nur durch intravenöse Kontrastmittelapplikation adäquat beurteilt werden. Die Beurteilung ist also bei Kontraindikationen für die Kontrastmittelgabe (Hyperthyreose, Allergie, Niereninsuffizienz) deutlich eingeschränkt. Unter diesen Umständen bietet die MRT auch ohne intravenöse Kontrastmittelgabe Vorteile, da die zentralen Gefäße durch die flussbedingte Signalauslösung gut von umgebendem Weichteilgewebe und den relativ signalintensiveren Tumoren abgegrenzt werden können (Kameda et al. 1988).

Die MRT ist daher gut geeignet, Infiltrationen der Pulmonalarterien festzustellen (Kauczor et al. 1992) und der CT überlegen (Tack et al. 1990).

Darüber hinaus sind intravenöse MR-Kontrastmittel besser verträglich und haben weniger Kontraindikationen. Durch eine EKG-Triggerung können kardiale Pulsationsartefakte minimiert und z. B. Perikardinfiltrationen besser beurteilt werden. Die MRT ist der CT auch bei der Darstellung endoluminal wachsender Tumoranteile in der V. cava superior, den Lungenvenen und Herzhöhlen überlegen. Mithilfe von Cine-Aufnahmen lässt sich langsam fließendes Blut von einer Tumorinfiltration unterscheiden (Weinreb et al. 1986).

Infiltration der Carina
und der proximalen Hauptbronchien

Zur Beurteilung der Infiltration der Carina bzw. zur genauen Messung des Abstands zwischen Tumor und Carina sind bei der CT multiplanare Rekonstruktionen erforderlich. Diese korrelieren gut mit bronchoskopischen Befunden und haben darüber hinaus den Vorteil, gleichzeitig das extraluminale Tumorwachstum darzustellen (Kauczor et al. 1996).

Durch die direkte koronare und sagittale Schnittführung hat die MRT hier systemimmanente Vorteile.

Maligner Pleuraerguss

Pleuraergüsse können mit beiden Schnittbildverfahren deutlich besser erfasst und quantifiziert werden als mit der Thoraxübersichtsaufnahme.

Auch wenn eine Unterscheidung zwischen benignem und malignem Pleuraerguss weder durch die CT noch durch die MRT möglich ist (Layer u. van Kaick 1990), weist allein der Nachweis häufig auf ein T4-Stadium hin.

Selbst bei negativen Zytologiebefunden ist die Prognose schlecht. In einer Studie konnte das Bronchialkarzinom bei Patienten mit zytologisch negativem Pleuraerguss nur in 4 von 73 Fällen reseziert werden (Decker et al. 1978).

Rekurrensparese

Heiserkeit infolge einer Rekurrensparese kann in seltenen Fällen das erste Symptom eines Bronchialkarzinoms sein. Diese kann einerseits durch Infiltration des N. recurrens in seinem mediastinalen Verlauf durch den Primärtumor hervorgerufen werden. Sie kommt insbesondere bei Tumoren im linken Oberlappen mit direkter Infiltration des aortopulmonalen Fensters und des links paraaortalen Raums vor (Delorme et al. 1992). Es handelt sich dann definitionsgemäß um ein T4-Stadium. Andererseits können auch Lymphknotenmetastasen Ursache einer Rekurrensparese sein.

Insgesamt sind CT und MRT im T-Staging des Bronchialkarzinoms und in der Stratifizierung für ein chirurgisches oder konservatives Vorgehen als gleichwertig anzusehen. Tabelle 4.9 gibt eine Übersicht.

4.5.2 N-Staging

Bei der Erstdiagnose eines Bronchialkarzinoms liegt häufig bereits ein metastatischer Befall der hilären und mediastinalen Lymphknoten vor, insbesondere wenn es sich um ein Adenokarzinom, einen zentralen oder einen Tumor mit mehr als 3 cm Durchmesser handelt.

Die Metastasierung von Bronchialkarzinomen erfolgt über die mediastinalen Lymphabflusswege (Abb. 4.16).

Die mediastinalen Lymphknotenstationen werden nach dem Klassifikationsschema der American Thoracic Society (ATS) eingeteilt (Tabelle 4.10). Dieses Schema beschreibt die Lymphknotenstation bezogen auf fixierte anatomische Gegebenheiten. Auf dieser Basis können CT- und MRT-Befunde gut mit operativen Ergebnissen verglichen werden (Tisi et al. 1983).

Trotz des klar definierten Schemas kann die Zuordnung von Lymphknoten im Schnittbild zu einer bestimmten Station im Situs oder am Lymphadenektomiepräparat Probleme bereiten (Guyatt et al. 1995; Webb et al. 1993). Die Unterscheidung zwischen hilären Lymphknoten (Stationen 11R und 11L) und der proximal tracheobronchialen Station (10R und 10L) ist sowohl radiologisch als auch chirurgisch schwierig (Friedman 1988).

Zur Verbesserung der Zuordnung ist es Erfolg versprechend, multiplanare Reformatierungen auf der Basis von CT- oder MRT-Aufnahmen anzufertigen. Damit kann eine höhere Übereinstimmung zum Situs erreicht werden.

Obwohl eigentlich ein sequenzieller Befall von den segmentalen über lobäre und hiläre bis zu den mediastinalen Lymphknotenstationen zu erwarten ist, werden häufig auch einzelne Stationen bei der Metastasierung übersprungen. Mediastinale Lymphknotenmetastasen ohne hilären Befall wurden in bis zu 33% der Fälle beschrieben (Libshitz et al. 1986; Tateishi et al.; Arita et al. 1995).

Je nach Lokalisation des Primärtumors (rechts oder links, Ober- oder Unterlappen) gibt es bestimmte Vorzugswege für die lymphogene Metastasierung. Ausgehend von der rechten Lunge führt der häufigste Verbreitungsweg über die rechts hilären Lymphknoten (11R) zu den rechts tracheobronchialen (10R) und den rechts paratrachealen Lymphknoten (4R). Dieser Weg gilt insbesondere für Oberlappentumoren. Die subcarinalen Lymphknoten (7) werden bei Tumoren des rechten Unter- und Mittellappens recht häufig befallen. Obwohl sie in der Mittellinie liegen, gelten sie dann noch als ipsilateral (N2-Stadium), auch wenn ihre Prognose schlechter ist als die anderer Lymphknotenstationen des Stadiums N2. Eine Lymphknotenmetastasierung nach kontralateral (Station 4L und damit N3-Stadium) kommt nur in ca. 4% der Fälle vor. Tumoren des rechten Unterlappens können auch die Lymphknotenstationen 8 und 9R befallen.

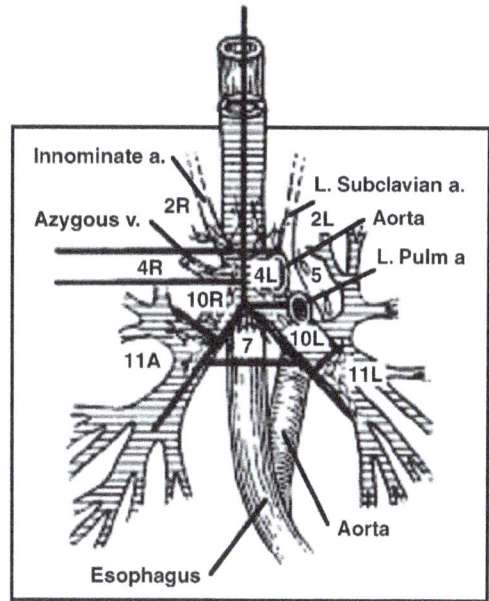

Abb. 4.16. Darstellung der regionalen Lymphknotenstationen für das Staging des Bronchialkarzinoms

Tabelle 4.10. Einteilung der mediastinalen Lymphknotenstationen nach dem Klassifikationsschema der American Thoracic Society (ATS)

(X)1	Supraklavikuläre Lymphknoten
2R	Rechts supraaortal (paratracheal) kranial der V. anonyma
2L	Links supraaortal (paratracheal)
4R	Rechts paratracheal kranial des Azygosbogens
4L	Links paratracheal kranial der Carina
5	Lymphknoten im aortopulmonalen Fenster
6	Lymphknoten des vorderen Mediastinums
7	Subcarinale Lymphknoten
8	Paraösophageale Lymphknoten
9R/L	Lymphknoten entlang des Ligamentum pulmonale
10R	Rechts tracheobronchial
10L	Links tracheobronchial
11R/L	Intrapulmonale hiläre Lymphknoten
14R/L	Supradiaphragmatische Lymphknoten

Bei Bronchialkarzinomen der linken Lunge führt die Metastasierung ausgehend vom Oberlappen zu den unteren paratrachealen (4L), den aortopulmonalen (5) Lymphknotenstationen und den Lymphknoten im vorderen Mediastinum (6). Sowohl vom Ober- als auch vom Unterlappen aus wird jedoch die links hiläre (11L) und die links tracheobronchiale (10L) Lymphknotenstation am häufigsten befallen. Weiter kommt es zur Metastasierung der linken unteren paratrachealen Station (4L), aber auch der subcarinalen Lymphknoten (7). Von dieser zentralen Stelle werden die kontralateralen Lymphknoten rechts tracheobronchial (10R) und rechts paratracheal (4R) befallen. Bei 11% der Tumoren des linken Oberlappens und 25% der Tumoren des linken Unterlappens kommt es zu einer kontralateralen Lymphknotenmetastasierung.

Die Wahrscheinlichkeit eines N3-Stadiums ist also bei Bronchialkarzinomen der linken Lunge deutlich größer als bei Tumoren der rechten Lunge.

Tumoren des linken Unterlappens metastasieren analog zur rechten Seite auch in die Lymphknotenstationen paraösophageal (8) und links am Ligamentum pulmonale (9L).

Chirurgisches Management
Das chirurgische Management von befallenen mediastinalen Lymphknoten wird kontrovers beurteilt. Für die Wahl der adäquaten Therapie ist die Unterscheidung eines N2-Stadiums (ipsilaterale Lymphknotenmetastasen) von einem N3-Stadium (kontralaterale Lymphknotenmetastasen) bedeutsam. Denn bekannte Lymphknotenmetastasen im kontralateralen Mediastinum, am M. scalenus oder supraklavikulär (N3) können als Kontraindikation für ein chirurgisches Vorkommen angesehen werden (Mountain 1994). In ähnlicher Weise gilt ein symptomatischer Befall der ipsilateralen mediastinalen Lymphknoten (N2), z. B. mit Impression von Trachea bzw. Hauptbronchus, definitionsgemäß als technisch nicht resektabel.

Bei Patienten mit einem asymptomatischen Befall der ipsilateralen mediastinalen Lymphknoten (N2) ist ein kurativer operativer Ansatz gegeben. Diese Patienten haben eine relativ günstige Prognose (Filderman et al. 1986), die eine aggressive chirurgische Therapie rechtfertigt (Watanabe et al. 1919). Ein ipsilateraler Lymphknotenbefall, der präoperativ bereits im Rahmen einer Mediastinoskopie auffällt, hat eine signifikant schlechtere Prognose (9%ige 5-Jahres-Überlebensrate), als wenn diese Diagnose erst im Rahmen einer Thorakotomie gestellt wird (24%ige 5-Jahres-Überlebensrate; Pearson et al. 1982). Es ist umstritten, ob der Durchbruch der Lymphknotenkapsel unabhängig von der Lokalisation des Lymphknotens eine Kontraindikation für ein chirurgisches Vorgehen ist (Bollen et al. 1994b).

In einer Studie mit 2883 Patienten, deren Bronchialkarzinom komplett reseziert wurde, hatten 307 intraoperativ eine N2-Situation. Die 5-Jahres-Überlebensrate betrug 31% (Mountain 1994). In Bezug auf die Prognose zeigte sich hierbei dreierlei:
1. Mit steigender Zahl der befallenen N2-Lymphknoten verschlechterte sich das Überleben.
2. Der Befall von Lymphknoten der oberen paratrachealen Stationen zusammen mit dem Befall der weiter kaudal gelegenen hatte eine schlechtere Prognose als ein alleiniger Befall kaudal oder kranial.

3. Ein Primärtumor <3 cm (T1) geht mit einer geringeren Anzahl mediastinaler Lymphknotenmetastasen und verbesserter Prognose einher.

Plattenepithelkarzinome und der Befall nur einer mediastinalen Lymphknotenstation sind im Falle eines N2-Stadiums prognostisch eher günstig. Einige Autoren fanden eine grundsätzlich bessere Prognose für Patienten mit Plattenepithelkarzinom (Naruke et al. 1988; Rubinstein et al. 1979), während andere diese Befunde nicht bestätigen konnten (Watanabe et al. 1991). In einer sehr großen Studie fand sich ein Überlebensvorteil für Patienten mit Plattenepithelkarzinom nur im Stadium N1 (Mountain 1994).

Da in der konventionellen Thoraxübersichtsaufnahme vergrößerte Lymphknoten nur indirekt nachgewiesen werden können, ist diese Technik für diese Fragestellung nicht geeignet. Die konventionelle Tomographie ist zum Lymphknotenstaging obsolet. CT und MRT stellen die Verfahren der Wahl dar (Platt et al. 1988).

Radiologische Verfahren
Die Beurteilung der Dignität mediastinaler Lymphknoten mithilfe der radiologischen Verfahren beruht auf der Morphologie und Größe des Lymphknotens. Der Größe kommt dabei das entscheidende Gewicht zu. Nur in wenigen Studien wurde die Morphologie als Kriterium verwendet. Maligne hiläre Lymphknoten wölben sich gegen das Parenchym oder angrenzende Strukturen vor, während normale hiläre Lymphknoten in 95% einseitig konkav waren. Die Treffsicherheit dieser Kriterien betrug 88% (Shimoyama et al. 1997). Andere Befunde, wie Dichte (wenn nicht verkalkt), Homogenität (Vestring et al. 1990) oder Kontrastmittelaufnahme, haben keinen Stellenwert bei der Beurteilung eines Tumorbefalls. Auch die Charakterisierung mithilfe der MRT-Signalintensitäten hat enttäuschende Ergebnisse erbracht. Die Größe eines Lymphknotens als Kriterium zur Beurteilung seiner Dignität ist bekanntermaßen problematisch. Je größer ein Lymphknoten ist, desto größer ist i.d.R. die Wahrscheinlichkeit, dass er vom Tumor befallen ist. Die Messung sollte grundsätzlich in der kurzen Achse des Lymphknotens erfolgen. Somit können Fehleinschätzungen durch ovale Form oder unterschiedlicher Ausrichtung des Lymphknotens im Verhältnis zur Schichtebene minimiert werden (Glazer et al. 1985). Die Wahl eines Grenzwerts ist willkürlich. Es werden verschiedene Grenzwerte, insbesondere 10–15 mm, angegeben. Je höher der Schwellenwert, desto spezifischer ist die Aussage der CT, während gleichzeitig die Sensitivität abnimmt. Bei niedrigeren Grenzwerten steigt die Sensitivität, wobei die Spezifität abnimmt (McKenna et al. 1985b). Die besten Erfahrungen hinsichtlich der Spezifität wurden mit einem Grenzwert von 15 mm ge-

macht (Layer u. van Kaick 1990). Dieser Grenzwert wird in der klinischen Routine für alle mediastinalen Lymphknotenstationen in gleicher Weise angewendet. Untersuchungen zur normalen Größe der mediastinalen Lymphknoten haben allerdings erhebliche Unterschiede zwischen den einzelnen Stationen erbracht. Benigne, hiläre Lymphknoten (11R/L) messen überwiegend weniger als 3 mm, in Einzelfällen sind jedoch bis 7 mm beschrieben. Lymphknoten links tracheobronchial (10L), supraaortal beidseits (2R/L) und paraösophageal sind kleiner als 7 mm, im aortopulmonalen Fenster (6) kleiner als 8 mm und im vorderen Mediastinum (5) kleiner als 9 mm. Lymphknoten paratracheal beidseits und rechts tracheobronchial haben eine Größe von unter 10 mm und subcarinal unter 11 mm (Genereux u. Howie 1984; Glazer et al. 1985; Kiyono et al. 1988; Quint et al. 1986; Remy-Jardin et al. 1995).

> Obwohl es für eine Lymphknotenvergrößerung viele benigne Ursachen gibt, z.B. reaktive Hyperplasie auf einen Tumor, Atelektase, Tuberkulose oder Sarkoidose, gilt bei einem nichtkleinzelligen Bronchialkarzinom der allgemeine Konsens, dass Lymphknoten mit einem Durchmesser über 10 mm in der kurzen Achse in Blick auf eine hohe Sensitivität als abnormal anzusehen sind (Verschakelen et al. 1996).

Entzündliche Vergrößerungen kommen insbesondere bei großen Atelektasen oder poststenotischen Pneumonien vor. Bis zu zwei Drittel teilweise erheblich vergrößerter Lymphknoten bei poststenotischer Pneumonie sind tumorfrei (Kerr et al. 1992; Libshitz u. McKenna 1984). Andere Ursachen für Lymphknotenvergrößerungen sind beispielsweise die idiopathische Lungenfibrose, Sarkoidose, Pneumokoniose oder eine Herzinsuffizienz. Gleichzeitig können normal große Lymphknoten bereits Mikrometastasen enthalten (Aronchick 1990; Daly et al. 1993; Gross et al. 1986). Diese scheinen häufiger bei Adenokarzinomen vorzukommen (Daly et al. 1987).

Computertomographie

Die Sensitivität und Spezifität der CT in der Diagnostik mediastinaler Lymphknotenmetastasen beim nichtkleinzelligen Bronchialkarzinom waren Gegenstand vieler Studien. Die Ergebnisse werden entscheidend beeinflusst durch die Größenkriterien, den gewählten Goldstandard und die regionale Prävalenz anderer Erkrankungen, die mit mediastinalen Lymphknotenvergrößerungen einhergehen. Frühe Berichte sprachen von einer Sensitivität von über 85%. Komplette mediastinale Lymphknotendissektionen können bis zu doppelt so viele befallene Lymphknoten erbringen wie präoperative Verfahren (Mediastinoskopie) (Izbicki et al. 1995). Daher zeigen Studien, welche die CT mit einer kompletten mediastinalen Lymphadenektomie vergleichen, die geringste Genau-

igkeit für die CT (Libshitz et al. 1986; Staples et al. 1988). Neuere Studien erbringen Werte für Sensitivität und Spezifität im Bereich von 50–65% (Webb et al. 1991; McLoud et al. 1992). Ergebnisse aus Europa (Buy et al. 1988) und Japan (Ikezoe et al. 1990) sind teilweise deutlich besser (Sensitivität und Spezifität zwischen 70–85%). Hauptursache für diese besseren Ergebnisse ist vermutlich die geringere Prävalenz chronisch-entzündlicher und granulomatöser Erkrankungen, die zu einer gutartigen Lymphknotenvergrößerung führen.

Wenn die Verteilung der vergrößerten Lymphknoten berücksichtigt wird, lässt sich die Aussagekraft verbessern.

Sind die Lymphknoten im Abflussbereich des Tumors über 10 mm im kurzen Durchmesser vergrößert und mindestens 5 mm größer als die Lymphknoten, die im Nichtabflussbereich liegen, kann die Spezifität und der positive Vorhersagewert – zumindest in Europa – bis auf 95% gesteigert werden (Buy et al. 1988).

Magnetresonanztomographie

Die MRT liefert ähnliche anatomische Informationen über das Vorhandensein vergrößerter Lymphknoten wie die CT, allerdings mit geringerer räumlicher Auflösung. Obwohl die MRT größere Weichteilkontraste aufweist, gibt es einen erheblichen Überlappungsbereich der T1- und T2-Relaxationszeiten zwischen benignen und malignen Lymphknoten (Musset et al. 1986; Dooms et al. 1985; Glazer et al. 1988; Webb et al. 1985).

Auch die MRT kann also die Dignität vergrößerter Lymphknoten nicht abschließend beurteilen.

Die schlechte räumliche Auflösung kann zu einem scheinbaren Konfluieren mehrerer kleiner Lymphknoten und zu einem falschpositiv vergrößerten Lymphknoten führen. Verkalkungen, die ein Zeichen einer gutartigen Lymphknotenvergrößerung sind, können mit der MRT nur sehr schwer erfasst werden. Gleichzeitig ist das Signal von langsam fließendem Blut mit Tumorgewebe zu verwechseln. Die allgemeine Treffsicherheit der MRT gleicht der der CT weitgehend (Musset et al. 1986; Patterson et al. 1987; Poon et al. 1987; Webb et al. 1991; Levitt et al. 1985; Georgian et al. 1990; Heelan et al. 1985; Mayr 1992).

Die MRT hat gegenüber der CT dennoch einige Vorteile. Die Unterscheidung zwischen Lymphknoten und Blutgefäßen wird durch den Signalverlust durch schnell fließendes Blut, insbesondere im Bereich der Hili, erleichtert (Webb et al. 1985). Direkt koronare und sagittale Aufnahmen vereinfachen die Beurteilung der subcarinalen und aortopulmonalen Lymphknotenstationen. Einzelne Arbeiten favorisieren dynamische MRT-Aufnahmen während intravenöser Kontrastmittelgabe zur Unterscheidung von metastatischen und nichtmetastatischen Lymphknotenvergrößerungen bei Patienten mit Plattenepithelkarzinom (Laissy et al. 1994). Diese positiven Ergebnisse ließen sich allerdings häufig nicht reproduzieren.

Die Untersucherabhängigkeit bei der Lymphknotenbeurteilung mit der CT und MRT ist ein erhebliches Problem.

Kappa-Werte sind ein statistisches Mittel, um die Übereinstimmung zwischen verschiedenen Untersuchern zu messen. Werte von < 0,6 sprechen für eine mittelmäßige Übereinstimmung. Für die CT wurden Kappa-Werte von 0,28–0,68 bei der Beurteilung einzelner Lymphknotenstationen und von 0,46–0,61 bei der gemeinsamen Beurteilung aller Lymphknotenstationen errechnet (Bollen et al. 1994a; Guyatt et al. 1995).

Am schwierigsten ist die Beurteilung der links paratrachealen Lymphknoten. Die Ergebnisse für die MRT und CT sind ähnlich (Webb et al. 1993). In der Praxis werden CT und MRT eingesetzt, um im Einzelfall zwischen Operation oder primärer nichtoperativer Therapie zu entscheiden. Der negative Vorhersagewert für die CT, bei einem Grenzwert von 10 mm in der kurzen Achse, liegt im Bereich von 85%. Da die CT bei Patienten mit vergrößerten, nichtverkalkten Lymphknoten zu einer Überschätzung einer Lymphknotenmetastasierung neigt, sollte eine mediastinale Biopsie zur Sicherung des metastatischen Befalls angestrebt werden. In einigen Studien rechtfertigt der dringende Verdacht auch eine Thorakotomie und ein intraoperatives mediastinales Lymphknotenstaging (Bollen et al. 1994a; Daly et al. 1993).

Vergleich CT und MRT

Ein genereller Vergleich von CT und MRT für das N-Staging muss die unterschiedlichen Qualitäten der beiden Verfahren berücksichtigen (Tabelle 4.11).

Tabelle 4.11. Vergleich von CT und MRT für das N-Staging. (Basierend auf Vock 1991, modifiziert nach eigenen Erfahrungen)

Kriterium	CT	MRT
Bewegungsunabhängigkeit	+	+
Ortsauflösung	++	+
Detektion von Kalzifikationen	++	–
Kosten	+	++
Unabhängig von Kontrastmittel	–	++
Multiplanare Darstellung	++	++
Weichteilkontrast	+	++
Gewebecharakterisierung	+	++
Möglichkeit zur Gefäßdarstellung	++	++

Bei beiden Methoden werden die gleichen Kriterien zur Beurteilung von Malignität herangezogen:
- Lymphknotendurchmesser,
- anatomische Lage und
- Lymphknotendurchmesser im Vergleich zur kontralateralen Seite (Differenz > 5 mm).

Tabelle 4.12 gibt einen Überblick über einige Vergleichsuntersuchungen zwischen MRT und CT.

Es besteht kein Vorteil der MRT gegenüber der CT beim Staging des N2-Stadiums.

Sonographie

Mithilfe der *transösophagealen Sonographie* lässt sich das Mediastinum ausreichend beurteilen. Es wird eine Sensitivität von 50–72%, eine Spezifität von 86–100% und eine Treffsicherheit von 78–89% angegeben (Dillemans et al. 1994; Potepan et al. 1996).

Auch die sonographische Beurteilung der Lymphknoten basiert in erster Linie auf ihrer Größe, sodass es zu falschnegativen Ergebnissen kommt (Arita et al. 1996).

Die Treffsicherheit von CT und endoskopischem Ultraschall im N-Staging ist beim Vergleich der einzelnen Lymphknotenstationen nicht signifikant unterschiedlich. Da einige Lymphknotenstationen mit dem transösophagealen Ultraschall nicht eingesehen werden können, sind die Zahlen auf den jeweiligen Patienten bezogen schlechter als mit der CT (Potepan et al. 1996). Eine Kombination beider Techniken führt jedoch synergistisch zu einer höheren Genauigkeit beim T- und beim N-Staging (Verschakelen et al. 1996; Potepan et al. 1996).

Die *transbronchiale Sonographie* ist bei der Bronchoskopie hilfreich. In 72% der Fälle erbrachte sie Zusatzinformationen, wobei die gezielte Durchführung einer transmuralen Biopsie den größten Gewinn darstellt (Goldberg 1994).

Positronenemissionstomographie

Da die PET mit FDG ein stoffwechselsensitives Verfahren ist, kann sie grundsätzlich auch eine Metastasierung in normal großen Lymphknoten erkennen. In ersten Studien war die FDG-PET der CT im N-Staging überlegen (Wahl et al. 1994). Die FDG-PET erreichte eine Sensitivität von 89% und eine Treffsicherheit von 96%. Sie war damit signifikant besser als die Spiral-CT, die im Vergleich nur auf eine Sensitivität von 57% und eine Treffsicherheit von 79% kam (Steinert 1997). Grenzen des Verfahrens liegen in entzündlich veränderten Lymphknoten, die nicht immer von malignen Veränderungen zu unterscheiden sind, und in Mikrometastasen in normal großen Lymphknoten, deren Stoffwech-

Tabelle 4.12. Sensitivität und Spezifität der CT vs. MRT im N-Staging (N1 und N2)

Autor	Anzahl [n]	Größe Schwelle [mm]	CT			MRT		
			Sensitivität [%]	Spezifität [%]	Treffsicherheit [%]	Sensitivität [%]	Spezifität [%]	Treffsicherheit [%]
N1								
Heelan et al. 1985	20	k. A.	100	66	90	100	66	90
Martini et al. 1985	34	15	61	42	k. A.	65	42	k. A.
Musset et al. 1986	44	10	80	k. A.	70	90	–	70
Laurent et al. 1988	120	10	69	99	91	76	97	92
N2								
Heelan et al. 1985	20	–	100	70	85	100	50	75
Martini et al. 1985	34	15	87	79	82	87	68	76
Musset et al. 1986	44	10	91	82	84	82	85	84
Patterson et al. 1987	84	10	71	91	82	71	89	83
Laurent et al. 1988	120	10	79	82	81	93	74	81
Staples et al. 1988	151	5–15	66	65	k. A.	k. A.	k. A.	k. A.
Grenier et al. 1989	84	10	46	79	k. A.	53	79	
Webb et al. 1991	155	k. A.	52	69	65	48	64	61
McLoud et al. 1992	143	10	64	62	k. A.	k. A.	k. A.	k. A.

k. A. keine Angabe.

selsteigerung noch so gering ist, dass die malignen Zellen der Detektion entgehen (Boiselle et al. 1998).

Der gemeinsame Einsatz von CT und FDG-PET und dessen Gesamtbeurteilung führen zu einer zusätzlichen Verbesserung der Ergebnisse (Vansteenkiste et al. 1997).

Dieser Ansatz ist kosteneffektiv (Gambhir et al. 1996).

Mediastinale Biopsien

Für mediastinale Biopsien stehen verschiedene Techniken zu Verfügung. Mit der konventionellen rechtsseitigen *Mediastinoskopie* können die supraaortalen, paratrachealen, präcarinalen, die proximalen tracheobronchialen und die oberen subcarinalen Lymphknoten erreicht werden. Mit einer linksseitigen Mediastinoskopie lassen sich die aortopulmonalen und die paraaortalen Lymphknoten im vorderen Mediastinum erreichen. Beim N-Staging hat die Mediastinoskopie eine Sensitivität von 72–90% und eine Spezifität von 100% bei einer Genauigkeit von 66–90% (Dillemans et al. 1994; Patterson 1987; Vestring et al. 1990).

Die Mediastinoskopie ist somit der rein größenbasierten CT überlegen und wird daher als Goldstandard für die Unterscheidung zwischen N2 und N3 angesehen.

Vor einer Mediastinoskopie muss eine CT oder MRT durchgeführt werden, um das adäquate Verfahren und einen sinnvollen Zugangsweg auszuwählen. Ein negativer CT-Befund für eine mediastinale Adenopathie ist Gegenstand kontroverser Diskussionen. Diese Patienten sollten aufgrund der Einschränkungen der CT einer Mediastinoskopie zugeführt werden.

In einigen Fällen ist auch eine *CT-gesteuerte Punktion* einfacher und erfolgreicher als eine Mediastinoskopie. Als modernes Verfahren wird vermehrt die *videounterstützte Thorakoskopie* eingesetzt, die eine direkte Inspektion und Biopsieentnahme erlaubt. So können Bereiche untersucht werden, die einer Mediastinoskopie oder Mediastinotomie nicht zugänglich sind, auch wenn das Verfahren jeweils auf einen Hemithorax beschränkt ist.

Die *virtuelle Bronchoskopie* auf der Basis einer Volumen-CT kann in ausgewählten Fällen als Planung für eine transbronchiale Biopsie eine wichtige Hilfestellung

Tabelle 4.13. Häufigkeit der Fernmetastasierung des Bronchialkarzinoms zum Zeitpunkt der primären Diagnose

Tumorhistologie	M0 [%]	M1 [%]
Kleinzelliges Karzinom	49	51
Plattenepithelkarzinom	77	23
Adenokarzinom	61	39
Großzelliges Karzinom	61	39
Mischtumoren	75	25
Nicht exakt klassifizierbare Karzinome	58	42

zur Verbesserung der Punktionsergebnisse leisten (Vining et al. 1996). Sie stellt die komplexen räumlichen
Gegebenheiten dreidimensional dar. Der direkte bzw. ri-
sikoärmste Zugangsweg in der Nähe der großen Gefäße
kann ausgewählt werden.

4.5.3 M-Staging

Zum Zeitpunkt der primären Diagnose ist das Bronchialkarzinom häufig bereits fernmetastasiert (Tabelle 4.13;
Abb. 4.17 a). Aus diesem Grunde muss die Suche nach
möglichen Fernmetastasen unbedingt in das primäre diagnostische Programm einbezogen werden, wenn sich
aus einem positiven Befund therapeutische Konsequenzen ergeben. Hämatogene Fernmetastasen finden sich
am häufigsten in Knochenmark (50%), Skelett, Nebennieren, Nieren, Gehirn (10–15%), Leber und Halslymphknoten. Das Ausmaß der Fernmetastasierung variiert je
nach histologischem Typ des Tumors (Drings 1990).

Die CT stellt heutzutage die am häufigsten durchgeführte Untersuchung beim Staging des Bronchialkarzinoms dar. Hierbei sollte ein Protokoll gewählt werden,
bei dem neben dem Thorax auch der Oberbauch mit
Leber, Nieren und Nebennieren beurteilt werden kann
(Abb. 4.17 b). Auch die Sonographie des Oberbauchs ist
als allgemeine Screeninguntersuchung indiziert.

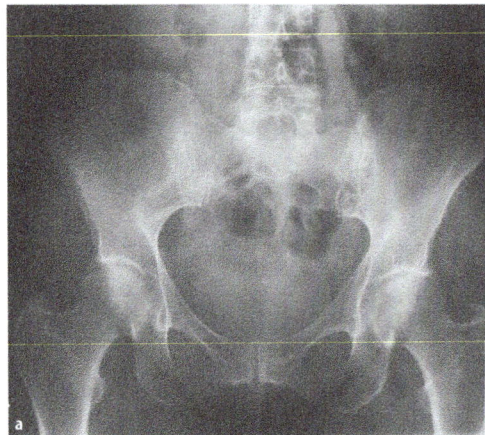

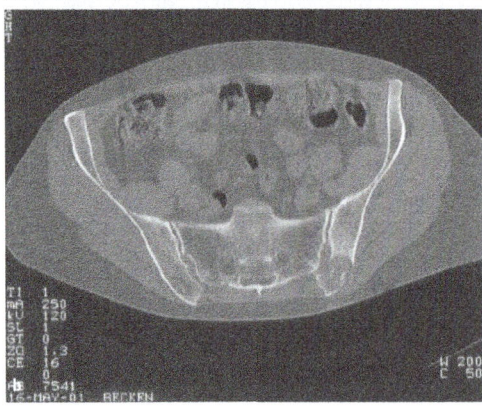

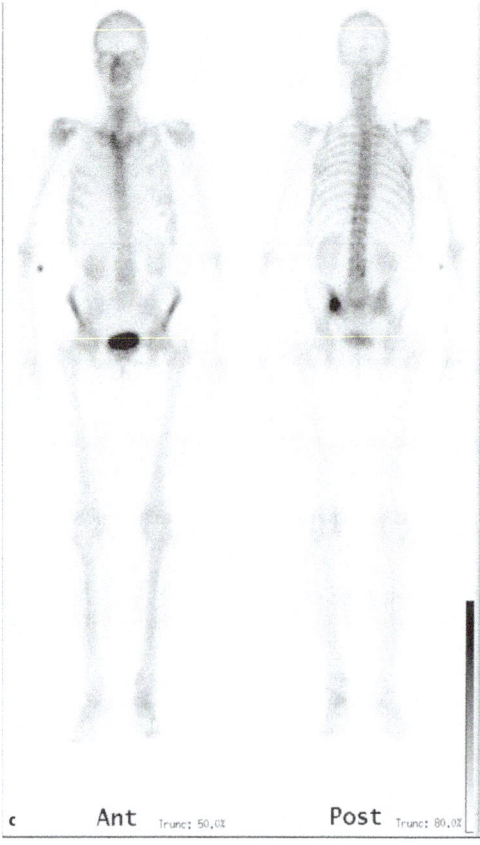

Abb. 4.17 a–c. Osteolyse. Nach erfolgreicher Resektion eines
Bronchialkarzinoms durchgeführte Verlaufskontrolle zeigt im
linken Os ilium eine Osteolyse sowohl im konventionellen
Röntgen (a) als auch in der CT (b). Dieser Bezirk zeigte sich
auch in der Szintigraphie (c) als stoffwechselaktiv und damit
als Knochenmetastase des Bronchialkarzinoms

Lebermetastasen

Auf einen Befall der Leber weisen häufig schon pathologische laborchemische Untersuchungsergebnisse hin. *Sonographie* und *Computertomographie* werden als nichtinvasive Untersuchungsmethoden routinemäßig verwendet.

Herdbefunde, die bei einer sonographischen Untersuchung auffallen, müssen durch eine weitergehende CT abgeklärt werden.

Beide bildgebenden Verfahren ergänzen sich, jedes liefert Informationen, die vom anderen nicht zu erwarten sind. Die gezielte *Feinnadelpunktion*, durch Sonographie oder CT gesteuert, lässt die früher häufig verwendete Laparoskopie in den Hintergrund treten.

Metastasen der Nebenniere

Häufig sind die Nebennieren und retroperitoneal gelegene Lymphknoten metastatisch befallen. Die Nebennieren sind sonographisch schwer darstellbar, insbesondere links. Zum Nachweis kleiner raumfordernder Prozesse wird die *Computertomographie* gewählt (Abb. 4.18). Hierbei beruht die Beurteilung der Nebennieren primär auf der Organgröße. Bei ca. 21% der Patienten mit Bronchialkarzinom wird eine klinisch okkulte Nebennierenvergrößerung festgestellt. Davon sind aber ca. 66% gutartige Veränderungen der Nebennieren, die zu einer Vergrößerung (Hyperplasie, Adenom u.a.) führen, d.h. bei Patienten mit Bronchialkarzinom ist nur ein Drittel der Nebennierenvergrößerungen durch eine Metastasierung bedingt (Vock 1991).

Neben der Größe spielt die Dichte der Nebennierenraumforderung eine wichtige differenzialdiagnostische Rolle.

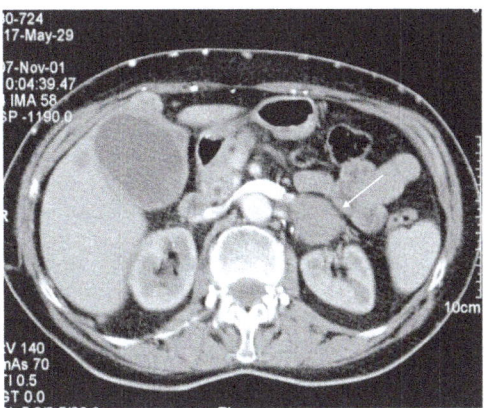

Abb. 4.18. M-Staging: Computertomographie. Patient mit Bronchialkarzinom. In der Staginguntersuchung durch CT zeigt sich eine Auftreibung der linken Nebennieren im Sinne einer Metastase

Je größer der Fettgehalt und je niedriger damit die Dichte, desto größer ist die Wahrscheinlichkeit, dass es sich nicht um eine Metastase handelt. Beträgt bei einer Untersuchung in Nativtechnik die Dichte 2 HE, liegt mit einer Sensitivität von 47% und einer Spezifität von 100% eine gutartige Veränderung vor. Bei einem Schwellenwert von 20 HE beträgt die Sensitivität 88% und die Spezifität 84% (Boland et al. 1998). Während und direkt im Anschluss an eine Kontrastmittelgabe kommt es sowohl bei benignen als auch bei malignen Veränderungen zu einem Dichteanstieg, der nach Studienergebnissen keine differenzialdiagnostische Trennung mehr zulässt. Spätere Aufnahmen – ca. 60 min nach Kontrastmittelgabe – ergeben jedoch wieder eine recht sichere Unterscheidung. Als Schwellenwert wird hier eine Dichte von 30 HE angegeben (Spezifität und positiver Vorhersagewert 100% bei einer Sensitivität von 95%; Korobin et al. 1996). Unterhalb dieses Schwellenwertes kann von einer benignen Veränderung ausgegangen werden, bei einem darüber liegenden Wert (Retention des Kontrastmittels) ist eine Metastasierung anzunehmen.

Sollte die Einschätzung einer Vergrößerung der Nebenniere unklar bleiben, ist eine *bioptische Sicherung*, z.B. unter CT-Steuerung, anzustreben. Mithilfe spezieller MRT-Techniken (Chemical-shift-, In-phase-, Opposed-phase-) lassen sich geringe Mengen Fett aufzeigen. Je nach Schwellenwert für die Signalsteigerung können auf diese Weise Adenome mit einer Spezifität von 100% nachgewiesen werden (Haider et al. 2004).

Sofern mithilfe aufwendiger radiologischer Methoden eine Einschätzung nicht gelingt (z.B. anhand des Fettgehalts benigner Läsionen), schlagen wir in Zweifelsfällen vor, die Operation mit der Freilegung dieser Raumforderung zu beginnen. Wenn die intraoperative Schnellschnittuntersuchung keine Metastasierung ergeben sollte, wird die Operation als Thorakotomie fortgesetzt.

Metastasen im zentralen Nervensystem

Metastasen im zentralen Nervensystem können auch beim nichtkleinzelligen Bronchialkarzinom, besonders beim Adenokarzinom, von klinischer Bedeutung sein. Bei Patienten mit Adenokarzinom – auch wenn sie asymptomatisch sind – empfehlen wir, vor einer geplanten Operation eine MRT des Schädels mit Kontrastmittel durchzuführen. Das gilt auch für Patienten mit kleinzelligem Bronchialkarzinom.

Knochenmarkmetastasen

Die *MRT* kann alternativ zum Screening auf Knochenmarkmetastasen eingesetzt werden. Hierbei sollte die Untersuchung zumindest das Achsenskelett (Wirbelsäule, Becken, proximale Femora) umfassen.

Im Vergleich zur Skelettszintigraphie zeichnet sich die MRT durch eine höhere Sensitivität und höhere Spezifität aus (Layer u. Jarosch 1992).

Die höhere Sensitivität beruht dabei auf der Tatsache, dass bei der MRT eine Metastasierung auf der Basis einer Zunahme der Zellzahl im Knochenmark diagnostiziert wird, die noch nicht zu einer Veränderung des Knochenstoffwechsels geführt haben muss. In einer Vergleichsstudie zwischen der MRT des Achsenskeletts und der Knochenszintigraphie zeigte die MRT die höhere Sensitivität und Spezifität (Ghanem et al. 2002). Im Vergleich zur Knochenmarkstanzbiopsie aus dem Beckenkamm, die ebenfalls zur Diagnostik eingesetzt werden kann, werden mit der MRT weite Teile des Knochenmarks abgebildet, was zu deutlichen Vorteilen führt. Ein positiver Befund in der MRT kann dann mit einer gezielten Knochenstanze gesichert werden.

Aufgrund der hohen Prävalenz des Knochenmarkbefalls beim kleinzelligen Bronchialkarzinom erscheint der Einsatz der MRT durchaus sinnvoll, hat sich aus Kostengründen aber noch nicht allgemein durchsetzen können. Beim nichtkleinzelligen Bronchialkarzinom ist ein Knochenmarkbefall zum Zeitpunkt der Diagnose zu selten, als dass dies eine MRT rechtfertigen würde.

Skelettmetastasen

Zur Suche nach Skelettmetastasen kann beim beschwerdefreien Patienten als erstes Untersuchungsverfahren die *Skelettszintigraphie* eingesetzt werden (Abb. 4.17c). Sie wird jedoch nicht allgemein gefordert. Diese Methode ist hochsensitiv, aber wenig spezifisch. Problematisch ist insbesondere die Detektion einer solitären Knochenmetastase, da ein solitärer Herd häufig als gutartige Läsion fehlinterpretiert wird. Andererseits können frühe Tumorabsiedlungen im Knochenmark ebenso wie einzelne Osteolyseherde dem Nachweis mithilfe der Skelettszintigraphie komplett entgehen (falschnegative Rate zwischen 0,1 und 13%; Demirkan et al. 2005). Dies sind teilweise nichtreaktive Osteolysen ohne vermehrten Phosphatumsatz („cold lesions"). Da anreichernde Herde zumeist eine weitere Abklärung, z.B. konventionelle Aufnahme, CT, MRT und/oder Biopsie, nach sich ziehen, sind die Folgekosten eines Verfahrens mit hoher Sensitivität und geringer Spezifität als kritisch zu betrachten.

Da bei bekanntem Tumorleiden nur 14% der szintigraphisch detektierten Herde effektiv Metastasen des Primärtumors entsprachen (Jacobson 1997), ist ein zurückhaltender klinischer Einsatz der Knochenszintigraphie, also nur bei Vorliegen entsprechender Symptome (Knochenschmerzen, positiver klinischer Untersuchungsbefund, erhöhte alkalische Phosphatase, neurologische Symptomatik), gerechtfertigt.

Röntgenuntersuchungen werden nur ergänzend und gezielt bei pathologischen Szintigraphiebefunden oder bei umschriebenen Schmerzen vorgenommen.

Extrathorakale Metastasen

Die *Ganzkörperuntersuchung* mit der *FDG-PET* kann bei der Suche nach extrathorakalen Metastasen durchaus sinnvoll sein (Lewis et al. 1994). So ist die FDG-PET der CT bei der Dignitätsbeurteilung von Nebennierenvergrößerungen überlegen (Boland et al. 1995; Erasmus et al. 1997). Gegenüber einer konventionellen Stagingstrategie konnten mit der Ganzkörper-PET zwischen 10 und 15% weitere, ansonsten unerkannte Fernmetastasen detektiert werden (Pieterman et al. 2000; Steinert 1998). Bei 9% der Patienten hatte der Nachweis von Fernmetastasen eine Änderung des Therapiekonzeptes zur Folge. In einer aktuellen Studie bei 102 Patienten mit nichtkleinzelligem Bronchialkarzinom wurde in 62 Fällen das Staging der Standarddiagnostik geändert (das Stadium wurde in 20 Fällen erniedrigt und in 42 Fällen erhöht; Pieterman et al. 2000). Mittlerweile ist die Indikation zur PET für das Staging des nichtkleinzelligen Bronchialkarzinoms und für einen kurativen Therapieansatz generell akzeptiert.

4.6 Therapeutische Optionen

Bezüglich der Therapie wird das kleinzellige Bronchialkarzinom von den nichtkleinzelligen Karzinomen (Adenokarzinom, Plattenepithelkarzinom, großzelliges Karzinom) unterschieden.

Der histologische Typ, die anatomische Ausdehnung des Tumors sowie die biologischen Reserven des Patienten sind die wichtigsten prognostischen Parameter. Sie entscheiden über den Einsatz der drei Therapiemodalitäten Operation, Radiotherapie und Chemotherapie.

4.6.1 Kleinzelliges Bronchialkarzinom

Das kleinzellige Bronchialkarzinom muss wegen seiner schnellen Zellproliferation und der Tendenz zur frühzeitigen lymphogenen und hämatogenen Metastasierung von vornherein als systemische Erkrankung angesehen werden. Deshalb und wegen der hohen Sensibilität gegenüber der Chemotherapie stellt diese die führende Behandlungsmodalität dar. Die Polychemotherapie mit der Kombination von zwei und mehr Zytostatika ist der Monochemotherapie überlegen. Bisher lässt sich eine deutliche Überlegenheit einer bestimmten Zytostatikakombination bei unbehandelten Patienten nicht erkennen. Die Therapiedauer umfasst üblicherweise 4 bis

Tabelle 4.14. Einfluss der Therapie auf die Überlebenszeit der Patienten mit kleinzelligem Bronchialkarzinom – historische Entwicklung

Therapie	Überlebensdauer	
	„Limited disease"	„Extensive disease"
Vor der Chemotherapie		
Symptomatische Behandlung	3 Monate	1,5 Monate
Chirurgie	< 1%	–
Radiotherapie	1–3%	–
Chemotherapie		
Monochemotherapie median	6 Monate	4 Monate
Polychemotherapie median	10–14 Monate	7–11 Monate
5-Jahres-Überlebensrate	2–8%	0–1%
Kombination von Chemo- und Radiotherapie		
Median	12–16 Monate	7–11 Monate
5-Jahres-Überlebensrate	6–12%	0–1%

Tabelle 4.15. Behandlungsstrategie des nichtkleinzelligen Bronchialkarzinoms

Stadium	Chirurgie	Radiotherapie	Chemotherapie
I	Ja	Nein	Nein
II	Ja	Nein	Ja, adjuvant in klinischer Prüfung
IIIa	Ja	Ja, bei Inoperabilität, wenn möglich in Kombination mit Chemotherapie; präoperativ bei Pancoast-Tumor, postoperativ bei N2 und/oder R1 u. R2	Ja, bevorzugt präoperativ, adjuvant in klinischer Prüfung
IIIb	Selten	Ja, primär, wenn möglich in Kombination mit Chemotherapie oder nach Operation	Ja, bevorzugt in Kombination mit Radiotherapie
IV	Nein, Ausnahme Palliation	Ja, palliativ	Ja, palliativ

höchsten 6 Behandlungszyklen. Die Zytostatika werden in der maximal tolerablen Dosierung appliziert. Im Stadium „limited disease" verbessert die konsolidierende Radiotherapie nicht nur die lokale Tumorkontrolle, sondern auch die mediane Lebensdauer der Patienten und den Anteil der langfristig rezidivfrei Überlebenden.

In den Stadien I und II ist die primäre Operation des kleinzelligen Bronchialkarzinoms berechtigt, muss aber in jedem Fall mit einer zusätzlichen Chemotherapie, evtl. auch mit einer Radiotherapie, ergänzt werden. Mit der kombinierten Radio-Chemotherapie werden im Stadium „limited disease" Remissionsraten von 80–90% mit 50–60% kompletten Remissionen erreicht. Die medianen Überlebenszeiten der Patienten liegen zwischen 14 und 18 Monaten, die 3-Jahres-Überlebensraten bei 10–20%. Im Stadium „extensive disease" werden trotz Ansprechraten bis 80% nur 15–30% Vollremissionen erwartet. Die medianen Überlebenszeiten der Patienten liegen bei 8–12 (nach kompletter Remission bei 12–16 Monaten). Nur wenige Patienten überleben 2–3 Jahre (Tabelle 4.14).

4.6.2 Nichtkleinzelliges Bronchialkarzinom

Bei den nichtkleinzelligen Bronchialkarzinomen gilt der radikale chirurgische Eingriff bis hin zum Stadium T3N1M0 als die Behandlung der ersten Wahl (Tabelle 4.15). Eine mit kurativem Ziel vorgenommene Resektionsbehandlung ist allerdings nur bei etwa 30% aller Patienten möglich. Tumorgröße und -lokalisation bestimmen das Ausmaß des operativen Eingriffs. Standardverfahren sind die Lobektomie, gefolgt von der ipsilateralen mediastinalen, hilären und interlobären Lymphknotendissektion, ferner die Bilobektomie und die Pneumonektomie. Die kumulativen 5-Jahres-Überlebensraten betragen nach radikaler Resektion im Stadium I 60%, im Stadium II 30–40% und im Stadium III

ca. 20%. Bei Patienten mit funktioneller oder tumorbedingter Inoperabilität wird die primäre Strahlentherapie mit kurativer Intention eingesetzt. Als akzeptierte Standarddosis gilt eine Gesamtdosis von 70 Gy auf den Primärtumor bei konventioneller Fraktionierung von 1,8–2,0 Gy in 6–7 Wochen. Die Tumorkontrolle in den Stadien I und II liegt bei 40–50% und spiegelt sich in einer 5-Jahres-Überlebensrate von 12–30% wider.

In den letzten Jahren konnte insbesondere bei den prognostisch ungünstigen Stadien IIIA und IIIB durch eine ergänzende Chemotherapie im sequenziellen oder simultanen Einsatz eine Verbesserung der lokalen Kontrolle und der medianen Überlebenszeit von 10 Monaten auf 14 Monate erreicht werden. Postoperativ wird die Radiotherapie bei inkompletter chirurgischer Resektion oder mediastinalem Lymphknotenbefall empfohlen. Im fortgeschrittenen Tumorstadium sind die Indikationen zur palliativen Radiotherapie weit gesteckt.

Die systemische Chemotherapie gewinnt beim nichtkleinzelligen Karzinom aufgrund der Einführung neuer Medikamente, einer besseren supportiven Therapie und des multimodalen Einsatzes gemeinsam mit der Radiotherapie und Operation zunehmend an Bedeutung. In den frühen Stadien wird sie innerhalb klinischer Studien eingesetzt. Im disseminierten Stadium IV besteht die Indikation zur Chemotherapie, wenn der Leistungsindex der Patienten günstig ist. Ca. 60% der Patienten profitieren von einer solchen Therapie mit einer Verbesserung der Lebensqualität und Linderung der Tumorsymptome. Die mediane Überlebenszeit liegt zwischen 6 und 9 Monaten, der Gewinn an Lebenszeit liegt bei ca. 2 Monaten. Erfolgreich behandelte Patienten können eine mediane Überlebenszeit zwischen 10 und 14 Monaten erwarten. Dies ist signifikant besser im Vergleich zu einer Patientenversorgung ohne zytostatische Therapie. Allerdings ist in jedem Fall die Nutzen-Lasten-Relation sorgfältig zu beachten.

Zu den genannten Therapieverfahren kommen als palliative Therapie endoskopische Interventionen sowie ein weites Spektrum supportiver Maßnahmen zur Behandlung der oft bestehenden chronisch-obstruktiven Atemwegserkrankungen und Schmerzzustände hinzu.

Erhebliche Anstrengungen im Hinblick auf die Verbesserung der Therapie durch Einführung neuer Verfahren, neuer Medikamente oder die Kombination der bereits etablierten Verfahren und die Intensivierung der Therapie ergaben durchschnittlich längere Überlebenszeiten, für einen geringen Teil der Patienten auch eine etwas höhere Heilungsrate und insgesamt eine Verbesserung der Lebensqualität. Diese Maßnahmen konnten aber das Problem Bronchialkarzinom allein nicht lösen und werden es auch in Zukunft nicht bewältigen. Entscheidend ist die primäre Prävention.

4.7 Therapieplanung

4.7.1 Chirurgische Therapie

Die Thoraxchirurgie stellt das Verfahren der Wahl für einen kurativen Ansatz beim nichtkleinzelligen Bronchialkarzinom dar. Insbesondere bei niedrigen Tumorstadien – I, II, manchmal auch III a – ist dann die Chance einer Heilung des Tumorleidens ungleich größer als beim kleinzelligen Bronchialkarzinom.

Die Diagnostik muss also neben der Bestimmung des Tumorstadiums die Resektabilität des lokalen Prozesses und die Operabilität des Patienten klären (Pankow et al. 1995).

Bei der Untersuchung der Operabilität müssen die allgemeinen Risikofaktoren wie Herz und Kreislauf, Nieren- und Leberfunktion, Stoffwechselerkrankungen (Diabetes) und insbesondere die funktionellen Reserven des Patienten durch die Lungenfunktionsprüfung beurteilt werden. Die Risikogrößen für die Spirometrie, Bodyplethysmographie, Blutgasanalyse und Messung des pulmonalarteriellen Drucks sind in Tabelle 4.16 zusammengefasst:

Die Einsekundenkapazität spielt dabei eine entscheidende Rolle. In Grenzfällen ist die globale Lungenfunktionsprüfung, die ja nur die Gesamtheit beider Lungen repräsentiert, nicht ausreichend, um die Auswirkungen einer lokalen einseitigen Resektion beurteilen zu können. Standardmäßig wird zur Beurteilung des per-

Tabelle 4.16. Risikogrößen zur Beurteilung der Operabilität. (Aus Drings 1990)

Vitalkapazität	VC	$<3,0$ l
Absolute Sekundenkapazität	FEV_1	$<2,0$ l/s
Relative Sekundenkapazität	$FEV_1\%$ VC	$<50\%$
Atemgrenzwert	MVV	<60 l/min
Residualvolumen/Totalkapazität	RV% TLC	$>50\%$
Resistance nach Broncholyse	RtBrl	$>5,0$ mbar l/s
Arterieller Belastungs-O_2-Druck	PaO_2Bel	$>7,3$ kPa (55 mmHg)
Arterieller Belastungs-CO_2-Druck	$PaCO_2$Bel	$>6,0$ kPa (45 mmHg)
Pulmonalarterienmitteldruck unter Belastung	PAPBel	$>4,7$ kPa (35 mmHg)

fundierten Lungenparenchyms, das nach der Operation den notwendigen Gasaustausch leisten soll, die Perfusionsszintigraphie eingesetzt. Nach der Formel von Kristerosson (Drings 1990) wird die präoperative absolute Einsekundenkapazität (FEV_1) mit dem Perfusionsanteil der nach der Operation verbleibenden Restlunge multipliziert und so das postoperative Ventilationsvermögen berechnet. Diese prognostische FEV_1 stellt den wesentlichen Funktionsparameter für die Operationsplanung dar. Bei einer präoperativen FEV_1 von 2,0 l ist eine Pneumonektomie oder Bilobektomie bzw. bei 1,7 l eine Lobektomie ohne funktionelles Risiko durchführbar. Liegen die präoperativen Werte darunter, sollte die Perfusionsszintigraphie angefertigt und die prognostische FEV_1 berechnet werden. Bei Werten von 1,2 l ist das Risiko als gering anzusehen, bei weniger als 1,0 l besteht für eine Pneumonektomie und bei weniger als 0,8 l für eine Lobektomie Inoperabilität.

Bei funktionell operablen Patienten und hinreichendem Tumorverdacht muss die präoperative histologische Sicherung nicht erzwungen werden. Trotzdem ist es sinnvoll, eine frühzeitige Unterscheidung zwischen einem kleinzelligen Bronchialkarzinom, das dann primär der Chemotherapie zugeleitet wird, und einem nichtkleinzelligen Bronchialkarzinom, das primär operiert wird, zu erreichen.

4.7.2 Radiotherapie

Die Strahlentherapie wird beim Bronchialkarzinom in zahlreichen Konstellationen angewandt. Sie kann zum einen als primäre Therapie und zum anderen als Nachbestrahlung eines Resttumors, adjuvant prophylaktisch (insbesondere beim kleinzelligen Bronchialkarzinom) oder erst bei Symptomen wie Dyspnoe, Obstruktion und obere Einflussstauung zum Einsatz kommen.

Zur Vorbereitung einer Strahlentherapie ergeben sich konkrete Anforderungen an die radiologische Diagnostik.

Für die Planung des Zielvolumens ist die Bestimmung von Ausdehnung und exakter Lokalisation des Tumors die Grundlage.

Diese Anforderung ist durch Volumenaufnahmen mit der CT oder MRT – direkte koronare oder sagittale Schnittführung – gut lösbar. Dabei wird das Augenmerk nicht nur auf den Tumor gerichtet, sondern auch auf dessen Abstand zu strahlensensiblen Strukturen in der Umgebung, wie Rückenmark und Ösophagus, um diese nach Möglichkeit auszusparen (Zimmermann et al. 1995). Zusätzlich sollten die radiologischen Verfahren im Zusammenspiel mit Klinik und Laborparametern eine Pneumonie, Abszess- oder Fistelbildung ausschließen, da diese zum Verschieben, Aussetzen oder Abbruch einer Bestrahlung führen.

4.8 Standard Operation Procedures

Die folgenden Ausführungen stützen sich auf die von der Deutschen Krebsgesellschaft im Jahre 2004 veröffentlichten kurzgefassten interdisziplinären Leitlinien, die Standard Operating Procedures der kooperativen onkologischen Gruppe „Thoraxtumoren" des Nationalen Centrums für Tumorerkrankungen (NCT) Heidelberg, erarbeitet im Jahre 2004, sowie die gemeinsamen von mehreren deutschen Fachgesellschaften erarbeiteten Empfehlungen (Deutsche Krebsgesellschaft 2004; Kooperative Onkologische Gruppe „Thoraxtumoren" am NCT Heidelberg 2004; Thomas et al. 2002).

4.8.1 Nichtkleinzellige Bronchialkarzinome

Therapiemöglichkeiten in verschiedenen Stadien
Die drei Behandlungsmodalitäten – Operation, Radiotherapie, Chemotherapie – erfahren in den verschiedenen Stadien eine unterschiedliche Gewichtung.

Stadium IA (T1N0M0) und Stadium IB (T2N2M0)
Die Behandlungsmöglichkeiten in diesem Stadium werden in Abb. 4.19 aufgezeigt.

Chirurgie
Folgendes chirurgisches Vorgehen wird empfohlen:
- Lobektomie mit Sicherheitsabstand von mindestens 10 mm bei auf einen Lungenlappen beschränktem Karzinom,
- obere bzw. untere Bilobektomie bei lappenübergreifenden Tumoren sowie bei Ostiumtumoren mit Annäherung oder Übergreifen auf den distalen Bronchus intermedius,
- Manschettenresektion bei Ostiumtumoren (Oberlappen, Station 6).
- Pneumonektomie, wenn eine Lobektomie nicht zur radikalen Entfernung des Tumors ausreicht.
- Segmentresektion nur im Ausnahmefall bei stark eingeschränkter Lungenfunktion und peripherer gelegenen Tumoren.
- Möglichst vollständige Dissektion der regionären Lymphknoten (Station 2 beidseitig, 3 und 4 beidseitig, 5 links, 6 links, 7 und 8 beidseitig, 9 und 10 beidseitig, 11 und 12).

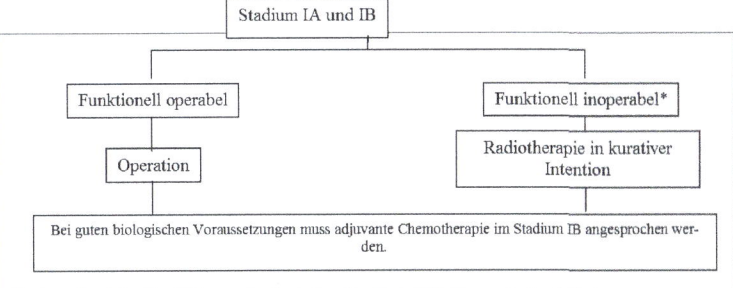

Abb. 4.19. Behandlungsmöglichkeiten im Stadium IA (T1N0M0) und Stadium IB (T2N2M0)

* entsprechend den Empfehlungen der Deutschen Gesellschaft für Pneumologie stellt eine Sauerstoffaufnahme von mehr als 20 ml/kg/min bzw. > 75 % des Solls eine uneingeschränkte Operabilität dar. Eine VO_2 max. von < 10 ml/kg/min oder < 40 % des Solls bedeutet Inoperabilität. Innerhalb dieser Grenzen werden zusätzlich die DLCO bestimmt und die Flächenintegrale zur Quantifizierung der postoperativ zu erwartenden 1-Sekunden-Kapazität gemessen. Sind die FEV_1- und die DLCO-Werte größer als 40 % des Solls und die VO_2 max. > 15 ml/kg/min bzw. > 60 % des Solls, ist Operabilität gegeben.

Radiotherapie

Der Primärtumor wird mit 60–70 Gy mit einer Einzeldosis von nicht mehr als 2 Gy oder dem biologischen Äquivalent einer modifizierten Fraktionierung bestrahlt. Die Radiatio des Mediastinum wird mit 50 Gy durchgeführt. Bei kleinem Primärtumor und schlechter Lungenfunktion ist es jedoch gerechtfertigt, das Mediastinum nicht zu bestrahlen. In einigen strahlentherapeutischen Institutionen wird auch im Stadium I die Radiotherapie mit einer Chemotherapie kombiniert.

Chemotherapie

Keine Indikation.

Stadium IIA (T1N1M0)
und Stadium IIB (T2N1M0, T3N0M0)

Eine Übersicht über die Behandlungsmöglichkeiten zeigt Abb. 4.20.

Chirurgie

Bei klinischem und computertomographischem Hinweis auf eine Infiltration der Pleura parietalis und angrenzender Strukturen der Brustwand sind diese mit dem Tumor mit einem Sicherheitsabstand von 2–3 cm en bloc zu resezieren. Wird dieser – histologisch bestätigt – eingehalten, entfällt eine lokale Nachbestrahlung. Bei T3 durch Hauptbronchusbefall mehr als 2 cm an der Carina ist folgendes Vorgehen angezeigt: in Abhängigkeit des Befundes Manschettenresektion des rechten Oberlappens, Pneumonektomie mit plastischem Stumpfverschluss oder Manschettenpneumonektomie unter Resektion der Bifurkation.

Radiotherapie

Die Indikation zur adjuvanten Radiotherapie bei radikal operierten T3-Tumoren ist in Diskussion. Sie empfiehlt sich bei Schwierigkeiten in der Differenzierung zwischen hilären und tracheobronchialen Lymphknotenmetastasen sowie bei Mitresektion von Pleura parietalis und angrenzenden Strukturen der Brustwand, sofern der Sicherheitsabstand geringer als 2–3 cm ist. Bezüglich einer primären Radiotherapie bzw. einer Kombination von Radiotherapie und Chemotherapie gilt die Aussage wie im Stadium I.

Chemotherapie

Ob eine zusätzliche adjuvante Chemotherapie das Rezidivrisiko senkt, ist nicht geklärt. Eine induktive (präoperative) Chemotherapie wird gegenwärtig in klinischen Studien geprüft. Außerhalb klinischer Studien besteht keine Indikation.

Stadium IIIA (T1–3N2M0)

Die verschiedenen Therapiemodalitäten zeigt Abb. 4.21.

Chirurgie

Bei eingeschränkter Lungenfunktion besteht eine restriktive Operationsindikation (O_2-Aufnahme unter 16 ml/kg/min für Lobektomie bedeutet erhöhtes Risiko, O_2-Aufnahme unter 12 ml/kg/min bedeutet Inoperabilität). Das Alter stellt per se keine Kontraindikation dar. Beim Nachweis von Lymphknotenmetastasen mit Kapseldurchbruch im oberen Mediastinum (durch Mediastinoskopie) besteht eine ungünstige Prognose, deshalb ist die Operationsindikation eingeschränkt. Bei T3 durch Brustwand-, Zwerchfell-, Perikard- oder mediastinale Pleurainvasion muss eine En-bloc-Resektion durchgeführt werden. Bei T3 durch Hauptbronchusbefall bis we-

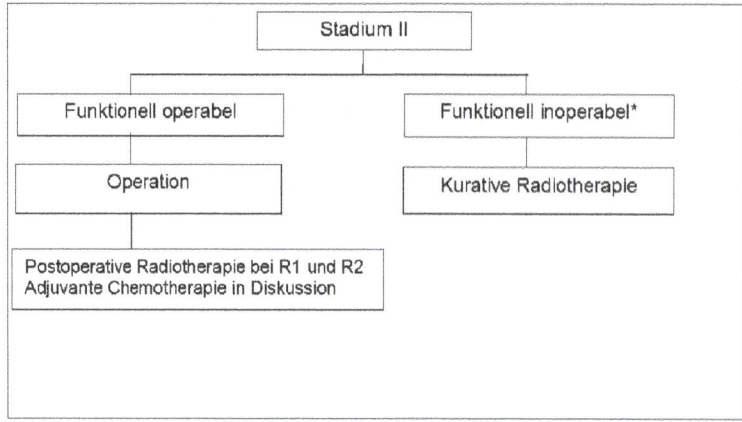

Abb. 4.20. Behandlungsmöglichkeiten im Stadium IIA (T1N1M0) und IIB (T2N1M0, T3N0M0)

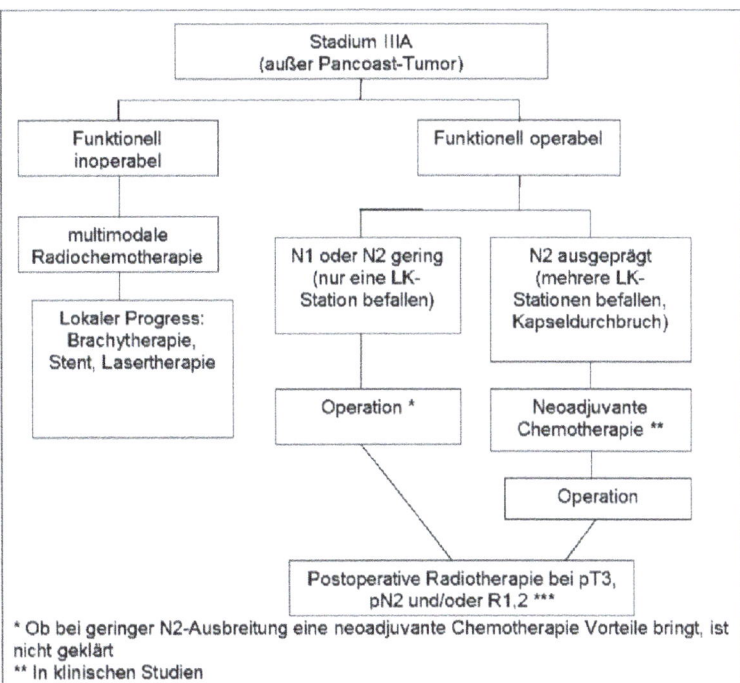

Abb. 4.21. Behandlungsmöglichkeiten im Stadium IIIA (T1–3N2M0)

niger als 2 cm von der Carina ist folgendes Vorgehen indiziert: Oberlappenmanschettenresektion, Pneumonektomie mit plastischem Stumpfverschluss, Manschettenpneumonektomie.

Radio- und Chemotherapie

Ob eine neoadjuvante oder eine adjuvante Chemotherapie bzw. Chemo-Radiotherapie die Prognose zu verbessern vermag, wird derzeit in klinischen Studien untersucht. Bei Patienten mit fortgeschrittener N2-Situation liegt die 5-Jahres-Überlebensrate nach alleiniger Chirurgie unter 10%. Hier scheint die Durchführung einer neoadjuvanten Chemo- oder Chemo-Radiotherapie mit anschließender Operation die Prognose der Patienten signifikant verbessern zu können (5-Jahres-Überlebensraten in Phase-II-Studien ca. 30%).

Sulcus-superior- (Pancoast-)Tumor

Sulcus-superior-Tumoren werden i. Allg. als T3 klassifiziert, können aber auch, z. B. durch Infiltration der Querfortsätze, T4-Tumoren entsprechen. Sie sind bei N0-Situation dem Stadium IIB, bei N1 und N2 dem Stadium IIIA und bei N3 dem Stadium IIIB zuzuordnen.

Therapie

Pancoast-Tumoren können wie folgt behandelt werden: präoperative Bestrahlung (40 Gy), unmittelbar anschließende Resektion (Lobektomie), ggf. mit Resektion von A. und V. subclavia, unterem Plexusfaszikel, Querfortsätzen; postoperative komplementäre Bestrahlung des Tumorgebietes bis 60 Gy, ggf. mit Nachbestrahlung des Mediastinums.

Stadium IIIB (jedes T, N3, M0; T4, jedes N, M0)

Therapie

Eine Übersicht über die Behandlungsmöglichkeiten gibt Abb. 4.22.

Die Auswahl der Therapie erfordert große onkologische Erfahrungen und sollte stets interdisziplinär diskutiert werden. Folgende Empfehlungen dienen als Anhaltspunkte:

Bei mediastinaler N3-Situation und/oder technisch resektabler T4-Ausbreitung:

● neoadjuvante Chemo- oder Chemo-Radiotherapie mit anschließender Operation bei Patienten mit guten funktionellen Reserven, hoher Motivation, biologisch jüngerer Altersstufe und gutem Leistungsindex (ECOG-Grad 0–1).

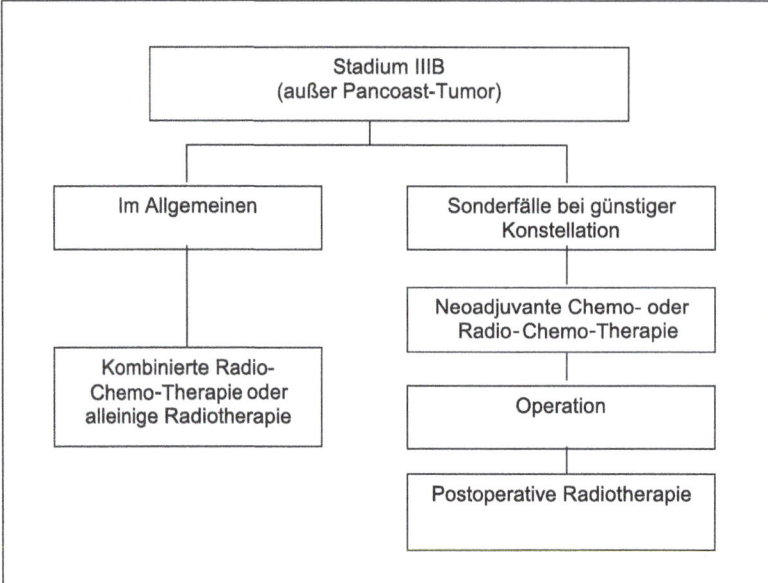

Abb. 4.22. Behandlungsmöglichkeiten im Stadium IIIB (jedes TN3M0, T4, jedes N, M0)

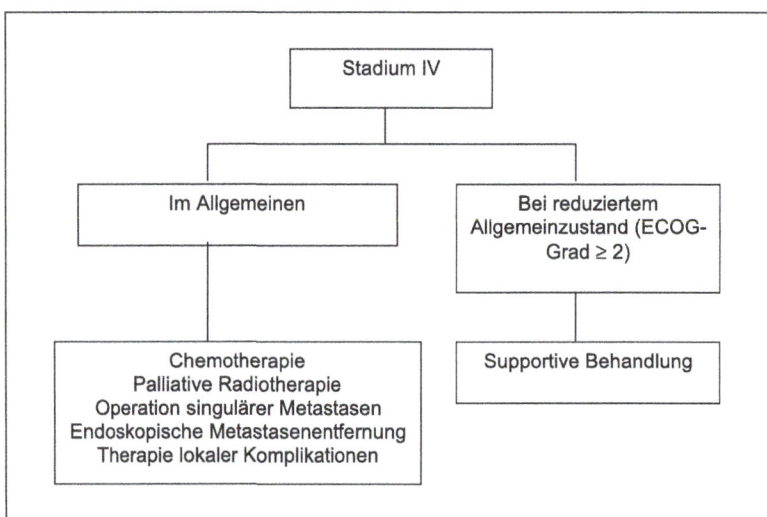

Abb. 4.23. Behandlungsmöglichkeiten im Stadium IV (jedes TX, jedes N, M1)

Bei weit fortgeschrittener, nicht resektabler Tumorausbreitung oder funktioneller Inoperabilität:

● in Abhängigkeit von Alter und Allgemeinzustand kombinierte Chemo-Radiotherapie oder alleinige Radiotherapie.

Die Behandlungsintensität mit den verschiedenen Möglichkeiten der Monotherapie und Kombinationschemotherapie muss individuell entschieden werden.

Stadium IV (jedes TX, jedes N, M1)

Die Therapiemöglichkeiten sind in Abb. 4.23 dargestellt.

Therapie

Die Chemotherapie hat bei den nichtkleinzelligen Lungenkarzinomen im Stadium der Fernmetastasierung nur eine palliative Wirkung, die meistens zeitlich außerordentlich befristet ist. Deshalb wurde die Entscheidung zur Chemotherapie in diesem Stadium bisher mit großer Zurückhaltung getroffen. Mit ihr gelingt es, bei einem großen Teil der Patienten eine Symptomlinderung und damit eine Verbesserung der Lebensqualität zu erzielen. Der lebensverlängernde Effekt ist marginal. In jedem Fall ist eine sorgfältige Nutzen-Lasten-Abwägung erforderlich. Berechtigt ist die Chemotherapie bei Patienten mit gutem Allgemeinzustand (ECOG-Grad 0–1) und dringendem Behandlungswunsch nach entsprechender gründlicher Aufklärung über die Möglichkeiten und Grenzen dieser Therapie.

Zu berücksichtigen sind die palliativen Möglichkeiten der Radiotherapie. Singuläre Metastasen stellen gelegentlich eine Indikation zur operativen Resektion dar.

4.8.2 Kleinzelliges Bronchialkarzinom

Beim kleinzelligen Bronchialkarzinom ist die Chemotherapie die führende Behandlungsmaßnahme. Lokale Verfahren wie Resektion oder Strahlentherapie werden nur ergänzend bei „limited disease" mit potenziell kurativem Ziel eingesetzt. Im Stadium „extensive disease" wird die Strahlentherapie als palliatives Verfahren am „Ort der Not" angewandt. Auch bei diesem Tumor ist vor Beginn der Chemotherapie ein exaktes Staging mithilfe der Computertomographie erforderlich. Auf der Basis des Stagings können die Patienten im Hinblick auf eine später evtl. mögliche Operation mit kurativem Ansatz stratifiziert werden. Gleichzeitig bildet die CT die Basis der Bestrahlungsplanung und dient der Erkennung von Komplikationen, z.B. obere Einflussstauung, bei der Erstdiagnose und in der Nachsorge.

Stadium „limited disease" (Stadien I–IIIB nach UICC)
Im Stadium „limited disease" besteht prinzipiell ein kurativ orientierter Therapieansatz. Bei sehr begrenzter Tumorausdehnung (T1–2N0–1M0 entsprechend Stadien I und II; Abb. 4.4, 4.5) kann eine primäre Operation erfolgen, was vielfach im Rahmen einer diagnostischen Resektion eines bis dahin unklaren Rundherdes geschieht. Zusätzlich erfolgt stets eine adjuvante Chemotherapie mit 4 Zyklen, im Falle einer N2-Situation oder inkompletter Resektion eine postoperative Strahlentherapie. Darüber hinaus wird – soweit zumutbar – eine „prophylaktische Schädelhirnbestrahlung" nach kompletter lokaler Remission empfohlen. Bei diesem Vorgehen liegen nach R0-Resektion die 5-Jahres-Überlebensraten zwischen 40 und 50%. Alternativ kann zunächst auch eine Induktionschemotherapie mit vier Kursen durchgeführt werden. Nach Erreichen einer Remission erfolgen die Operation und anschließend die adjuvante Radiotherapie. Zu diesem Vorgehen liegen bisher nur wenige Daten vor. Unterschiede zur primären Operation werden nicht erwartet.

Im weiter fortgeschrittenen Stadium der „limited disease" (mehr als T2 oder mehr als N1, entsprechend Stadium IIIA oder IIIB; Abb. 4.5) wird unmittelbar nach Diagnosestellung eine Chemotherapie eingeleitet, derzeit mit 4–6 Zyklen Cisplatin und Etoposid, gefolgt von einer Strahlentherapie mit 45–50 Gy in konventioneller Fraktionierung, in der Regel mit kurativer Zielsetzung. Die Remissionsraten betragen 80–90% mit 50–60% Komplettremissionen, die medianen Überlebenszeiten 14–18 Monate, die 3-Jahres-Überlebensraten 10–20%. Circa 10–20% der Patienten können als rezidivfreie Langzeitüberlebende betrachtet werden. Die Strahlentherapie kann alternativ auch parallel zur Chemotherapie in konventioneller oder hyperfraktionierter Form durchgeführt werden. Ob dies die Prognose wie gehofft verbessert, ist noch nicht erwiesen. Innovative und derzeit noch nicht definitiv bewertbare Therapieansätze sind die Hochdosistherapie und eine neoadjuvante Chemo-Radiotherapie mit einer anschließenden operativen Resektion bei lokal fortgeschrittenem Tumor.

Stadium „extensive disease" (Stadium IV nach UICC)
Das Stadium „extensive disease" liegt bei mindestens 60% der Patienten vor. Da bei ihnen eine Heilung nicht realistisch zu erwarten ist (Abb. 4.12, 4.13), erfolgt die zytostatische Therapie zur Palliation. In der Tat bewirkt sie bei den meisten Patienten eine Milderung der klinischen Symptome, eine Verlängerung der Überlebenszeit und eine Verbesserung der Lebensqualität. Die Kombinationen sind grundsätzlich ähnlich wie bei „limited disease", jedoch werden trotz Ansprechraten bis 80% nur 15–30% Vollremissionen erwartet. Die medianen Überlebenszeiten im Stadium „extensive disease" liegen bei 8–12 (nach kompletter Remission bei 12–16) Monaten; nur wenige Patienten überleben 2–3 Jahre. Die Radiotherapie wird ergänzend „am Ort der Not" bei einer Metastasierung, besonders in das Skelett oder das Gehirn, eingesetzt.

4.9 Therapiemonitoring

Sowohl zur Erfassung der Tumorresponse als auch möglicher toxischer Therapieeffekte werden regelmäßige Untersuchungen empfohlen.

4.9.1 Strahlentherapie

Die Planung einer Radiotherapie nach der nichtradikalen Operation eines Bronchialkarzinoms basiert heutzutage regelhaft auf den Daten der CT und/oder MRT. Hiermit ist eine genaue Definition des Zielvolumens und die weitgehende Aussparung von Risikoorganen

(Ösophagus, Rückenmark) gegeben. Die Bilddaten werden in zunehmendem Maße auch zur dreidimensionalen Planung verwendet (Zimmermann et al. 1995). Unter einer Strahlentherapie werden wöchentliche Spirometrie, Blutgasuntersuchungen und kleines Blutbild sowie Thoraxröntgenübersichten alle zwei Wochen empfohlen. So können Komplikationen (ösophagotracheale Fistel, Abszess) oder strahleninduzierte Veränderungen (Fibrose) frühzeitig erkannt und ihre etwaige chirurgische oder interventionelle Behandlung besser geplant werden. Ein Restaging nach Abschluss der Therapie zur Kontrolle aller zuvor pathologischen Befunde sollte erst nach 4–6 Wochen erfolgen. Die Unterscheidung der mitunter ausgeprägten, radiogenen Veränderungen des Lungenparenchyms von einer erneuten Tumorprogression kann erhebliche Schwierigkeiten bereiten und ist oftmals nur anhand von Verlaufskontrollen möglich. Radiogene Veränderungen sollten spätestens nach 18 Monaten konstant bleiben.

4.9.2 Chemotherapie

Unter einer Chemotherapie müssen die für diese Therapie geforderten labortechnischen Untersuchungen regelmäßig vorgenommen werden.

Während und nach einer Chemotherapie dienen Thoraxübersichtsaufnahmen dem Monitoring. Größenveränderungen des Tumors lassen sich grob abschätzen, wobei auch die Rückbildung sekundärer assoziierter Veränderungen, vor allem Atelektasen, die Response stärker erscheinen lassen kann, als sie de facto ist. Darüber hinaus dient die Thoraxübersicht der Erkennung von Komplikationen, wie Pneumonie (typisch oder atypisch), Abszess oder medikamenteninduzierte Pneumonitis. Zur genauen Objektivierung des Therapieeffekts sollte die CT eingesetzt werden. Sie ermöglicht die Festlegung des Therapieeffekts als partielle Remission (Reduktion des bidimensionalen Tumordurchmessers um mehr als 50%) oder sogar komplette Remission (komplettes Verschwinden der Tumormanifestation). Auch die FDG-PET kann zum Monitoring des Ansprechens auf eine Chemotherapie angewandt werden. Sie hat den Vorzug, eine Reduktion der FDG-Aufnahme zeigen zu können, lange bevor die Größe des Tumors messbar abnimmt. Beim kleinzelligen Bronchialkarzinom wird eine Rebronchoskopie zur Sicherung einer kompletten Remission gefordert.

Darauf aufbauend wird ggf. die Indikation zu einem ergänzenden chirurgischen Eingriff, z. B. beim kleinzelligen Bronchialkarzinom, gestellt. Frühzeitig wird mit der PET oder CT auch ein fehlendes Therapieansprechen erfasst, sodass die Chemotherapie entsprechend umgestellt werden kann. Bei der Chemotherapie entsprechen die Kontrollen während und nach der Behandlung den ersten Nachsorgeuntersuchungen beim nichtkleinzelligen Bronchialkarzinom nach der Operation.

Auch in der weiteren Nachsorge sind die Intervalle und die durchzuführenden Untersuchungen nach Chemotherapie und nach Operation analog anzusetzen.

4.10 Prognosefaktoren

Die 5-Jahres-Überlebensrate liegt in großen kumulativen Statistiken um 10%. Eine eigene Analyse von fast 7000 Patienten ergab ohne Berücksichtigung der Therapie eine 1-Jahres-Überlebensrate von 45%. Im Durchschnitt lebten noch 15% der Patienten nach 5 Jahren und 9% nach 10 Jahren (Tabelle 4.17).

Den größten Einfluss auf die Prognose und das therapeutische Konzept haben der histologische Typ, das Stadium und der Leistungsindex des Patienten. Weitere Faktoren sind die Aktivitäten verschiedener Enzyme, Hormone oder der Nachweis tumorspezifischer Antigene, die Tumorverdopplungszeit, der Nachweis eines Gefäßeinbruchs, das Vorhandensein klinischer Symptome, ein Gewichtsverlust von 10% und mehr sowie das Alter, das Geschlecht und die psychischen Reserven des Patienten. Die Prognose der Plattenepithel- und Adenokarzinome ist weitgehend ähnlich, daher werden sie als nichtkleinzellige Karzinome zusammengefasst. Der prognostische Wert des Ausbreitungsstadiums geht aus dem Ergebnis einer eigenen prospektiven Feldstudie hervor. Eine fortlaufende Analyse, die inzwischen 6907 Patienten umfasst, bestätigte diese Aussagen für das gesamte Tumorstadium, d. h. die T-, N- und M-Kategorien. Die Verteilung der Stadien unterscheidet sich bei den kleinzelligen und nichtkleinzelligen Karzinomen. Wegen der rascheren Tumorverdopplungszeit und deshalb frühzeitigeren regionären und disseminierten Metastasierung wird das kleinzellige Lungenkarzinom in der Regel zum Zeitpunkt seiner Diagnose in einem höheren Tumorstadium klassifiziert.

Der Allgemeinzustand und Leistungsindex des Patienten haben – in ähnlichem Maße wie das Tumorstadium – einen erheblichen Einfluss auf die Prognose des Patienten. Ein relevanter Laborparameter ist die Lactatdehydrogenase, während die Tumormarker CEA und NSE mit dem Tumorstadium korrelieren und nicht unabhängig sind. Auch die klinische Symptomatik zum Zeitpunkt der Diagnosestellung erwies sich nicht als

Tabelle 4.17. Prognose bei Patienten mit Bronchialkarzinom (n=6907). (Klinisches Krebsregister der Thoraxklinik Heidelberg gGmbH)

1 Jahr	45%
3 Jahre	20%
5 Jahre	15%
7 Jahre	13%
10 Jahre	9%
Mediane Überlebenszeit	10 Monate

prognostisch bedeutsam. Generell ist die Prognose bei Frauen günstiger. In verschiedenen uni- und multivariaten Analysen wurde zusätzlich zu den als allgemein verbindlich angesehenen prognostischen Faktoren der Einfluss der verschiedenen Laborparameter analysiert. In eigenen multivariaten Analysen identifizierten wir beim nichtkleinzelligen Lungenkarzinom vor der Radiotherapie als voneinander unabhängige positive Faktoren für die Überlebenszeit der Patienten

- die Hämoglobinkonzentration,
- die Aktivität der Lactatdehydrogenase,
- die Aktivität der Serumglutaminattransaminase,
- die Lymphozytenzahl sowie
- ein niedriges Tumorstadium (Ohlhauser et al. 1997).

Eine Expertengruppe der IASLC publizierte im Jahr 1997 einen Konsensusbericht. Sie identifizierte das Tumorstadium, den Leistungsindex des Patienten und den Gewichtsverlust als definitive prognostische Faktoren, während alle anderen Faktoren wie Geschlecht, Alter, histologische Typen und Laborbefunde sowie biologische Faktoren nur als mögliche prognostische Faktoren Akzeptanz fanden.

In den letzten Jahren wurden vielfältige molekulare Veränderungen beim nichtkleinzelligen Lungenkarzinom auf ihre prognostische Bedeutung untersucht. Hierzu zählen verschiedene Onkogene und Tumorsuppressorgene, Wachstumsfaktoren und Blutgruppenantigene sowie Marker der proliferativen Aktivität (Volm 1998). Eine ungünstige Prognose findet sich v. a. bei der Expression von Onkogenen aus der *ras*-Familie und *her2/neu*, eine günstigere Prognose bei Expression des Protoonkogens *bcl2*. Unklar ist bislang die Rolle des Tumorsuppressorgens *p53*, des Retinoblastomgens und der Überexpression des epidermalen Wachstumsfaktors (EGF). Der Verlust des Blutgruppenantigens A bei Patienten mit Blutgruppe A oder AB ist streng mit dem frühen Auftreten von Fernmetastasen und einer verkürzten Überlebenszeit der Patienten assoziiert. Prognostisch ungünstig sind ebenfalls ein niedriger Anteil von Tumorzellen in der G_0- bzw. G_1-Phase des Zellzyklus und ein hoher Grad an Aneuploidie. Die prognostische Bedeutung dieser verschiedenen molekularen Veränderungen und Differenzierungsmarker beim nichtkleinzelligen Lungenkarzinom ist bisher nicht abschließend zu beurteilen. Hierzu sind umfangreiche prospektiv angelegte Therapiestudien erforderlich. Es besteht jedoch kein Zweifel, dass in der weiteren Zukunft nicht nur die Tumorausdehnung und der Leistungsindex des Patienten als wesentliche Faktoren über Prognose und Therapieentscheidung bestimmen, sondern die genannten und möglicherweise noch zu identifizierenden biologischen Faktoren eine zunehmende Bedeutung gewinnen werden.

4.11 Nachsorge

Die Nachsorge eines an einem Bronchialkarzinom erkrankten Patienten dient der rechtzeitigen Erfassung von Therapiefolgen sowie dem frühzeitigen Erkennen eines Tumorrezidivs. Darüber hinaus wird der Betroffene einer psychosozialen Betreuung zugeführt und sein Spätschicksal dokumentiert. Wie die primäre Diagnostik des Tumors hat sich auch das Nachsorgeprogramm an seinen therapeutischen Konsequenzen zu orientieren.

Im Nachsorgeuntersuchungsprogramm ist es besonders wichtig, ein lokales Rezidiv oder einen möglichen Zweittumor rechtzeitig zu erkennen, da hier noch kurative Chancen bestehen können. Das frühe Erfassen einer Fernmetastasierung hat im Gegensatz dazu für den asymptomatischen Patienten keine kurativen und wohl auch kaum palliative Konsequenzen. Dementsprechend wird man sich im Untersuchungsprogramm auf Zwischenanamnese, körperliche Untersuchung, Basislaborprofil und Thoraxübersicht in zwei Ebenen beschränken. Weitergehende Untersuchungen sind nur nach speziellen Eingriffen sowie bei entsprechenden Beschwerden oder Hinweisen auf ein Tumorrezidiv berechtigt (Saunders et al. 2003).

Die Thoraxchirurgen empfehlen bei operierten Patienten die Computertomographie und Bronchoskopie im ersten Jahr nach 6 Monaten und danach bis zum 5. Jahr in jährlichen Intervallen. Nach bronchoplastischen Resektionen sollten Bronchoskopien in individuell festzulegenden Intervallen erfolgen.

Die Nachsorgeuntersuchungen werden nach einem festgelegten Zeitplan durchgeführt (Tabelle 4.18). Die Erstuntersuchung 6 Wochen nach den klinischen Abschlussuntersuchungen dient vor allem der Erfassung frühzeitiger direkter Folgen der primären Behandlung.

Rehabilitationskliniken arbeiten eng mit vor- und nachbehandelnden Ärzten zusammen. Wenn sie personell und apparativ auf die Bedürfnisse von Krebskranken ausgerichtet sind, befassen sie sich mit den Auswirkungen der Erkrankung und der Therapie auch auf sozialer, psychischer und beruflicher Ebene.

4.11.1 Normale postoperative Darstellung

Eine Thorakotomie kann erhebliche postoperative Beschwerden verursachen, z. B. anstrengungsabhängige Schmerzen durch Verwachsungen oder neuralgiforme Schmerzen durch Verletzungen von Interkostalnerven. Die Pneumonektomiehöhle ist direkt postoperativ mit seröser Flüssigkeit, Blutabbauprodukten und Luft gefüllt. Zu diesem Zeitpunkt lässt sich typischerweise ein Spiegel nachweisen. In der Folge wird die Luft resorbiert und die Flüssigkeit zumindest teilweise organisiert. Es bildet sich ein sog. Fibroserothorax. Die Kon-

Tabelle 4.18. Nachsorgeprogramm beim Bronchialkarzinom

	Monate nach radikaler Resektion oder kurativer Radiotherapie					Ab 1 Jahr nach Behandlung	
	1,5	3	6	9	12	Alle 6–60 Monate	Weiterhin 1-mal jährlich
Basisprogramm							
Zwischenanamnese	×	×	×	×	×	×	×
Körperliche Untersuchung	×	×	×	×	×	×	×
BKS, Hb, Leukozyten, AP, GGT, LDH, CEA u. CYFRA fakultativ	×	×	×	×	×	×	×
Zusatzprogramm							
Thoraxübersichtsaufnahme	×	×	×	×	×	×	×
Spezialprogramm Nach Bedarf: CT des Thorax in den frühen Stadien I–IIB 6 Monate nach Operation. In den Stadien IIIA und IIIB erstes Thorax-CT 3 Monate nach Behandlungsende, wenn die funktionellen Reserven eine erneute Operation am Thorax ermöglichen würden							

solidierung schreitet meist 12–18 Monate fort. Es kommt zu einem Zwerchfellhochstand auf der operierten Seite, zu einer Mediastinalverschiebung zur operierten Seite und zu einer konsekutiven Vergrößerung des verbliebenen Lungenflügels evtl. mit deutlicher vorderer und/oder hinterer Hernierung. Diese Veränderungen können sehr unterschiedlich ausgeprägt sein. Die Dicke der entstehenden Pleuraschwiele schwankt zwischen 0 und 40 mm (Heelan et al. 1997).

Im Rahmen der Nachsorge ist eine Thoraxübersichtsaufnahme als ausreichend anzusehen, zumindest solange sie unauffällig ist. Allerdings ist die Beurteilung nach ausgedehnten Eingriffen schwierig. Um Tumorrezidive von reinen postoperativen Veränderungen möglichst frühzeitig unterscheiden zu können, ist der Vergleich mit den Voraufnahmen unabdingbar. Eine Basisuntersuchung, die 2–3 Monate nach Operation oder Abschluss der Radio- oder Chemotherapie durchgeführt wurde, ist im späteren Verlauf eine große Hilfe. Ein solches Vorgehen führt bei einem Drittel der Patienten zu einer früheren Rezidiverkennung mit einem Zeitgewinn von 5 Monaten (Grippi 1990). Die CT des Thorax ist sinnvoll, wenn die Übersichtsaufnahme unklare Befunde erbringt, klinische Befunde diskrepant zur Thoraxübersicht sind und therapeutische Konsequenzen aus der weiteren Abklärung resultieren. Die CT als Routineverfahren in der Nachsorge ist aus Kostengründen nicht sinnvoll. Zur bloßen Dokumentation einer bereits konventionell erkennbaren Tumorprogression ist sie auch nicht statthaft, sehr wohl aber zur Planung palliativer Maßnahmen.

4.11.2 Unterscheidung Narbe von Rezidiv

Die Unterscheidung des Rezidivs von narbigen Veränderungen nach Operation und/oder Strahlentherapie kann erhebliche Schwierigkeiten bereiten. Häufig ist die MRT in der Differenzierung hilfreich. Das Tumorrezidiv wird sowohl durch seinen raumfordernden Effekt als auch durch Änderungen der Signalintensität und Kontrastmittelaufnahme erkannt (Heelan et al. 1997). Eine radiogene Pneumonitis verhält sich in der nativen MRT identisch wie Tumorgewebe, sodass keine Unterscheidung möglich ist. Erst nach intravenöser Kontrastmittelgabe gelingt es in 75% der Fälle, diese Differenzierung vorzunehmen (Kono et al. 1993), in den übrigen 25% der Fälle leider nicht. Daher sind Verlaufskontrollen mithilfe der Thoraxübersicht oder der CT in der Nachsorge von großer Bedeutung. Erst 16–20 Monate nach einer Therapie ist es mit T2-gewichteten MRT-Aufnahmen wieder möglich, vernarbtes Lungengewebe (niedrige Signalintensität) von Tumorgewebe (hohe Signalintensität) zu unterscheiden.

Alternativ lässt sich die FDG-PET einsetzen. Sie kann mit hoher Sensitivität ein Tumorrezidiv oder Resttumorgewebe nach Chemo- oder Radiotherapie nachweisen (Inoue et al. 1995). Ob die Spezifität für den Einsatz in der klinischen Routine ausreicht, ist noch nicht abschließend geklärt. Erwiesen ist, dass sie besser ist als die CT: In einer ersten Studie zur Rezidiverkennung lag die Sensitivität der FDG-PET bei 100% und die Spezifität bei 89%; die Sensitivität der CT betrug 67%, ihre Spezifität 85% (Frank et al. 1995).

4.12 Kosten-Nutzen-Analyse

Der finanzielle Aufwand, der die Behandlung des Bronchialkarzinoms verursacht, ist für die Gesellschaft erheblich – schon allein durch die Häufigkeit dieses Tumors mit ca. 40.000 Neuerkrankungen pro Jahr in Deutschland. Die bei den meisten Patienten bestehende Multimorbidität erhöht die Kosten zusätzlich. Die Entwicklung neuer diagnostischer Verfahren muss die Kosten nicht unbedingt steigern, wenn diese Methoden kritisch und zielgerichtet eingesetzt werden und dann auch auf althergebrachte Verfahren verzichtet wird. So ist es beispielsweise nicht erforderlich, mehrere bildgebende Verfahren nebeneinander zu verwenden, wenn bereits durch ein Verfahren ein negatives Ergebnis erreicht wurde und aufgrund der gesamten klinischen Situation auch ein pathologischer Befund kaum zu erwarten ist. Eine Vergeudung finanzieller Ressourcen geschieht durch eine verzettelte Diagnostik oft unterschiedlicher Qualität in verschiedenen Praxen und Kliniken. Nicht nur für die Qualität der Patientenversorgung, sondern auch aus Kostengründen wäre es sinnvoll, einen Patienten mit Verdacht auf Bronchialkarzinom unmittelbar in ein hierfür ausgewiesenes Krankenhaus zu überweisen, damit dort die Diagnostik zusammenhängend durchgeführt und von vornherein interdisziplinär über das Therapiekonzept entschieden werden kann.

Finanzielle Kosten werden auch dann gespart, wenn man das gesamte diagnostische Programm auch an seinen therapeutischen Konsequenzen orientiert. So ist es vorstellbar, dass sich die Untersuchung bei älteren multimorbiden Patienten, denen weder eine Operation noch eine Radio- oder Chemotherapie zugemutet werden kann, auf die Thoraxröntgenübersicht, vielleicht noch eine zytologische Untersuchung beschränkt. Auch wenn die Diagnose eines Bronchialkarzinoms gesichert, eine Therapie derzeit aber nicht möglich bzw. indiziert ist, sollte neben der klinischen Kontrolle in regelmäßigen Intervallen eine Thoraxübersichtsaufnahme und nur ggf. ein Computertomogramm angefertigt werden (Tan et al. 2003). Die Thoraxübersichtsaufnahme ist preiswert und ausreichend sensitiv, um Komplikationen frühzeitig zu erkennen und zu differenzieren.

Ansonsten gilt die Durchführung einer CT zur Tumordiagnostik als Standard.

In zahlreichen Untersuchungen wurde die Überlegenheit der CT gegenüber der Thoraxübersicht und der Ganzlungentomographie nachgewiesen (Chang et al. 1979; Peuchot u. Libshitz 1987). Die konventionelle CT erreichte damals eine Steigerung der Sensitivität im Nachweis intrapulmonaler Rundherde zwischen 16 und 35% gegenüber der Ganzlungentomographie (Chang et al. 1979; Gürtler et al. 1984). Im Laufe der 80er-Jahre haben technische Weiterentwicklungen der konventionellen CT (kürzere Aufnahmezeiten, höhere räumliche Auflösung) zu einer Steigerung der Sensitivität bis auf 73% geführt (Peuchot u. Libshitz 1987). Computersimulierte Rundherde ließen sich mit der konventionellen CT in den peripheren Lungenanteilen um 37% besser detektieren als in den zentralen Abschnitten ($p < 0,001$; Naidich et al. 1993). Der Gewinn an Sensitivität der konventionellen CT im Vergleich zur Thoraxübersicht bzw. zur Ganzlungentomographie wird von einem Verlust an Spezifität begleitet (Chang et al. 1979; Peuchot u. Libshitz 1987). So waren 80–100% der Rundherde, die auf der Thoraxübersicht und im Computertomogramm sichtbar waren, maligne.

Nur 20–84% der Rundherde, die sich mit der CT nachweisen ließen, stellten sich als bösartig heraus (Chang et al. 1979; Peuchot u. Libshitz 1987). Die Spiral-CT hat zu einer weiteren Verbesserung der Detektion pulmonaler Rundherde geführt (Remy-Jardin et al. 1993). Die zusätzlich entdeckten Rundherde hatten überwiegend einen Durchmesser von weniger als 1 cm. Beeinträchtigungen der Bildqualität durch Herzpulsationen traten bei der Spiral-CT deutlich seltener auf. Allerdings entgehen Bronchialkarzinome nicht nur der konventionellen Einzeilen-CT (White et al. 1996). Dabei handelt es sich einerseits um Rundherde, die kleiner sind als 3 mm und oft in der Peripherie liegen (Naidich et al. 1993), andererseits werden zentrale, endobronchial wachsende Läsionen leicht übersehen (White et al. 1996).

Es ist unbestreitbar, dass durch die Therapie des Bronchialkarzinoms Menschenleben gerettet werden können. Vor diesem Hintergrund sollte sich jede Diskussion über eine Kosten-Nutzen-Analyse erübrigen. Bei den meisten Patienten mit einem Bronchialkarzinom sind nur palliative Therapiemaßnahmen anwendbar. Da eine Radio- und/oder Chemotherapie bei über der Hälfte der Patienten tumorbedingte Symptome lindern, den Allgemeinzustand verbessern und – wenn sie effektiv sind – das Überleben der Patienten auch um einige Monate verlängern können, wird man sich in der Regel für eine solche Therapie entscheiden. Vom finanziellen Standpunkt aus ist der verzögerte Einsatz einer Chemotherapie nicht kostengünstiger als der sofortige Beginn beim Nachweis einer Dissemination des Tumors, denn durch die letztgenannte Maßnahme können Komplikationen, die sehr kostenträchtig sind, verhindert werden. Im Sinne einer Nutzen-Lasten-Analyse wird man jedoch jede palliative Therapie sehr kritisch beurteilen müssen. Die unvermeidbaren Begleitwirkungen sind auch im Hinblick auf die i.d.R. bestehende Multimorbidität der Patienten zu berücksichtigen. Hier gibt es Auswahlmöglichkeiten verschiedener zytostatischer Mono- und Polytherapien mit prinzipiell vergleichbarer Wirkungsintensität.

Der Bevölkerung sollte vermittelt werden: Gesundheit gibt es nicht zum Nulltarif! Die moderne Entwicklung der Medizin stellt uns heute diagnostische und therapeutische Verfahren zur Verfügung, die einen hohen finanziellen Preis haben. Die Gesellschaft wird ihn zahlen können, wenn sie bereit ist, auf die große Zahl von Therapien ohne bewiesene Wirkung zu verzichten. Grundlage ärztlichen Handelns sollte eine evidenzbasierte Medizin sein, Therapiefreiheit sollte nicht mit therapeutischer Beliebigkeit verwechselt werden.

4.12.1 Diagnostische Algorithmen

Verschiedene Algorithmen zum Staging und zur Therapieplanung des Bronchialkarzinoms werden propagiert. Sie reichen von einem sehr sparsamen Einsatz radiologischer Verfahren, die dann nur unzureichende Informationen über die tatsächliche Tumorausdehnung liefern, bis zu einem redundanten Einsatz von Schnittbildverfahren, ohne dass diese entscheidend das therapeutische Vorgehen beeinflussen.

> Es erscheint sinnvoll, die Thoraxübersichtsaufnahme als Grundlage für die Stratifizierung heranzuziehen. Laut Bragg et al. (1994) ist bei einem peripheren gesicherten Bronchialkarzinom mit einer Größe unter 3 cm (T1) und einem normalen Hilus oder Mediastinum, was der Regelfall ist, die Durchführung einer CT vor einer Resektion zur Beurteilung des Mediastinums nicht generell erforderlich. Bei noch nicht gesicherter Diagnose erscheint die CT zur Charakterisierung des Rundherdes sinnvoll. Ist der periphere Tumor größer oder hat Kontakt zum Hilus oder der Pleura oder findet sich eine Lappenatelektase, ist die Durchführung einer CT und/oder MRT zum Staging grundsätzlich indiziert. Sind Hilus und/oder Mediastinum auf der Thoraxübersicht auffällig, ist ebenfalls auf jeden Fall eine CT und/oder MRT durchzuführen. Dieser Ansatz nimmt die fehlende Sensitivität der Thoraxübersicht im Hinblick auf die Detektion von hilären oder mediastinalen Lymphknoten in Kauf, was ein deutliches Handicap dieses Vorgehens darstellt. Andere Arbeiten haben gezeigt, dass auch bei T1-Tumoren die Durchführung einer CT kosteneffektiv ist, wenn die richtigpositive Rate für den Nachweis von hilären oder mediastinalen Lymphknoten bei 6% liegt (Black et al. 1988).

Es ist stets sinnvoll, weitere klinische und histologische Kriterien als Entscheidungsgrundlage mit heranzuziehen. Der Einsatz von Schnittbildverfahren kann dann wie folgt vorgesehen werden:

- thorakales CT-Staging unter Einschluss der Nebennieren immer bei Patienten mit eingeschränkter oder kritischer Operabilität aufgrund anderer Grunderkrankungen,
- thorakales und extrathorakales CT-Staging bei allgemeiner Tumorsymptomatik mit Gewichtsverlust und beim kleinzelligen Bronchialkarzinom,
- thorakales CT-Staging und MRT des Gehirns beim Adenokarzinom (Bragg 1994).

Die FDG-PET ist in Kombination mit der CT ein kosteneffektives Verfahren, da sie falschnegative Staginguntersuchungen korrigieren und so zur Einsparung interventioneller und chirurgischer Eingriffe verhelfen kann (Gambhir et al. 1996; Valk 1996; Tan et al. 2003).

4.12.2 Früherkennung

Der Hauptrisikofaktor für das Entstehen eines Bronchialkarzinoms ist das Zigarettenrauchen. Daher wurden bei Rauchern Screeningstudien mit Thoraxübersichtsaufnahmen und Sputumuntersuchungen zur Früherkennung des Bronchialkarzinoms durchgeführt (Bragg 1991; Woolner et al. 1981; Berlin et al. 1984; Wilde 1985). Mehr als ein Drittel der detektierten Tumoren befand sich noch im Stadium I und konnte reseziert werden. Alle Studien kamen übereinstimmend zu dem Ergebnis, dass eine Früherkennung des Bronchialkarzinoms mit diesen Methoden nicht sinnvoll möglich ist, da kein Vorteil im Hinblick auf das Überleben nachgewiesen wurde.

Eine Hauptursache war dabei das Übersehen von kleinen Rundherden auf der Thoraxübersichtsaufnahme. Mit einem Anteil von mindestens 30% falschnegativer Untersuchungen muss gerechnet werden. Übersehene Bronchialkarzinome finden sich überwiegend peripher, in den Oberlappen und in zweiter Linie perihilär. Rundherde mit einer Größe von 1 cm werden nur mit einer Sensitivität von 40–87% erkannt (White et al. 1999) und die durchschnittliche Größe übersehener Bronchialkarzinome beträgt 1,6 cm (Austin et al. 1992). Durch eine Senkung der Schwelle, ab der ein Befund als verdächtig eingeschätzt wird, könnte die Zahl übersehener Bronchialkarzinome reduziert werden. Dies würde allerdings bei einer relativ niedrigen Zahl von zusätzlich erkannten Tumorpatienten zu einer erheblichen Erhöhung von CT-Untersuchungen zur Abklärung verdächtiger Befunde führen. Ein solcher Ansatz wäre nicht kosteneffektiv (White et al. 1999). Wesentlich effektiver ist ein Vergleich mit aktuellen und besonders mit länger zurückliegenden Voraufnahmen (Austin et al. 1992). Insgesamt wurde ein Screening von Risikogruppen mithilfe von Thoraxübersichtsaufnahme nicht empfohlen.

Neuere Studien mit der Niedrigdosis-Spiral-Computertomographie (Henschke et al. 1999) zeigen, dass Läsionen erkannt werden können, die sich derzeit noch außerhalb der Erreichbarkeit für gezielte bronchoskopische, diagnostische oder therapeutische Maßnahmen befinden. Die Detektionsrate war höher als die der Röntgenübersicht und die entdeckten Karzinome befanden sich meistens im Stadium I. Dabei wurden mehr nichtmaligne als maligne Veränderungen entdeckt und unnötige invasive Untersuchungen bei nichtmalignen Erkrankungen konnten teilweise vermieden werden. Allerdings ließ sich auch in diesen Studien kein Überlebensvorteil der Personen in der untersuchten Population nachweisen (Herth u. Eberhardt 2005).

Außerdem wurden neue Methoden der Sputumzytologie entwickelt, wie die automatische Analyse von Alterationen im DNA-Gehalt von Zellkernen an provozierten Sputumproben. Diese Methode wird gegenwärtig bei starken Rauchern erprobt. Es ist zu erwarten, dass mit ihr molekularbiologische Veränderungen entdeckt werden, die in naher Zukunft als Marker im Screening zur Verfügung stehen können. Allerdings muss festgehalten werden, dass wir gegenwärtig nicht über in der allgemeinen Routine bewährte Screeningverfahren verfügen. Vorstellbar ist eine Lösung des Problems durch eine Weiterentwicklung der Techniken, insbesondere der Sputum- bzw. Exhalatanalysen, möglicherweise in Kombination mit der Autofluoreszenz und der Niedrigdosis-CT. Denkbar wäre hierbei, dass einerseits die Erkennung von Tumorzellen durch die Analyse des Sputums und andererseits die Lokalisation des Tumors mit der Niedrigdosis-CT im peripheren Bereich und mit Autofluoreszenz in den zentralen Atemwegen erfolgen könnte (Herth u. Eberhardt 2005).

4.13   Differenzialdiagnosen

Das Bronchialkarzinom ist die häufigste und wichtigste Neoplasie der Lunge. Neben ihm gibt es eine Reihe weiterer maligner Primärtumoren und benigner Tumoren sowie anderer tumorähnlicher Prozesse, die ihren Ursprung in der Lunge haben (Tabelle 4.19). Zusätzlich finden sich in der Lunge häufig Metastasen extrathorakaler Karzinome.

Tabelle 4.19. Differenzialdiagnosen des solitären Rundherdes

Ursache	Erkrankung
Neoplastisch	
Maligne	Bronchialkarzinom
	Primär pulmonales Lymphom
	Karzinoid
	Solitäre Metastase
Benigne	Adenom
	Hamartom
	Chondrom
	Mesenchymale Tumoren (Leiomyom, Fibrom, Lipom, Myoblastom, Hämangioperizytom)
Entzündlich	
Infektiös	Granulom (tuberkulös, pilzartiges, Echinokokkuszyste)
	Pneumonie
	Abszess
Nichtinfektiös	Rheumatoide Arthritis
	Wegener-Granulomatose
Vaskulär	Arteriovenöse Malformation
	Lungeninfarkt
	Hämatom
Angeboren	Bronchialatresie
	Lungensequester
	Bronchogene Zyste
Andere	Pseudotumor (Flüssigkeit im Lappenspalt)
	Pleuraplaque

4.13.1   Solitärer Rundherd

Solitäre Lungenrundherde stellen eine häufige klinische Herausforderung dar. Ein solitärer Rundherd ist definiert als röntgendichter Herd, der von normal belüfteter Lunge umgeben ist, sich überwiegend rund oder oval konfiguriert mit umschriebenen Rändern und mit einer Größe zwischen 1 und 6 cm darstellt. Bei Patienten mit einem asymptomatischen solitären Rundherd muss entschieden werden, ob der Herd maligne ist und reseziert werden muss oder ob der Herd benigne ist und eine Verlaufskontrolle ausreicht. Trotz zahlreicher Veröffentlichungen gibt es keine eindeutigen radiologischen Kriterien zur Differenzierung (Cummings et al. 1986). Je nach Kollektiv wurden unterschiedliche Prävalenzen (40–60%) für maligne Rundherde beschrieben. Bei solitären malignen Rundherden handelt es sich überwiegend um primäre Bronchialkarzinome, insbesondere wenn eine unscharfe Abgrenzung vorliegt.

Allgemeine Kriterien für einen benignen Rundherd sind: weibliches Geschlecht, Nichtraucher, Alter unter 35 Jahren, Tuberkuloseexposition bekannt, Tumorgröße unter 3 cm, scharfe Begrenzung. Wichtige zusätzliche radiologische Kriterien, welche die Diagnose eines gutartigen Rundherds nahe legen, sind:

1. Wachstum über einen Zeitraum von 2 Jahren fehlt. Wegen der möglicherweise langen Tumorverdoppelungszeiten ist dieser lange Zeitraum zu fordern.

Ein Vergleich mit entsprechend alten Voraufnahmen ist daher zur Dignitätsbeurteilung von entscheidender Bedeutung.

2. Es liegen Verkalkungen bzw. Dichtewerte von z.B. mehr als 150 oder 164 HE vor (König et al. 1983; Siegelman et al. 1980). Zusätzlich ist auf das Muster der Verkalkungen zu achten. Ein dichter zentraler Nidus, multiple punktförmige Verkalkungsherde, sog. Schießscheibenverkalkungen (Histoplasmose), schollige popcornartige Verkalkungen (Hamartome) oder konzentrische Verkalkungsschichten (Granulome, Tuberkulome) sprechen für das Vorliegen eines gutartigen Herdes (Abb. 4.24). Das Auftreten von Verkalkungen schließt allerdings nicht automatisch einen malignen Tumor aus. In Einzelfällen können primäre Bronchialkarzinome, aber auch Metastasen von osteogenen und Chrondosarkomen oder von Ovarial-, Mamma-, Kolon- oder Schilddrüsenkarzinomen verkalken (Abb. 4.25). Sie sind dann nicht mehr von benignen Rundherden zu differenzieren (Gamroth et al. 1988; Maile et al. 1982).

Für einen malignen Rundherd sprechen:

● männliches Geschlecht, Raucher, Alter über 35 Jahren, Tumorgröße über 3 cm.

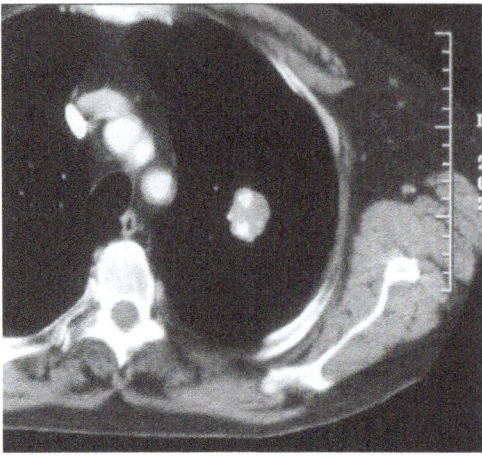

Abb. 4.24. Mit der CT sind Verkalkungen innerhalb von Läsionen meist eindeutig nachzuweisen, was ein Kriterium der Benignität darstellt. In diesem Beispiel handelt es sich um ein verkalktes Granulom

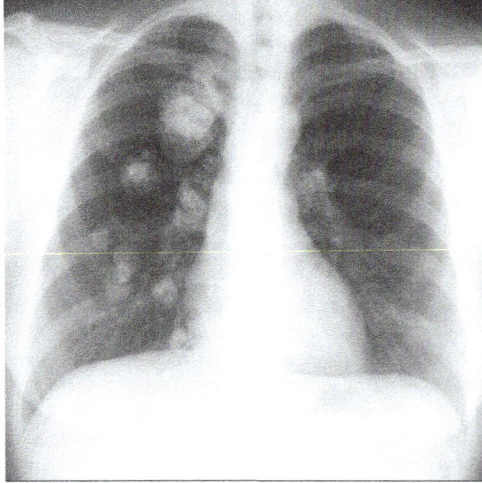

Abb. 4.25. Die Röntgenübersicht zeigt in der rechten Lunge mehrere runde, scharf begrenzte, teils verkalkte Läsionen. Es handelt sich um multiple Chordome

Zusätzliche radiologische Kriterien sind:
● unscharfe Kontur, filiforme Ausläufer im Tumorrandbereich, sog. „Tumorfüßchen" oder Spiculae sowie das Fehlen von Verkalkungen.

Sind diese Kriterien erfüllt, liegt die Wahrscheinlichkeit eines malignen Prozesses bei mehr als 85%. Weitere karzinomverdächtige Veränderungen sind thorakale Symptome, begleitende Atelektase, Lymphknotenvergrößerung und natürlich ein bekannter Primärtumor, insbesondere Kolon-, Nierenzell-, Hoden-, Mammakarzinom, Sarkome und Melanome. Solitäre Lungenmetastasen finden sich bei 25% aller Tumorpatienten. Bei Patienten mit erfolgreich therapiertem extrathorakalem Primärtumor sind Rundherde im Lungenparenchym mit 79% Wahrscheinlichkeit maligne (Mery et al. 2004).

Wenn keine alten Röntgenaufnahmen oder charakteristischen Verkalkungen vorliegen, ist das folgende Prozedere sinnvoll: Von Nichtrauchern und Patienten unter 35 Jahren sollten Thoraxübersichtsaufnahmen alle drei Monate über ein Jahr und dann in jährlichen Intervallen angefertigt werden. Wenn ein klares Größenwachstum erkennbar wird, ist eine histologische Diagnosesicherung erforderlich. Bei allen über 35-jährigen Patienten oder bei einer Raucheranamnese ist eine direkte histologische Sicherung unabdingbar. Die Diagnosesicherung sollte entweder im Rahmen einer operativen Rundherdentfernung oder, insbesondere bei erhöhtem anästhesiologischem Risiko, durch eine transthorakale Biopsie erfolgen. Die grundsätzliche Durchführung einer transthorakalen Biopsie ist nicht sinnvoll, da positive Befunde anschließend operativ entfernt werden müssen und ein negativer Befund, insbesondere bei einem zytologischen Präparat, häufig operativ bestätigt werden muss. Dieses Vorgehen ist insbesondere bei der vorgeschlagenen Stratifizierung der Patienten (Raucher über 35 Jahre) angezeigt.

Die Unterscheidung zwischen benignen und malignen Rundherden anhand von CT-Kriterien muss als unsicher betrachtet werden. Selbst bei ausgefeilter Untersuchungsstrategie liegt die Spezifität bei maximal 63% (Siegelman et al. 1986) bzw. bei 85% Sensitivität und 78% Spezifität (Seemann et al. 1996). Es wurde auch versucht, Rundherde durch ihr Kontrastmittelverhalten in einer dynamischen CT-Aufnahme zu charakterisieren. Die Vaskularisation maligner Rundherde lässt nach intravenöser Kontrastmittelgabe ein höheres Enhancement (> 25 HE) als bei gutartigen Prozessen (< 15 HE) erwarten (Swensen et al. 1992, 1995). Die Messung des Enhancements kann durch intratumorale Nekrosen deutlich erschwert sein und zu falschnegativen Ergebnissen führen (Yamashita et al. 1997). Diese Untersuchungsstrategie zur Charakterisierung eines Bronchialkarzinoms konnte sich jedoch in der Praxis nicht durchsetzen. Dynamische Untersuchungsstrategien wurden auch mit der MRT während und nach Kontrastmittelgabe untersucht. Es wurde gezeigt, dass unter 3 cm große Bronchialkarzinome keine größeren Nekrosen und somit ein intensives und homogenes Enhancement zeigten, während spezifische Granulome eine signifikant geringere Kontrastmittelaufnahme aufwiesen (Kono et al. 1993). Im Unterschied zu einer einfachen Aufnahme nach Kontrastmittelgabe erlaubt die dynamische MRT

Tabelle 4.20. Studien zur Abklärung solitärer pulmonaler Rundherde

Referenz	Anzahl Studienteilnehmer [n]	Durchmesser der Herde [cm]	Prävalenz maligner Befunde [%]	Sensitivität [%]	Spezifität [%]
Kubota et al. 1990	22	3,0±1,6	50	83	90
Dewan et al. 1993	30	1,8±0,6	66	95	80
Patz et al. 1993	51	n. a.	65	89	100
Lowe et al. 1994	88	2,5±1,1	70	97	89
Gupta et al. 1996	61	n. a.	65	93	88
Bury et al. 1996	50	3,0±2,0	66	100	88
Weber et al. 1996	50	1,8±0,7	57	90	83
Total	352		64	94	89

n. a. nicht angegeben.

durch einen schnelleren Anstieg der Signalintensität während der ersten Kontrastmittelpassage, maligne von benignen Rundherden zu unterscheiden (Gückel et al. 1996).

Die PET ist ein spezifisches Verfahren in der Differenzierung von Lungenrundherden (Gupta et al. 1992). Da sich FDG einerseits aber auch in Entzündungsherden anreichert, andererseits hochdifferenzierte Karzinome, z.B. neurokrinaktive Tumoren, Karzinoide und bronchioloalveoläre Karzinome, nur eine geringe oder keine FDG-Anreicherung zeigen, treten in der PET auch falschpositive und falschnegative Befunde auf (Weber et al. 1996; Jadvar u. Segall 1997). Die Indikation für dieses Verfahren bleibt jedoch wegen der Kosten und Verfügbarkeit vorerst auf Risikopatienten mit besonderen Fragestellungen begrenzt. In Tabelle 4.20 sind Studien zur Abklärung solitärer pulmonaler Rundherde mithilfe der FDG-PET zusammengestellt.

4.13.2 Bronchuskarzinoide

Charakteristik und Histologie

Bronchuskarzinoide sind langsam wachsende, überwiegend zentral sitzende, endobronchiale Tumoren, die 0,6–2,5% aller Lungentumoren ausmachen. Sie sind hypervaskularisiert und gelten als niedrig maligne. Bronchuskarzinoide stammen von endokrinen Zellen des APUD-Systems („aminoacid and precursor uptake and decarboxylation") im Bronchialepithel ab. Sie bilden aus Aminosäuren durch Decarboxylierung Polypeptidhormone, z.B. ACTH, Serotonin, Vasopressin. Im Vergleich zu intestinalen Formen sind sie allerdings hormonell relativ inaktiv. Diese neuroendokrinen Tumoren können in drei Klassen eingeteilt werden:

Typ I	Typischer Karzinoidtumor
Typ II	Atypischer Karzinoidtumor
Typ III	Kleinzelliges Bronchialkarzinom

Typische Karzinoidtumoren haben eine Metastasierungsrate von 5%, während atypische Karzinoide, die

ca. 10% der Karzinoide ausmachen, in 40–50% der Fälle Metastasen in regionären Lymphknoten, Leber oder Knochen (osteoblastisch) aufweisen.

Klinik

Karzinoide treten überwiegend bei Patienten im mittleren Alter (40 Jahre, Spannbreite 15–60 Jahre) meist als endobronchiale Tumoren auf und sind oft über lange Zeit asymptomatisch. Mit fortschreitendem Wachstum können chronischer Husten, rezidivierende Hämoptysen, Bronchusverlegung mit Atelektase, poststenotischer Pneumonie und Abszessbildung auftreten. Aufgrund ihrer endobronchialen und häufig zentralen Lage sind Bronchuskarzinoide meist bronchoskopisch erreichbar und histologisch zu sichern. Bei hormoneller Sekretion werden paraneoplastische Syndrome hervorgerufen, die sich nach Resektion komplett zurückbilden. Beim metastasierten Bronchuskarzinoid (meistens Leber) kommt es zum Karzinoidsyndrom mit Flushsymptomen, Bronchuskonstriktion, Diarrhöe usw.

Radiologie

Zentral sitzende Karzinoide (80%) zeigen sich als eine hiläre oder perihiläre Raumforderung häufig mit poststenotischer Pneumonie oder Atelektase. Periphere Karzinoide (20%) treten als solitäre Rundherde mit sehr langsamem Wachstum in Erscheinung. Meist sind sie an einer Bronchusteilungsstelle lokalisiert. In der CT zeigen sie in bis zu 30% der Fälle Verkalkungen, deren Entstehung durch die endokrine Aktivität der Tumoren begünstigt werden soll. Aufgrund der Hypervaskularisation findet sich ein massives Enhancement nach Kontrastmittelgabe. Da Karzinoide nur eine geringe Stoffwechselaktivität aufweisen, sind sie mit der FDG-PET nicht ausreichend sensitiv zu charakterisieren (Jadvar u. Segall 1997).

Therapie und Prognose

Karzinoide müssen nicht nur wegen der klinischen Symptomatik, sondern auch wegen des Risikos der Malignität reseziert werden. Eine lokale Tumorentfernung, Manschetten- oder Segmentresektion, evtl. auch eine Lobektomie, sind ausreichend. Die 5-Jahres-Überlebensrate liegt bei 95% und sinkt auf 70%, wenn regionäre Lymphknoten beteiligt sind.

4.13.3 Gutartige Lungentumoren

Viele verschiedene gutartige Tumoren können in der Lunge auftreten. Sie können vom Drüsengewebe des Tracheobronchialbaums, von den Weichteilen, Knochen und Knorpel ausgehen oder eine Mischung mesenchymaler Gewebe darstellen.

Die gutartigen Tumoren der Lunge machen weniger als 5% aller Primärtumoren aus. Sie umfassen Bronchusadenome, Hamartome und sehr seltene Tumoren, wie Chondrome, Fibrome, Lipome, Hämangiome, Leiomyome, Teratome, Pseudolymphome und die Endometriose. Die Diagnostik und der erste Therapieansatz sind für alle gleich. Alle diese gutartigen Tumoren können als zentral sitzende Raumforderungen zur Verlegung der Atemwege, zu Husten, Hämoptysen und poststenotischer Pneumonie führen. Sie können, müssen aber nicht auf der Thoraxübersichtsaufnahme sichtbar sein. Meistens sind sie bronchoskopisch zugänglich. Periphere gutartige Tumoren sind meist asymptomatisch, werden zufällig auf der Übersichtsaufnahme entdeckt und stellen eine Differenzialdiagnose des solitären Rundherdes dar. Grundsätzlich wird ein konservatives chirurgisches Vorgehen mit einer angemessenen Rekonstruktion gewählt.

4.13.4 Hamartome

Charakteristik und Histologie

Hamartome gehören neben den Adenomen zu den häufigsten gutartigen Lungentumoren und machen 5-8 % der solitären Rundherde aus. Hamartome sollen aus mesenchymalen Zellen der Bronchialwand während der Embryonalzeit entstehen. Sie bestehen aus verschiedenen Geweben, die normalerweise in der Lunge vorkommen: Knorpel, glatter Muskulatur, kollagenen Fasern, Fett, Gefäßen und Knochen, weisen dabei jedoch ein ungeordnetes Wachstum auf.

Klinik

Pulmonale Hamartome treten am häufigsten in höherem Alter (60 Jahre, Spannbreite 30-70 Jahre) auf. Die Patienten sind fast immer asymptomatisch und das Ha-

martom wird zufällig auf einer Thoraxübersichtsaufnahme entdeckt. In Verlaufskontrollen kann ein langsames Wachstum dokumentiert werden.

Radiologie

Typischerweise zeigen sich Hamartome als gut abgrenzbare, kugelige solitäre Rundherde (Görich et al. 1990). Sie sind meist kleiner als 4 cm. Verkalkungen lassen sich auf der Thoraxübersichtsaufnahme bereits in 10–15% der Fälle, in der CT noch häufiger feststellen. Ein scholliges Popcorn- oder puffreisartiges Erscheinungsbild der Verkalkungen gilt als charakteristisch. Neben dem Nachweis der typischen Verkalkungen sollte die CT mit dünnen Schichten auch Fett nachweisen. In diesen Fällen kann die Diagnose auch ohne invasive Abklärung als gesichert gelten.

4.13.5 Amyloidose

Charakteristik und Histologie

Die primäre Amyloidose zeigt in 30–90% der Fälle eine pulmonale Manifestation. Sekundäre Amyloidosen treten üblicherweise bei rheumatoider Arthritis, Osteomyelitiden und Tumorerkrankungen, z.B. Plasmozytom, auf. Das Amyloid kann entweder in den Atemwegen oder im Lungenparenchym abgelagert werden. Im Parenchym unterscheidet man eine noduläre Form mit multiplen Rundherden von einer diffus infiltrativen Form, bei der das Amyloid in die Gefäßwände und das Interstitium eingelagert wird.

Klinik

Amyloidablagerungen in Form von Rundherden finden sich in höherem Alter (70 Jahre). Die Patienten sind asymptomatisch, die Prognose ist gut. Bei Verlaufskontrollen können die Rundherde ein langsames Wachstum zeigen. Die diffus infiltrative Form ist seltener und tritt um das 60. Lebensjahr auf. Die Patienten leiden unter Atemnot und können an respiratorischer Insuffizienz versterben.

Radiologie

Die noduläre Form zeigt sich als Rundherd, solitär oder multipel. Häufig fallen Verkalkungen auf (30–50%). Höhlenbildungen sind selten. Die Unterlappen sind mit einer subpleuralen Verteilung bevorzugt betroffen. Bei der diffus infiltrativen Form finden sich beidseitig feine streifige, noduläre oder retikulonoduläre Muster. Eine bevorzugte Verteilung ist nicht bekannt. Begleitende hiläre Lymphknotenverkalkungen sind beschrieben.

4.13.6 Entzündliche Pseudotumoren

Charakteristik und Histologie

Pseudotumoren der Lunge umfassen verschiedene Histologien: Plasmazellgranulom, entzündliche Pseudotumoren, Histiozytom, Xanthom und Mastzellgranulom. Die Ätiologie dieser Veränderungen ist unklar. Es wird diskutiert, dass es sich um lokale Manifestationen einer organisierenden Pneumonie im Rahmen einer subklinischen Infektion handelt. Dementsprechend bestehen diese Tumoren aus einer Mischung aus Spindel- und Plasmazellen, Lymphozyten sowie Histiozyten bzw. Plasmazellen.

Klinik

Die Patienten sind daher überwiegend asymptomatisch, eine vorangegangene Infektion lässt sich nur selten eruieren.

Radiologie

Entzündliche Pseudotumoren zeigen sich als solitäre, periphere und gut abgrenzbare Rundherde. Verkalkungen sind häufig, eine Miteinbeziehung von Bronchien ist ungewöhnlich.

4.13.7 Lungeninfarkt

Charakteristik und Histologie

Zu einem Lungeninfarkt kommt es nach einer Unterbrechung der Blutzufuhr zu dem entsprechenden Gewebeabschnitt.

Klinik

Der Lungeninfarkt tritt häufig im Rahmen einer akuten Lungenembolie mit entsprechender, teilweise unspezifischer Symptomatik, z.B. Dyspnoe oder Thoraxschmerz, auf. Da eine Lungenembolie auch asymptomatisch verlaufen kann, ist auch eine blande Klinik möglich. Eine mögliche Superinfektion kann im weiteren Verlauf zum klinischen Bild einer Pneumonie führen.

Radiologie

Die infarzierten Lungenabschnitte stellen sich meist als keilförmige, peripher gelegene Lungeninfiltrate dar, mit Betonung der Unterfelder. Häufig Nachweis von thrombotischem Material in den Pulmonalarterien.

Malignes Pleuramesotheliom

5

G. Layer

Inhalt

5.1   Epidemiologie

Genaue epidemiologische Daten über das maligne Pleuramesotheliom (MPM) existieren nicht, da viele dieser Tumoren in der Vergangenheit als Bronchialkarzinom mit Pleuritis carcinomatosa fehlinterpretiert wurden (Aisner 1995). Das MPM wurde als eigene Tumorentität erstmals von Klemperer u. Rabin (1931) beschrieben. Im Jahr 1986 ging man in den USA von 1 Pleuramesotheliom pro 100 Bronchialkarzinomen aus. Die Inzidenz der Erkrankung ist steigend. Das Maximum der Häufigkeit wird in Abhängigkeit von der Asbestexposition potenzieller Patienten zwischen den Jahren 2010 und 2030 erwartet (Peto et al. 1999). In Deutschland kommt es pro Jahr zu 200 bis 300 Neuerkrankungen. Die Inzidenz liegt damit bei ca. 2–4 pro 100 000 Einwohnern (Neumann et al. 2001). In den USA geht man von einer Anzahl von 2200 Neuerkrankungen pro Jahr aus und erreicht damit ähnliche Inzidenzzahlen (Connelly et al. 1987). Die Erkrankung tritt dreimal häufiger bei Männern als bei Frauen auf. Die Inzidenz steigt altersabhängig und ist bei Individuen über 60 Jahre zehnmal häufiger als in der Altersgruppe zwischen 30 und 35 Jahren (McDonald u. McDonald 1980).

5.2   Ätiologie

Man spricht beim MPM von einem Signaltumor nach Asbestexposition. Es besteht eine direkte dosisabhängige Beziehung zwischen der Exposition mit Asbestfasern und der Wahrscheinlichkeit, dass der Tumor auftritt. Der Begriff „Asbest" fasst dabei eine Familie von Fasern aus komplexen hydrierten Silikaten zusammen, die eine sehr unterschiedliche Geometrie aufweisen können. Im Wesentlichen werden Krokydolithe, Amosite und Chrysotile unterschieden. Krokydolithe sind dabei mit dem höchsten Risiko einer Mesotheliomentstehung verbunden (Selikoff et al. 1980). Die Karzinogenität der verschiedenen Fasertypen ist abhängig von ihrer Gestalt und der Penetrationsfähigkeit im Gewebe. Am gefährlichsten sind Fasern mit einer Länge von mehr als 8 μm und einer Dicke von weniger als 0,25 μm (Hammar 1993). Ein Zusammenhang zwischen Asbestexposition und Lungenerkrankungen wurde bereits zu Beginn des 20. Jahrhunderts vermutet. Der ätiologische Zusammenhang wurde erstmals 1960 bewiesen (Wagner et al. 1960). Heute lässt sich der Nachweis einer beruflichen Asbestexposition bei etwa 50% aller MPM-Patienten erbringen. Damit ist das maligne Pleuramesotheliom die häufigste beruflich bedingte Krebserkrankung in der Bundesrepublik Deutschland (Berufskrankheitsverordnung, Ziff. 4105). Es besteht Meldepflicht. Die Latenzzeit zwischen der Asbestexposition und Krankheitsmanifestation kann nur geschätzt werden. Sie wird mit 20–40 Jahren angegeben (Selikoff et al. 1980). Aufgrund der langen Latenzzeit und des Einsatzes von asbesthaltigen Fasern, insbesondere in Isolationsmaterialien und im Baugewerbe bis in die 70er-Jahre des letzten Jahrhunderts, muss von einem Erkrankungsgipfel um das Jahr 2010 ausgegangen werden.

Bei den Patienten, bei denen eine Asbestexposition nicht nachgewiesen werden kann, bleibt die Ätiologie der Erkrankung häufig unklar. Zusammenhänge mit anderen mineralischen Fasern (Peterson et al. 1984), chronischen Entzündungsprozessen (Peterson et al. 1984), Strahlenexposition (Antman et al. 1983), Viruserkrankungen und hierbei insbesondere die Rolle des Simian-Virus 40 (SV 40; Gazdar u. Carbone 2003) werden diskutiert.

Ätiologische Faktoren

- Asbest
- Andere Mineralfasern
- Chronische Entzündung
- Strahlung
- virale Erkrankungen (SV 40)

Rauchen schädigt zwar die bronchialen Reinigungsmechanismen und interagiert damit mit der Plaquebildung im Rahmen einer Asbestose, ein Zusammenhang mit der Entwicklung eines Pleuramesothelioms wurde jedoch nicht nachgewiesen (Hillerdal 1994).

5.3 Pathologie

Das primär maligne Pleuramesotheliom (MPM) ist ein bösartiger Tumor der serösen Häute (dem Zölomepithel) und leitet sich von pluripotenten Serosazellen ab, die eine Ausdifferenzierung sowohl in epitheloider als auch mesenchymaler Richtung erfahren können. Der reguläre histologische Aufbau der Pleura ergibt sich aus den Serosadeckzellen (Mesothelien) und der bindegewebigen Endopleura. Somit sind im Zuge der malignen Entartung bei Vorherrschen einer Komponente monophasische, andernfalls biphasische bzw. gemischtzellige Mesotheliome zu erwarten.

Mikroskopisch werden gemäß WHO epitheloide, sarkomatoide und biphasische Mesotheliome unterschieden (Tabelle 5.1). Der epitheloide Tumortyp ist mit 50–60% am häufigsten, gefolgt vom biphasischen Typ mit 20–40%. Rein sarkomatoide Tumoren treten mit ca. 10% weniger oft auf (Craighead 1987; Mackay et al. 1991). Bei der Aufarbeitung großer Tumorabschnitte sind – wie

bei anderen Karzinomen auch – monophasische Tumoren eher selten, sodass die Therapieentscheidung aufgrund einer Histologie, die auf einer kleinen Biopsieprobe basiert, problematisch erscheint (Müller 1997). Zur korrekten Typisierung des vorliegenden Phänotyps ist eine hinreichend große Tumorprobe erforderlich, welche nur durch die Thorakoskopie (VATS) gewährleistet ist.

Manifestationsort des MPM ist in ca. 80% der Fälle die Pleura und mit etwa 5–15% in weitaus geringerem Umfang das Peritoneum. Selten ist das Perikard betroffen, vereinzelt die Tunica vaginalis testis und das Ovarium.

Morphologisch imponiert das MPM als diffus empyemartig wachsender knötchenhaltiger Tumor, welcher den Brustkorb auskleidet und die Lunge komprimiert. Im fortgeschrittenen Stadium liegt eine schwartige Tumormasse von grau-weißlichem Aussehen vor, die mehrere Zentimeter Breite einnehmen und ein zirkuläres Wachstumsmuster annehmen kann. Nicht selten ist der Pleuraspalt mehr oder weniger vollständig obliteriert. Gelegentlich werden das Lungenparenchym und die Thoraxwand infiltriert (Abb. 5.1).

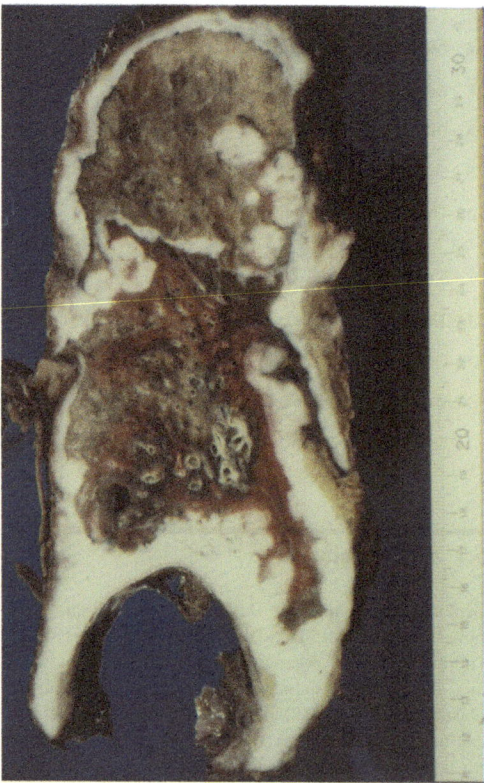

Abb. 5.1. Makroskopisches pathologisches Präparat des rechten Hemithorax bei MPM. Sagittale Aufsicht auf die gefesselte Lunge. Breite Tumorauflagerungen auf allen Abschnitten der Pleura mit nodulärer Infiltration der Lungenlappen und des Lungenparenchyms

Tabelle 5.1. Histologische Subtypen und ihre Häufigkeit

Epitheloid	50–60%
Sarkomatoid	10–15%
Biphasisch	25–40%

Innerhalb der Pleura besitzen die epitheloiden Diffe-
renzierungen verschiedene Wachstumsmuster, die sich
tubuloazinär, papillär oder flächenhaft bzw. bandförmig
präsentieren können. Hingegen sind spindelzellige Tex-
turen beim sarkomatoiden Typ vorherrschend.

Der maligne Pleuraerguss ist sowohl bei der Pleuritis
carcinomatosa als auch beim MPM ein häufiger Befund.
Insofern stellt die zytologische Aufarbeitung des Pleura-
punktates ein erstes und oft wichtiges diagnostisches
Verfahren dar. Eine über das normale Maß von 20 ml
Flüssigkeit mit einem Proteingehalt von 1 g/dl hinaus-
gehende Flüssigkeitsansammlung im kapillären Pleuraspalt wird als Pleuraerguss bezeichnet, welcher sonographisch etwa ab einer Menge von 30 ml nachweisbar ist.
Die Bildung der serösen Flüssigkeit erfolgt unter normalen Bedingungen durch die Plasmaultrafiltration aus
den Kapillaren der parietalen Pleura und den interstitiellen Lungengefäßen sowie durch den Übertritt aus
dem Bauchraum über feine Spalten im Zwerchfell. Die
Resorption geschieht durch Stomata im parietalen Me-
sothel. Die Drainage pleuraler Flüssigkeit über parietale
Lymphbahnen mit Lymphstomata von 2–8 μm Durchmesser erklärt das Vorkommen faserförmiger Partikel
in diesen Zonen. Eine Störung des Gleichgewichtes von
Produktion und Resorption kann entweder durch eine
Steigerung des effektiven Filtrationsdruckes (Resultat
ein Transsudat) oder durch eine pathologisch erhöhte
Kapillarpermeabilität hervorgerufen werden (Exsudat).
Für letzteren Fall sind entzündliche bzw. tumoröse Prozesse maßgeblich. Makroskopisch ergeben sich seröse,
serofibrinöse, hämorrhagische, purulente und chylöse
Ergüsse. Zellatypien nach Mehrfachpunktionen, vorangegangener Bestrahlung und Pneumothorax werden
ebenso beobachtet wie Tumorzellen eines metastasierten
Karzinoms oder eines MPM.

Die pathologische Diagnose des MPM stützt sich primär auf drei Säulen:
- die zellulären (Kern-)Faktoren,
- die Hintergrundfaktoren wie Zellularität und amor-
phes Material sowie
- die klinischen Informationen wie (Berufs-)Anamne-
se, Alter und Geschlecht.

Eine wertvolle Ergänzung zur Lichtmikroskopie sind im-
munzytochemische Zusatzuntersuchungen, auf die noch
näher eingegangen wird. Ein weiteres Instrument ist die
DNA-Zytometrie zur Ermittlung des Ploidiestatus entweder als statische DNA-Bildzytometrie oder auch als
Durchflusszytometrie. Grundlage für die Aussagekraft
ist die für viele Tumoren charakteristische numerische
und/oder strukturelle Chromosomenaberration, sog.
chromosomale Aneuploidien (Crotty et al. 1994; Dazzi
et al. 1990; Dejmek et al. 1992). Reaktiv-entzündliche Zellen, Adenokarzinome und Mesotheliome weisen hier bestimmte Charakteristika auf und können, abhängig von
der Güte des eingesandten Materials und unter der
Berücksichtigung von methodischen Limitierungen, einen differenzialdiagnostischen Beitrag leisten.

Von entscheidender Bedeutung für die zuverlässige Diagnosestellung ist jedoch die Anfertigung von in Paraf-
fin eingebetteten Schnitten aus soliden Tumoranteilen,
die durch Resektion bzw. Punktion gewonnen wurden.

So fließen Gewebetexturmerkmale ein, und es sind ausreichend viele Tumorzellen zur Beurteilung vorhanden.

Für die Bewertung von potenziell durch Asbest bedingten Erkrankungen ist die Elektronenmikroskopie
im Routinebetrieb wenig praktikabel. Hier bietet die
Histochemie bzw. Immunhistologie ein vergleichsweise
einfaches und kostengünstiges Verfahren, insbesondere
bei der schwierigen differenzialdiagnostischen Abgrenzung des MPM vom metastasierten Adenokarzinom
(Dewar et al. 1987; Kayser 2001; Tabelle 5.2).

Dabei finden solche Antikörper Anwendung, die Antigene darstellen, welche bei Adenokarzinomen exprimiert werden, aber nicht von Mesotheliomzellen (Carella et al. 2001). Erstmals wurden 1979 Anti-CEA-Antikör-
per zu diesem Zweck eingeführt. Weitere Marker sind
der monoklonale Antikörper B72.3, der in ungefähr
80% aller Adenokarzinome positiv reagiert, hingegen
nur bei 5% der Mesotheliome, und der Antikörper
Leu-M1, der CD15 markiert und nahezu ausschließlich
bei Mesotheliomen negativ reagiert. Dessen Spezifität
für Adenokarzinome liegt damit nahe bei 100%, doch
seine Sensitivität beträgt nur ungefähr 50%. Seit 1990

Tabelle 5.2. Charakteristische immunhistochemische Befunde zur Differenzialdiagnose maligner Pleuramesotheliome und Pleurametastasen anderer maligner Tumoren. (Nach Bittmann u. Wöckel 2003)

Antigen/Antikörper	Mesotheliome		Sekundäre Tumoren	
	Epitheloid	Sarkomatoid	Karzinome	Sarkome
Zytokeratine	+++	++	++	+
Vimentin	++	+++	+	+++
Calretinin	+++	(+)	(+)	–
Ber-EP4	–	–	+++	–
Leu-M1	–	–	++	–
CEA	–	–	++	–

+++ regelmäßig positiv, ++ vorwiegend positiv, + gelegentlich positiv, (+) gelegentlich fokal positiv, – in der Regel keine Reaktion

steht der Ber-EP4-Antikörper zur Verfügung (Goffrey et al. 1992; Moch et al. 1993). Gegenstand aktueller Untersuchungen sind der E-Cadherin- und BG-8-Antikörper sowie der Marker für das 38 kD große transmembrane epitheloide Glykoprotein 2. Daneben existieren mehr oder weniger spezifische Marker für das Mesotheliom wie Thrombomodulin, Zytokeratin 5/6, N-Cadherin CD44S, HBME-1, Calretinin und das Tumorsuppressorgen des Wilms-Tumors, *wt1* (Kayser 2001).

Die positive PAS-Reaktion bei Teilen von Adenokarzinomen, welche Mukosubstanzen sezernieren, ist beim MPM untypisch. Andererseits lassen Mesothelien die Bildung von Hyaluronsäure erwarten. Schwierig ist hierbei jedoch die Abgrenzung von reaktiven und tumorösen Mesothelien (Churg et al. 2000). Das epitheloide Membranantigen (EMA) und das P53-Protein scheinen bevorzugt beim malignen Mesotheliom exprimiert zu werden, nicht jedoch bei reaktiven Mesothelzellen (Mangano et al. 1998). Als Reaktion auf externe Stimuli ließ sich nachweisen, dass in Mesothelien die Hyaluronsäuresynthetase induziert wird. Somit stellt die Enzymaktivität ein Korrelat für einen Reizzustand dar. Ein weiterer Ansatz ist die Glykohistochemie mit dem Nachweis von Bindungsstellen gegenüber dem Zuckeranteil des Gangliosids GM1, welches bevorzugt bei Mesotheliomen vorliegt. Demgegenüber konnte gezeigt werden, dass das Neoglykoprotein GlcNAc zur Identifizierung von metastasierenden Karzinomen geeignet ist (Kayser et al. 1992).

Wie bereits ausgeführt ist ein kontinuierliches Tumorwachstum mit Infiltration von Nachbargeweben die Regel. In Autopsiestudien konnten jedoch auch Metastasen in Lymphknoten und eine hämatogene Ausbreitung in anderen Organen in mehr als der Hälfte der Fälle nachgewiesen werden (Huncharek 1994). Häufigste Manifestationsorte für eine Fernmetastasierung sind die Lunge, die Leber, das Skelett, die Nieren und die Nebennieren.

5.4 Stadieneinteilung

Lange Jahre galt für das Pleuramesotheliom eine Stadieneinteilung, die Butchart et al. (1976) vorgeschlagen hatten. Allerdings konnte bei diesem System nicht nachgewiesen werden, dass z. B. Patienten im Stadium I eine bessere Prognose besitzen als die im Stadium II. Daher empfahlen Boutin et al. 1993 eine Modifikation der Einteilung, die in einer immer noch akzeptierten Fassung der International Mesothelioma Interest Group (1995) mündete (Rusch 1996). Die jetzt gültige TNM-Klassifikation des Pleuramesothelioms (Tabelle 5.3) und die daraus abgeleitete Stadieneinteilung (Tabelle 5.4) berücksichtigen einerseits die allgemeinen Merkmale der TNM-Klassifikation, zum anderen tragen sie den Fortschritten der chirurgischen Therapiemöglichkeiten und der neuen multimodalen therapeutischen Konzepte Rechnung. Überträgt man die Untersuchungen von Pi-

Tabelle 5.3. Internationale TNM-Klassifikation des MPM nach UICC (2002)

Primärtumor	
T1a	Tumor auf ipsilaterale Pleure begrenzt, einschließlich meist großem Pleuraraum nicht verklebt bzw. nicht tumorobturiert, kein Befall der viszeralen Pleura (nach Boutin et al. 1993)
T1b	Befall aller Pleurabereiche einschließlich der Pleura visceralis, viszerale Pleura nur minimal befallen: verstreute Tumorherde
T2	Tumorbefall aller Pleurabereiche (parietal, viszeral, mediastinal, diaphragma) mit einem der folgenden Merkmale: Befall des Zwerchfellmuskels Konfluierender Tumor der viszeralen Pleura (einschließlich der Septen) Ausdehnung des Tumors in das Lungenparenchym
T3	Lokoregionär ausgedehnter, jedoch potenziell noch operabler Tumor. Befall aller ipsilateralen Pleuraanteile mit wenigstens einem der folgenden Merkmale: Befall der endothorakalen Faszie Befall des mediastinalen Fetts Solitärer, völlig resektabler Tumorbefall der Thoraxweichteile Nichttransmuraler Befall des Perikards
T4	Lokal sehr ausgedehnte, technisch inoperable Tumoren. Befall aller Pleuraanteile mit wenigstens einem der folgenden Merkmale: Diffuser oder multifokaler Thoraxwandbefall mit oder ohne Rippendestruktion Direkte Ausbreitung durch das Zwerchfell ins Peritoneum Direkte Ausdehnung in die kontralaterale Pleura Direkter Befall eines oder mehrerer Mediastinalorgane Direkter Befall der Wirbelsäule, Tumorausdehnung bis zur Perikardinnenseite mit oder ohne Perikarderguss oder mit Myokardbefall

Lymphknoten (LK)	
NX	Keine Beurteilung regionärer Lymphknoten möglich
N0	Keine regionären Lymphknotenmetastasen
N1	Ipsilaterale bronchopulmonale und hiläre Lymphknotenmetastasen
N2	Metastasen in subcarinalen oder ipsilateralen mediastinalen Lymphknoten einschließlich der ipsilateralen Lymphknoten der A. mammaria interna
N3	Metastasen in kontralateralen mediastinalen Lymphknoten, solchen entlang der kontralateralen A. mammaria interna oder in ipsi- oder kontralateralen supraklavikulären Lymphknoten

Fernmetastasen	
MX	Keine Beurteilung bezüglich Fernmetastasen möglich
M0	Keine Fernmetastasen
M1	Fernmetastasen vorhanden

sani et al. (1988) auf unsere derzeitigen Verhältnisse, so werden immer noch die meisten Tumoren im Stadium II der Erkrankung erkannt. Weniger häufig, aber öfter als im Stadium I, in welchem die heutigen Therapiekonzepte im Wesentlichen greifen, befinden sich die Patienten bei Erstdiagnose im Stadium III.

Tabelle 5.4. Stadien des MPM (Klassifikation nach UICC 2002)

IA	T1aN0M0
IB	T1bN0M0
II	T2N0M0
III	T3N0–2M0
	T1–2N1M0
	T1–2N2M0
IV	T4N0–2M0 (jedes T4)
	T1a–3N3M0 (jedes N3)
	T1a–3N0–2M1 (jedes M1)

5.5 Klinische Symptomatologie und Screening

Die Diagnose des MPM gelingt meist erst spät, weil Frühsymptome fehlen. Spätsymptome bestehen in Dyspnoe und unspezifischem Thoraxschmerz (Antman 1981). Die Dyspnoe wird meist durch den Pleuraerguss hervorgerufen, der erhebliche Ausmaße annehmen kann. Der Thoraxschmerz kann dagegen durch direkte Infiltration von nervalen Strukturen hervorgerufen werden. Bei fortschreitender Infiltration des Tumors in die Nachbarorgane kommt es möglicherweise auch zu einer Dysphagie durch Involvierung des Ösophagus oder oberen Einflussstauung infolge einer V.-cava-Kompression. Eine B-Symptomatik mit Fieber und vermehrtem Schwitzen ohne nachweisbarem Keim sind ebenso häufig wie Gewichtsverlust, Müdigkeit und ein zunehmend reduzierter Allgemeinzustand. Frühe Fernmetastasen sind im Gegensatz zum Bronchialkarzinom eher selten, sodass die Symptomatik der Erkrankung in der Regel durch die lokalen Befunde oder Allgemeinsymptome bestimmt wird.

Klinische Symptomatologie beim MPM
- Dyspnoe
- Thoraxschmerz
- B-Symptomatik
- Gewichtsverlust
- Dysphagie
- obere Einflussstauung

Unbehandelt führt die Erkrankung nach ihrer Entdeckung in 4–18 Monaten zum Tod (von Bültzingslöwen 1996). Die Patienten versterben in der Regel an respiratorischer Insuffizienz oder sekundärer Pneumonie.

Obwohl ein Großteil der Erkrankungen durch die Asbestexposition bedingt ist, lässt sich ein Frühnachweis eines asbestassoziierten Pleuramothelioms nicht durchführen. Und es gibt schon gar kein Verfahren, um nach einer Exposition mit Asbest das Risiko einer Erkrankung zu bestimmen oder den Verlauf durch präventive Maßnahmen aufzuhalten. Daher existieren derzeit keine Screeningprogramme für das MPM.

5.6 Prognosefaktoren

Eine Vielzahl von Prognosefaktoren ist bekannt, welche die Wahrscheinlichkeit für ein verlängertes Überleben erhöhen. Inwieweit neu eingeführte multimodale Therapiekonzepte oder die Radikalität einer Operation hier zu Veränderungen führen, muss abgewartet werden, da diese Verfahren erst wenige Jahre in Erprobung sind.

Prognosefaktoren beim MPM
- Epitheloide Histologie
- Tumorstadium
- Lebensalter
- Leistungsindex
- P21-ras-Antigen

Unstrittig ist, dass die epitheloide Histologie mit einer besseren Prognose verbunden ist, wobei diese Tumoren auch häufiger operiert werden (Sugarbaker et al. 1993, 1999). Gleiches gilt für ein Alter unter 55 Jahren und einen höheren Leistungsindex. Ein frühes Stadium der Erkrankung im Stadium I nach UICC dürfte mit dem ebenfalls als Prognosefaktor herausgestellten Fehlen eines Thoraxschmerzes zum Zeitpunkt der Diagnose verbunden sein. In jüngerer Zeit konnte das P21-ras-Tumorantigen als molekularbiologischer unabhängiger Prognosefaktor etabliert werden. Letztendlich sind Pleuraergüsse mit hohem pH-Wert und hohem Pleuraglukoseanteil mit einem längeren Überleben verbunden (Antman et al. 1988; El Naggar et al. 1991; Taguchi et al. 1993).

Wichtigste Faktoren sind noch immer der histologische Subtyp (Tabelle 5.1) und das Tumorstadium, weshalb die prätherapeutische Diagnostik eine überragende Rolle besitzt (Schildge et al. 1989).

5.7 Anforderungen an die Diagnostik

Die Anforderungen an die radiologische Diagnostik orientieren sich am Stadium. Patienten mit weit fortgeschrittener Tumorerkrankung, bei denen eine operative oder multimodale Therapie nicht ins Auge gefasst wird, bedürfen keiner ausführlichen Diagnostik. Hier reicht in der Regel eine einmalige Computertomographie des Thorax und Verlaufskontrollen der Situation durch Übersichtsaufnahmen. Eine weiterführende Diagnostik ist nur im Falle von Komplikationen gerechtfertigt.

Anders stellt sich die Situation bei jüngeren Patienten mit epitheloiden Erkrankungen dar. Diese potenziell operablen und kurablen Patienten müssen eingehend im Rahmen des Stagings untersucht werden.

Eine genaue Differenzierung der Stadien I a und I b mit der Beurteilung eines Befalls der parietalen oder viszeralen Pleura ist aufgrund der räumlichen Nähe der

Pleurablätter bei nichtkollabierter Lunge mithilfe der Bildgebung nicht sicher möglich. Eine wichtige Rolle spielen jedoch die Infiltration ins Lungenparenchym oder ins Zwerchfell (T2), die Infiltration des mediastinalen oder Thoraxwandfettgewebes bzw. die Infiltration des Perikards (T3) und die kontinuierliche Ausbreitung des Tumors in Nachbarorgane (T4).

Bei einer geplanten eingreifenden Therapie werden durch die Schnittbildverfahren die Lymphknotenstationen miterfasst. Fernmetastasen im Bereich von Nebenniere, Niere, Leber und Knochen sollten zudem ausgeschlossen werden.

5.8 Differenzialdiagnose

Erste differenzialdiagnostische Hinweise auf das Vorliegen eines Pleuramesothelioms geben die Anamnese und klinische Symptomatologie. Wichtig ist dabei insbesondere die Abklärung, ob eine Asbestexposition stattgefunden hat.

In der Regel steht zunächst eine Röntgenübersichtsaufnahme in zwei Ebenen als radiologische Basisdiagnostik zur Verfügung (Abb. 5.2). Das Pleuramesotheliom manifestiert sich dabei meist durch einen mehr oder weniger ausgeprägten, oft (in 95% der Fälle) einseitigen und hierbei häufigen rechtsseitigen Pleuraerguss. Die solide Pleuraverdickung muss initial mit dieser Technik nicht erkennbar sein. Auffällig ist jedoch meist schon im Übersichtsbild, dass der betroffene ipsi-

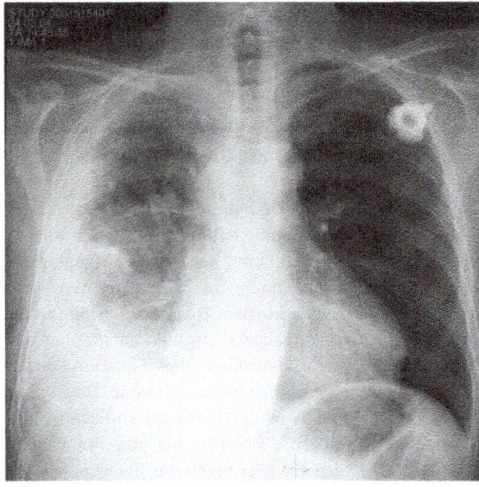

Abb. 5.2. Thoraxübersichtsaufnahme p.-a. bei MPM. Pleuraerguss rechts mit nodulärer Infiltration des interlobären Spalts bei geringer Verkleinerung des ipsilateralen Hemithorax. Eine exakte Diagnose ist im Übersichtsbild unmöglich. Nebenbefundlich Zustand nach Portanlage zur geplanten Chemotherapie

laterale Hemithorax verkleinert erscheint – ein Phänomen, das durch die Fesselung der Lunge hervorgerufen wird. Ebenfalls typisch sind eine interlobäre Beteiligung und ggf. eine auch mediastinalseitige noduläre pleurale Manifestation (Wechsler et al. 1984).

Differenzialdiagnose beim MPM
- Pleuritis carcinomatosa
- Pleuraempyem
- Asbestose
- unspezifische Pleuritis

Bei nodulärem Pleurabefall kann dann durch die radiologischen Verfahren die Differenzialdiagnose in der Regel schnell auf die Diagnose „malignes Pleuramesotheliom" oder „Pleuritis carcinomatosa" eingeengt werden. Schwieriger ist die Situation bei einem rein als Pleuraerguss imponierenden Tumor. Hier gibt die zytologische Analyse des Pleuraergusses die wichtigsten Hinweise, die dann ggf. durch thorakoskopische oder offene chirurgische Biopsie definitiv gesichert werden muss. Eine bildgebende Unterscheidung zwischen Pleuramesotheliom, Pleurakarzinose und unspezifischer Pleuritis ist nicht sicher möglich (Metintas et al. 2002).

Typische radiologische Befunde beim MPM
- Knotige Pleuraverdickungen auch mediastinal
- „Fesselung" der Lunge mit Verkleinerung des ipsilateralen Hemithorax
- Tumorformationen in den Lungenlappen
- fehlende pleurale Tumorverkalkungen

Typisch für die Schnittbilder der Computertomographie und Magnetresonanztomographie sind bei unilateralem Befall eine Verkleinerung des betroffenen Hemithorax durch Fesselung der Lunge und eine Schwielenbildung, die auch den interlobären Bereich und die Pleura mediastinalis betrifft (Abb. 5.3). Als Pleuratumor wird eine noduläre Verdickung von mehr als 3 mm bezeichnet (Metintas et al. 2002). Charakteristisch für das MPM ist eine Längsausdehnung über mindestens 8 cm und ein Querdurchmesser von 5 cm (Leung et al. 1990). Das Mediastinum ist häufiger nach ipsilateral verlagert. Knotige Pleuraverdickungen von mehr als 1 cm Durchmesser sind ein signifikanter Hinweis auf einen malignen Pleuraprozess. Verkalkungen innerhalb eines Pleuramesothelioms sind selten. In etwa der Hälfte der Fälle ist bei einem Pleuramesotheliom eine mediastinale Lymphadenopathie mit 1,5 cm großen Lymphknoten (Grenzgröße) nachweisbar. Das Kontrastmittelanreicherungsverhalten bei der CT und MRT bringt keine zusätzlichen differenzialdiagnostischen Hinweise.

Multinoduläre Pleuraverdickung über 1 cm, mediastinaler Pleurabefall und Invasion von Nachbarorganen wie

Perikard, Brustwand, Rippen usw. sind bei der CT die besten Prädiktoren für eine maligne Pleuraerkrankung, kalzifizierte Pleuraplaques sprechen für Benignität (Kawashima u. Lipshitz 1990; Marom et al. 2002).

Die Magnetresonanztomographie hat gegenüber der CT zwar den Vorteil, insbesondere die mediastinale und diaphragmale Pleura durch primär multiplanare Akquisition besser abbilden zu können. Dies bringt jedoch keine wesentlichen differenzialdiagnostischen Vorteile, sondern spielt nur für das detaillierte Staging eine Rolle. Untersuchungen mit Hochfeldgeräten, Phased-Array-Spulen, EKG-Triggerung und Atemgating oder Atemanhaltetechniken sind heute Standard. Trotzdem scheinen auch der hervorragende Weichteilkontrast, die kontrastverstärkten Techniken und die verschiedenen Sequenztypen keine über das CT hinausgehenden differenzialdiagnostischen Hinweise zu geben (Knuuttila u. Kivisaari 2001).

Aufgrund der neuen pathologischen Möglichkeiten mit Immunhistologie bzw. Zytologie kann die Diagnose histologisch jetzt auch durch Stanzbiopsie perkutan gesichert werden. Bei einem deutlichen Überwiegen der Ergusskomponenten gegenüber den der soliden Tumoranteile ist es jedoch auch jetzt noch sinnvoller, die Histologie thorakoskopisch zu erlangen (Beauchamp et al. 1992).

Vorteil des thorakoskopischen Verfahrens ist es, dass im Rahmen der Histologiegewinnung beide Pleurablätter inspiziert werden können und somit eine Differenzie-

rung zwischen dem Stadium I a mit Befall der parietalen Pleura und dem Stadium I b mit Befall der viszeralen Pleura möglich wird.

Ein offenes chirurgisches Vorgehen ist zur Diagnosestellung in der Regel nicht notwendig. Berücksichtigt werden sollte, dass nach perkutanen Eingriffen beim Pleuramesotheliom Impfmetastasen in den Biopsiekanälen auftreten können. Diese Kanäle sollten entsprechend chirurgisch exzidiert oder nachbestrahlt werden (Boutin et al. 1995).

5.9 Staging

Bei gesicherter Histologie ist die radiologische Beurteilung der Tumorausdehnung mitentscheidend für die Operationsplanung. Es liegen nur wenige systematische Studien vor, welche die diagnostische Genauigkeit präoperativer CT-, MRT- oder Ultraschalluntersuchungen im Vergleich zum intraoperativen Situs und histologi-

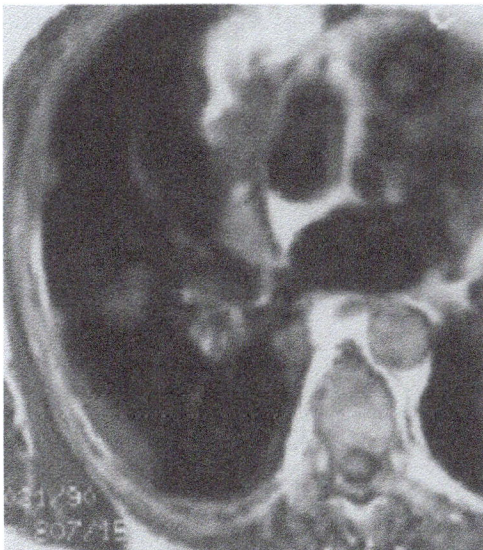

Abb. 5.3. Transversaler T1-gewichteter MRT-Schnitt. Tumorinfiltration des rechten Hemithorax mit Infiltration ins Mediastinum. Die perikardiale Fettlamelle ist aufgebraucht und Zeichen einer möglichen Perikardinfiltration

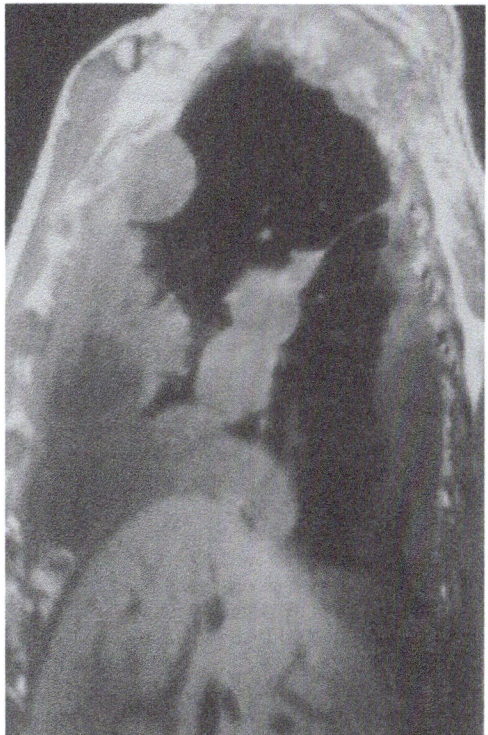

Abb. 5.4. T1-gewichtete sagittale Aufnahme des Thorax bei MPM. Breite Tumorauflagerungen auf allen Abschnitten der Pleura mit nodulärer Infiltration der Lungenlappen. Der Befund korrespondiert weitgehend mit dem makroskopischen pathologischen Präparat aus Abb. 5.1. Die Tumorausdehnung wird übersichtlich und repräsentativ erfasst

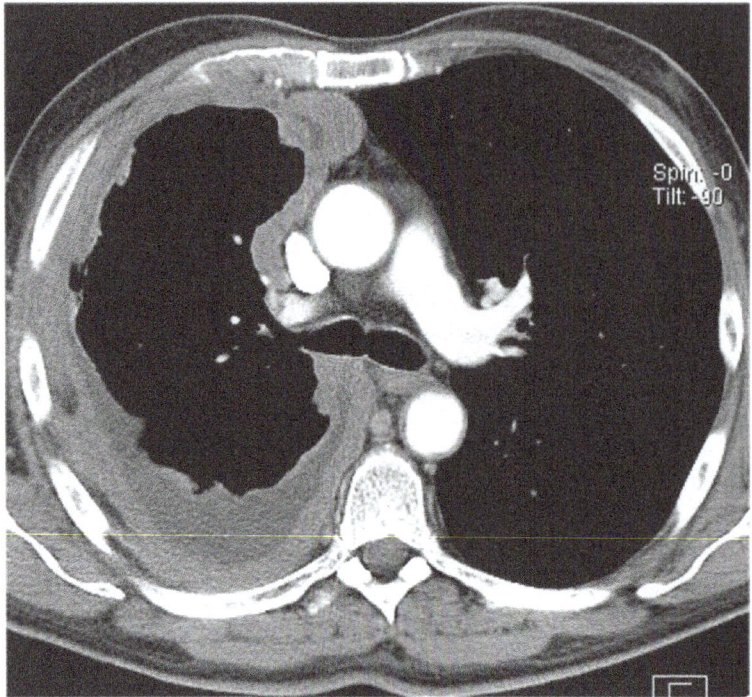

Abb. 5.5. Transversaler Schnitt in der Multislice-Spiral-CT auf Höhe der Carina bei MPM (Kollimation 0,8 mm). Ergussanteile und solide Tumoranteile sind differenzierbar. Typisch ist die Beteiligung aller Pleuraabschnitte, insbesondere auch mediastinal, und die diskrete Verkleinerung des betroffenen Hemithorax

schen Tumorbefall des Schnittrandes beurteilen (Maasilta et al. 1991; Patz et al. 1992; Bittner et al. 1995; Miller et al. 1996; Heelan et al. 1999; Layer et al. 1999).

Patz et al. (1992) kommen in ihrer CT mit MRT vergleichenden Studie an 41 Patienten zu sehr hohen Sensitivitätsraten (90–100%) bei schlechten Spezifitäten (< 50%) in der Einschätzung der Tumorausdehnung. Statistische Unterschiede in der Wertigkeit zwischen beiden Verfahren finden sie nicht. Die Erklärung für die vermeintlichen Unterschiede in den Ergebnissen zu der Studie von Layer et al. (1999) dürfte bei den unterschiedlichen Kriterien in der Wertung für das Vorliegen von Infiltrationen und der geringen Zahl fortgeschrittener Tumoren bei Patz et al. zu suchen sein. Die Treffsicherheit, die sowohl Sensitivität als auch Spezifität berücksichtigt, ist in beiden Studien durchaus vergleichbar.

Insgesamt war in der Studie von Layer et al. (1999) auffällig, dass sich alle drei Schnittbildverfahren in ihrer diagnostischen Wertigkeit kaum unterscheiden. Zu berücksichtigen ist dabei, dass es sich um eine retrospektive Studie mit einem langen Zeitraum der Datenerhebung bei einem insgesamt seltenen malignen Tumor handelt. Insbesondere bei der MRT-Technik sind daher neueste Entwicklungen mit Phased-Array-Spulen, paralleler Bildgebung sowie schnellen Gradientensequenzen in Atemanhaltetechnik mit und ohne Navigatortechniken noch nicht eingeflossen.

Die MRT mit zwei Sequenzgewichtungen und drei Akquisitionsebenen bietet insgesamt jedoch offenbar keine Vorteile gegenüber der CT. Die gegenüber der CT höhere Spezifität im Nachweis einer Zwerchfellinfiltration wird mit einer geringeren Sensitivität erkauft. Zurückzuführen ist dies offensichtlich auf die zugrunde gelegten Kriterien, bei denen eine 3 cm breite basale Kontaktfläche im Koronarschnitt weniger wahrscheinlich ist als bei der CT, die durch die Wölbung der Zwerchfellfläche breitere Kontaktzonen vortäuscht. Unterstrichen wird diese Interpretation durch die höhere Spezifität der MRT in dieser Frage.

Der Peritonealbefall im T4-Stadium wird in der MRT sensitiver und spezifischer erkannt als in der CT. Es ist eine natürliche Schwierigkeit der CT-Untersuchung, dass die Schichten in transversaler Schnittführung akquiriert werden und eine Beurteilung des tangential angeschnittenen Peritoneums sehr schwierig ist. Zukünftig kann auch mit dem Multislice-CT eine multiplanare Bildgebung mit (nahezu) isotropen Voxeln erreicht werden (Abb. 5.4 und 5.5), sodass zu erwarten ist, dass dieser bisherige Vorteil der MRT ausgeglichen wird. Systematische Studien zur Mehrzeilen-CT beim MPM liegen bisher noch nicht vor.

Die Frage einer Perikardinfiltration wird in der CT und auch in der MRT häufig falsch eingeschätzt. Kriterium ist hier der Erhalt der perikardialen Fettlamelle

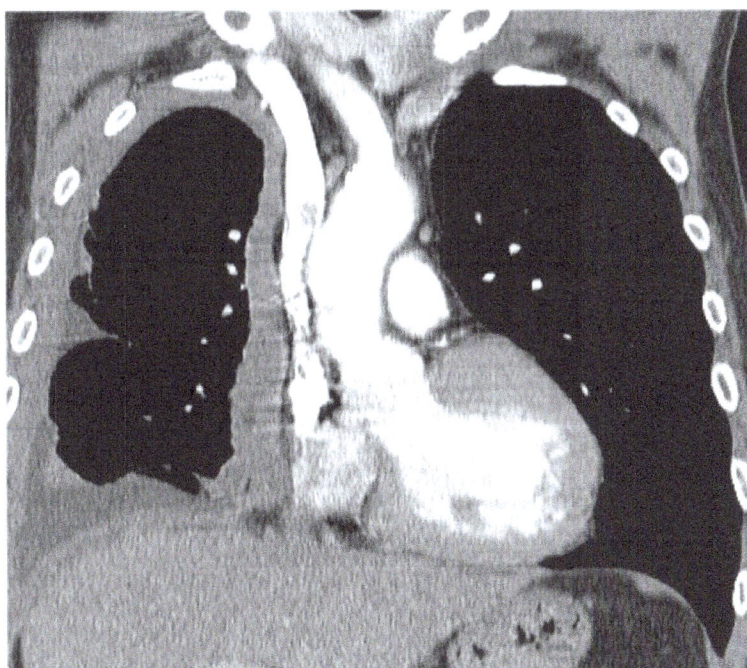

Abb. 5.6. Koronare Rekonstruktion bei der Multislice-Spiral-CT. Aufgrund der nahezu isotropen Voxel ist die Bildqualität und -charakteristik mit der eines MRT-Schnitts vergleichbar

(Abb. 5.6). Offenbar bestehen erhebliche individuelle Unterschiede in der Ausprägung dieser Grenzstruktur.

Bisher liegen wenig systematische Untersuchungen über die diagnostische Wertigkeit thorakaler Ultraschalluntersuchungen beim malignen Pleuramesotheliom vor. Die bei Layer et al. (1999) vorgestellten Ergebnisse sind auffallend gut. Es zeigen sich deutliche Qualitätsunterschiede in der Beurteilung eines rechts- und eines linksseitigen malignen Pleuramesothelioms. Rechtsseitig stellt die Leber ein hervorragendes Schallfenster, insbesondere für die Beurteilung einer Überschreitung des Zwerchfells bzw. der Aufhebung des kostodiaphragmalen Winkels, dar. Die Beziehung des Tumors zum Diaphragma und ggf. die Infiltration der Leber lassen sich durch die Sonographie oft wesentlich eindrucksvoller und sicherer darstellen als im vergleichbaren CT-Schnittbild (Abb. 5.7). Auch eine Perikardbeteiligung kann mit hinreichender Sicherheit erkannt werden. Dagegen sind die linksseitig erhobenen Befunde aufgrund eines oft fehlenden ausreichenden Schallfensters als unsicher zu werten. Als Suchmethode nach Brustwandinfiltrationen ist die Ultraschalluntersuchung überfordert. Ein lückenloses Absuchen des gesamten Thoraxraumes ist nur in seltenen Fällen möglich. Besteht jedoch durch andere bildgebende Verfahren bereits der Verdacht auf eine umschriebene Brustwandinfiltration, so ermöglicht die Sonographie eine weitere Sicherung der Verdachtsdiagnose.

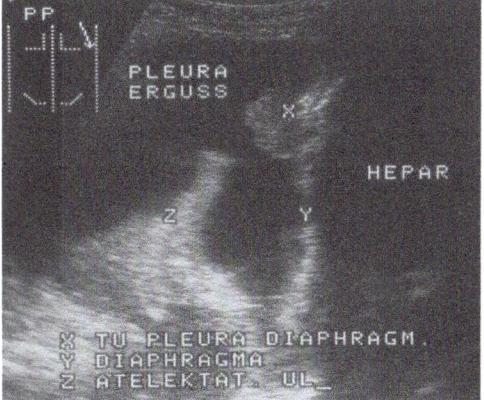

Abb. 5.7. Ultraschalluntersuchung bei Pleuramesotheliom rechts. Nachweis der Tumorinfiltration des Zwerchfells. Ausgeprägter rechtsseitiger Pleuraerguss. Dargestellt sind neben Erguss und solidem Tumoranteil mit Diaphragmainfiltration auch die atelektatische Lunge und das Diaphragma selbst

Entscheidendes Kriterium ist dabei die Aufhebung der Pleuraverschieblichkeit während der Atemexkursion.

Ebenfalls hilfreich ist die sonographische Untersuchung insbesondere bei Vorliegen eines Pleuraergusses in der Beurteilung, ob solide Tumoranteile der Pleura vorliegen.

5.10   Therapeutische Optionen

Beim MPM sind die verschiedenen therapeutischen Optionen kritisch zu beurteilen. Chirurgische Maßnahmen sind sehr invasiv. Der Gewinn an Überlebenszeit muss mit der Lebensqualität kritisch abgewogen werden und bleibt fast immer auf einzelne Patienten mit günstigen Prognosekriterien beschränkt. Die Strahlen- und die medikamentöse Therapie sind nur wenig wirksam. Insgesamt darf die Indikation zu jeder Therapieform nur nach sorgfältiger Abwägung gestellt werden.

5.10.1   Chirurgie

Von einem operativen Eingriff mit kurativer Zielsetzung profitieren nur wenige Patienten, weil in der Regel ausschließlich Patienten im Krankheitsstadium I mit epitheloider Histologie und einem Lebensalter von unter 45 Jahren dafür in Betracht gezogen werden. Dies sind rund ein Viertel aller neu diagnostizierten MPM (von Bültzingslöwen 1996). Wegen des diffusen Wachstums des MPM bedeutet eine vollständige Tumorentfernung dann meist eine sog. *P3D-Operation* mit radikaler extrapleuraler Pneumonektomie und Perikard- und Zwerchfellresektion. Nach einer P3D-Resektion erleiden etwa 25% der Patienten ernsthafte Komplikationen wie bronchopleurale Fisteln, Empyem, eine Rekurrensparese, einen Chylothorax oder eine respiratorische Insuffizienz (Mezger 2000). Die Angaben zur Mortalität dieser Eingriffe schwanken zwischen 6 und 30% (Garlepp u. Leong 1995; Mezger 2000; Vogelzang 1992). In speziellen Zentren mit großer Operationserfahrung können sie unter 4% liegen (Sugarbaker et al. 1999).

Als weniger eingreifende Alternative mit geringerer Morbidität und Mortalität (unter 2%) stehen die *Pleurektomie* und *Dekortikation* zur Verfügung, die bei fehlender onkologischer Radikalität unter palliativer Indikation durchgeführt werden. Bei diesen Eingriffen hängt die Überlebenszeit vom Stadium der Erkrankung ab. Während im Stadium I oder II die mediane postoperative Überlebenszeit noch bei 389 Tagen liegt, fallen die entsprechenden Werte im Stadium III und IV auf 240 bzw. 79 Tage ab (Garlepp u. Leong 1995).

Diese Daten zur postoperativen Mortalität und Morbidität einerseits und zur Überlebenszeit andererseits lassen den Schluss zu, dass operative Therapieentscheidungen entweder individuell zu treffen sind oder Patienten gezielt in Studien eingeschlossen werden sollten. Aufgrund der geringen Frequenz von entsprechenden Fällen hätte dies auch den Vorteil, dass nur erfahrene Zentren mit relativ hoher Operationsfrequenz diese mit hohem Risiko behaftete Eingriffe vornehmen.

Unstrittig ist die palliative Indikation zur partiellen Pleurektomie bei therapierefraktären Pleuraergüssen oder bei Schmerzen und/oder lokalen Komplikationen aufgrund der Tumormasse (Roberts 1976). Ein solcher Eingriff ist heute minimalinvasiv videoassistiert thorakoskopisch möglich. Er wird üblicherweise mit einer Pleurodese mit Tetrazyklinen, Bleomycin oder Talkum kombiniert. Diese Substanzen sind bezüglich ihrer Wirksamkeit gleichwertig (Patz et al. 1998).

5.10.2   Strahlentherapie

Aufgrund der diffusen Auskleidung des dreidimensionalen, komplex aufgebauten Thoraxraums ist die Bestrahlungsplanung beim MPM schwierig. Die Erfahrungen mit dieser Therapieform mit potenziell kurativer Zielsetzung sind gering. Das Risiko, bei dem als nicht sehr strahlensensitiv geltenden Tumor mehr gesundes Lungengewebe zu schädigen als den Tumor entscheidend zu treffen, ist groß. Auch Schädigungen der mediastinalen Organe Ösophagus und Herz sind bei den benötigten hohen Dosen mitzubedenken.

In einer Studie mit 52 Patienten betrug die mittlere Überlebenszeit 13 Monate, 3 Patienten überlebten 7–11 Jahre (von Bültzingslöwen 1996). Ruffie et al. (1989) konnten bei der Auswertung von 328 Patienten keinen Überlebensvorteil einer Strahlentherapie gegenüber anderen Therapiemaßnahmen wie Operation oder Chemotherapie oder einer Kombination aus den verschiedenen Therapieansätzen sehen.

Ähnlich wie beim operativen Therapieansatz bleiben auch der Strahlentherapie zwei Indikationsbereiche:
- die Schmerztherapie, insbesondere im Bereich der Thoraxwand in palliativer Intention, und
- die Bestrahlung der Punktions- bzw. Drainagestellen der Thoraxwand zur Verhinderung von lokal komplikativen Impfmetastasen (Boutin et al. 1995; Mezger 2000).

5.10.3   Chemotherapie

Trotz einer Vielzahl von getesteten Substanzen und zahlreichen neuen Therapieansätzen in den letzten Jahren bleibt auch die Chemotherapie des MPM unbefriedigend. Hauptproblem bei der Beurteilung von Therapiestudien ist auch hier das Phänomen der kleinen Zahlen bei einem sehr selektierten Patientenkollektiv.

Klassische Monotherapien scheinen sich mit Remissionsraten zwischen 10 und 20% bescheiden zu müssen (Ong u. Vogelzang 1996). Berichtet wird hier über die Zytostatika Adriamycin, Epirubicin, Mitomycin C, Cisplatin und Carboplatin. Auch andere Übersichten bestätigen die schwachen Ergebnisse für die Anthrazykline und Platinpräparate (Antman et al. 2001; Ryan et al. 1998). Kombinationstherapien mit Cisplatin und Adriamycin steigern die Remissionsraten auf 28% (Antman et al. 2001). Ein Überlebensvorteil konnte nicht gesichert werden.

Gemcitabin wird in seiner Wirksamkeit mit Remissionsraten zwischen 0 und 31% als Monotherapie und von 16–48% als Kombinationstherapie mit Platin unterschiedlich beurteilt (Bischoff et al. 1998; Byrne et al. 1999; van Meerbeck et al. 1999; Kindler u. van Meerbeck 2002). Allerdings wird in mehreren Studien von einem Krankheitsstillstand in mehr als der Hälfte der Fälle berichtet.

Vinorelbin könnte an Bedeutung in der Palliation gewinnen, weil seine Ergebnisse (Remissionen 24%, keine Änderung 50%) mit denen anderer Präparate vergleichbar sind. Für den Patienten bietet die Substanz aufgrund der guten Applikationsmöglichkeit und Verträglichkeit Vorteile (Steele et al. 2000).

Ermutigend sind die Ergebnisse mit *Pemetrexed* (MTA, „multi target antifolate"). An einer hohen Patientenzahl von 447 Patienten konnte ein signifikant verbessertes Ansprechen sowie ein dreimonatiger Überlebenszeitgewinn bei einer Kombinationstherapie mit Cisplatin unter Substitution von Vitamin B_{12} und Folsäure nachgewiesen werden (Vogelzang et al. 2002). Auch die funktionell wichtigen Parameter Lungenfunktion, Dyspnoe und Schmerzen waren deutlich verbessert.

Tumorvakzinierungsstrategien, gentherapeutische Verfahren, die Angiogeneseinhibition, Hemmung der Wachstumsfaktorrezeptor-Tyrosinkinasen und RNA-Degradation sind derzeit in experimenteller Erprobung.

5.11 Therapeutische Strategien

Trotz aller in den letzten Jahren durchgeführten Therapiestudien bleibt die Datenlage unübersichtlich und auch frustrierend. Grundsätzliche Probleme bei der Beurteilung sind kleine Patientenzahlen und die selektierte Patientenklientel.

Für eine kurative Intention kommt derzeit nur das chirurgische Vorgehen in Betracht. Vorteile für multimodale Therapien sind nicht gesichert. Weder zu adjuvanter oder neoadjuvanter Chemotherapie mit Pleuropneumonektomie noch zu Kombinationen mit konventioneller oder intraoperativer Strahlentherapie gibt es überzeugende Daten. So bleibt die Empfehlung, junge Patienten mit epitheloidem Tumortyp und geringer Ausbreitung der Erkrankung (Stadium I, höchstens II) erfahrenen operativen Zentren zur radikalen Operation vorzustellen.

Alle anderen Patienten müssen unter einem palliativen Aspekt betrachtet werden. Dabei ist unstrittig, dass Symptome wie Dyspnoe oder Schmerzen aufgrund einer umschriebenen Tumormasse durch eine Tumorreduktion mit partieller Pleurektomie mit akzeptablem Mortalitäts- und Morbiditätsrisiko gebessert werden können. Ebenso kann eine palliative lokale Strahlentherapie indiziert sein.

Biopsie- und/oder Drainagekanäle sollten auf jeden Fall lokal exzidiert und nachbestrahlt werden.

Der wissenschaftliche Beweis, dass die Chemotherapie im Vergleich zu „best supportive care" das Überleben verlängert und die Symptome lindern kann, liegt noch nicht vor. Zweifellos profitieren jedoch einzelne Patienten durch eine verbesserte Symptomatik und vorübergehenden Krankheitsstillstand, sodass bei individueller Abwägung eine palliative Chemotherapie gerechtfertigt ist. Alternativ sollte versucht werden, Patienten in Studien einzuschleusen. Für eine Chemotherapie spricht eine rasche Progression der Erkrankung mit klinischen Symptomen bei gleichzeitig gutem Allgemeinzustand und hoher Motivation. Nach inkompletter Resektion eines MPM (R1/R2) besteht keine Indikation für eine Chemotherapie.

Bei langsamer Progression des MPM und Fehlen belastender Symptome ist eine zuwartende Haltung mit „best supportive care" ebenso indiziert wie bei Patienten, die sich bereits in stark reduziertem Allgemeinzustand befinden (Karnofsky-Index < 70%).

5.12 Therapieverlaufskontrolle

Die Maßnahmen zur Therapieverlaufskontrolle sind abhängig von der gewählten Therapie. In den seltenen Fällen, in denen eine Therapie mit kurativer Zielsetzung erfolgt ist, müssen auch die radiologischen Verlaufskontrollen den Anforderungen einer bestmöglichen Erfassung von Komplikationen und Rezidiven gerecht werden. Nach operativer oder multimodaler Therapie sind daher CT- und MRT-Verlaufsuntersuchungen gerechtfertigt. In den häufigeren Fällen, bei denen dem Patienten nur noch eine palliative Therapie angeboten werden kann, reichen jedoch Thoraxübersichtsaufnahmen und ggf. sonographische Kontrollen insbesondere des Ergusses aus, um die Progression der Erkrankung abzuschätzen und Komplikationen rechtzeitig zu erfassen. Nur bei Verdacht auf Komplikationen, wie obere Einflussstauung durch Kompression der V. cava oder Ähnliches, muss dann ein erweitertes lokales Restaging durchgeführt werden.

Fernmetastasen sind eher selten und bestimmen die Prognose in der Regel nicht. Daher kann auf ein erweitertes Restaging mit Knochenszintigraphie, Sonographie des Abdomens usw. bei palliativem Therapiekonzept aus unserer Sicht verzichtet werden. Geregelte Nachsorgekonzepte für Patienten mit malignem Pleuramesotheliom existieren nicht.

Die individuellen Konzepte sollten sich an der therapeutischen Zielsetzung, den verbleibenden therapeutischen Möglichkeiten und der Symptomatik der Patienten orientieren.

5.13 Wertigkeit der radiologischen Verfahren

Die CT bleibt das etablierte Verfahren in der präoperativen Diagnostik des malignen Pleuramesothelioms. Während eine Artdiagnose nicht geleistet werden kann, wird die Infiltration in Nachbarstrukturen mit hinreichender diagnostischer Sicherheit erkannt. Die Beurteilung der perikardialen Fettlamelle stellt kein ausreichend sicheres Kriterium in der Frage der Perikardinfiltration dar.

Die MRT ist der CT in der Erfassung der Tumorausdehnung unter Zugrundelegung der Techniken der letzten Jahre (Phased-Array-Spule, parallele Bildgebung, EKG-Triggerung, Atemanhaltetechnik) ebenbürtig. Mediastinale Invasionen und Infiltrationen ins Peritoneum werden sogar etwas genauer nachgewiesen. Eine unbedingte Forderung nach präoperativer Durchführung einer MRT-Untersuchung ergibt sich nicht. Vermutlich gilt dies nach Einführung der Multslice-CT-Technologie mit multiplanarer Rekonstruktionsmöglichkeit umso mehr.

Die Sonographie des Thorax und oberen Abdomens liefert einen wichtigen ergänzenden Beitrag bei der Therapieplanung. Die Beurteilung der Pleura in ihren kostalen und diaphragmalen Anteilen gelingt ihr bei rechtsseitiger Tumorlokalisation dem CT vergleichbar. Schwierigkeiten bereitet die Untersuchung des Übergangs zwischen linkem Hemithorax und Abdomen, da hierbei ein adäquates Schallfenster oft fehlt.

5.14 Kosten-Nutzen-Betrachtung

Beim diffusen malignen Pleuramesotheliom spielt der Aspekt der Kosten-Nutzen-Analyse im Rahmen diagnostischer Maßnahmen nur eine untergeordnete Rolle.

Schon aus versicherungsrechtlichen Gründen ist eine definitive Klärung der Diagnose unbedingt anzustreben.

Dabei würden wir, wie beschrieben, eine frühzeitige invasive Diagnostik unter Einschluss der thorakoskopischen Biopsie als kostengünstiges Verfahren empfehlen.

Alle weiteren diagnostischen Maßnahmen sollten sich auch unter dem Kosten-Nutzen-Aspekt am Therapiekonzept orientieren. Bei den wenigen jüngeren Patienten mit rein epitheloidem Tumortyp, die für eine kurative Therapie in Frage kommen, spielen die radiologisch apparativen Kosten im Vergleich zu den übrigen prä- und perioperativen Maßnahmen als Kostenfaktor eine untergeordnete Rolle. Daher ist bei diesen Patienten eine ausgedehnte Diagnostik unter Anwendung von Ultraschall, CT und MRT gerechtfertigt.

Diese Untersuchungen sollten jedoch in spezialisierten Zentren vorgenommen werden, wo auch die Therapie erfolgen kann. Doppeluntersuchungen im Vorfeld einer eventuellen Operation gilt es zu vermeiden.

Da die Prognose des MPM bei nur palliativer Therapie außerordentlich schlecht ist, sollten sich auch die diagnostischen Maßnahmen auf das notwendige Maß beschränken. Solange keine Komplikationen vorliegen, reichen Thoraxübersichtsaufnahmen und Ultraschalluntersuchungen für eine Beurteilung der Krankheitssituation aus. Beim Auftreten von Komplikationen ist die lokale CT-Untersuchung im Bereich des Thorax und die MRT-Untersuchung im Bereich des Skelettsystems die diagnostische Methode der Wahl. So genannte „Routinekontrollen" mit teuren apparativen Verfahren sollten unterbleiben.

Mammakarzinom

6

S. Delorme, R. Schulz-Wendtland, S. Fuxius,
H.-P. Sinn

6.1 Epidemiologie

6.1.1 Verbreitung und Erkrankungshäufigkeit

Beim Mammakarzinom handelt es sich um das häufigste Karzinom der Frau in den Industrienationen mit zunehmender Inzidenz seit 1940. Mit etwa 46000–50000 Neuerkrankungen pro Jahr stellt es 26% der jährlichen Krebsfälle bei Frauen in Deutschland. Jede 10. Frau ist gefährdet; das mittlere Erkrankungsalter liegt bei ca. 63 Jahren.

Etwa 190000 Frauen sterben jährlich am Mammakarzinom. Im Alter von 35–55 Jahren ist es bei Frauen die häufigste Todesursache, steht generell an dritter Stelle der Sterblichkeit bei Krebserkrankungen und macht insgesamt 18% aller Krebstodesfälle bei Frauen aus.

Das Verhältnis zwischen Mortalität und Inzidenz liegt in Deutschland mit 0,4 nur im Mittelfeld der europäischen Länder. Die relative 5-Jahres-Überlebensrate wird mit etwa 73% angegeben (Kreienberg et al. 2003).

Man nimmt an, dass nur bei ca. 30% der Erkrankungsfälle genetische (5–10%) oder exogene Faktoren als Ursache angeschuldet werden können, wobei zwischen genetischen und Umweltfaktoren („environment") fließende Übergänge bestehen.

Migrantenstudien zufolge dürfte es deutliche Einflüsse von „Umweltfaktoren" geben. So wurde z.B. bei in die USA eingewanderten Asiatinnen in der zweiten Generation eine Angleichung der Erkrankungsrate von Mammakarzinomen an die lokale Karzinomhäufigkeit beobachtet (Brinton u. Devesa 1996), während im Heimatland die Inzidenz nur etwa ein Fünftel beträgt. In Europa besteht ein deutliches Nord-Süd-Gefälle mit weniger Karzinomen in den mediterranen Ländern.

Als gesichert gilt, dass prämenopausale Mammakarzinome andere Ursachen als postmenopausale haben.

6.1.2 Risikofaktoren

Risikofaktoren lassen sich – wenn auch teilweise willkürlich – in habituelle, genetische und umweltbedingte
Einflüsse einteilen. Die wichtigsten habituellen Risikofaktoren sind:

- Alter,
- familiäre Belastung (Erkrankung erstgradig Ver-
  wandter: 3–4fach erhöhtes Risiko)
- karzinomatöse Vorerkrankung oder bereits Erster-
  krankung an Mammakarzinom (5fach erhöhtes Risiko)
- Adipositas, späte Erstschwangerschaft oder keine
  Schwangerschaft, frühe Menarche, späte Menopause,
  Hormonsubstitution (relatives Risiko je zwischen
  1,3–2; Kreienberg et al. 2003).

Die Erfassung von umweltassoziierten Brustkrebssus-
zeptibilitätsfaktoren ist aufwändig und langwierig und
erfordert wegen der vermuteten kleinen Unterschiede
große populationsbasierte Fall-Kontroll-Studien, auch
wenn sich viele kleine Besonderheiten im Falle des
Brustkrebses wahrscheinlich zu einem Gesamtrisiko

aufaddieren. Zunehmend erfolgt dazu die Verknüpfung
von Epidemiologie und Molekularbiologie, wie z. B. im
GENICA-Projekt (Interdisciplinary Study Group on Gene
Environment Interaction and Breast Cancer in Germany).
Unter praktischen Gesichtspunkten werden Ernährungsfaktoren (Tabelle 6.1) und andere Umweltfaktoren (Tabelle 6.2) unterschieden.

Eine genetische Prädisposition ist immer mehr ins
Interesse der Öffentlichkeit gelangt. Bekannt sind ein familiäres Risiko, darunter Fälle mit nachweisbarer Mutation der Suppressorgene *brca-1* und *brca-2* – für die inzwischen auch eine Testung möglich ist –, seltenere
p53-Mutationen sowie eine vergleichsweise hohe Zahl
„sporadisch familiärer" Fälle, bei denen sich keine der
bislang bekannten Mutationen nachweisen lassen.

90–95% der Mammakarzinome sind sporadisch, d. h.
nicht genetisch bedingt. Die Inzidenz ist weltweit steigend und betrifft zunehmend jüngere Frauen. Das Le-
bensrisiko für deutsche Frauen liegt derzeit bei 7%.
Mammakarzinome in der Familie verdoppeln das Risiko.

Bei etwa 5% der Erkrankungen liegt ein monogener,
autosomal-dominanter Vererbungsmodus mit einer Penetranz des Suszeptibilitätsgens von über 90% vor. Eine
von 800 Frauen wird als Genträgerin angenommen.

Tabelle 6.1. Ernährungsfaktoren

Risikofaktoren	Risikohöhe	Fakten/vermutete Wirkmechanismen	Empfehlung	Quelle
Adipositas	Relative Risikozunahme von 1,35 je 100 g Fetteinnahme pro Tag für postmenopausale Frauen	Ergebnisse nicht unwider-sprochen und Korrelation zu ungesättigten und ge-sättigten Fettsäuren nicht in allen Studien gefunden	Fettarme Nahrung	Metaanalyse von 12 Fallkontroll-studien (Howe et al. 1990)
		Theoretische Vorstellung, je mehr Fett vorhanden, desto stärker die Aromatisierung von Androgenen zu Östrogenen in postmenopausalen Frauen		
Phytoöstrogene (z. B. Isoflavone, Li-gnane)	Einnahmegefälle zwischen Ost und West, Nord und Süd (Asien 10-mal mehr als in Europa, Mittelmeerländer mehr als in Nordeuropa). Höhere Ausscheidung von Phytoöstro-genen senkt Mammakarzinom-risiko um Faktor 3	Kompetitive Hemmung nicht-steroidaler Substanzen am Östrogenrezeptor bei nied-rigerer Rezeptoraffinität, aber hoher Nahrungsmittelkonzent-ration (Asien) und deren Wirkung als partielle Agonisten/Antagonisten	Vermehrter Konsum der Hauptquelle Sojaprodukte	(Ingram et al. 1997)
Vitamine, Karotinoide	Für Selen Beschreibung einer Tumorreduktion für Bronchial-, Prostata- und Kolorektalkarzi-nome, nicht aber für Mamma-karzinome. In der Nurses Health Studie bei prämenopausalen Frauen geringer Schutzeffekt durch Betakarotin und Vitamin A, der bei Frauen mit belastender Familienanamnese durch gestei-gerte Einnahme von Alphakarotin, Betakarotin, Vitamin C und A deutlich verstärkt wurde	Antioxidative Vitamine wie Provitamin A, Vitamin A, C, E wirken als Radikalfänger und schützen vor radikalvermittelter Kanzerisierung der Zellen. Beleg im Tierexperiment, beim Men-schen für das Mammakarzinom bisher nicht (s. EURAMIC-Stu-die). Es fanden sich keine Asso-ziationen für Betakarotin, Vitamin E oder Selen	Supplementierung nicht gesichert	(Stoll 1998; Zhang et al. 1999)

Je jünger die Patientin, um so wahrscheinlicher ist eine genetische Ursache.

Etwa 10% zeigen eine familiäre Häufung ohne erkennbaren eindeutigen Erbgang. Hier haben die zugrunde liegenden prädisponierenden Gene entweder keine hohe Penetranz oder zeigen eine große Heterogenität.

Im Jahr 1990 wurde eine Mutation des *brca1*-Tumorsuppressorgens auf Chromosom 17q21 als eine Teilursache für familiären Brustkrebs („hereditary breast and ovarian cancer", HBOC: familiäre Häufung von Brust- und Ovarialkarzinom und Erkrankung vor dem 45. Lebensjahr) nachgewiesen, 1994 die Mutation des *brca2*-Gens auf Chromosom 13q12–13 (Tabelle 6.3). Beide Gene sind für 85% der nachweislich erblichen Mammakar-

zinome verantwortlich. Mutationen in den Genen *atm* („ataxia teleangiectasia mutated"), *pten/mmac1* („phosphatase and tensin homologue/mutated in multiple advanced cancer 1"), *stk11* (Serin-Threonin-Kinase 11) und Tumorsuppressorgen *p53* sind von untergeordneter Bedeutung. Das Gen *p53* wurde bei etwa 30% der sporadischen Mammakarzinome inaktiviert gefunden; dies ist jedoch keine hereditäre Störung.

Die genetischen Untersuchungen sind aufwändig und in vielerlei Hinsicht problematisch: Kein Einvernehmen besteht in den Konsequenzen einer „positiven Testung" hinsichtlich intensivierter Maßnahmen zur Krebsfrüherkennung oder prophylaktischer Maßnahmen (z. B. Mastektomie). Auch ethische Aspekte werden kontrovers diskutiert (z. B. Anzeigepflicht gegenüber Kranken- und

Tabelle 6.2. Verschiedene Umweltfaktoren

Risikofaktoren	Risikohöhe	Fakten/vermutete Wirkmechanismen	Empfehlung	Quelle
Karzinogene, Pestizide (polyzyklische aromatische Kohlenwasserstoffe, aromatische Amine, Benzpyren und andere)	In 200 mg gegrilltem Steak finden sich z. B. 10 µg Benzpyren, in der Umgebungsluft ca. 1000-mal weniger!	Abbauprodukte der klassischen Umweltgifte haben zum Teil eine schwach östrogene Wirkung (z. B. die Xenoöstrogene DDT, PCB, deren Fettkonzentrationen ca. 300-mal höher sind als die Konzentrationen im Serum). Zwischen deren Serumkonzentration und dem Mammakarzinomrisiko ließ sich bisher aber noch keine Korrelation aufstellen	Meidung der Noxen	(Jonat et al. 2002)
Ionisierende Strahlen (Fluguntersuchungen)	Eindeutige Risikokorrelation bei Atombombenexplosionen vom Abstand zum Epizentrum und einer dadurch bedingten und zu erwartenden Dosisabhängigkeit. Bei Stewardessen 5-fach höheres Risiko für Mammakarzinome	Eine retrospektive Analyse von Rafnsson et al. zeigte ein 5fach höheres Risiko für Mammakarzinome bei Stewardessen, die mindestens 5 Jahre in ihrem Beruf gearbeitet hatten, und dies noch zu Zeiten vor Aufnahme des Düsenbetriebes, durch den bekanntlich noch größere Höhen erreicht werden können. Die eigentliche Belastung dürfte damit unterschätzt sein	Jüngere Frauen besonders gefährdet. Verringerung, Meidung der Exposition	(Rafnsson et al. 2003)

Tabelle 6.3. Auswirkungen von Mutationen der Tumorsuppressorgene *brca1* und *brca2*

Gen	Entdeckung	Auswirkung für Frauen	Auswirkung für Männer
brca1 (17q21)	1990	Familiäre Häufung von Brust- und Ovarialkarzinomen Erkrankung vor dem 45. Lebensjahr 80–95%iges Erkrankungsrisiko für Brustkrebs 60–80%iges Erkrankungsrisiko für Ovarialkarzinom	Konduktoren ohne erhöhtes Erkrankungsrisiko für Mammakarzinom, aber 2–3fach erhöhtes Risiko für Kolon- und Prostatakarzinom
brca2 (13q12–13)	1994	Erhöhtes Mammakarzinomrisiko Keine Häufung von Ovarialkarzinomen, aber Erhöhung des relativen Risiko für Pankreaskarzinom (3,51) Gallenwegskarzinom (4,97) Magenkarzinom (2,59) Melanom (2,58)	Erhöhtes Mammakarzinomrisiko um 6% Erhöhung des relativen Risiko für Prostatakarzinom (4,65) Pankreaskarzinom (3,51) Gallenwegskarzinom (4,97) Magenkarzinom (2,59) Melanom (2,58)

Lebensversicherern). Daher werden solche Tests bisher nicht als Screeningverfahren eingesetzt und auch keine Untersuchungen von Familienangehörigen unter 18 Jahren empfohlen.

Mögliche Indikationen zur molekulargenetischen Untersuchung sind:

- Auftreten von Brust- oder Ovarialkarzinom vor dem 50. Lebensjahr und Brust- oder Ovarialkarzinom bei mindestens einem weiteren Verwandten, unabhängig von dessen Verwandtschaftsgrad und Alter,
- Auftreten von Brust- oder Ovarialkarzinom nach dem 50. Lebensjahr und bei mindestens einem Verwandten I. oder II. Grades vor dem 50. Lebensjahr,
- Auftreten von mehr als einem Primärtumor bei der Indexperson unabhängig von Alter oder familiären Häufungen,
- Erkrankung eines männlichen Verwandten an Brustkrebs,
- Ovarialkarzinom einer Familienangehörigen unter 40 Jahren,
- beidseitiger Brustkrebs einer Familienangehörigen unter 40 Jahren,
- einseitiger Brustkrebs einer Familienangehörigen unter 30 Jahren.

Zur Risikoabschätzung gibt es mehrere Berechnungsmodelle. Eines ist die Tabelle von Chang-Claude et al. von 1995 (Possinger et al. 1999).

Bei einer Untergruppe postmenopausaler Raucherinnen besteht infolge eines genetischen Polymorphismus der N-Acetyltransferase ebenfalls ein verstärktes Mammakarzinomrisiko (Perera 1997).

6.1.3 Prävention

Primäre Prävention

Primäre Prävention bedeutet die Verhinderung von Mammakarzinomen. Diskutiert wird neben einer all-

gemeinen gesunden Lebensführung wie regelmäßige körperliche Anstrengung, Reduktion des Alkoholkonsums und Steigerung des Obst- und Gemüseverbrauchs sowie Vermeidung von Übergewicht – Vorteile v. a. bei Frauen unter 45 Jahren (Thune et al. 1997) – die sog. Chemoprävention, z. B. mit Östrogenantagonisten oder -modifikatoren, Kontrazeptiva, Retinoide oder Zyklooxygenase-2-Antagonisten (Tabelle 6.4). Die bisherigen Ergebnisse sind jedoch nicht ausnahmslos erfreulich: Neben den zu erwartenden Nebenwirkungen (z. B. erhöhtes Risiko kardiovaskulärer Ereignisse bei Östrogenantagonisten) wurde z. B. bei Trägerinnen einer *brca1*-Mutation ein erhöhtes Auftreten östrogenrezeptornegativer Tumoren beobachtet.

Eine generelle Empfehlung zur Chemoprävention kann demzufolge noch nicht gegeben werden.

Die Effektivität der *bilateralen Mastektomie* bei Trägerinnen von *brca1/2*-Mutationen wurde nach mehreren retrospektiven US-amerikanischen Studien im europäischen Raum auch prospektiv belegt (Meijers-Heijboer et al. 2001). Die Diskussion dieser Maßnahme ist jedoch äußerst kontrovers, da

- es sich um einen extrem traumatisierenden Eingriff handelt,
- nicht alle Mutationsträgerinnen auch ein Mammakarzinom entwickeln,
- bei intensiver Früherkennung das Mammakarzinom effektiv therapiert werden kann und
- ein statistisch signifikanter positiver Effekt auf das Gesamtüberleben insbesondere im Vergleich mit einem intensiven Früherkennungsprogramm bisher nicht belegt werden konnte.

Anders ist es bei der *prophylaktischen Ovarektomie*, nicht zuletzt weil hier der Nutzen von Früherkennungsprogrammen bisher nicht sicher nachgewiesen werden konnte und keine äußere Stigmatisierung der Patientin erfolgt. Durch diese Intervention lässt sich das Risiko

Tabelle 6.4. Chemoprävention

Substanzen	Positive Wirkung	Einschränkungen
Tamoxifen (Powles et al. 1998; Veronesi et al 1998)	Hinweise auf signifikante Risikoreduktion (50%) für invasive und nichtinvasive Mammakarzinome. Verminderung von Knochenfrakturen	Signifikant vermehrte Endometriumkarzinome. Vermehrt vaskuläre Komplikationen (2,5fach)
SERM (Raloxifen und ähnliche)	Ähnlicher Effekt wie Tamoxifen, Endometriumkarzinomraten und kardiovaskuläre Komplikationen nicht vermehrt	Noch fehlende Daten
Kontrazeptiva	Daten äußerst widersprüchlich	Bei *brca1/brca2*-Mutationsträgerinnen erhöhte Mammakarzinominzidenz
Retinoide (Daudt et al. 1996)	Reduktion kontralateraler Mammakarzinome bei Patientinnen mit Mammakarzinomen im Stadium I	Verträglichkeit
Zyklooxygenase-2-Hemmer	Risikoverminderung in ersten Studien um 50%	Noch fehlende Daten

des Ovarialkarzinoms um 96% verringern, bei *brca1*-Mutationsträgerinnen auch das des Mammakarzinoms (um ca. 53%; Kauff et al. 2002). Das Restrisiko, an einem extraovariellen Ovarial- bzw. Peritonealkarzinom zu erkranken, liegt bei 1–5%.

Für diesen Eingriff wird ein Zeitpunkt nach Abschluss der Familienplanung empfohlen, da das familiäre Ovarialkarzinomrisiko jenseits des 40. Lebensjahres liegt.

Sekundäre Prävention

Maßnahmen zur Früherkennung im Rahmen von Vorsorgeuntersuchungen bislang nicht erkrankter Frauen werden als sekundäre Prävention bezeichnet, ebenso Maßnahmen zur Verhinderung oder Früherkennung von Zweittumoren bei bereits Erkrankten.

Nicht zu unterschätzen ist die Rolle der *monatlichen Selbstuntersuchung* der Brüste. Nach wie vor werden die meisten Tumoren zuerst von der Patientin selbst bemerkt, auch wenn nach großen russischen und chinesischen prospektiv randomisierten Studien bisher keine signifikanten Mortalitätsunterschiede gezeigt werden konnten (Semiglazov et al. 1992; Thomas et al. 1997; Miller u. Baines 2001; Harvey et al. 1997).

Die Selbstuntersuchung sollte ab dem 20. Lebensjahr bis zur Menopause in der ersten Zyklushälfte, vorzugsweise in der 2. Zykluswoche erfolgen.

Nach jahrelangen, teils erbittert geführten Kontroversen gilt nunmehr in Deutschland die Empfehlung zum *Mammographiescreening* zwischen dem 50. und 70. Lebensjahr. Der Nutzen dieses Screenings darf anhand der führenden holländischen und schwedischen Studien und anhand der Reevaluationen, die durch Götzsche u. Olsen aus dem dänischen Cochrane-Zentrum angestoßen wurden (Götzsche u. Olsen 2000; Olsen u. Götzsche 2001), als belegt gelten (s. Abschn. 6.6.1).

Bei bekannten Mutationsträgerinnen (v. a. *brca1*) und kurativ behandelten Erkrankten kann in der Prämeno-

pause sowohl die präventive kontralaterale Mastektomie als auch die prophylaktische Ovarektomie ins Auge gefasst werden (s. primäre Prävention). In Deutschland wird derzeit die *einfache Mastektomie* unter Mitnahme der Brustdrüse mit Lobus axillaris, der Mamille, der Fascia pectoralis und eines Teils der Haut empfohlen, was eine Reduktion des Brustdrüsengewebes von 99% bedeutet im Gegensatz zu etwa 10% weniger entferntem Brustdrüsengewebe bei Belassen der Mamille (Schmutzler et al. 2002).

Durch konsequente Maßnahmen zur Früherkennung könnte auch eine Reduktion der Sterblichkeit durch damit verbundene therapeutische Verbesserungen erreicht werden (mithilfe der Früherkennungsmammographie bei 50–70-jährigen Frauen gilt eine Verringerung der Sterblichkeit um 20–30% als erreichbar).

Es wird geschätzt, dass allein in Deutschland durch Verbesserungen der Versorgungsstrukturen statistisch 3500 Frauen pro Jahr mehr überleben könnten (Kreienberg et al. 2003). Hierbei spielen die Probleme einer Unter-, Über- oder Fehlversorgung eine entscheidende Rolle.

6.2 Pathologie

6.2.1 Spektrum der normalen Histologie

Die Brustdrüsen sind ontogenetisch gesehen Hautanhangsgebilde und entwickeln sich embryologisch aus modifizierten Schweißdrüsen. Verschiedene hormonelle Einflüsse bewirken morphologisch Ausreifungs- und Rückbildungsvorgänge; dabei spielen Prolaktin, Östrogen und Progesteron die Hauptrolle (Salazar et al. 1975; Reyniak 1979). Östrogen initiiert die Proliferation epithelialer Stammzellen, während Prolaktin und Insulin notwendig sind, um den Prozess aufrechtzuerhalten (Reyniak 1979). Die physiologischen Umstellungen wäh-

Tabelle 6.5. Histologisch-mammographische Befundkorrelation (vgl. Abb. 6.1). (Nach Tot et al. 2000)

Pattern Nr.	Häufigkeit	Histologische Merkmale
1	Häufigstes Pattern, charakteristisch für jüngere Frauen	Normale TDLU, fibröses und fettreiches Stroma
2	Charakteristisch für ältere Frauen	Atrophische TDLU, Überwiegen von Fettgewebe
3	Charakteristisch für ältere Frauen	Ähnlich wie Pattern 2, aber Prominenz der retroareolären Region mit Dilatation der Ductuli und retroareolärer Fibrose
4	In 12% asymptomatischer Frauen im Alter von 40-70 Jahren	Vergrößerte TDLU, Adenoseherde, Mikrozysten, fibroadenomatoide Veränderungen
5	In 6% asymptomatischer Frauen	Dichtes fibröses Stroma mit aktiven oder auch involvierten TDLU

TDLU terminale duktolobuläre Einheiten.

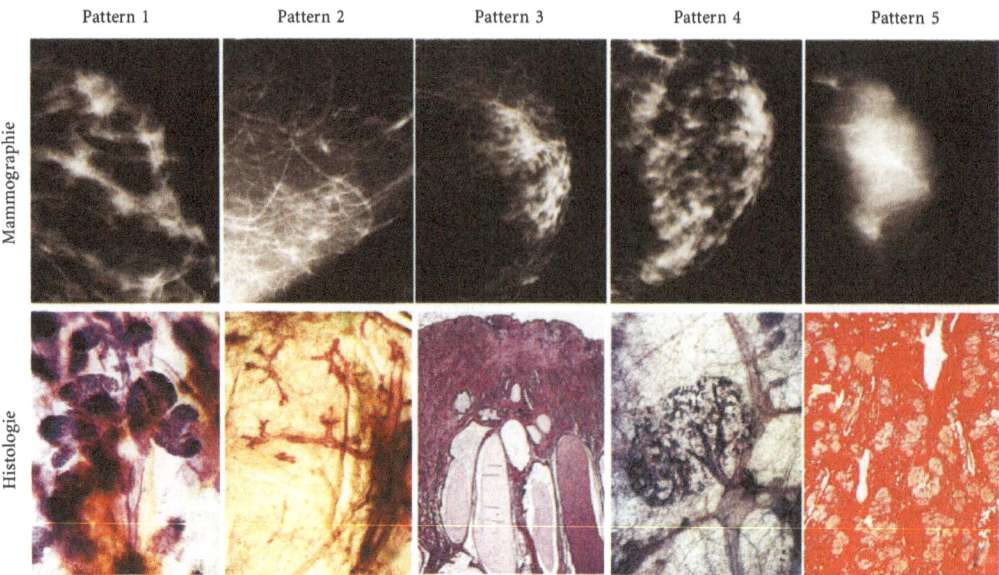

Abb. 6.1. Histologisch-mammographische Befundkorrelation des mammographischen Patterns

rend der Pubertät, Prä- und Postmenopause spiegeln sich im histologischen und radiologischen Bild wider und beruhen im Wesentlichen auf der Relation zwischen Epithel und Stroma sowie zwischen fibrösem Stroma und Fettgewebe. Das radiologische Bild ist eine Summation von Tausenden von terminalen duktolobulären Einheiten (TDLU).

Tot et al. (2000) legten kürzlich eine Klassifikation für die histologisch-mammographische Korrelation von Befunden vor. Dabei wird zwischen fünf mammographischen Mustern unterschieden (Tabelle 6.5, Abb. 6.1).

6.2.2 Duktales Carcinoma in situ (DCIS)

Mikroverkalkungen
Das duktale Carcinoma in situ (DCIS) ist häufig mit Mikroverkalkungen verbunden. Hierbei handelt es sich in der Regel um sog. Typ-II-Mikroverkalkungen, die Kalziumphosphatkristallen entsprechen (Frappart et al. 1986). Wesentlich seltener sind Typ-I-Mikroverkalkungen – Kalziumoxalatkristalle, die fast ausschließlich mit benignem Sekretkalk assoziiert sind. Diese Typ-I-Mikroverkalkungen sind doppeltbrechend, nicht basophil und die Von-Kossa-Färbung ist negativ. Sie können ohne Untersuchung im polarisierten Licht leicht dem Nachweis entgehen. Eine andere Klassifikation unterscheidet korpuskulären und granulär-dystrophischen Kalk.

Dabei wird korpuskulärer Kalk (psammomatöser lamellärer Sekretkalk) als benigne, der granulär-dystrophische Kalk (amorpher/polymorpher grobgranulärer Mikrokalk, zumeist bei „high-grade" DCIS) als maligne bezeichnet.

Grading des intraduktalen Mammakarzinoms
Das Grading des intraduktalen Mammakarzinoms wurde in einer internationalen Konsensuskonferenz festgelegt und richtet sich nach Größe und Morphologie der Zellkerne (The Consensus Conference Committee 1997; Tabelle 6.6).

Tabelle 6.6. Grading des intraduktalen Mammakarzinoms

Kerngrad	Allgemeine Beschreibung	Kerngröße	Merkmale
1	Monomorph	1,5- bis 2-mal so groß wie Erythrozyten[a]	Chromatin diffus feinverteilt, nur gelegentlich Nukleolen, nur gelegentlich Mitosen
2	Weder Kriterien von Kerngrad 1 noch von Kerngrad 3		
3	Ausgeprägt pleomorph	Gewöhnlich mehr als 2,5-mal so groß wie Erythrozyten[a]	Gewöhnlich bläschenförmige Kerne, meist irreguläre Chromatinverteilung; deutliche, oft multiple Nukleolen; Mitosen auffallend

[a] oder bezogen auf die Größe von Gangepithelien.

Finden sich in einem Tumor unterschiedliche Kerngrade, so soll der ungünstigste Grad für die Verschlüsselung maßgebend sein.

Aber auch der annähernde Prozentsatz der verschiedenen vorhandenen Kerngrade soll festgehalten werden. Beim lobulären Carcinoma in situ wird kein Grading vorgenommen.

6.2.3 Invasives Mammakarzinom

Tumorgröße und intramammäre Ausbreitung

Bei Tumoren mit einer nichtinvasiven und einer invasiven Komponente ist als Tumorgröße ausschließlich die Messung der invasiven Komponente anzugeben, da nur sie die pT-Klassifikation bestimmt (Tabelle 6.9). Wenn z.B. eine große In-situ-Komponente von 4 cm und eine kleine invasive Komponente von 0,5 cm besteht, wird der Tumor als pT1a klassifiziert. Bei Unterschieden zwischen makroskopischer und histologischer Messung ist für die pT-Klassifikation die histologische Messung entscheidend (Sloane et al. 1997).

Die Diagnose einer Mikroinvasion wird nur gestellt, wenn kein Zweifel an einer Tumorinfiltration in das Stroma besteht.

Der Begriff Mikroinvasion (pT1mic) im Sinne des TNM-Systems beinhaltet die Ausdehnung von Karzinomzellen jenseits der Basalmembran in das angrenzende Gewebe, wobei kein Fokus größer als 1 mm ist. Bei Vorliegen multipler mikroinvasiver Herde wird die Ausdehnung des größten Fokus herangezogen, um die Mikroinvasion zu klassifizieren, nicht die Summe der Herde.

Abweichend von dieser Definition des TNM-Systems wird die Bezeichnung Mikroinvasion in der europäischen Leitlinie für die Qualitätssicherung beim Mammographiescreening (Sloane et al. 1997) verwendet. Danach wird als „mikroinvasives Karzinom" ein Tumor bezeichnet, dessen dominante Läsion ein DCIS ist, der jedoch einen oder mehrere voneinander unterscheidbare Invasionsherde im interlobären oder interduktalen fibrösen oder Fettgewebe mit einem maximalen Durchmesser von 1 mm aufweist. Zusätzlich wird auch der Begriff „mögliche Mikroinvasion" verwendet.

Als intramammäre Satelliten werden nur histologisch erkennbare Tumorareale im Drüsenkörper in der Umgebung eines einzigen makroskopisch feststellbaren Tumors bezeichnet.

Dass solche Satelliten tatsächlich Absiedelungen und nicht weitere neue Primärtumoren sind, wird durch molekulargenetische Untersuchungen (klonale Analyse mit PCR; Noguchi et al. 1994) und die Topographie (Häufung in der Nähe des makroskopischen Hauptherdes; Holland et al. 1985) gestützt. Für Fälle mit solchen

Satelliten werden häufig auch die Bezeichnungen Multifokalität und Multizentrizität in unterschiedlicher Definition verwendet.

Wesentlich ist die Abgrenzung gegenüber makroskopisch erkennbaren und auch histologisch unabhängigen synchronen multiplen Primärtumoren in der gleichen Brust (Hermanek et al. 1993).

Histologischer Tumortyp

Bei der histologischen Klassifikation der Mammakarzinome wird zwischen nichtinvasiven und invasiven Karzinomen und innerhalb dieser jeweils zwischen duktalen Karzinomen, lobulären Karzinomen sowie Sonderformen unterschieden. In Tabelle 6.7 sind neben den Entitäten, die in der WHO-Klassifikation (WHO 1981) aufgeführt sind, auch einige weitere Tumortypen genannt, die als neue Entitäten im Tumoratlas des Armed Forces Institute of Pathology (AFIP) beschrieben werden (Rosen u. Oberman 1992). Diese sind mit dem Zusatz „AFIP" gekennzeichnet.

Die Grobunterteilung erfolgt in nichtinvasive und invasive Karzinome sowie M. Paget der Mamille (mit oder ohne nichtinvasives oder invasives duktales Karzinom).

Kombinationen von nichtinvasiven und invasiven Karzinomen werden immer als invasive Karzinome klassifiziert.

Der häufigste Typ unter den invasiven Karzinomen ist das duktale Karzinom (ca. 80%; van Diest et al. 1994); dann folgen das lobuläre (ca. 10%), weiterhin das medulläre, das tubuläre und das invasive kribriforme Karzinom (jeweils 2%). Alle anderen Karzinomtypen sind wesentlich seltener und finden sich insgesamt in nur etwa 2% der Fälle.

Für die multivariaten Prognosemodelle des National Surgical Adjuvant Breast Project (NSABP) werden die invasiven histologischen Typen in ungünstige, intermediäre und günstige eingeteilt (Fisher et al. 1993):
- ungünstig: duktales Karzinom o.n.A., atypisches medulläres Karzinom;
- intermediär: lobuläres Karzinom, medulläres Karzinom, Kombinationen des duktalen Karzinoms mit anderen Sonderformen, sonstige Kombinationsformen;
- günstig: muzinöses Karzinom, papilläres Karzinom, tubuläres Karzinom.

Das inflammatorische Karzinom ist kein histologischer Typ, vielmehr eine klinische Entität. Das histologische Substrat ist eine ausgedehnte Invasion dermaler Lymphgefäße. In der Regel liegt ein invasives duktales Karzinom zugrunde.

Tabelle 6.7. Histologische Tumorklassifikation

Tumortyp	ICD-O-Code-Nr.	Anmerkung
Nichtinvasive Karzinome		
Intraduktales Karzinom (nichtinvasives duktales Karzinom, duktales Carcinoma in situ, DCIS)	8500/2	1
Lobuläres Carcinoma in situ (LCIS)	8520/2	2
Invasive Karzinome		
Invasives duktales Karzinom	8500/3	3
Invasives duktales Karzinom mit überwiegender intraduktaler Komponente	8500/3 + 8500/2 [a]	4
Invasives lobuläres Karzinom	8520/3	5
Muzinöses Karzinom	8480/3	6
Medulläres Karzinom	8510/3	7
Atypisches medulläres Karzinom [AFIP]	8513/3	7
Invasives papilläres Karzinom (intraduktales papilläres oder intrazystisch-papilläres Adenokarzinom mit Invasion)	8503/3	8
Tubuläres Karzinom	8211/3	9
Adenoid-zystisches Karzinom	8200/3	10
Sekretorisches juveniles Karzinom	8502/3	11
Apokrines Karzinom	8573/3	12
Karzinome mit Metaplasie		13
Plattenepitheltyp	8570/3	
Spindelzelltyp	8572/3	
Knorpeliger und knöcherner Typ	8571/3	
Mischtypen	8570/3 + 8571/3 [a]	
	8570/3 + 8572/3 [a]	
	8571/3 + 8572/3 [a]	
Karzinom mit osteoklastenähnlichen Riesenzellen [AFIP]	8035/3	14
Zystisches hypersekretorisches Karzinom mit Invasion [AFIP]	8508/3	15
Karzinom mit endokriner Differenzierung (Karzinom mit karzinoidähnlichen Merkmalen) [b]		16
Lipidreiches (lipidsezernierendes) Karzinom	8314/3	17
Invasives kribriformes Karzinom [AFIP]	8201/3	18
Glykogenreiches Karzinom [AFIP]	8315/3	19
Morbus Paget der Mamille		20
M. Paget o.n.A. oder ohne duktales Karzinom	8540/3	
M. Paget mit nichtinvasivem intraduktalem Karzinom	8543/3	
M. Paget mit invasivem duktalem Karzinom	8541/3	

[a] Doppelkodierungen nach dem Vorschlag des Tumorhistologieschlüssels (Grundmann et al. 1997).
[b] Für diese histologische Klassifikation ist in der ICD-O-3 keine eigene Codenummer vorgesehen. Bis zur näheren Klärung der Bedeutung dieses histologischen Typs wird empfohlen, diese Diagnose als Adenokarzinom o.n.A. 8140/3 zu verschlüsseln. Die im Tumorhistologieschlüssel vorgesehene Codenummer 8249/3 darf nicht mehr verwendet werden, da sie nunmehr dem atypischen Karzinoidtumor zugeordnet ist.

AFIP Tumoratlas des Armed Forces Institute of Pathology, Washington (Rosen u. Oberman 1929).

Anmerkung 1: Das intraduktale Karzinom (DCIS) manifestiert sich histologisch in Form mikropapillärer, papillärer, kribriformer oder solider Strukturen oder als sog. Komedotyp (Epithelformationen mit zentraler Nekrose). Eingeschlossen sind auch nichtinvasive intraduktuläre Tumoren, also solche, die in den terminalen Gangsegmenten lokalisiert sind.

Anmerkung 2: Das lobuläre Carcinoma in situ (LCIS) ist durch Ausbreitung atypischer Zellen in den Azini und intralobulären Ductuli gekennzeichnet. Es werden dabei Zellen vom Typ A mit spärlichem Zytoplasma und kleinen runden Kernen ohne Nukleoli und Zellen vom Typ B mit reichlichem Zytoplasma und größeren, oft pleomorphen Kernen unterschieden; bei Letzteren sind manchmal Nukleoli zu sehen. Tumorzellen können sich auch pagetoid in das Epithel interlobulärer Gänge ausbreiten, was aber nicht zur Diagnose einer Kombination von intraduktalem und lobulärem Carcinoma in situ berechtigt. Ein LCIS sollte nur dann diagnostiziert werden, wenn die gesamte Population eines Lobulus aus uniformen Zellen besteht, die keine Lumina mehr aufweisen und mindestens die Hälfte der Azini eines Lobulus erweitert und mit den charakteristischen Zellen ausgefüllt sind.

Anmerkung 3: Das invasive duktale Karzinom ist definiert als Karzinom, das nicht in einen der anderen Typen invasiver Karzinome fällt. Dies erklärt die im angelsächsischen Raum häufig verwendete Bezeichnung „invasive ductal carcinoma NOS (not otherwise specified)". Stellenweise finden sich in diesem Tumor auch Strukturen anderer spezifischer Tumortypen, z.B. solche von tubulären, medullären, papillären oder muzinösen Karzinomen. Diese in nur geringem Maße vorkommenden Strukturen haben keinen Einfluss auf die Prognose; treten sie aber ausschließlich oder überwiegend auf, muss der Tumor als entsprechende Sonderform klassifiziert werden, weil dann die Prognose günstiger ist. Die nicht selten gebrauchten Bezeichnungen Carcinoma simplex oder szirrhöses Karzinom beziehen sich auf die Relation von Tumor zu Stroma, kennzeichnen aber nicht den histologischen Tumortyp. Sie sollten daher nicht verwendet werden. So bezeichnete Tumoren entsprechen in der Regel invasiven duktalen Karzinomen. Gelegentlich enthalten invasive Karzinome duktale und lobuläre Anteile. Nach dem AFIP-Atlas werden diese Tumoren den invasiven duktalen Karzinomen zugeordnet.

Anmerkung 4: Die Diagnose eines invasiven duktalen Karzinoms mit überwiegender intraduktaler Komponente sollte nur gestellt werden, wenn die intraduktale Komponente mindestens viermal so groß ist wie die invasive Komponente.

Tabelle 6.7 (Fortsetzung)

Anmerkung 5: Das invasive lobuläre Karzinom zeigt uniforme kleine oder mittelgroße Zellen, vielfach in „gänsemarschartiger" Anordnung („Indian file pattern"), im Stroma Desmoplasie, z. T. siegelringzellartige Zellen. Neben einer klassischen Form werden Varianten unterschieden.

Anmerkung 6: Die Diagnose eines muzinösen Karzinoms soll nur dann gestellt werden, wenn in mindestens 75% so reichlich extrazellulärer Schleim vorhanden ist, dass er schon makroskopisch erkennbar ist. Geringgradige, nur histologisch erkennbare Schleimmengen rechtfertigen nicht die Diagnose eines muzinösen Karzinoms. Das muzinöse Karzinom wurde früher auch als Kolloidkarzinom, Carcinoma gelatinosum, mukoides oder muköses Karzinom bezeichnet.

Anmerkung 7: Als medulläres Karzinom wird ein Tumor klassifiziert, der mindestens 75% folgender fünf Kriterien erfüllt: scharfe Begrenzung, synzytiales Wachstum, schlecht differenzierte Zellen, hohe Mitoserate und ausgeprägte lymphoplasmazelluläre Infiltration. Die Prognose ist relativ gut. Ein Karzinom, das in mindestens 75% des Tumors synzytiales Wachstum zeigt, aber nicht alle Kriterien des medullären Karzinoms erfüllt, wird als atypisches medulläres Karzinom bezeichnet (Rosen u. Oberman 1992).

Anmerkung 8: Die Diagnose eines invasiven papillären Karzinoms sollte nur gestellt werden, wenn papilläre Strukturen im Tumor überwiegen (mindestens 75%), nicht aber bei umschriebenen papillären Strukturen.

Anmerkung 9: Als tubuläre Karzinome werden hochdifferenzierte Karzinome bezeichnet, die überwiegend (mindestens zu 75%) aus gut begrenzten Tubuli bestehen. Diese sind von einer Reihe regelmäßiger Zellen ausgekleidet und von reichlich fibrösem Stroma umgeben. Definitionsgemäß sind diese Tumoren als G1 zu klassifizieren. Die Differenzialdiagnose gegenüber der sklerosierenden Adenose bzw. gegenüber gut differenzierten duktalen Karzinomen kann manchmal schwierig sein.

Anmerkung 10: Adenoid-zystische Karzinome wurden früher auch als Zylindrome bezeichnet. Diese Tumoren sind durch charakteristische kribriforme Muster gekennzeichnet und gleichen den entsprechenden Tumoren der Speicheldrüse.

Anmerkung 11: Das sekretorische Karzinom zeigt blass gefärbte Zellen, die ausgesprochene sekretorische Aktivität vom Typ jener in Schwangerschaft und Laktation aufweisen. Das Sekret ist muzikarmin- und PAS-positiv. Der Tumor kommt nicht nur im Alter unter 20 Jahren vor; er stellt aber bei Patientinnen dieser Altersgruppe den Großteil der Mammakarzinome.

Anmerkung 12: Die seltenen apokrinen Karzinome, früher auch als onkozytäre Karzinome oder Schweißdrüsenkarzinome bezeichnet, sollen nur diagnostiziert werden, wenn Zellen mit reichlich eosinophilem Zytoplasma (sog. apokrine Zellen) überwiegen. Umschriebene Areale solcher Zellen können auch in anderen Tumoren vorkommen.

Anmerkung 13: Karzinome mit Metaplasie sind invasive duktale Karzinome, die stellenweise metaplastische Areale aufweisen.

Anmerkung 14: Beim Karzinom mit osteoklastenähnlichen Riesenzellen handelt es sich um meist mäßig oder schlecht differenzierte invasive duktale Karzinome, bei denen osteoklastische Riesenzellen um die karzinomatösen Drüsen und auch in Drüsenschläuchen liegen. Erythrozyten und Hämosiderin im reichlich vaskularisierten Stroma geben dem Tumor makroskopisch eine dunkelbraune bis braunrote Farbe. Die Tumoren scheinen eine bessere Prognose als die üblichen duktalen Karzinome zu besitzen.

Anmerkung 15: Das zystische hypersekretorische Karzinom ist makroskopisch durch multiple Zysten gekennzeichnet. Histologisch findet sich in den erweiterten Gängen Schilddrüsenkolloid (ähnlich eosinophilem Sekret), in den Zysten Zellproliferationen nach Art eines mikropapillären intraduktalen Karzinoms, herdförmig mit Infiltration.

Anmerkung 16: Bei Karzinomen mit endokriner Differenzierung können sich strukturelle Zeichen endokriner Differenzierung (karzinoide oder wesentlich seltener chorionkarzinomatöse Differenzierung) oder aber ausschließlich zelluläre Differenzierungszeichen (wie insbesondere Argyrophilie) oder auch ektopische Hormonproduktion (HCG, Kalzitonin, ACTH, Parathormon) zeigen. Fast nie wird ein klinisches paraneoplastisches Syndrom beobachtet. Bis jetzt ist nicht erwiesen, ob bzw. inwieweit sich diese Tumoren hinsichtlich Biologie und Prognose von anderen Karzinomen unterscheiden.

Anmerkung 17: Das lipidreiche Karzinom ist durch reichlich Lipide in den Zellen und kleine runde regelmäßige Kerne gekennzeichnet.

Anmerkung 18: Als invasive kribriforme Karzinome werden gut differenzierte Karzinome bezeichnet, die im invasiven Teil vorwiegend kribriform wachsen und oft eine tubuläre Komponente aufweisen (sog. klassisches kribriformes Karzinom) oder in weniger als der Hälfte kribriform wachsen, sonst aber weniger gut differenziert und nicht kribriform erscheinen („mixed invasive cribriform carcinoma"). Ihre Prognose ist wahrscheinlich günstiger als die der üblichen duktalen Karzinome.

Anmerkung 19: Glykogenreiche Karzinome zeigen scharf begrenzte, meist polygonale Zellen, ihr Zytoplasma ist klar oder (seltener) feingranuliert oder schaumig; die hyperchromatischen Kerne liegen zentral. Ihre Prognose ist wahrscheinlich ungünstiger als jene der gewöhnlichen duktalen Karzinome.

Anmerkung 20: Als M. Paget wird eine Neoplasie bezeichnet, bei der große, mit HE schwach färbbare Zellen in der Epidermis der Mamille, z. T. auch in den Milchgängen und Hautanhangsgebilden angetroffen werden. Diese Paget-Zellen enthalten Schleim und (selten) Melaningranula, sind einzeln oder in Nestern angeordnet und infiltrieren nicht das umgebende Bindegewebe. Überwiegend findet sich gleichzeitig ein intraduktales Karzinom der Brust, seltener ein invasives Karzinom.

Grading beim invasiven Karzinom

Beim invasiven duktalen Karzinom mit intraduktaler Komponente erfolgt die Feststellung des Malignitätsgrades nur am invasiven Anteil.

Der Malignitätsgrad soll in der Tumorperipherie (Invasionsfront) bestimmt werden, kleine Karzinome sind in ihrer ganzen Fläche zu beurteilen.

Bei großen Tumoren wird empfohlen, mehrere Präparate von verschiedenen Stellen zu untersuchen (Bässler et al. 1999).

Das histopathologische Grading zur Beurteilung des Malignitätsgrades invasiver duktaler Mammakarzinome erfolgt entsprechend der Empfehlung der AFIP (Rosen u. Oberman 1992) nach einer Modifikation des von Bloom u. Richardson vorgeschlagenen Gradings ent-

Tabelle 6.8. Grading des invasiven Mammakarzinoms

Merkmale	Kriterien	Punktwerte
Tubulusbildung	>75%	1
	10–75%	2
	<10%	3
Pleomorphie der Tumorzellkerne	Gering	1
	Mittelgradig	2
	Stark	3
Mitoserate (HPF: Objektiv 40fache Vergr., Gesichtsfeld 0,152 mm²)	0–5/10 HPF	1
	6–10/10 HPF	2
	11/10 HPF	3

Punktesumme 3–5: G1 (gut differenziert); Punktesumme 6–7: G2 (mittelgradig differenziert); Punktesumme 8–9: G3 (gering differenziert).

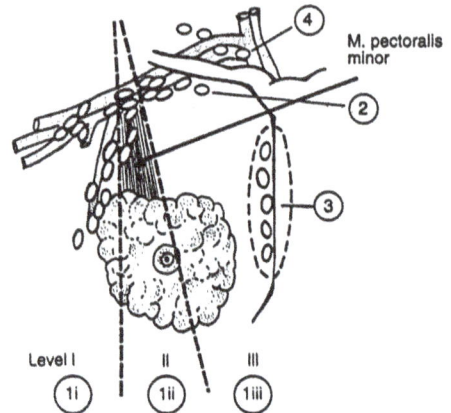

Abb. 6.2. Regionäre Lymphknoten. *(1)* Axilläre (ipsilaterale) Lymphknoten, unterteilt in *Level I* (untere Axilla): Lymphknoten lateral des lateralen Randes des M. pectoralis minor; *Level II* (mittlere Axilla): Lymphknoten zwischen dem medialen und lateralen Rand des M. pectoralis minor und interpektorale (Rotter-)Lymphknoten; *Level III* (apikale Axilla): apikale Lymphknoten und Lymphknoten medial des medialen Randes des M. pectoralis minor ausschließlich der als subklavikulär oder infraklavikulär bezeichneten Lymphknoten. *(2)* Infraklavikuläre (subklavikuläre) Lymphknoten (ipsilateral). *(3)* Ipsilaterale Lymphknoten an der A. mammaria interna: Lymphknoten, die entlang dem Rand des Brustbeins in der endothorakalen Faszie der ipsilateralen Interkostalräume lokalisiert sind. *(4)* Supraklavikuläre (ipsilaterale) Lymphknoten. (Aus Wittekind et al. 2005)

sprechend Elston u. Ellis (1991). Dieses sog. „Nottingham histologic grading" (Tabelle 6.8) ist nur nach adäquater Fixation möglich. Zur klinischen Relevanz siehe Pinder et al. (1998).

Die europäische Leitlinie (Sloane et al. 1997) wie auch die Leitlinie der Deutschen Krebsgesellschaft (in Vorbereitung) sehen ein Grading nach Elston u. Ellis auch für andere Tumortypen als das invasive duktale Karzinom (o. n. A.) vor. Dies bereitet aber nicht unbeträchtliche Schwierigkeiten, sodass es vom AFIP (Rosen u. Oberman 1992) derzeit nicht empfohlen wird. Insbesondere invasive lobuläre Mammakarzinome (ILC) können nicht ohne weiteres diesem Gradingschema zugeordnet werden, da eine Tubulusbildung in der Regel fehlt und die Kernpleomorphie und Mitoserate meist gering sind. Dies entspräche einer Punktesumme von 5, d.h. Grad 1 dieser Klassifikation. Ihrem biologischen Verhalten gemäß, welches dem der invasiven duktalen Karzinome ähnelt, sind die ILC jedoch in der Regel als G2 zu klassifizieren (Bässler et al. 1992). In Abhängigkeit vom Subtyp und der Mitoserate des invasiven lobulären Mammakarzinoms kann auch die Einstufung als G1 oder G3 gerechtfertigt sein (Sinn et al. 1997). Beim muzinösen und papillären Mammakarzinom ist ein Kerngrading anhand der Kernpleomorphie möglich.

Eine geringe Kernpleomorphie (entsprechend G1) liegt bei kleinen, regelmäßigen Tumorzellkernen vor, eine starke Kernpleomorphie (entsprechend G3) bei ausgeprägten Unterschieden der Kerngröße, prominenten Nukleoli und Chromatinverklumpungen (Tavassoli 1992).

6.3 Stadieneinteilung

Grundlage der Stadieneinteilung ist die aktuelle 6. Auflage der Klassifikation maligner Tumoren der UICC von 2002 (Wittekind et al. 2005). Im Sinne der Vereinheitli-

chung und Internationalität wurden die UICC-Kriterien denen des AJCC (American Joint Committee on Cancer) angeglichen.

Im Rahmen der Klassifikation durch die UICC (Union International Contre le Cancer, International Union Against Cancer) gelten für die *Karzinome* der Mamma folgende Regeln:

1. Die Klassifikation gilt nur für Karzinome. Eine histologische Diagnosesicherung ist Voraussetzung. Die Angaben eines anatomischen Unterbezirkes sind gewünscht, ohne dass sie jedoch in die Klassifikation einfließen. Zu den anatomischen Unterbezirken gehören die Mamille, der zentrale Drüsenkörper, die vier Quadranten und der axilläre Ausläufer. Bei multiplen, simultanen Brusttumoren wird immer von der höchsten T-Kategorie ausgegangen. Bilaterale Mammakarzinome sollten getrennt angegeben werden.

2. Als regionäre Lymphknoten werden erfasst: die axillären ipsilateralen Lymphknoten des Level I (untere Axilla), des Level II (mittlere Axilla) und des Level III (apikale Axilla). Intramammäre Lymphknoten werden als axilläre Lymphknoten klassifiziert. Ebenso zählen zu den regionären Lymphknoten noch die infraklavikulären ipsilateralen Lymphknoten, die ipsilateralen Lymphknoten an der A. mammaria interna sowie in Veränderung zu Vorklassifikationen wie-

der die supraklavikulären ipsilateralen Lymphknoten (Abb. 6.2). Alle anderen Lymphknotenmetastasen gelten als Fernmetastasen (M1), einschließlich zervikaler oder kontralateraler Lymphknotenmetastasen an der A. mammaria interna.

3. Erfolgt die Klassifikation klinisch, wird dies durch das Präfix „c" angegeben (cTNM); erfolgt sie durch den Pathologen, zeigt dies das Präfix „p" (pTNM). Die pathologische Klassifikation ist nur möglich, wenn makroskopisch im Präparat der Tumor an den Rändern nicht erkennbar ist. Die Tumorgröße definiert sich durch die Größe der invasiven Komponente. Untersucht werden mindestens sechs Lymphknoten. Liegt nur eine Untersuchung des Schildwächterlymphknotens („sentinel lymph node") vor, sollte der p-Klassifikation ein „sn" in Klammern folgen.

4. Isolierte Tumorzellen in regionären Lymphknoten bis zu einer Größe von 0,2 mm werden nach wie vor noch als pN0 klassifiziert.

Der Einfachheit halber wird im Folgenden nur auf die pathologische Klassifikation eingegangen.

Tabelle 6.9. Primärtumor- (T-)Stadien des Mammakarzinoms

pTX		Primärtumor kann nicht beurteilt werden
pT0		Kein Anhalt für Primärtumor
pTis		Carcinoma in situ
	pTis (DCIS)	Duktales Carcinoma in situ
	pTis (LCIS)	Lobuläres Carcinoma in situ
	pTis (Paget)	M. Paget der Mamille ohne nachweisbaren Tumor
pT1		Tumor 2 cm oder weniger in größter Ausdehnung
	pT1mic	Mikroinvasion 0,1 cm oder weniger in größter Ausdehnung
	pT1a	Mehr als 0,1 cm, aber nicht mehr als 0,5 cm in größter Ausdehnung
	pT1b	Mehr als 0,5 cm, aber nicht mehr als 1 cm in größter Ausdehnung
	pT1c	Mehr als 1 cm, aber nicht mehr als 2 cm in größter Ausdehnung
pT2		Tumor mehr als 2 cm, aber nicht mehr als 5 cm in größter Ausdehnung
pT3		Tumor mehr als 5 cm in größter Ausdehnung
pT4		Tumor jeder Größe mit direkter Ausdehnung auf die Brustwand oder Haut, soweit dies unter T4a–T4d beschrieben ist
	pT4a	Ausdehnung auf die Brustwand (Rippen, Interkostalmuskulatur, M. serratus anterior, nicht Mm. pectorales)
	pT4b	Ödem, Apfelsinenhaut oder Ulzeration der Brusthaut oder Satellitenknoten der Haut der betroffenen Brust
	pT4c	Kriterien pT4a+pT4b
	pT4d	Inflammatorisches Mammakarzinom

6.3.1 pTNM-Klassifikation

Die TNM-Klassifikation charakterisiert das Stadium der Erkrankung separat nach der Ausprägung des Primärtumors (T-Stadium, Tabelle 6.9), dem Vorhandensein und dem Ausmaß einer Metastasierung in regionären Lymphknoten (N-Stadium, Tabelle 6.10) sowie dem Vorhandensein von Fernmetastasen (M-Stadium, Tabelle 6.11). Beruht die Klassifikation nicht auf klinischen oder bildgebenden Befunden, sondern auf der patholo-

Tabelle 6.10. Lymphknoten-(N-)Stadien des Mammakarzinoms

pNX		Regionäre Lymphknoten können nicht beurteilt werden (nicht zur Untersuchung entnommen oder bereits früher entfernt)
pN0		Keine regionären Lymphknotenmetastasen oder Mikrometastasen von weniger als 0,2 mm
pN1	pN1mi	Mikrometastase (größer als 0,2 mm, aber nicht größer als 0,2 cm)
	pN1a	Metastase(n) in 1–3 axillären Lymphknoten, zumindest eine Metastase mehr als 0,2 cm in größter Ausdehnung
	pN1b	Lymphknoten entlang der A. mammaria interna mit mikroskopischen Metastasen, nachgewiesen durch Untersuchung des Schildwächterlymphknotens, aber nicht klinisch erkennbar[a]
	pN1c	Metastasen in 1–3 axillären Lymphknoten und Lymphknoten entlang der A. mammaria interna mit mikroskopischen Metastasen, nachgewiesen durch Untersuchung des Schildwächterlymphknotens, aber nicht klinisch erkennbar[a]
pN2	pN2a	Metastasen in 4–9 axillären Lymphknoten, zumindest eine Metastase mehr als 0,2 cm in größter Ausdehnung
	pN2b	Metastase(n) in klinisch erkennbaren Lymphknoten entlang der A. mammaria interna ohne axilläre Lymphknotenmetastasen
pN3	pN3a	Metastase(n) in 10 oder mehr ipsilateralen axillären Lymphknoten (zumindest eine größer als 0,2 cm) oder in ipsilateralen infraklavikulären Lymphknoten
	pN3b	Metastase(n) in klinisch erkennbaren Lymphknoten entlang der A. mammaria interna mit mindestens einer axillären Lymphknotenmetastase oder Lymphknotenmetastasen in mehr als 3 axillären Lymphknoten und in Lymphknoten entlang der A. mammaria interna, nachgewiesen durch Untersuchung des Schildwächterlymphknotens, aber nicht klinisch erkennbar[a]
	pN3c	Metastase(n) in ipsilateralen supraklavikulären Lymphknoten

[a] Als klinisch erkennbar werden Metastasen bezeichnet, die durch klinische Untersuchung oder durch bildgebende Verfahren (ausgeschlossen Lymphszintigraphie) diagnostiziert werden oder vom Pathologen makroskopisch erkannt werden können.

Tabelle 6.11. M-Stadien (Fernmetastasierung (pM als pathologisch gesicherte Fernmetastasierung)

MX	Fernmetastasen können nicht beurteilt werden
M0	Keine Fernmetastasen
M1	Fernmetastasen, wenn möglich Organspezifizierung (z. B. HEP für Lebermetastasierung)

gischen Untersuchung des operativen, wird das Kürzel „p" („pathologisches Stadium") vorangestellt.

6.3.2 Grading (Differenzierungsgrad)

Für invasive Karzinome wird das Grading nach Elston u. Ellis (1991) empfohlen (s. Tabelle 2.1, S. 10 dieser Band). Zu den histologischen Kriterien des Gradings siehe Abschn. 6.2.2 und 6.2.3.

6.3.3 R-Klassifikation (Beurteilung der Radikalität der Operation)

Das Fehlen oder Vorhandensein von Residualtumoren nach Behandlung wird durch die R-Klassifikation beschrieben (s. Tabelle 2.4, S. 11 dieser Band).

6.3.4 UICC-Stadien

Neben der TNM-Klassifikation existiert, wie bei vielen Tumoren, eine v. a. klinisch motivierte Klassifikation, die hauptsächlich auf prognostischen und therapeutischen Aspekten basiert (Tabelle 6.12).

Tabelle 6.12. Gegenüberstellung von TNM- und UICC-Stadien

Stadium 0	Tis	N0	M0
Stadium I	T1	N0	M0
Stadium IIA	T0, T1	N1	M0
	T2	N0	M0
Stadium IIB	T2	N1	M0
	T3	N0	M0
Stadium IIIA	T0, T1	N2	M0
	T2	N2	M0
	T3	N1, N2	M0
Stadium IIIB	T4	N0, N1, N2	M0
Stadium IIIC	jedes T	N3	M0
Stadium IV	jedes T	jedes N	M1

T1 schließt T1mic ein.

6.3.5 Wichtigste Prognose- und Prädiktionsfaktoren

Alter, Tumorgröße, Lymphknotenbefall, histologisches Grading

Am wichtigsten im Hinblick auf Prognose und Therapieentscheidung (Indikationsstellung zur adjuvanten Therapie) ist der Lymphknotenstatus.

Die Größe des Primärtumors ist als eigenständiger Wert durch die hohe Korrelation mit dem Lymphknotenstatus deutlich weniger brauchbar, ist aber mit entscheidend für die Indikation und Auswahl der operativen Therapie.

Durch das histologische Grading lassen sich z. B. bei Mammakarzinomen mit negativem Lymphknotenstatus (nodalnegativ) etwa 10% der Patientinnen als Niedrigrisikogruppe und etwa 20% als Hochrisikogruppe identifizieren.

Sehr junge Patientinnen gelten ebenfalls als Hochrisikopatientinnen, hier rechtfertigt allein das Alter eine adjuvante Chemotherapie. Problematisch ist allerdings die Angabe einer exakten Altersschwelle als prognose- und therapieentscheidendes Kriterium.

Als gesichert gilt allenfalls der Einsatz einer adjuvanten Chemotherapie bei unter 35-Jährigen und der Verzicht auf eine solche bei über 70-Jährigen.

Östrogen- (ER) und Progesteronrezeptoren (PR)

Die Bestimmung dieser beiden Rezeptoren ist obligat und wird mittlerweile überwiegend am Paraffinmaterial immunhistochemisch durchgeführt, wozu das Tumorgewebe primär in neutral gepuffertem Formalin zu fixieren ist. Die Auswertung erfolgt semiquantitativ, wobei der Prozentsatz positiver Zellkerne angegeben werden sollte. Die Grenzwertdefinition ist noch strittig.

Als rezeptorpositiv gelten Karzinome, bei denen mehr als 10% der Tumorzellen auf ER oder PR positiv reagieren.

Sogar Tumoren, bei denen 1–10% der Zellen positiv sind, können noch eine gewisse Ansprechbarkeit auf eine endokrine Therapie zeigen. Zusätzlich kann der immunreaktive Score (IRS) nach Remmele u. Stegner (1987) angegeben werden.

Im Stadium I deutet das Fehlen des ER-Rezeptors auf ein rasches Wiederauftreten der Erkrankung hin, im Stadium II ist vor allem das Fehlen des PR-Rezeptors mit einer höheren Rezidivrate verbunden. Auch die Wirksamkeit einer adjuvanten endokrinen Therapie lässt sich besser durch das Vorhandensein oder Fehlen des Progesteronrezeptors vorhersagen als vergleichsweise durch das des Östrogenrezeptors.

Urokinase-Plasminogenaktivator (uPA) und Plasminogen-aktivator-Inhibitor (PAI-1), S-Phase-Index

Die genannten Parameter sind die einzigen Prognose-faktoren, die den höchsten „level of evidence" (LOE I) mit klinischer Relevanz (US ++) erfüllen, und somit für klinische Entscheidungen beim nodalnegativen Mammakarzinom empfohlen werden können.

Die Bestimmung der Gewebekonzentration von uPA und PAI-1 erfolgt mit ELISA aus frisch gefrorenen Gewebeproben des Primärtumors. Die Methode wurde ausreichend validiert und standardisiert.

Die Faktoren sind entscheidend für die Invasion und Metastasierung und konnten in einer Metaanalyse hinsichtlich ihrer prognostischen Bedeutung bestätigt werden.

Hier besteht also durchaus eine Relevanz für therapeutische Entscheidungen (Jänicke et al. 2001).

HER2/Neu- und EGF-Rezeptor

Derzeit erfolgt die Bestimmung dieser Rezeptoren zumeist mit dem HercepTest (Fa. Dako). Ist dieser 0, 1+ oder 3+, ist eine Fluoreszenz-in-situ-Hybridisierung (FISH) zum Nachweis einer Genamplifikation nicht notwendig. Bei schwacher Positivität (2+) sollte jedoch eine FISH-Analyse zur Überprüfung des Ergebnisses durchgeführt werden. Bei knapp einem Viertel aller Patientinnen liegt eine solche Amplifikation vor, die mit einer ungünstigeren Prognose und einem schlechteren Ansprechen auf eine Tamoxifenbehandlung verbunden ist.

Patientinnen mit einem Score von 3+ sollten auch kein Tamoxifen erhalten, da sich die Prognose dadurch verschlechtert!

Die Bestimmung des HER2/Neu-Status erfolgt zumeist am Primärtumor, die Übereinstimmung mit Metastasen ist im Allgemeinen hoch. Jedoch wurde im Rahmen einer Entdifferenzierung in den Metastasen durchaus eine dreifache Positivität bei zweifacher Positivität des Primärtumors beschrieben.

Nach wie vor gilt HER2/Neu – im Sinne der St. Gallener Kriterien – nicht als eigenständiger Prognoseparameter. Da eine dreifache Positivität jedoch potenziell eine Therapie mit dem humanisierten Antikörper Trastuzumab (Herceptin®) nach sich zieht, sogar z.T. schon im adjuvanten Fall (s. erste Auswertungen der HERA-Studie), besteht eine spezielle Indikation für diese Bestimmung.

Eine Überexpression des EGF-Rezeptors liegt bei ca. 25% aller Patientinnen vor und geht ebenfalls mit einer ungünstigeren Prognose einher.

Ki-67-Antigen, p53, TGF-α/β, Thymidin-labeling-Index (TLI), Kathepsin D, Angiogenesefaktoren

Zum Teil existieren hier Daten auf hohem Evidenzniveau von Patientenkollektiven mit über 3000 Patientinnen (LOE II). Problematisch sind jedoch die zum Teil aufwändigen Bestimmungsmethoden, z.B. radioaktive Methode für TLI, mangelnde methodische Standardisierung der Durchflusszytometrie oder des immunhistochemischen Nachweises zur Vergleichbarkeit der Ergebnisse untereinander und somit zur endgültigen Wertung der prognostischen Relevanz.

Tumorzellnachweis im Knochenmark

Ein positiver Knochenmarkstatus findet sich bei etwa einem Viertel der Patientinnen und korreliert in einer univariaten Analyse signifikant mit einer kürzeren Gesamtüberlebenszeit der Patientinnen. Bei einer multivariaten Analyse erwies er sich hinsichtlich der Gesamtüberlebenszeit aber weniger wichtig als der Lymphknotenstatus, der Hormonrezeptorstatus oder die Tumorgröße.

Somit handelt es sich um einen unabhängigen Prognosefaktor des Mammakarzinoms, der in Zukunft mitberücksichtigt werden sollte.

Eine Metaanalyse von 1998 bestätigte die unabhängige prognostische Bedeutung des Tumorzellennachweises im Knochenmark jedoch noch nicht (Funke u. Schraut 1998), neuere Auswertungen lassen daran allerdings zunehmend weniger Zweifel.

Geschlecht

Bei einem Verhältnis von Frauen zu Männern von 100:1 gelten die Angaben im Allgemeinen nur für das weibliche Geschlecht. Grundsätzlich sind Mammakarzinome bei Männern jedoch als potenziell aggressiver einzustufen.

6.4 Klinische Symptomatologie

Klassische Frühsymptome finden sich beim Mammakarzinom nicht. Sichtbare und tastbare Veränderungen oder Einziehungen der Haut gelten nicht als Frühsymptome. Meistens präsentieren sich die Patientinnen mit Indurationen, sofern nicht durch technische Maßnahmen (z.B. Screeningmammographie) ein Verdacht auf maligne, nicht tastbare Veränderungen besteht. Unklare Sekretionen der Mamille, insbesondere blutige, müssen ebenso wie auffällige, neu aufgetretene Größenunterschiede der Brüste oder die berühmte „peu d'orange" als hochgradig suspekt gewertet werden. Schmerzhafte Veränderungen als Primärmanifestationen sind selten (Tabelle 6.13).

Tabelle 6.13. Symptomatologie, klinische Diagnostik

Frühsymptome	Keine
Symptome	*Abklärungsbedürftig:*
	Sichtbare oder tastbare Veränderungen
	Einziehungen der Haut
	Knotige Indurationen
	Hochgradig suspekt:
	Unklare Sekretionen der Mamille, insbesondere blutige
	Auffällige, neu aufgetretene Größenunterschiede der Brüste
	Rasch wachsende Indurationen
	„Peu d'orange"
Einfache Diagnostik	Inspektion
	Palpation
	Mammographie
	Ultraschall
Erweiterte Diagnostik	Mammographische Zielaufnahmen, MRT
	Computertomographie, PET, Galaktographie, Thermographie, Xeroradiographie oder Transillumination
Invasive Diagnostik	Perkutane Biopsiemethoden
	Stanzbiopsie, Feinnadelpunktion, Vakuumsaugbiopsie, ABBI®-System
	Zielmethoden: Palpation, Röntgenstereotaxie, Ultraschall, MRT, CT und deren Kombinationen
	Offene Biopsiegewinnung mit/ohne Schnellschnitt

Jeder suspekte Befund muss abgeklärt werden. Zunächst kommen Inspektion, Palpation, Mammographie und Ultraschall zum Einsatz. Bei Bedarf lassen sie sich sinnvoll durch mammographische Zielaufnahmen und dynamische Magnetresonanztomographie ergänzen. Selten und nur bei genau umrissener Fragestellung können noch Verfahren wie Computertomographie, Positronenemissionstomographie, Galaktographie, Thermographie, Xeroradiographie oder Transillumination eingesetzt werden. Allein mit Inspektion und Palpation lassen sich durch einen erfahrenen Untersucher etwa 60–70% aller Mammakarzinome erfassen, die mit sonstigen Methoden diagnostizierbar sind.

Kann die Diagnose anhand der genannten Verfahren nicht gestellt werden, müssen die Veränderungen invasiv abgeklärt werden. Hier kommen perkutane Biopsiemethoden wie Stanzbiopsie, Feinnadelpunktion, Vakuumsaugbiopsie oder das ABBI-System infrage. Als Zielmethoden stehen Palpation, Röntgenstereotaxie, Ultraschall oder MRT/CT zur Verfügung, die sich mit den verschiedenen Methoden kombinieren lassen.

Palpation, bildgebende Darstellung und zytologische bzw. histologische Sicherung bilden eine (erweiterte) „Tripel-Diagnostik", die auch heute noch die Entscheidungsgrundlage für das weitere Vorgehen bildet, wenngleich eine Verbesserung der diagnostischen Möglichkeiten in diesem Bereich von eminenter Bedeutung wäre.

Statistisch wird mit dieser Methode bei eindeutigen Ergebnissen eine Sensitivität und Spezifität von über 99% erreicht, jedoch zeigen bei etwa 50% der Fälle die Methoden inkongruente Ergebnisse, sodass bei Karzinomverdacht bei nur einer der drei Methoden eine weiterreichende histologische Abklärung erfolgen muss (z. B. verbesserte Histologiegewinnung mit alternativer Methode oder offene Biopsiegewinnung mit Schnellschnittdiagnostik).

6.5 Therapeutische Optionen

6.5.1 Übersicht

Bereits beim Verdacht auf ein Mammakarzinom sollten die möglichen therapeutischen Optionen erwogen werden. Es handelt sich zwar um eine Systemerkrankung, die in frühen Stadien jedoch noch lokalisiert sein kann. Idealerweise sollte die Therapieplanung bereits initial multidisziplinär erfolgen.

Voraussetzung ist ein adäquates präoperatives (!) Basisstaging:
- Anamnese, körperliche Untersuchung
- wesentliche Blutwerte inklusive Tumormarker CEA und CA 15-3 (präoperativ!)
- Sonographie des Abdomens
  (Im Lokalbereich mag auch eine supraklavikuläre Sonographie zur weiteren Vorgehensplanung hilfreich sein)
- Röntgenthorax
- Skelettszintigraphie
  (asymptomatische Patienten im Stadium II haben eine 2%ige Wahrscheinlichkeit einer positiven Szintigraphie, bei asymptomatischen Patienten im Stadium III beträgt die Wahrscheinlichkeit bereits 25%.

Viele der angeführten Therapieempfehlungen gründen sich auf Ergebnisse internationaler randomisierter und prospektiver Studien. Wenn auch die Behandlungsstrategien zunehmend individueller und von der Biologie der einzelnen Tumoren geprägt werden, sind doch einige Grundaussagen zur Entwicklung einer validen Strategie wichtig.

Grundaussagen für das Mammakarzinom
- Adjuvante zytostatische und hormonelle Therapiemaßnahmen verlängern die Zeit bis zum Wiederauftreten der Erkrankung und erhöhen die Heilungschance um 4–8% (Beobachtungszeitraum von 10 Jahren; Possinger et al. 1999)

- Die Überlebenszeit nach erstmaligem Nachweis von Metastasen ist stärker durch die Biologie des Tumors beeinflusst als durch die Art und Intensität der Behandlung
- Die erste Fernmetastasierung ist meist auf ein Organ beschränkt (Skelettsystem ca. 50%, Lungen ca. 15%, Leber ca. 5%)
- Das erste Rezidiv tritt in 20–30% der Fälle in Form eines Lokalrezidivs auf, in 60% als Fernmetastasierung
- Die mittlere Remissionsdauer einer jeden erfolgreichen Hormon- oder Chemotherapie beträgt 7–12 Monate! Etwa 40% der Patientinnen mit erfolgreicher primärer palliativen Behandlung überleben 3 Jahre, 20% überleben 5 Jahre (Possinger et al. 1999)
- Trotz Erfolgen bei einzelnen Subgruppen beträgt die statistische mittlere Überlebenszeit bei metastasierten Mammakarzinomen in den letzten Jahrzehnten unverändert etwa 2 Jahre.

Fernmetastasierte Mammakarzinome sind nach heutigem Kenntnisstand immer noch nicht heilbar. Zielsetzung einer jeden Therapie muss daher in Lebensverlängerung, Linderung der Beschwerden, langfristigem Erhalt der körperlichen Leistungsfähigkeit und einer guten Lebensqualität bestehen.

Eine Verringerung der Tumorlast mit minimalem therapeutischen Aufwand bzw. Toxizität sollte die derzeitig gültige Maxime sein.

Grundsätzlich sollte daher jede rezeptorpositive Patientin mit Metastasen zunächst endokrin therapiert werden, sofern nicht eine ausgeprägte Symptomatik vorliegt, ein Organausfall droht oder eine endokrine Resistenz bereits belegt ist.

Die Auswahl der zytostatischen Therapie ist abhängig von Erwartungen, Wertvorstellung und Wünschen der Patientin, dem Allgemeinzustand, dem Alter, der Aggressivität der Erkrankung, der Lokalisation der Metastasierung und der Art der adjuvanten bzw. palliativen Vorbehandlung.

Die strittigsten Fragen betreffen den Zeitpunkt der Chemotherapie, die Art der Substanzen, die Applikationsart (sequenziell oder kombiniert), den Einsatz als Mono- oder Polychemotherapie und die Therapiedauer.

Auswahl wirksamer Chemotherapeutika beim Mammakarzinom (ihrer Bedeutung nach in absteigender Reihenfolge)

- Doxorubicin, Epirubicin, Docetaxel, Paclitaxel, Cyclophosphamid
- 5-Fluorouracil (5-FU), Capecitabin, Vinorelbin, Mitoxantron
- Carboplatin, Cisplatin, Gemcitabin

- Vinblastin, Vincristin, Mitomycin, Methotrexat, Ifosfamid, BCNU, Melphalan.

Im Rahmen der interdisziplinären Planung der Therapie sollte in Anbetracht der Belastung, die sowohl mit der Erkrankung selbst als auch mit der Therapie verbunden ist, von Anfang an eine psychoonkologische Begleitung angeboten werden.

Für die Operation empfiehlt sich, wenn möglich, ein einzeitiges Vorgehen, auch wenn keine gesicherten Daten vorliegen, dass ein zweizeitiges Vorgehen die Prognose verschlechtert.

Liegen bereits bei Diagnosestellung Metastasen vor, sollte die Radikalität des Ersteingriffs kritisch bedacht werden, insbesondere die Notwendigkeit einer systematischen Axilladissektion.

6.5.2 Primäre systemische Therapie

Präoperative („neoadjuvante") Chemotherapie

Als Standard wird die präoperative Chemotherapie heute bei primär inoperablen Mammakarzinomen angesehen, die durch diese Form der Therapie doch noch operabel werden können (Stadium IIIa/IIIb oder T3/T4-Erkrankungen).

Ebenso wird das inflammatorische Mammakarzinom primär chemotherapiert, da bei anschließender sekundärer Resektion und/oder Strahlentherapie die 5-Jahres-Überlebensrate signifikant auf 35–55% angehoben werden kann.

Ein zunehmend wichtiger Aspekt ist, dass bei einer präoperativen Chemotherapie die Sensitivität des Tumors auf die Therapie anhand eines klinischen Größenrückgangs bzw. von histologischen Zeichen des Untergangs von Tumorzellen im späteren Resektat beurteilt werden kann (In-vivo-Testung), bei einer postoperativen Chemotherapie zur Eradikation potenzieller okkulter Metastasen hingegen nicht. Dies kann Entscheidungen hinsichtlich späterer Therapien insofern erleichtern, als ein als unwirksam erkanntes Schema nicht erneut verabreicht wird.

Indikationen oder Gründe für eine primäre systemische Chemotherapie

- Inflammatorisches Mammakarzinom
- Inoperables Mammakarzinom
- Primär nicht brusterhaltend operables Mammakarzinom, um eine brusterhaltende Operation zu ermöglichen
- Infiltration der Haut oder Brustwand sowie exzessiver Lymphknotenbefall supra- oder infraklavikulär
- Sonderfälle mit medizinischer Kontraindikation für sofortige Operation
- Wunsch der Patientin

- In-vivo-Testung zum Monitoring des Therapieansprechens bzw. der Vermeidung von unnötiger Toxizität späterer Chemotherapie bei erwiesener Unwirksamkeit
- Bei schwangeren Patientinnen im 2. bzw. 3. Trimenon.

In vielen großen randomisierten und prospektiven Studien hat sich die primäre systemische Chemotherapie als gleich wirksam wie die adjuvante postoperative Therapie erwiesen. Auch die Lokalrezidivrate ist im Vergleich zur postoperativen adjuvanten Therapie nicht erhöht. Trendmäßig zeigt sich eine länger anhaltende Tumorkontrolle und ebenso eine, wenn auch nicht signifikante Verlängerung des Gesamtüberlebens (Fisher et al. 1997). Bewirkt die präoperative Chemotherapie eine komplette pathologische Remission (je nach Regime bis zu 28%), ergibt sich für die Patientinnen eine deutlich bessere Überlebensrate und ein geringeres Risiko eines Lokalrezidivs.

Vor dem Einsatz einer primären Chemotherapie sollte allerdings das oben genannte Staging inklusive der bioptischen Abklärung mit Grading, Östrogen-, Progesteron- und HER2/Neu-Status und die optionale Bestimmung anderer Marker im Rahmen von Studien erfolgt sein. Des Weiteren ist es notwendig, die Lokalisation des Tumors so genau wie möglich zu dokumentieren, da dieser, insbesondere bei ausgeprägter partieller oder gar kompletter Remission, intraoperativ schwer auffindbar ist. Vielfach werden bereits im Rahmen der Biopsie entsprechende Marker implantiert.

Außerhalb von Studien gilt derzeit die Behandlung mit viermal AC (Adriamycin plus Cyclophosphamid) gefolgt von viermal D (Docetaxel) als Therapieschema mit den höchsten kompletten Remissionen.

Wichtigste Aussagen zur primären systemischen („neoadjuvanten") Chemotherapie

- Primäre Chemotherapie gleich wirksam wie die postoperative, adjuvante Chemotherapie
- Vorteil der In-vivo-Testung: Wirksamkeit kann anhand der Remission des Primärtumors beurteilt werden
- Vermehrt brusterhaltende Operationen
- Höchster „level of evidence" für sequenzielle Chemotherapie mit Anthrazyklinen gefolgt von Taxan (z. B. viermal AC (Adriamycin plus Cyclophosphamid) gefolgt von viermal Docetaxel (von Minckwitz 2003).

Die Operation des Resttumors erfolgt normalerweise innerhalb von 2–4 Wochen nach Gabe der letzten Chemotherapie und sollte mikroskopisch sicher im Gesunden erfolgen.

Die Effektivität der primären systemischen Therapie muss engmaschig (alle 2 Zyklen) evaluiert werden (Minimalstandard: Klinik mit oder ohne Ultraschall).

Grundsätzlich erfolgt die Beurteilung immer mit der gleichen Technik.

Hat sich nach 4 Zyklen Chemotherapie die Tumorgröße nicht um über 50% verringert, so ist die Behandlung mit einem anderen Mittel fortzusetzen. Im Falle einer Progression unter Chemotherapie (1–2% der Fälle) sollte umgehend operiert werden.

Es empfiehlt sich, Patientinnen in die derzeit laufenden Studien einzuschließen, damit durch den zunehmenden Erkenntnisgewinn die Prognose dieser Patientinnen verbessert werden kann. Eine aktuelle Studie ist z. B. das GeparQuattro-Programm (Studienzentrale@em.uni-frankfurt.de).

Endokrine Therapie

Aufgrund der niedrigen Remissionsraten und der niedrigen Rate pathologisch kompletter Remission nach primärer Hormontherapie im Vergleich zur primären Chemotherapie wird die neoadjuvante endokrine Therapie kritisch diskutiert. Direkte Vergleiche zwischen den beiden Therapieformen existieren nicht. Über die Behandlung bei prämenopausalen Frauen liegen keine Daten vor.

Ein Einsatz gleichzeitig mit einer Zytostatikatherapie ist kontraindiziert.

Mögliche Indikationen zur primären systemischen endokrinen Therapie bei positivem Rezeptorstatus in der Postmenopause

- Vermeidung zytostatikabedingter Nebenwirkungen
- Reduzierter Karnofsky-Performance-Status
- Ältere Patientinnen mit schwerwiegenden Vorerkrankungen
- Ablehnung von Chemotherapie durch die Patientin

Der Einsatz von Aromataseinhibitoren oder Tamoxifen wäre am ehesten empfehlenswert. Nach spätestens drei Monaten sollte die Therapie evaluiert und dann über das weitere, ggf. operative Vorgehen entschieden werden.

6.5.3 Operative Therapie

Primärtumor

Je nach Tumorgröße, histologischem Typ, Multifokalität oder Multizentrizität und nicht zuletzt dem Wunsch der Patientin kann eine brusterhaltende Therapie (BET) oder eine Ablatio durchgeführt werden. Wenn immer möglich, ist die BET vorzuziehen; die Ablatio bedarf der Begründung. Bei der modifizierten radikalen Mastektomie wird unter Belassung der Mm. pectorales major

Tabelle 6.14. Indikationen und Kontraindikationen zur brusterhaltenden Therapie

Indikationen	Günstige Relation von Tumorgröße zu Brustvolumen
	Komplette Tumorexzision sichergestellt
Kontraindikationen	Inkomplette Tumorentfernung nach Nachresektion
	Multizentrische Karzinome in mehreren Quadranten oder Abstand der Herde mehr als 4 cm
	Inflammatorisches Mammakarzinom
	Ausgedehnte peritumorale Lymphangiosis carcinomatosa
	Intramammäres Rezidiv bzw. Zweitkarzinom
	Ausdrücklicher Wunsch der Patientin (z.B. zur Vermeidung von Radiatio)

Tabelle 6.15. Voraussetzungen und Indikationen für die Sentinel-Lymphknoten-Biopsie

Außerhalb von Studien	Möglichkeit der radioaktiven Markierung
	Möglichkeit der Schnellschnittuntersuchung
	Vorhandensein einer Gammasonde
	Singuläre T1-Tumoren
	Ausreichende operative Erfahrung (pro Operateur mindestens 25 Operationen)
	Detektionsrate des Sentinel-Lymphknotens über 80%, institutseigene Falschnegativrate (tumorfreier Sentinel-Lymphknoten bei N+) unter 5%
Innerhalb von Studien	Tumoren größer 2 cm
	Inflammatorisches Mammakarzinom
	Multizentrisches/multifokales Mammakarzinom
	Duktales Carcinoma in situ (DCIS)
	Zustand nach primär systemischer Therapie
	Detektion von extraaxillären Sentinel-Lymphknoten

und minor der Drüsenkörper und die M.-pectoralis-Faszie entfernt sowie die Axilla subtotal disseziert. Dieses Verfahren wird meist bei Tumoren, die größer als 3 cm sind, eingesetzt. Radikale Operationsverfahren (z.B. radikale Mastektomie nach Rotter u. Halsted) sollten nicht mehr angewendet werden.

Indikationen und Kontraindikationen zur brusterhaltenden Therapie sind in Tabelle 6.14 aufgeführt.

Etwa 70% aller Patientinnen mit primärem Mammakarzinom können heute brusterhaltend operiert werden; eine Lymphknotendissektion und Radiatio im Anschluss daran sind obligat.

Nachgewiesenermaßen ist allerdings das Risiko für ein Lokalrezidiv bei Patientinnen unter 40 Jahren bei brusterhaltender Therapie erhöht.

Axilläres Lymphknotenstaging

Standardverfahren ist nach wie vor die komplette axilläre Lymphadenektomie mit Resektion von Level I und II. Mindestens sechs, besser zehn Lymphknoten müssen entfernt werden. Der Verzicht auf ein Lymphknotenstaging ist nur in Einzelfällen gerechtfertigt (z.B. Stadium T1a und G1, hohes Alter).

Als mögliches alternatives Verfahren verbreitet sich die Sentinel-Lymphknoten-Biopsie zunehmend (s. auch Abschnitt 9.8, S. 269, dieser Band). Voraussetzungen dafür sind in Tabelle 6.15 angegeben.

Die derzeitige Übereinstimmungsrate zwischen dem histologischen Status des Sentinel-Lymphknotens und dem der Lymphknoten in Level I und II beträgt über 95%.

Vorteil der Sentinel-Biopsie ist die Identifikation nodalnegativer Patienten unter Verzicht auf eine axilläre Lymphonodektomie, wodurch das Lymphödemrisiko des betroffenen Armes nach adjuvanter Radiatio gesenkt werden kann.

Ablative Therapie

Ist die Indikation zur Mastektomie gestellt, sollten zugleich Überlegungen zur plastisch-rekonstruktiven Operation erfolgen.

Das Mastektomieverfahren mit dem geringsten Hautverlust ist die Nipple-Sparing-Mastektomie (NSM) mit kompletter retroareolarer Gewebeentfernung. Dies empfiehlt sich allerdings nur bei fehlendem Karzinomnachweis im Schnellschnitt in diesem Bereich und wird kombiniert mit einer Sofortrekonstruktion, wenn der Tumor mehr als 3 cm von der Areola entfernt war.

Plastisch-rekonstruktive Operationsverfahren

Rekonstruktionen können simultan mit der Mastektomie oder zeitversetzt zweizeitig erfolgen. Vorteile der Sofortrekonstruktion sind der Erhalt der Submammärfalte durch geringere Resektion der Brusthaut. Schwieriger, je nach gewähltem Verfahren, ist allerdings die Nachsorge. Einige plastisch rekonstruktive Operationsverfahren zeigt Tabelle 6.16.

Grundsätzlich gilt es, nicht nur die Vorstellung des Operateurs, sondern vielmehr die der Patientin umzusetzen. Auch bei brusterhaltender Therapie sollte ein kosmetisch gutes Ergebnis angestrebt werden, ggf. bedarf es bei Entfernung eines größeren Teiles der Brust der Mobilisierung des Brustkörpers mit Einschwenken des benachbarten Brustdrüsengewebes in den Defekt oder einer Reduktionsplastik der kontralateralen Seite.

Experimentelle operative Verfahren

Beispiele experimenteller Verfahren sind der Tabelle 6.17 zu entnehmen.

Tabelle 6.16. Plastisch-rekonstruktive Operationsverfahren

Name	Beschreibung	Vorteile	Nachteile
M.-latissimus-dorsi-Schwenklappen	Einzuschwenkende Hautspindel vom Rücken	Sichere und variationsfähige Methode, der Brustgröße gut anpassbar Möglichkeit einer zusätzlichen Implantation eines Silikonimplantates unter dem Muskel Einsatz auch nach brusterhaltender Therapie als reiner Muskellappen oder als deepithelisierter Hautmuskelschwenklappen	
Transversaler M.-rectus-abdominus-Schwenklappen (TRAM-Lappen)		Gute Volumenersatzmöglichkeit	Belastendes Verfahren Vermehrt Notwendigkeit von Bluttransfusionen Risiko der Minderdurchblutung des Schwenklappens Funktionsdefekte im Herkunftsgebiet häufiger als beim M.-latissimus-dorsi-Schwenklappen
Prothesenrekonstruktion	Initiale Hautexpandereinlage, dann deren Auffüllung, anschließende Einlage der endgültigen Prothese		Notwendigkeit von 2 Operationen Langzeitergebnisse eher unbefriedigend Komplikationen in Form von Kapselfibrosen, Prothesendislokationen und Prothesenleckagen (führen zum zunehmenden Verlassen dieser Methode)
Mamillenrekonstruktion	Zumeist Vollhauttransplantat von der Oberschenkelinnenseite, alternativ Tätowierung eines Warzenhofes Rekonstruktion entweder durch lokale Schwenklappen oder durch Halbierung der kontralateralen Brustwarze		

6.5.4 Lokalrezidiv

Tritt nach brusterhaltender Therapie ein Lokalrezidiv auf, sollte dies, wenn möglich, erneut brusterhaltend entfernt werden.

Eine erneute BET steht einer Heilung nicht zwangsläufig entgegen.

Tritt das Lokalrezidiv nach modifizierter radikaler Mastektomie auf, ist meist noch eine Radiatio möglich. In jedem Falle sollte der Hormonrezeptorstatus erneut bestimmt werden, um ggf. hormonell adjuvant behandeln zu können.

Inwiefern beim Lokalrezidiv eine adjuvante Chemotherapie sinnvoll ist, ist bisher nicht belegt.

Tabelle 6.17. Experimentelle operative Verfahren

Radiofrequenzablation	Ein hochfrequenter Wechselstrom mit kurzzeitigen Hitzestößen bis 95 °C über 15 min durch eine in den Tumor eingebrachte Elektrode und eine auf der Haut positionierte Gegenelektrode führt zu einer Destruktion des Tumors In einer Pilotstudie konnten 93% der unter 2 cm großen Tumoren mit dieser Methode vollständig nekrotisiert werden
Stanzbiopsie aus dem Tumorbett	Untersuchung der Notwendigkeit einer Operation bei Komplettremission nach primärer systemischer Chemotherapie, ggf. auch Einbeziehung einer primären Radio-Chemotherapie Ziel ist der potenzielle vollständige Verzicht auf eine Operation

6.5.5 Adjuvante, kurative oder additive Strahlentherapie

Die adjuvante Strahlentherapie senkt die Häufigkeit von Lokalrezidiven um 60%. Wenn auch 80% der Lokalrezidive immer noch lokal kurativ bestrahlt werden können, wenn keine adjuvante Radiotherapie erfolgt ist, wird ihr meist der Vorzug gegeben. Nachdem lange Zeit der Nutzen der Radiotherapie in Bezug auf das Gesamtüberleben nicht geklärt war, scheint neueren Ergebnissen zufolge die lokoregionäre Kontrolle durch die Strahlentherapie doch die Überlebensrate zu verlängern (Levitt et al. 1996). Möglicherweise begünstigt ein Rezidiv auch die Fernmetastasierung.

In Ausnahmefällen, z. B. bei älteren Patienten mit rezeptorpositivem Tumor, kann eine Strahlentherapie auch in kurativer Intension erfolgen.

Eine additive Strahlentherapie ist indiziert bei nicht sicher im Gesunden vorgenommenen Resektionen (R1/2-Resektionen), unvollständig ausgeräumten Axillae sowie nach allen brusterhaltenden Eingriffen.

Bei der Radiatio nach brusterhaltenden Operationen wird die Brust und die darunter liegende Thoraxwand im Zielvolumen mit insgesamt ca. 50 Gy bestrahlt, in einer Fraktionierung von jeweils 2 Gy an fünf Tagen pro Woche. Im Bereich des Tumorbettes erfolgt – insbesondere, wenn die Resektion nicht sicher im Gesunden erfolgt ist – noch ein kleinvolumiger „Boost" mit 10–16 Gy. Erfolgt die Bestrahlung in intensitätsmodulierter Technik, ist der „Boost" Bestandteil des primären Bestrahlungsplans. Wenn ein axillärer Lymphknotenbefall histologisch gesichert ist, wird die Axilla mit 46–50 Gy, bei Lymphknotenmetastasen mit Kapseldurchbruch mit 60 Gy bestrahlt. Wenn keine axilläre Lymphknotendissektion durchgeführt wurde, muss die Indikation zur Bestrahlung der Axilla anhand des individuellen Risikos gestellt werden, d.h. abhängig vom T-Stadium, Nachweis einer Lymphangiose, Differenzierungsgrad etc. Das Gleiche gilt für die Bestrahlung der Lymphknoten entlang der A. mammaria interna, die ggf. mit 16 Gy Photonen plus 30 Gy Elektronen erfolgt.

Nach modifizierter radikaler Mastektomie erfolgt eine Strahlentherapie bei T4-Tumoren, ausgedehntem axillären Lymphknotenbefall (mehr als 10 Knoten) und/oder bei Infiltration des axillären Fettgewebes zur Verminderung der lokalen Rezidivrate. In einem solchen Fall werden etwa 50 Gy auf die Thoraxwand appliziert.

Von der adjuvanten Radiotherapie profitieren vor allem Patientinnen mit nachgewiesenen Lymphknotenmetastasen (Overgaard et al. 1997; Ragaz et al. 1997).

6.5.6 Systemische adjuvante Therapie

Die systemische adjuvante Therapie unterliegt einer zunehmenden Individualisierung. Daher bleiben die zur Verfügung stehenden Leitlinien notgedrungen recht allgemein. Eine immer wichtigere Rolle bei der weiteren Therapiestratifizierung spielen die verschiedenen Prognosefaktoren. Viele Fragen sind jedoch noch offen, und die raschen Publikationen neuer Studien und neuer Konsensuskonferenzen verlangen eine kontinuierliche Anpassung der Therapieempfehlungen.

Therapeutisch relevant ist eine Einteilung in Risikogruppen zur Vermeidung von Über- oder Untertherapie.

Wenn möglich sollte aus Gründen der geringeren Toxizität einer Hormontherapie der Vorzug gegeben werden. Diese kann zwar zeitgleich mit einer Radiatio begonnen werden, nicht aber simultan zur Chemotherapie.

Grundlage der Entscheidung bilden derzeit die jährlichen Konferenzen in San Antonio und die zweijährlichen Panelempfehlungen von St. Gallen (Goldhirsch et al. 2003). Darüber hinaus können komplexe Statistikprogramme verschiedener Tumorzentren dazu beitragen, den Profit der Therapievarianten besser einzuschätzen (z. B. http://www.adjuvant.de oder http://www.mayoclinic.com).

Die derzeit gültigen St. Gallener Konsensusempfehlungen vom Januar 2005 sind in den Tabellen 6.18 und 6.19 aufgeführt.

Adjuvante Hormontherapie

Die adjuvante Hormontherapie kann nur bei rezeptorpositiven Patientinnen eingesetzt werden. Je höher das individuelle Risiko ist, desto höher ist auch der potenzielle Nutzen einer solchen Therapie. Neben der Beeinflussung des rezidivfreien Gesamtüberlebens lassen Metaanalysen auch eine Verringerung der Inzidenz kontralateraler Mammakarzinome um bis zu 20% vermuten.

Bisher wurde überwiegend das Antiöstrogen Tamoxifen (20–30 mg/Tag) über maximal 5 Jahre eingesetzt.

Tabelle 6.18. Risikogruppen nach den St. Gallener Konsensusempfehlungen 2003

Risikogruppen	Niedrig[a]	Hoch[b]
pT-Größe	≤2 cm	>2 cm
ER/PR-Status	Positiv	Negativ
Grading	G1	>G1
Alter	>35 (40)[c]	<35 (40)[c]

[a] Alle Faktoren, [b] einer der Faktoren, [c] NSABP-Grenze bei 40 Jahren.
NSABP National Surgical Adjuvant Breast Project, *ER* Östrogenrezeptoren, *PR* Progesteronrezeptoren.

Tabelle 6.19. Therapiealternativen nach den St. Gallener Konsensusempfehlungen 2005

Rezeptorstatus	ER- und PR-positiv		ER- und PR-negativ
Menopause	Prämenopausal	Postmenopausal	Prä-/postmenopausal
Nodalnegativ			
Niedriges Risiko	Tamoxifen Keine Therapie	Tamoxifen/Anastrozol[a]	Keine Empfehlung
Hohes Risiko	OS[b] OS[b] plus Tamoxifen Chemotherapie, danach Tamoxifen (Chemotherapie, danach OS[b] mit/ohne Tamoxifen)	Tamoxifen/Anastrozol[a] Chemotherapie, danach Tamoxifen/ Anastrozol[a]	Keine Empfehlung
Nodalpositiv			
Alle Risiken	OS[b] plus Tamoxifen Chemotherapie, danach Tamoxifen (Chemotherapie, danach OS[b] plus Tamoxifen)	Tamoxifen/Anastrozol[a] Chemotherapie, danach Tamoxifen/ Anastrozol[a]	Chemotherapie

[a] Anastrozol bei Tamoxifenunverträglichkeit oder Kontraindikationen gegen Tamoxifen. Bei HER2/Neu-positiven Tumoren sind Aromataseinhibitoren dem Tamoxifen wahrscheinlich überlegen.
[b] OS (ovarielle Suppression, GnRH-Analoga) für mindestens 2 Jahre oder Ovarektomie.

Unter Tamoxifen kommt es bei etwa 30% der Betroffenen zu einer Proliferation des Endometriums.

Endometriumkarzinome treten unter Tamoxifen etwa doppelt so häufig auf wie bei Patientinnen ohne Tamoxifen. Regelmäßige Kontrollen sind daher unerlässlich. Jede vaginale Blutung unter Tamoxifen muss abgeklärt werden.

Alternativ werden in Zukunft zunehmend Aromatasehemmer mit dem Vorteil geringerer Nebenwirkungen und ohne das Risiko von Endometriumveränderungen eingesetzt werden (Howell et al. 2003). Erste Studienpublikationen (z. B. ATAC-Studie) deuten sogar auf eine bessere Wirkung hin. Weitere in Kürze zu erwartenden Studien der Konkurrenzprodukte werden diese Ergebnisse voraussichtlich bestätigen.

Die adjuvante Therapie mit Tamoxifen reduziert das jährliche Mortalitätsrisiko unabhängig vom Menopausenstatus um etwa 17%. Durch eine Ovarektomie bzw. GnRH-Analoga können bei prämenopausalen Patientinnen die jährlichen Rückfallraten um 26% und die Mortalität um 25% reduziert werden.

Adjuvante endokrine Therapie in der Prämenopause
Bei prä- und perimenopausalen Frauen unter 50 Jahren mit nodalpositivem Mammakarzinom konnte für die östrogenpositiven Patientinnen im Rahmen der Zebra-Studie die Gleichwertigkeit von Zoladex (GnRH-Superagonist) über zwei Jahre zu 6 Zyklen CMF (Cyclophosphamid, Methotrexat, 5-Fluorouracil) nachgewiesen werden (Jonat et al. 2002). Sehr junge Patientinnen (Alter <35 Jahre) sollten jedoch – bei positivem Rezeptorstatus – sowohl mit Chemo- als auch mit Hormonthera-pie behandelt werden, wobei als endokrine Therapie die Gabe von Goserelin über 2 Jahre in Kombination mit Tamoxifen über 5 Jahre empfohlen wird.

Adjuvante endokrine Therapie in der Postmenopause
Nach den Daten der ATAC-Studie bestätigte sich der zwar geringe, aber signifikante Vorteil von Anastrozol (Aromatasehemmer) bei der adjuvanten Therapie in der Postmenopause gegenüber dem bisherigen Standard Tamoxifen und der Kombination beider Substanzen. Hinzu kommt ein günstigeres Nebenwirkungsprofil von Anastrozol.

Daher erteilten Japan und die USA Anastrozol bereits frühzeitig die Zulassung für die adjuvante Therapie bei rezeptorpositiven Tumoren in der Postmenopause.

Mittlerweile sind auch in Deutschland alle drei auf dem Markt befindlichen Aromataseinhibitoren für eine adjuvante Therapie zugelassen.

Beachtet werden muss eine etwas erhöhte Frakturrate (Abnahme der Knochendichte) durch die Aromataseinhibitoren selbst und durch den Wegfall der Schutzfunktion des Tamoxifens.

Adjuvante Chemotherapie
Standardtherapie war lange Jahre das CMF-Schema (Cyclophosphamid, Methotrexat, 5-Fluorouracil) mit 6 Zyklen.

Heute gilt als Empfehlung in der adjuvanten Situation die Anwendung eines anthrazyklinhaltigen Schemas.

Adjuvante Chemotherapie in der Prämenopause

Sieben multizentrische Studien konnten zeigen, dass bei hormoneller Therapie mit Ovarektomie oder GnRH-Analoga in Verbindung mit Tamoxifen über 2 bzw. 5 Jahre bei prämenopausalen Patientinnen (ohne und mit Lymphknotenbefall der Axilla) bei rezeptorpositiven Tumoren die Überlebensdaten vergleichbar denen bei Therapie mit 6 Zyklen CMF sind. Vorteil der vorübergehend ablativen Hormontherapie mit GnRH-Analoga ist die deutlich bessere Wiederherstellung der Ovarialfunktion nach zwei Jahren.

Die anhaltende ovarielle Unterfunktion, die nach adjuvanter Chemotherapie in höherem Umfang bestehen bleibt, führt zu schwerer und frühzeitigerer Osteoporose (Shapiro et al. 2001).

Problematisch bei dieser Einschätzung ist jedoch, dass aufgrund der höheren Wirksamkeit der heutige Goldstandard eher eine anthrazyklinhaltige Therapie ist, und dies gilt auch für die Gruppe der über 35-Jährigen. Je nach Risikokonstellation sollten auch Paclitaxel bzw. Docetaxel bei nachgewiesenem Lymphknotenbefall Bestandteil der Therapie sein, insbesondere bei den hormonrezeptornegativen Tumoren. Die ersten Ergebnisse aus den Vergleichsstudien zwischen den Taxanen deuten auf ein günstigeres Wirkungsprofil von Docetaxel. Die Kombination einer chemo-endokrinen Therapie, z.B. Goserelin mit CAF (Cyclophosphamid, Doxorubicin, 5-FU) für 6 Zyklen in einem 3-wöchigen Abstand, zeigte einen Trend zum besseren rezidivfreien Überleben. Insbesondere erbrachte die Gabe von Goserelin sowie Tamoxifen nach Chemotherapie eine statistisch signifikante Verringerung der Rezidivrate. Am deutlichsten war dieser Einfluss bei Frauen unter 40 Jahren ausgeprägt, die nach der Chemotherapie prämenopausale Östradiolspiegel und keine Amenorrhö aufwiesen. Die Risikoreduktion betrug 29%. Der Nutzen von Tamoxifen war am größten bei Frauen über 39 Jahren, postmenopausalen Östradiolspiegeln und Amenorrhö.

Adjuvante Chemotherapie in der Postmenopause

Hier ist der Standard ebenfalls eine anthrazyklinhaltige Kombination. Die Rolle der Taxane ist noch nicht einhellig geklärt.

Ob zusätzlich zur endokrinen Therapie eine Chemotherapie erfolgen soll, ist individuell, abhängig von weiteren Risikofaktoren, zu entscheiden. Oftmals ist in der Postmenopause eine endokrine Therapie der Chemotherapie überlegen. Durch das Hinzufügen einer Chemo- zu endokriner Therapie resultiert lediglich ein Vorteil von etwa 1–2%. Daher ist die Indikation für eine solche Kombination genau abzuwägen. Ein Vorteil besteht insbesondere für Patientinnen mit axillärem Lymphknotenbefall.

Bei nodalnegativen Mammakarzinomen hingegen sollte vor allem eine systemische Übertherapie vermieden werden.

Hier könnten Prognosefaktoren wie uPA und PAI-1 (s. Abschn. 6.3.5) zur Entscheidungsfindung herangezogen werden.

6.5.7 Palliative Therapie

Palliative Hormontherapie

Die Hormontherapie wird im Allgemeinen sequenziell durchgeführt. Eine erste Beurteilung ist frühestens nach 3 Monaten sinnvoll. Bei Ansprechen auf die Therapie kann eine Remissionsdauer von 9–18 Monaten erwartet werden, weitere Remissionen nach Therapieumstellung fallen kürzer aus.

Wichtigste Indikationen für palliative Hormontherapie

- Hormonrezeptorpositive Tumoren (evtl. erneute Bestimmung im Rezidiv)
- Erfolgreiche vorangegangene Hormontherapie
- Langes rezidivfreies Intervall
- Postmenopausale ältere Patientinnen
- Fehlende vitale Bedrohung.

Bei prämenopausalen Patientinnen wird traditionell zunächst die ablative Hormontherapie durch medikamentöse oder durch operative Maßnahmen durchgeführt. Zunehmend obsolet ist die früher eingesetzte Radiomenolyse. Wegen der geringeren Belastung wird im Allgemeinen auf GnRH-Analoga zurückgegriffen.

Bei postmenopausalen Patientinnen wird zunächst noch Tamoxifen eingesetzt, bei Kontraindikationen (z.B. Thromboserisiko) kann ein Aromataseinhibitor Verwendung finden. Neuere Daten favorisieren jedoch mehr und mehr den primären Einsatz von Aromataseinhibitoren. Neu ist an dieser Stelle auch die Möglichkeit der Behandlung nach Tamoxifen mit dem Östrogenrezeptorantagonisten Fulvestrant (Faslodex®), der selektiv die Bildung des Östrogenrezeptors herunterregelt.

Bei Unwirksamkeit dieser Maßnahmen kann auf Medroxyprogesteronacetat und Megestrolacetat zurückgegriffen werden. Die Gestagene werden häufig auch als Supportiva zur Appetitsteigerung, Schmerzlinderung und Gewichtszunahme eingesetzt, haben aber den Nachteil der verstärkten Thrombogenität.

Palliative Chemotherapie

Hierbei richtet sich die Therapie sehr nach der prognostischen Beurteilung der akuten Gefährdung durch die Metastasierung. Grundsätzlich gelten die bereits im Vorfeld erwähnten Überlegungen. Eine einheitliche The-

Tabelle 6.20. Häufigste Therapiekombinationen beim Mammakarzinom

EC/AC/NC	Epirubicin, Adriamycin oder Mitoxantron (Novantron®) jeweils + Cyclophosphamid
AC → T	Adriamycin + Cyclophosphamid gefolgt von Paclitaxel oder Docetaxel
FAC/FEC	5-Fluorouracil + Adriamycin oder Epirubicin, jeweils + Cyclophosphamid
ET/AT	Epirubicin oder Adriamycin, jeweils + Paclitaxel oder Docetaxel
VF	Vinorelbin + 5-Fluorouracil

rapiestrategie ist bisher nicht etabliert. Da eine Heilung nicht zu erreichen ist, gilt der Grundsatz, die Patientinnen so wenig wie möglich zu belasten. Gängige Substanzen wurden bereits angeführt (s. Abschn. 6.5.1). Eine Auswahl der am häufigsten eingesetzten Kombinationen findet sich in Tabelle 6.20.

Monoklonale Antikörper

Bei dreifach positiver HER2/Neu-Expression ist der monoklonale Antikörper Trastuzumab (Herceptin®) in Kombination mit Paclitaxel oder Vinorelbin zur palliativen Therapie zugelassen. Eine Genamplifikation führt zur Überexpression des HER2/Neu-Rezeptors auf der Zelloberfläche, was mit einer hohen Proliferationsrate des Tumors und damit schlechter Prognose einhergeht. Trastuzumab ist zum Teil additiv und synergistisch mit Chemotherapeutika wirksam und zeigt in Kombination mit Zytostatika Ansprechraten von etwa 40–80%. Grundsätzlich sprechen HER2/Neu-positive Tumoren gut auf Anthrazykline an. Diese sind jedoch wegen der Gefahr einer erhöhten Kardiotoxizität nicht unproblematisch in Kombination mit Trastuzumab anzuwenden.

Palliative Strahlentherapie

Die Strahlentherapie wird in der palliativen Situation bei Knochen- und Hirnmetastasen, aber auch zur Bestrahlung exulzerierender Bezirke oder unkontrolliert wachsender Lymphknoten angewendet. Dabei können je nach Bedarf sämtliche unterschiedliche Strahlenquellen und -arten zum Einsatz kommen, die es erlauben, die erforderliche Dosis an den „Ort der Not" zu bringen.

Supportivtherapie

Zur Bedeutung gelangt der gesamte Bereich der bekannten supportiven Maßnahmen, der auch entsprechend ausgeschöpft werden sollte, um die Lebensqualität der Patientinnen zu verbessern. Hierzu gehört neben den schon erwähnten direkten antitumorösen Maßnahmen u.a. auch die Gabe von Bisphosphonaten bei Knochenmetastasen. Es gibt Vermutungen, dass unter Anwendung von Bisphosphonaten das Auftreten von Kno-

chenmetastasen, vielleicht sogar von viszeralen Metastasen, verzögert werden kann. Aus diesem Grund wird vielfach bereits der adjuvante Einsatz von Bisphosphonaten empfohlen.

Eine Therapie der sich möglicherweise im Verlauf der Krankheit ergebenden Probleme wie Pleuraerguss, Aszites, Meningiosis carcinomatosa, Hyperkalzämie, Hirnmetastasen etc. versteht sich von selbst. Nicht zuletzt sollte auch eine Schmerztherapie nach den gültigen modifizierten WHO-Kriterien wenn nötig frühzeitig begonnen werden.

Erfahrungsgemäß werden die Möglichkeiten einer modernen Schmerztherapie nicht ausgeschöpft. Hier ist auf entsprechende Leitlinien zu verweisen.

Zudem stehen an allen onkologischen Zentren Schmerzambulanzen zur Verfügung. Da eine Schmerztherapie nicht nebenwirkungsfrei ist (Benommenheit, Obstipation), gilt es, mit der Patientin gemeinsam eine Therapie zu finden, bei der sowohl hinsichtlich der Schmerzen als auch der Nebenwirkungen ein „erträgliches Mittelmaß" resultiert.

Zur Vermeidung der Tumorkachexie sollte schon frühzeitig auf eine möglichst optimale Gestaltung der enteralen Ernährung geachtet werden. Probleme können in Ausnahmefällen (z.B. therapieassoziiert) auch einmal zu kurzfristiger parenteraler Ernährung führen. Darüber hinaus ist die bereits erwähnte Gabe von appetitsteigernden Gestagenen zu evaluieren. Allgemein sei noch auf komplementäre therapeutische Möglichkeiten wie den Einsatz von Dronabinol (Marinol®) hingewiesen.

6.5.8 Hochdosis-Chemotherapie

Die Hochdosistherapie mit peripherer Stammzelltransplantation ist beim Mammakarzinom außerhalb von Studien nicht zu empfehlen. Die bisher vorliegenden Ergebnisse lassen keinen eindeutigen Nutzen für die Patientinnen erkennen.

6.5.9 Nachsorge

Das Hauptaugenmerk in der Nachsorge bei Mammakarzinompatientinnen sollte in der Kontrolle der lokalen Situation liegen, insbesondere bei den brusterhaltend operierten Patientinnen.

Ein eventuell auftretendes Lokalrezidiv und Zweitneoplasien der kontralateralen Brust sind kurativ behandelbar. Daher muss die gynäkologische Nachsorge in den ersten Jahren engmaschig erfolgen. Zusätzlich sollten die Patientinnen zur monatlichen Selbstuntersuchung angehalten werden.

Die routinemäßige internistisch-radiologische Nachsorge (Röntgenthorax, Sonographie, Knochenszintigraphie, weiterreichende Schnittbildgebung, Labor mit Tumormarkerbestimmung etc.) kann zwar eine Fernmetastasierung früher erkennen, jedoch ist bisher nicht erwiesen, dass der frühere Therapieeinsatz zu einer Verlängerung des Überlebens führt. Bei beschwerdeorientierter Untersuchung leitet sich im positiven Fall allerdings eine sofortige therapeutische Konsequenz ab. Individuell ist auch die Psychologie der Patientin zu berücksichtigen. Dazu gehört über die Nachsorge hinaus auch die Diskussion über einen eventuellen Wiederaufbau der Brust, über den zumindest ausreichend informiert werden muss.

6.6 Radiologische Verfahren

6.6.1 Mammographie

Das wichtigste bildgebende Verfahren in der Diagnostik des Mammakarzinoms ist die Mammographie.

Die Bedeutung der Röntgenmammographie liegt in erster Linie in der Erkennung kleiner Mammakarzinome und präinvasiver Vorstufen des Brustkrebses, bevor sie durch klinische Symptome diagnostizierbar sind (Friedrich 1993).

Die Treffsicherheit der Mammographie für Mammakarzinome <1 cm liegt bei ca. 70%. Unter dem Begriff DCIS (Carcinoma ductale in situ) wird eine Gruppe histologisch und prognostisch heterogener nichtinvasiver Karzinome zusammengefasst (Schulz-Wendtland et al. 1997 b). Leitsymptom der DCIS sind Mikroverkalkungen – die Mammographie ist die wegweisende bildgebende Methode, nur sie erlaubt die Analyse der Mikroverkalkungen (Beckmann et al. 2001; Schulz-Wendtland et al. 2001 a).

Gerätetechnik

Moderne Mammographiegeräte sind Spezialkonstruktionen, die eigens für die Anfertigung von Röntgenaufnahmen der Brust entwickelt worden sind, und unterscheiden sich hinsichtlich einzelner Komponenten wie Röntgenstrahler, Streustrahlenraster, Belichtungsautomatik und Bildempfänger in Auslegung und Konstruktion von anderen Röntgengeräten. Es gelten die „Leitlinien der Bundesärztekammer (1995) zur Qualitätssicherung in der Röntgendiagnostik".

Als Röntgenstrahler dient in der Regel eine Molybdänanodenröhre mit einem Kantenfilter aus Molybdän und einer Röhrenspannung zwischen 25 und 35 kV. Anodenmaterial der Röntgenröhre, Filter und Röhrenspannung bestimmen die Strahlenqualität, d.h. die Energieverteilung der Photonen. Die Strahlenqualität wiederum beeinflusst sowohl den Kontrast des Röntgenbildes als auch die Strahlenexposition der Brust. So führt eine Erhöhung der Röhrenspannung zu einer Reduktion der absorbierten Dosis, aber auch des Bildkontraste.

Eine diagnostisch verwertbare Aufnahme ist letztlich ein Kompromiss zwischen Dosisminimierung und Steigerung des Bildkontrastes.

Hierbei muss die Strahlenqualität an Kompressionsschichtdicke und gewebliche Zusammensetzung der Brust angepasst werden (Aichinger et al. 1994). Die Möglichkeiten der Anpassung sind bei Mammographiegeräten, die einen Röntgenstrahler mit Molybdänanode und Molybdänfilter enthalten, sehr eingeschränkt, insbesondere bei der Abbildung großer und dichter Mammae. Hierfür sind andere Anoden- und Filtermaterialien erforderlich, die eine härtere Strahlung liefern. Deshalb wurden in den vergangenen zehn Jahren spezielle Röntgenröhren mit Doppelbahn-Anodenteller entwickelt. Diese enthalten neben einer Molybdän-Brennfleckbahn eine zweite Bahn aus Rhodium oder Wolfram. Wenn die Rhodium- bzw. Wolframbahn in Kombination mit einem Rhodiumfilter verwendet wird, ist bei großen Mammae mit Kompressionsschichtdicken über 70 mm gegenüber einem Röntgenstrahler mit Molybdänanode und Molybdänfilter eine Reduktion der mittleren Parenchymdosis um etwa 50% möglich (Aichinger et al. 1994).

Die Brennfleckgröße muss begrenzt werden, um eine ausreichend scharfe Wiedergabe kleiner Details (z.B. Mikrokalzifikationen, feine bindegewebige Ausläufer) zu gewährleisten.

Die Begrenzung der Brennfleckgröße auf einen Nennwert von 0,4 bedeutet in praxi, dass die Breite zwischen 0,40 und 0,60 mm und die Länge zwischen 0,60 und 0,85 mm liegen muss (Säbel u. Aichinger 1996).

Der Fokus-Bildempfänger-Abstand bzw. Fokus-Film-Abstand hat Einfluss auf die Schärfe der Abbildung. Große Abstände zwischen Fokus und Film führen zu langen Expositionszeiten; damit wächst das Risiko für Bewegungsunschärfe.

Bei der Vergrößerungstechnik wird das Objekt bewusst in einem bestimmten Abstand von der Bildempfängerebene gelagert, um ein deutlich vergrößertes Röntgenbild zu erhalten. Ziel und Zweck dieser Maßnahme ist eine Verbesserung der Detailerkennbarkeit. Bei der Röntgenmammographie ist sie vor allem zur besseren Analyse von Mikroverkalkungen oder Herdbefunden sowie zum Ausschluss von Überlagerungseffekten indiziert (Säbel u. Schulz-Wendtland 2002). Der Zugewinn wird allerdings durch den Halbschatteneffekt limitiert, der durch die endliche Größe des Brennflecks bedingt ist. Modellrechnungen zeigen, dass für die Vergrößerungstechnik der Brennflecknennwert der Röntgenröhre 0,15 sein muss, wenn man bei einem FokusFilm-Abstand von 60 cm und einem Vergrößerungsfaktor von 2 dasselbe Auflösungsvermögen wie bei der Rastertechnik erreichen will (Säbel u. Aichinger 1996).

Heutzutage sind Mammographiegeräte in der Regel mit einer Belichtungsautomatik mit einem Strahlungsdetektor hinter dem Bildempfänger ausgestattet. Dieser Detektor registriert die noch vorhandene Röntgenstrahlung und die Aufnahme wird beendet, sobald die am Ort des Detektors erreichte Dosis einen vorgegebenen Wert erreicht hat, der einer bestimmten optischen Dichte des Films entspricht. Der Detektor ist hinter der Röntgenkassette positioniert und die Transmission der bildgebenden Strahlung durch die Kassette hängt von der Schichtdicke und der gewerblichen Zusammensetzung der Brust ab. Moderne Belichtungsautomatiken verfügen über eine automatische Transparenzkorrektur, die eine hohe Konstanz der optischen Dichte sicherstellt (Säbel u. Aichinger 1996). Es wird gegenwärtig eine mittlere optische Bruttodichte im Bereich 1,2–1,6 empfohlen. Die „European guidelines for quality assurance in mammography screening" enthalten ein „European protocol for the quality control of the physical and technical aspects of mammography screening (CEC 2001 b); hier wird ein entsprechender Bereich von 1,3–1,8 angegeben. Da das europäische Protokoll zunehmend an Einfluss auf das deutsche Qualitätssicherungsregelwerk gewinnt, ist wohl damit zu rechnen, dass in der nächsten Fassung eine entsprechende Anpassung erfolgt (Bundesärztekammer 1995).

In den 80er-Jahren des vorigen Jahrhunderts war eine ganze Reihe von Film-Folien-Systemen mit unterschiedlicher Empfindlichkeit auf dem Markt (Säbel u. Aichinger 1996). In der Regel zeigten die empfindlicheren Systeme ein schlechteres Auflösungsvermögen und höheres Rauschen. Die weite Verbreitung deutete jedoch darauf hin, dass die erzielte Bildqualität offensichtlich für die Stellung einer Diagnose ausreichend war. Es sind gegenwärtig fast ausschließlich Film-Folien-Systeme der Empfindlichkeitsklasse 12 bzw. 25 in Gebrauch; dies entspricht bei einer Bruttodichte von 1,5 Abschaltdosen von etwa 100 bzw. 50 µGy.

Die neueste Entwicklung geht auch bei der Mammographie in Richtung digitaler Bildempfänger, da vor allem bei steilen Film-Folien-Systemen der stark eingeschränkte Dynamikbereich von etwa 1:25 oder weniger sich besonders nachteilig auswirkt.

Demgegenüber erstreckt sich bei digitalen Bildempfängern dieser Bereich über mehrere Größenordnungen (Aichinger 1999). Da sie außerdem deutliche Vorteile wegen der Möglichkeiten der Bildnachbearbeitung, der

Bildübermittlung und der Archivierung bieten, wurden in den letzten Jahren auch für die Mammographie geeignete digitale Detektoren entwickelt, experimentell untersucht und teilweise klinisch erprobt.

Bei der digitalen Radiographie wird in dem Material, das als Strahlungsdetektor dient, zunächst ein analoges Bild erzeugt. Beim anschließenden Auslesevorgang wird das Bild dann einer zweistufigen Diskretisierung (Digitalisierung) unterworfen. Im Ortsbereich wird durch Abtastung eine Bildmatrix mit einer begrenzten Anzahl von Bildpunkten (Pixel) erzeugt; der Bereich der möglichen Grauwerte wird durch Quantisierung in eine begrenzte Anzahl von Graustufen (Digitalisierungstiefe, Bittiefe) umgewandelt. Je größer die Anzahl der Bildpunkte und der Graustufen ist, umso größer ist der Speicherbedarf für die erzeugte Zahlenmatrix. Mit diesen Zahlen lässt sich rechnen, d.h. Bildverarbeitung betreiben. Um ein betrachtungsfähiges Bild zu erhalten, muss die Zahlenmatrix allerdings wieder digital/analog gewandelt und auf einem Bildwiedergabemedium (Film oder Monitor) dargestellt werden. Es ist einleuchtend, dass bei diesem Bilderzeugungsprozess die Pixelgröße die Qualität des Bildes entscheidend beeinflusst.

Im klinischen Einsatz befinden sich verschiedene Arten digitaler Bildempfänger (Bick 2000). Die Lumineszenzradiographie (DLR) ist das älteste digitale bildgebende Verfahren für die Röntgenmammographie (Schulz-Wendtland et al. 2001c). Dabei befindet sich statt des Film-Folien-Systems in der Röntgenkassette eine sog. Speicherleuchtstofffolie im Format 18×24 cm oder 24×30 cm. Die exponierte Folie speichert die Bildinformation und wird dann mit einem Laserstrahl z.B. über einen drehbaren Polygonspiegel zeilenweise abgetastet. Ein Photomultiplier (oder eine Photodiode) registriert das erzeugte Lumineszenzlicht und der gemessene Photostrom wird digitalisiert. Die Speicherfolie wird regeneriert und kann wieder verwendet werden. Seit einigen Jahren sind Speicherfolien der Fa. Fuji auf dem Markt, die bei mammographischen Anwendungen eine Pixelgröße von 100 µm bei der Digitalisierung benutzen. Neuerdings ist es der Fa. Fuji gelungen, eine dickere Speicherfolie mit einer transparenten Unterlage zu entwickeln, die beiderseits ausgelesen werden kann.

General Electric hat für mammographische Anwendungen einen Flachdetektor im Format 19×23 cm entwickelt. Dabei wird an eine CsI-Leuchtstoffschicht direkt eine Sensormatrix aus amorphem Silizium (a-Si) mit entsprechenden Schaltelementen (Dünnfilmtransistoren) angekoppelt.

Außerdem befinden sich gegenwärtig Flachdetektoren in Entwicklung und Erprobung, die eine Schicht aus amorphem Selen (a-Se) als Strahlungsdetektor benutzen (Fa. Lorad und Siemens). In der Selenschicht werden durch die Röntgenstrahlung direkt elektrische Ladungen (Elektron-Loch-Paare) erzeugt, die dann zur Bildgebung genutzt werden können. Zusätzlich existieren digitale Bildempfänger, die aus einer CsI-Leuchtstoffschicht bestehen, an die über eine Faseroptikplatte eine CCD-Kamera angekoppelt ist (Fischer Imaging).

Kruger u. Schueler (2001) stellten Daten zur Strahlenexposition bei der Röntgenmammographie zusammen, die in den vergangenen Jahren weltweit an größeren Patientinnenkollektiven erhoben worden waren.

Daraus geht hervor, dass gegenwärtig wohl von 2 mGy pro Aufnahme als Richtwert für den Mittelwert der mittleren Parenchymdosis eines größeren Patientinnenkollektivs ausgegangen werden muss.

Untersuchungstechnik

Das primäre Ziel einer qualitätsgesicherten Mammographie ist es, Herdbefunde und Mikrokalzifikationen reproduzierbar darzustellen.

Hierzu dienen zum einen die Vorgaben der „European guidelines for quality assurance in mammography screening" (CEC 2001 a), die PGMI-Kriterien zur Bildgütebeurteilung in der Mammographie (*PGMI: perfekt, gut, mäßig, inadäquat*), welche den Vorgaben der Deutschen Röntgengesellschaft und des Berufsverbandes für Qualitätssicherung bei Mammographie (Fischer 2003) entsprechen. Nach den „European guidelines" soll die Mamille in allen Standardprojektionen (kraniokaudal und oblique) im Profil abgebildet und eine Weichteildifferenzierung durch die Ausnutzung einer möglichst großen Grauwerteskala gewährleistet sein. Im kraniokaudalen Strahlengang sollen Brustwandstrukturen wenn möglich und im obliquen Strahlengang der Pectoralisrand standardmäßig in einem Winkel von 20° bis in Höhe der Mamille bei gleichzeitig erfasster unterer Umschlagfalte zu sehen sein. Die Qualitätskontrolle für entsprechend erstellte Mammogramme umfasst nach dem PGMI-Katalog die folgenden Punkte:

1. Erfassung des Brustparenchyms,
2. Beschriftung,
3. Belichtung,
4. Kompression,
5. keine Bewegungsunschärfe,
6. Filmverarbeitung,
7. Entwicklung und Handhabung,
8. frei von Hautfalten und
9. Symmetrie der Aufnahmen.

Über 75% der Aufnahmen sollen den Gruppen P und G, über 97% den Gruppen P, G und M und weniger als 3% der Gruppe I zuzuordnen sein. Für die Bewertung mit G müssen die Auflagen der Punkte 1–6 erfüllt sein, bei den Punkten 7–9 werden nur geringe Mängel toleriert. Bei der Bewertung mit M müssen die Bedingungen für die Punkte 2–6 erfüllt sein; bei 1 und 7–9 sind Mängel in tolerierbarem Ausmaß zugelassen.

Befundung

Sind die untersuchungstechnischen Voraussetzungen geschaffen, dann stellt die Analyse der Bilder auf auffällige Befunde hin den nächsten Schritt dar.

Es ist erforderlich, diese Analyse soweit zu systematisieren, dass auch sie einer reproduzierbaren Qualitätskontrolle standhält.

Bei der Charakterisierung von Herdbefunden hat sich der vom American College of Radiology (ACR) im BI-RADS (Breast Imaging-Reporting and Data System) vorgestellte Kriterienkatalog (ACR 1998) als sehr praktikabel erwiesen. Von diesem gibt es eine autorisierte deutsche Version (Fischer 2003). Ziel ist eine Qualitätssicherung in der Mammographie. Dazu muss die Mammographiebefundung standardisiert werden, um die verbreitete Konfusion bei der Interpretation zu verringern und das Ergebnismonitoring zu vereinfachen.

Generell wird bei der Mammographie zunächst der *Brusttyp* bestimmt. Dabei wird nach ACR unterschieden:
I   Involution,
II fibroglanduläres Muster,
III heterogenes dichtes Muster,
IV extrem dicht.

Die Primärkriterien zur Charakterisierung von *Herdbefunden* lauten:
1. Form: rund – oval – lobuliert – irregulär;
2. Begrenzung: glatt – mikrolobuliert – überlagert – unscharf – strahlig (spikuliert);
3. Strahlendichte: hyperdens – isodens – hypodens – fettäquivalent.

Die Primärkriterien zur Charakterisierung von *Mikrokalzifikationen* lauten:
1. **Typisch gutartig**:
   Hautverkalkungen,
   vaskuläre Verkalkungen,
   grobe korkenzieherartige oder popkornartige Verkalkungen,
   grobe astförmige Verkalkungen,
   rundliche Verkalkungen,
   Verkalkungen mit transparentem Zentrum,
   Verkalkungen von Eierschalen oder Ringtyp,
   Teetassenverkalkungen,
   Nahtverkalkungen,
   dystrophische Verkalkungen,
   punktförmige Verkalkungen.
2. **Mittelgradig suspekt**:
   amorphe oder unscharfe Verkalkungen,
   pleomorphe oder heterogene Verkalkungen (granulär).
3. **Höhere Wahrscheinlichkeit von Malignität**:
   feine lineare oder feine linear verästelte Verkalkungen.

4. **Verteilungsmuster:**
gruppiert oder gehäuft,
linear,
segmental,
regional,
diffus/verstreut.

Sowohl für Herdbefunde als auch Mikrokalzifikationen gilt als *Lokalisationsangabe*:
1. Seite,
2. Sektor („Uhrzeit"),
3. Abstand von der Mamille.

Abschließend ist eine *vollständige und definitive Beurteilung sowie eine Eingruppierung* vorzunehmen. Hier hat sich die vom ACR im BI-RADS™-Katalog vorgegebene Dignitätseinstufung in *sechs Klassen* bewährt:

Kategorie 0	Bildgebung unvollständig, zusätzliche Bildgebung erforderlich
Kategorie 1	Negativ (kein Befund), „kommentarlos", Malignitätsrisiko 0%
Kategorie 2	Sicher gutartiger Befund, Malignitätsrisiko 0%
Kategorie 3	Wahrscheinlich gutartiger Befund, kurzfristige Kontrolle (6 Monate), Malignitätsrisiko <3%
Kategorie 4	Malignitätsverdächtiger Befund, Indikation zur Biopsie, Malignitätsrisiko 3–90%
Kategorie 5	Typischer maligner Befund, Indikation zur Biopsie und Planung einer definitiven Therapie, Malignitätsrisiko über 90%

Indikationen, Befundschlüssigkeit, Konsequenzen

Folgende Indikationen zur Mammographie werden laut KBV (Mitteilungsblatt vom 16. 12. 2002) als schlüssig bewertet:
- familiäre Belastung mit Mammakarzinom,
- eigene Tumoranamnese,
- Suche nach einem Primärtumor,
- pathologische Sekretion aus der Mamille,
- Mastodynie,
- Tastbefund,
- Kontrolle nach Vorbefund mit BI-RADS 3 nach 6 Monaten,
- Kontrolle nach Vorbefund mit BI-RADS 4 und 5 nach Operation.

Folgende Befunde werden nach der KBV als schlüssig bewertet:
- Klassifikation nach BI-RADS 1 ohne weitere Beschreibung benigner Veränderungen,
- Klassifikation nach BI-RADS 2 mit Beschreibung eines benignen Befundes,
- Klassifikation nach BI-RADS 3 mit Beschreibung eines wahrscheinlich benignen Befundes,
- Klassifikation nach BI-RADS 4 mit Beschreibung einer suspekten Veränderung,
- Klassifikation nach BI-RADS 5 mit Beschreibung eines hochgradig malignitätsverdächtigen Befundes.

Folgende Konsequenzen werden von der KBV als schlüssig bewertet:
- Klassifikation nach BI-RADS 1: Kontrolle in 2 Jahren bei Frauen über 40 Jahren,
- Klassifikation nach BI-RADS 2: Kontrolle in 1–2 Jahren,
- Klassifikation nach BI-RADS 3: Kontrolle in 6 Monaten,
- Klassifikation nach BI-RADS 4: histologische Klärung (Stanzbiopsie, offene Biopsie),
- Klassifikation nach BI-RADS 5: histologische Klärung (Stanzbiopsie, offene Biopsie).

Normale Anatomie der Brust

Die Haut stellt sich in der Mammographie im Allgemeinen dick dar, wobei sich eine harmonische Verdickung in Richtung der Mamillen nachweisen lässt. Das Fettgewebe ist sehr strahlentransparent; Flüssigkeit (z. B. in Zysten) und Drüsengewebe sind in vergleichbarem Maße strahlendicht. Stromareiche Tumoren, wie szirrhöse Karzinome, absorbieren Strahlung vergleichsweise stark.

Die im Vergleich zu Röntgenuntersuchungen am übrigen Körperstamm und an den Extremitäten niedrige Aufnahmespannung führt dazu, dass sich auch kleine Verkalkungen deutlich abheben.

Das Drüsengewebe hat bei jungen Patientinnen ein wolkiges und dichtes Aussehen, mit zunehmendem Alter nimmt dieses an Dichte ab (Kreienberg et al. 2003; Heywang-Köbrunner u. Schreer 2003). Der *Grad der Fettinvolution* wird beschrieben als:
- fehlend,
- mäßig,
- mittelgradig,
- fortgeschritten,
- komplett.

Verdichtungen/Herdbefunde

Mammographisch unterscheidet man prinzipiell zwischen nur in einer Raumebene darstellbaren „Verdichtungen" und den in zwei Raumebenen abgrenzbaren „Herdbefunden", wobei auch Verdichtungen das Korrelat für einen pathologischen Befund darstellen können (Fischer 2003; ACR 1998).

Mastopathie

Das Brustdrüsengewebe erfährt im Laufe der Jahre, bis es zu einer fortgeschrittenen Gewebsinvolution kommt, einen mehr oder minder ausgeprägten „mastopathischen" Umbau (Abb. 6.3 a, b).

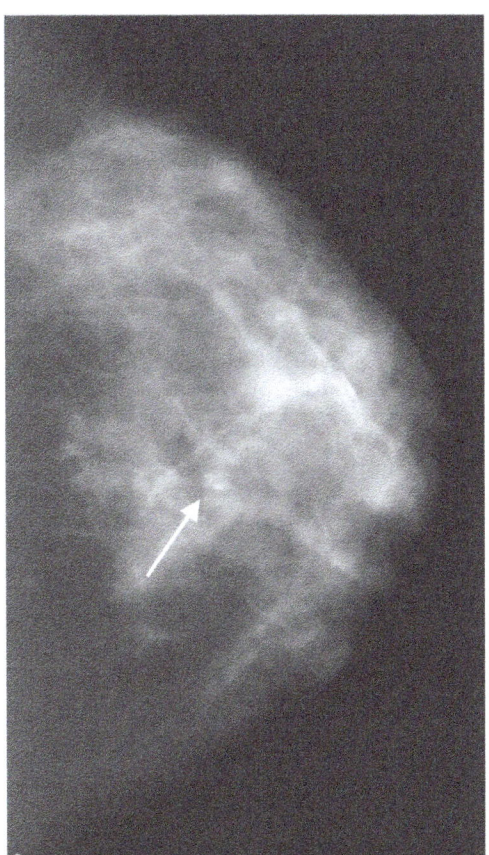

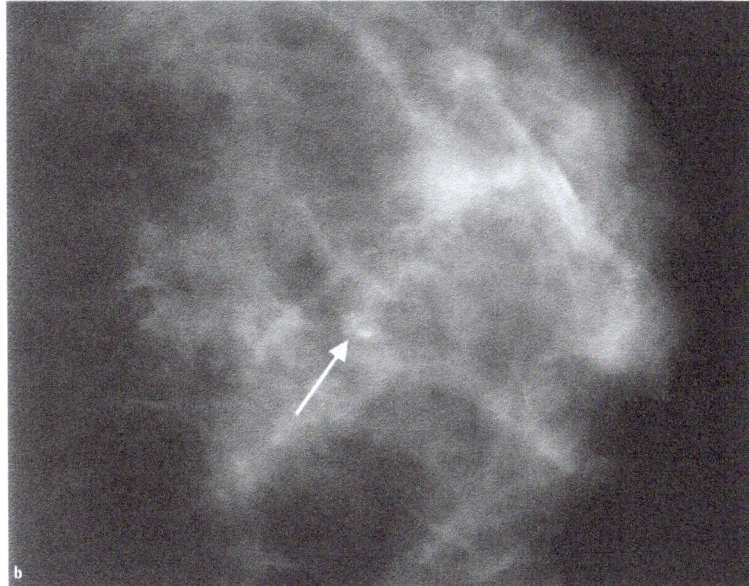

Abb. 6.3 a, b. Vorsorgemammographie. Mammographie links kraniokaudal (**a**): Bei 12 Uhr, 3 cm von der Mamille entfernt, gruppierter Mikrokalk, Durchmesser 1 cm (*Pfeil*). 1,8fache Vergrößerung (**b**). Diagnose: ACR III, BI-RADS 4 links. Histologische Sicherung durch stereotaktische Vakuumbiopsie. Diagnose: fibrozystische Mastopathie linke Mamma

Der Begriff „Mastopathie" suggeriert fälschlicherweise einen Krankheitswert, doch handelt es sich um einen physiologischen Prozess. Zutreffender beschreibt ihn der angelsächsische Begriff „benign proliferative changes". In der Mammographie wird die Mastopathie beschrieben als:

● kleinfleckig,
● mittelfleckig,
● grobfleckig.

Mastitis

Die Diagnose einer Mastitis stützt sich v. a. auf die Anamnese (Schmerzen, Fieber, evtl. Stillperiode) und den klinischen Befund (Rötung, Überwärmung, Druckdolenz). Schwierigkeiten bestehen bei klinisch blandem Verlauf (z. B. bei fehlenden Schmerzen oder Druckdolenz) hinsichtlich der Unterscheidung von einem inflammatorischen Karzinom. Eine solche Differenzierung ist leider auch mammographisch nicht möglich. Beide Krankheitsbilder weisen im Mammogramm eine Hautverdickung auf (Kreienberg et al. 2003). Das Drüsenparenchym ist deutlich wolkig verdichtet, sodass umschriebene Herdbildungen, wie z. B. Abszesse oder nekrotische Einschmelzungen, nicht mehr diagnostiziert werden können.

Liegen polymorphe Mikrokalzifikationen vor, muss davon ausgegangen werden, dass es sich um ein inflammatorisches Mammakarzinom handelt.

Auch die MR-Mammographie ist differenzialdiagnostisch wenig hilfreich. Zeigt die Sonographie eine größere liquide Zone als Hinweis auf einen Abszess, spricht dies eher für eine Mastitis. Im Zweifelsfall ist eine Biopsie erforderlich, ggf. nach konservativer Therapie und Abklingen der akuten Symptome.

Zysten

Zysten (Abb. 6.4 a, b) stellen sich mammographisch im Allgemeinen als rundliche oder ovale, glatt begrenzte Raumforderungen dar. Sind sie teilweise oder ganz von dichtem oder mastopathisch verändertem Drüsengewebe umgeben, so können sie als unspezifische Verdichtung oder als glatt begrenzte Raumforderung sichtbar werden. Ferner weisen benigne Tumoren, wie auch Zysten, einen glatt berandeten Aufhellungsrand auf, den sog. Halo (partiell oder vollständig). Ein zusätzliches Kriterium ist die Orientierung der Raumforderung entlang der Drüsengänge: Zysten richten sich im Allgemeinen parallel zu den Drüsengängen aus. Zeigt sich mammographisch eine schalenförmige Verkalkung, so ist auch dies ein Hinweis für einen zystischen Prozess wie Ölzyste, Kalkmilchzyste (Kreienberg et al. 2003; Heywang-Köbrunner u. Schreer 2003). Kleine Zysten fallen in einem parenchymreichen Drüsenkörper in der Mammographie wenig auf.

Eine zweifelsfreie Einstufung gelingt am besten mit der Sonographie (vgl. Abschn. 6.6.2, S. 167).

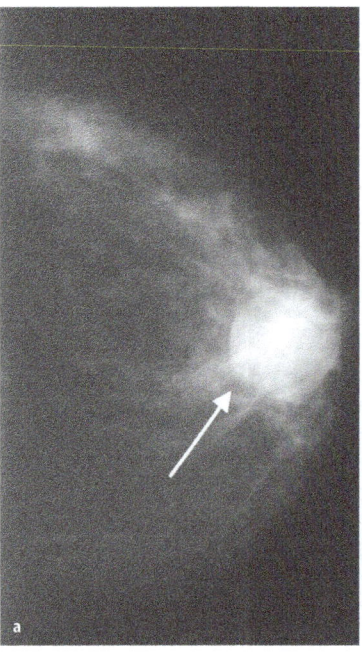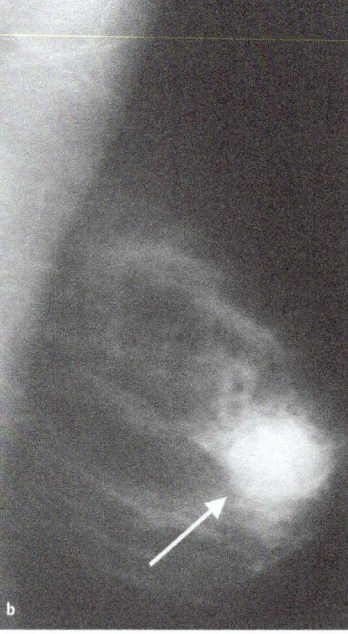

Abb. 6.4 a, b. Eine 46-jährige Patientin kam mit tastbarem Tumor links retromamillär zur weiteren Abklärung. Mammographie links kraniokaudal (**a**) und links oblique (**b**). Retromamillär gelegen, im Durchmesser 3 cm großer, glatt begrenzter, hyperdenser Rundherd (*Pfeil*). Diagnose: ACR II beidseitig, BI-RADS 2 beidseitig (Zyste linke Mamma)

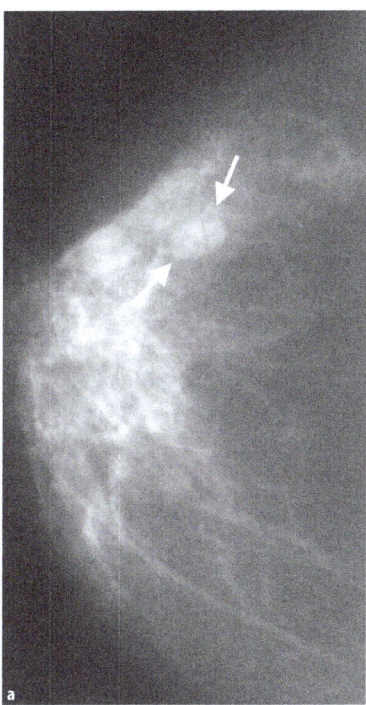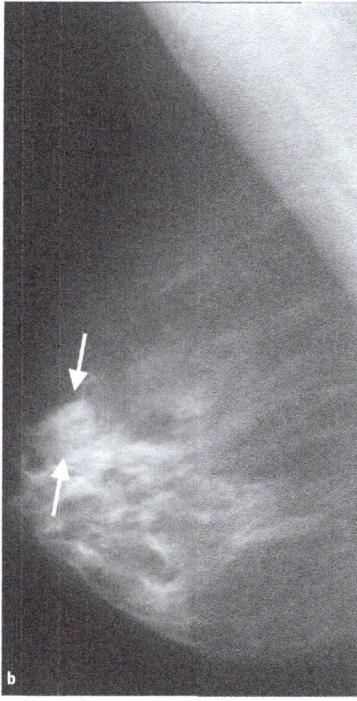

Abb. 6.5 a, b. Eine 38-jährige Patientin kam zur Abklärung eines von ihr selbst getasteten Befundes im Bereich der rechten Mamma. Mammographie rechts kraniokaudal (**a**) und rechts oblique (**b**). Bei 10 Uhr, 2,5 cm von der Mamille entfernt, 1,5 cm messender, ovalärer, mikrolobulierter, hyperdenser Rundherd (*Pfeile*). Keine Mikrokalzifikationen. Diagnose: ACR II beidseitig, BI-RADS 2 beidseitig (Fibroadenom rechte Mamma)

Fibroadenome

Fibroadenome (Abb. 6.5 a, b) stellen sich üblicherweise im Mammogramm identisch wie Zysten dar, sodass diese beiden Läsionen schwer zu differenzieren sind, d. h. es finden sich glatt begrenzte, ovale oder rundliche Verschattungen (Kreienberg et al. 2003).

Typisch sind eine scharfe Abgrenzung zur Umgebung oder ein Halo.

Wird ein Fibroadenom teilweise oder vollständig von dichtem Gewebe umgeben bzw. überlagert, kann die scharfe Grenze maskiert bzw. nicht abgrenzbar sein oder es imponiert nur eine uncharakteristische Verdichtung. Ältere Fibroadenome können durch Schrumpfungsprozesse Konturunregelmäßigkeiten oder Unschärfen zeigen. Zum Teil sind im Randbereich grobschollige Verkalkungen erkennbar, die aufgrund der Größe immer als Makrokalzifikationen zu klassifizieren sind. Differenzialdiagnostisch ist bei dem oben genannten Erscheinungsbild an eine Galaktozele, intramammäre Lymphknoten, Hämatome aber auch an das medulläre Mammakarzinom bzw. Gallertkarzinom zu denken (Heywang-Köbrunner u. Schreer 2003).

Lipome

Lipome (Abb. 6.6 a, b) sind im Mammogramm eindeutig zu identifizieren.

Sie sind glatt berandet, lassen teilweise eine dünne Kapsel mit verminderter Strahlendurchlässigkeit erkennen und sind ansonsten ebenso strahlentransparent wie das prä- und retromammäre Fettgewebe.

Invasive Karzinome

Invasive Karzinome sind in der Mammographie überaus vielgestaltig. Sie können sich entweder als umschriebene Verdichtung oder als Nest von gruppierten Mikrokalzifikationen darstellen, jedoch auch als Kombination von Verdichtungen und Mikrokalzifikationen.

Das *duktale* Mammakarzinom ist unscharf berandet und zeigt einen „Bürstensaum" mit ausgedehnten Spiculae, die sternförmig in das Fettgewebe einstrahlen. Gleichzeitig aber gibt es aufgrund der unterschiedlichen Wachstumsformen sehr differente mammographische Erscheinungsbilder. Diese Karzinome haben histologisch häufig eine ausgeprägte stromale Komponente, sodass sie zum Teil das umgebende Drüsen- oder Fettgewebe retrahieren und zu der typischen Hauteinziehung bzw. im Drüsenparenchym zum sog. Zeltphäno-

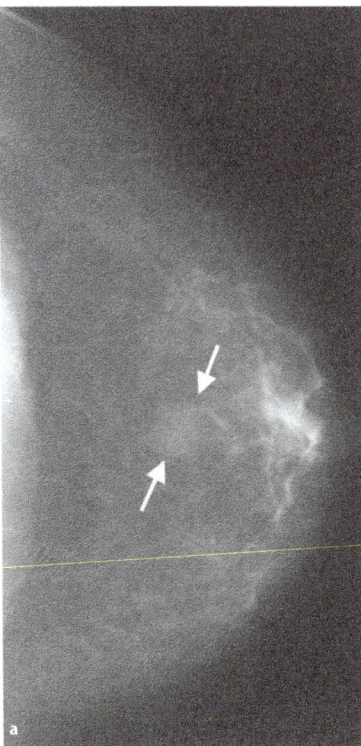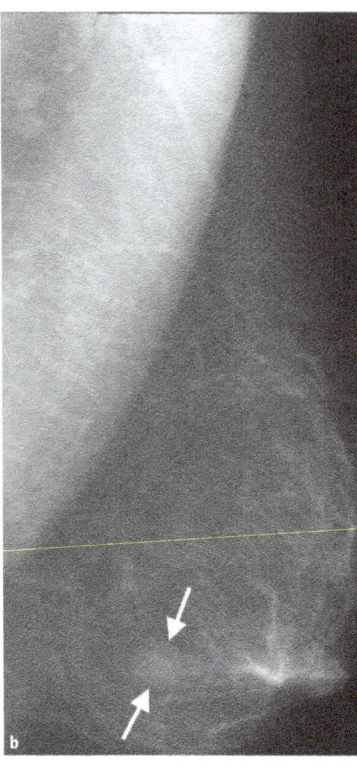

Abb. 6.6 a, b. Eine 60-jährige Patientin ohne Beschwerden. Mammographie links kranio-kaudal (**a**) und links oblique (**b**). 3 cm retromamillär gelegen, 2 cm messender rundlicher, glatt begrenzter, isodenser Herd ohne Mikrokalzifikationen (*Pfeile*). Diagnose: ACR II beidseitig, BI-RADS 2 beidseitig (Lipom linke Mamma)

men führen. Bis zu 40% der Tumoren haben Mikrokalzifikationen (Abb. 6.7 a–c).

Die Zellen des lobulären Karzinoms (Abb. 6.8 a–c) wachsen oft diffus, einzeln oder „klettenförmig" in das Stroma der Brust ein. Häufig enthalten invasive lobuläre Karzinome auch Areale mit lobulärem In-situ-Karzinom (LCIS). Das invasive *lobuläre* Karzinom bildet keinen Mikrokalk. Aufgrund des diffusen Wachstums ist es in der Mammographie häufig lediglich als Verdichtungsstruktur erkennbar.

Medulläre Karzinome (Abb. 6.9 a–c) sind typischerweise glatt begrenzt, manchmal lobuliert. Unschärfen können beim typischen medullären Mammakarzinom durch Überlagerungen mit Umgebungsgewebe entstehen oder durch entzündliche Infiltrate bedingt sein. Nicht selten treten bei großen medullären Mammakarzinomen zentrale Nekrosen auf, die auch verkalken können. Werden nicht alle Kriterien erfüllt, so wird von einem atypischen medullären Karzinom gesprochen (Heywang-Köbrunner u. Schreer 2003).

Beim atypischen *muzinösen* Mammakarzinom geht man von einem duktalen Karzinom mit muzinöser Komponente aus. Bei einem typischen muzinösen Karzinom handelt es sich dagegen um einen Herdbefund, welcher glatt begrenzt, manchmal aber auch lobuliert erscheint. Muzinöse Karzinome verkalken nur selten.

Das *papilläre* Karzinom besteht aus papillären Epithelformationen und fibrovaskulärem Stroma. Papilläre Karzinome können, aber müssen keinen Mikrokalk enthalten, welcher dann überwiegend feingranulär erscheint. Entsteht ein papilläres Karzinom innerhalb einer Zyste, so erscheint es durch die Zystenwand bedingt glatt begrenzt. Bei Durchbrechen der Zystenwand wird das Karzinom, insbesondere bei tangentialer Abbildung, als Unschärfe sichtbar.

Das *kribriforme* Karzinom ist ein gut differenzierter Tumor mit soliden Zellverbänden und typischen siebartigen Zwischenräumen wie beim duktalen In-situ-Karzinom (DCIS).

Das *tubuläre* Mammakarzinom entsteht häufig im Bereich einer radiären Narbe. Es beinhaltet hochdifferenzierte, drüsenartig angeordnete Tubuli. Häufig führt es zu sehr starker fibrotischer Reaktion mit langen Spiculae. Mikrokalzifikationen können, müssen aber nicht vorhanden sein.

Gallertkarzinome stellen sich dagegen mehr glatt und abgegrenzt dar. Typischerweise läßt sich allerdings hierbei aufgrund des invasiven Wachstums kein Halo nachweisen.

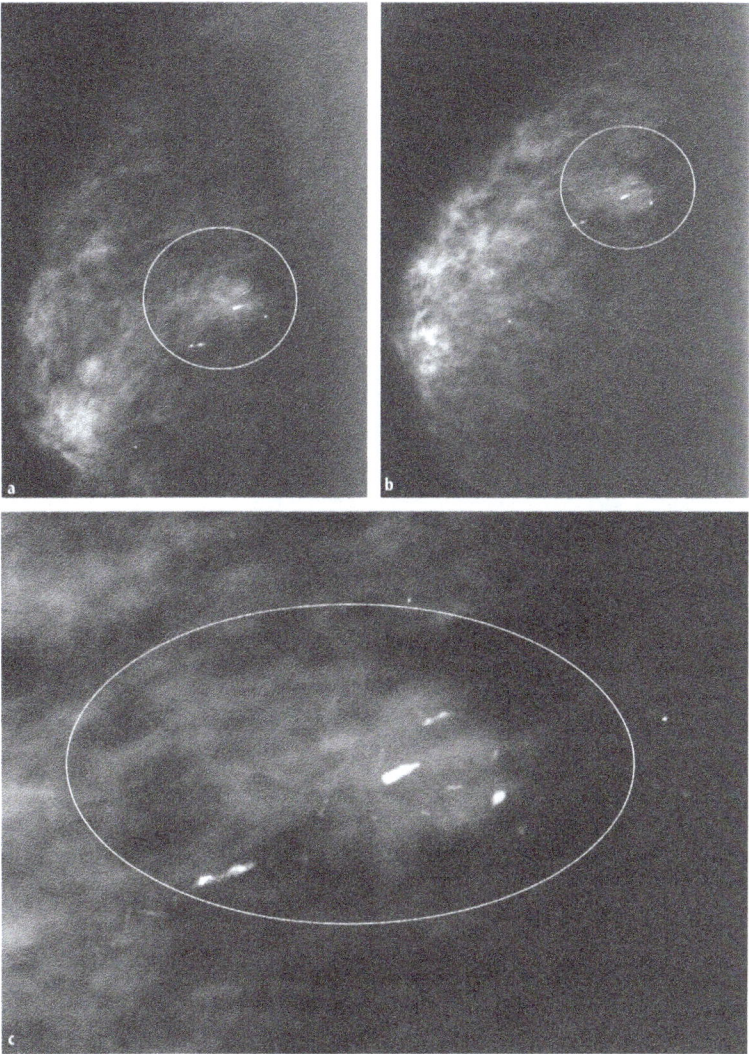

Abb. 6.7 a–c. Eine 47-jährige Patientin, tastete seit 3 Monaten eine Verdichtung im Bereich der rechten Brust. Mammographie rechts oblique (**a**) und rechts kraniokaudal (**b**) sowie 1,8fache Vergrößerung (**c**). Im Bereich der rechten Mamma, bei 10 Uhr, 4 cm von der Mamille gelegen, 1,8 cm messender, irregulärer, unscharfer, strahliger, hyperdenser Herdbefund mit pleomor-phen bis feinlinear verästelten Verkalkungen in segmentaler Anordnung. Diagnose: ACR II beidseitig, BI-RADS 5 rechts, BI-RADS 2 links. Nach histologischer Abklärung durch sonographisch gezielte Stanzbiopsie und anschließender brusterhaltender Therapie Diagnose eines duktal-invasiven Mammakarzinoms T1cN0MX mit ausgedehntem Carcinoma ductale in situ

Mikrokalzifikationen

Ca. 80% der Mikrokalzifikationen in der Mamma sind benigner Natur. Von Mikrokalzifikationen spricht man bei Kalk, der weniger als 1000 μm im Durchmesser misst, von Makrokalk ab 2 mm Größe.

Verkalkungen, denen maligne Prozesse zugrunde liegen, haben eine Größe von 400–600 μm.

Verkalkungen in der Brust müssen nach den Richtlinien der Bundesärztekammer zur Qualitätssicherung der Mammographie ab 200 μm erkennbar sein. Gute Film-Folien-Systeme lassen die Detektion ab einer Größe von 120 μm zu. Für die Analyse sind Lupe (Stärke 3 Dioptrien, Durchmesser mindestens 12 cm), ein geeigneter Schaukasten sowie Vergrößerungsaufnahmen erforderlich. Verkalkungen der Mamma finden sich sowohl bei

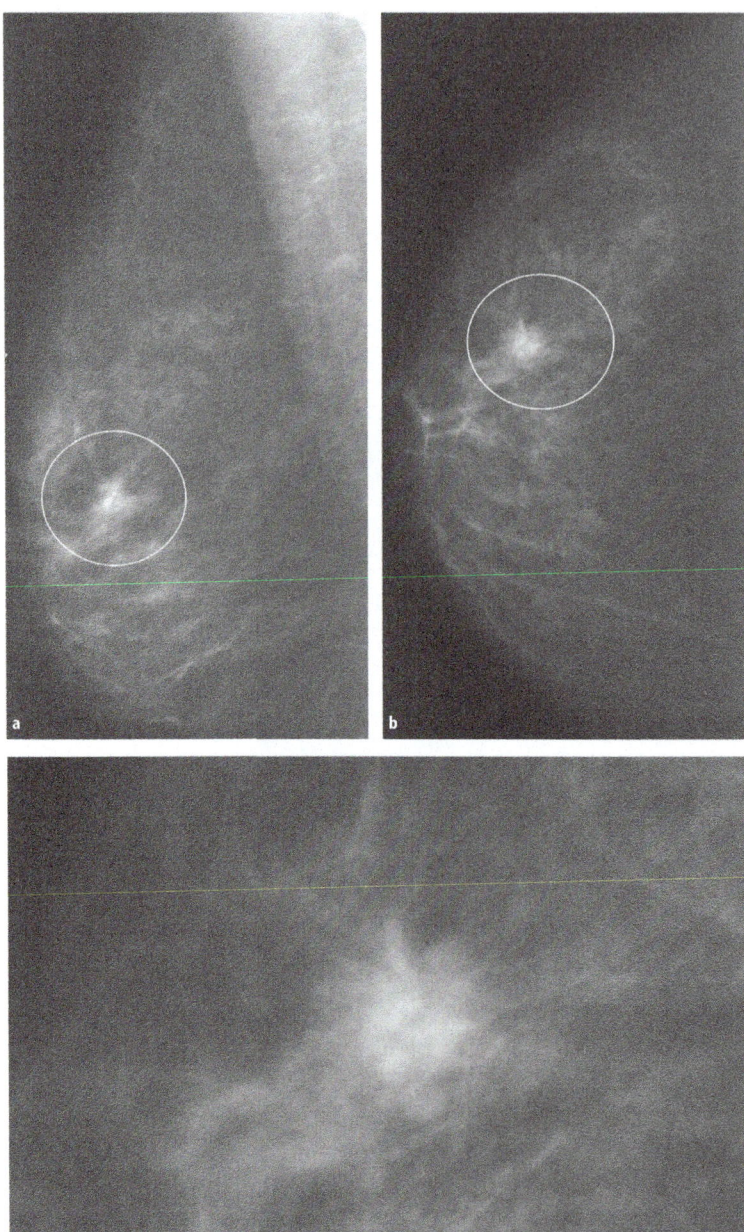

Abb. 6.8 a–c. Eine 71-jährige Patientin mit Hormonsubstitution tastete im Bereich der rechten Brust seit 3 Monaten eine Verhärtung. Mammographie rechts oblique (a), rechts kraniokaudal (b) sowie 2,5fache Vergrößerung (c). Bei 10 Uhr, 2,5 cm von der Mamille entfernt, ein 1,4 cm messender, irregulärer, unscharfer, strahliger, hyperdenser Herdbefund. Keine Mikrokalzifikationen. Diagnose: ACR II beidseitig, BI-RADS 5 rechts, BI-RADS 2 links. Nach präoperativer sonographisch gezielter Stanzbiopsie rechts erfolgte die brusterhaltende Therapie mit der Diagnose eines lobulär-invasiven Mammakarzinoms T1cN0MX

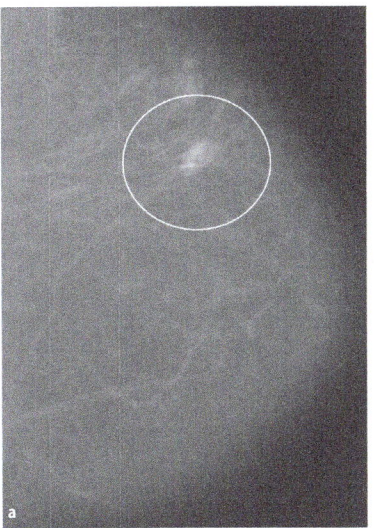 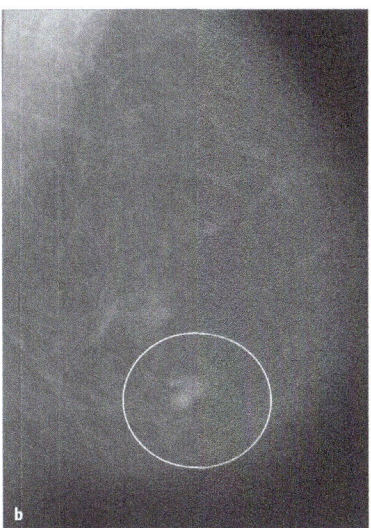

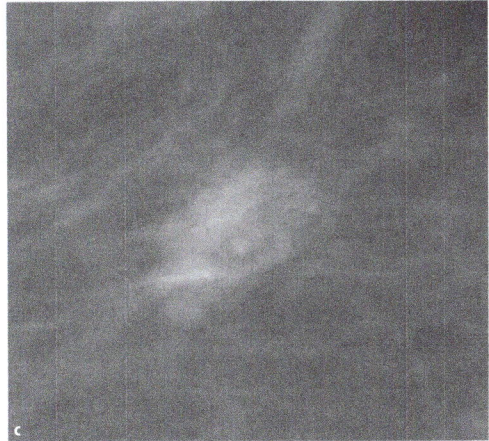

Abb. 6.9 a–c. Eine 60-jährige Patientin tastete seit 2 Monaten im Bereich der linken Mamma einen glatt begrenzten rundlichen Knoten. In der Mammographie links kraniokaudal (**a**), links oblique (**b**) und der 2,5fachen Vergrößerung (**c**) findet sich bei 4 Uhr, 4,5 cm von der Mamille entfernt, ein ovaler, glatt begrenzter, geringfügig hyperdenser Herdbefund mit einem Durchmesser von 0,8 cm. Keine Mikrokalzifikationen. Diagnose: ACR I, BI-RADS 5 links. Nach sonographisch gezielter Stanzbiopsie links erfolgte die brusterhaltende Therapie mit der Diagnose eines invasiven medullären Mammakarzinoms T1bN0MX

benignen als auch malignen Prozessen und sind für einzelne Entitäten pathognomonisch. Der Mikrokalk ist ein Produkt der zugrunde liegenden Pathologie und spiegelt damit den benignen oder malignen Prozess wieder, der zu seiner Entstehung führt.

Die Mikrokalkstrukturanalyse ist essenziell in der Differenzialdiagnose.

Bei benignen Verkalkungen handelt es sich am ehesten um Kalziumoxalat, bei Karzinomkalk um Hydroxylapatit. Als gruppierte Mikrokalzifikationen bezeichnet man eine Gruppe von 5 oder mehr Mikrokalzifikationen in 1 cm^2 (Kopans 1995).

Benigne Mikrokalzifikationen

Lobuläre Mikrokalzifikationen nehmen ihren Ausgang von azinären Strukturen, meistens von erweiterten Drüsenläppchen. Somit ist ihr Aussehen im kraniokaudalen Strahlengang meist rundlich. Sind sie gruppiert, so fällt ein „gänseblümchenähnliches" Bild auf. Da Kalkmilch sedimentiert, kann es zu einem sog. „Teetassenphänomen" kommen, wobei sich diese „Teetassen" häufiger im mediolateralen Strahlengang nachweisen lassen, was durch die Schwerkraft zu erklären ist.

Bei ausschließlicher Darstellung lobulärer Mikrokalzifikationen handelt es sich um einen benignen Prozess.

Das Vollbild dieser Kalzifikationen ist bei der sklerosierenden Adenose zu erkennen (Kreienberg et al. 2003). In ektatischen Milchgängen kann es analog zu Verkal-

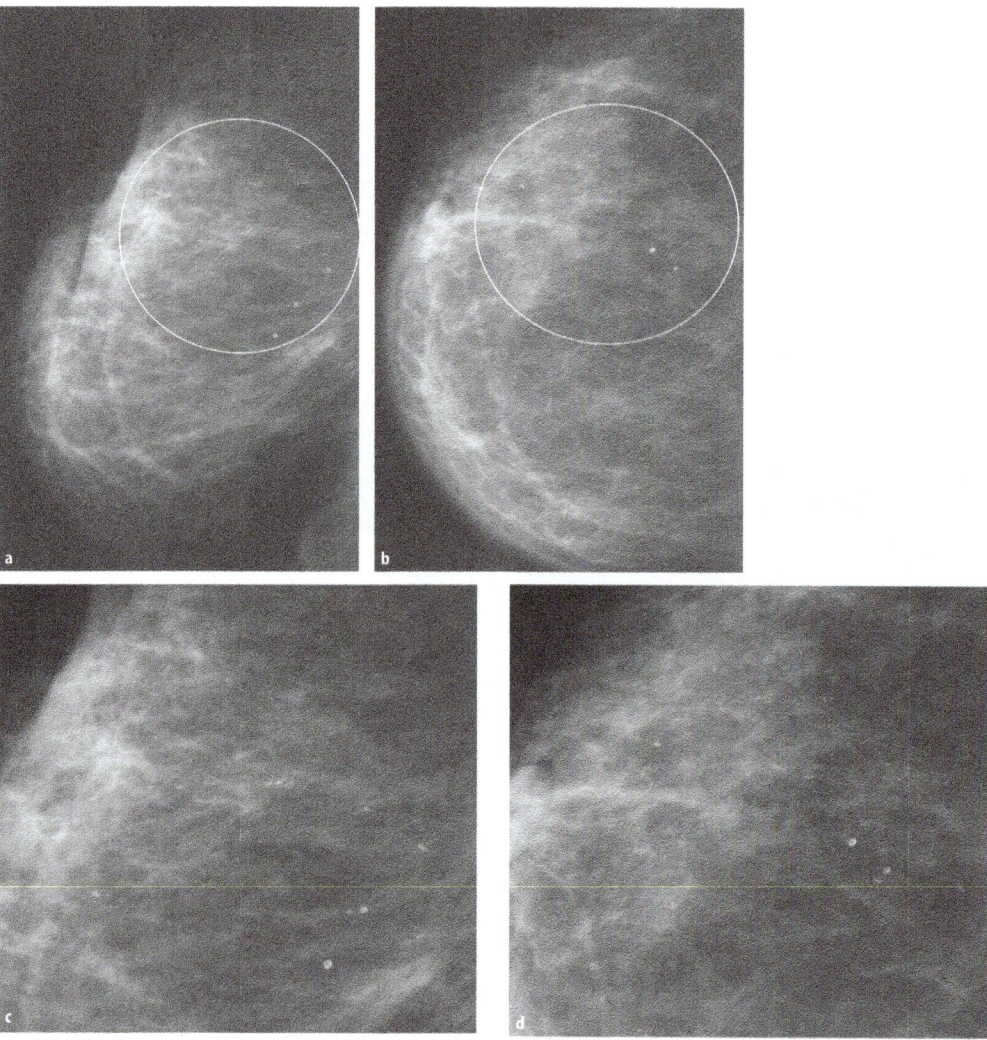

Abb. 6.10 a–d. Eine 65-jährige Patientin bei Zustand nach brusterhaltender Therapie rechte Mamma 3 Jahre zuvor (Mammakarzinom T1bN0MX). Mammographie rechts oblique (**a**), rechts kraniokaudal (**b**) und 2,5fache Vergrößerungen in beiden Ebenen (**c, d**). Es finden sich dichte Drüsenkörperanteile sowie ausgeprägte dystrophische Verkalkungen. Diagnose: ACR III rechts, BI-RADS 2 rechts (periduktaler Kalk, „Plasmazellmastitis")

kungen kommen, die tubuläre Formen annehmen. Hierbei handelt es sich entweder um peri- oder intraduktale Ablagerungen. Meistens sind diese Veränderungen größer als 0,1 mm und sollten deswegen mit intraduktalen malignen Läsionen nicht verwechselt werden. Üblicherweise sind sie, der Anatomie entsprechend, zur Mamille hin ausgerichtet. Die ausgeprägteste Form dieser intra- bzw. periduktalen Verkalkungen (Abb. 6.10 a–d) wurde früher als sog. Plasmazellmastitis bezeichnet. Andere Strukturen, wie eierschalenförmige oder Gefäß

verkalkungen, sind üblicherweise mit vorliegenden Mikrokalzifikationen nicht zu verwechseln.

Maligne Mikroverkalkungen

Maligne Mikroverkalkungen haben meistens eine Größe von weniger als 0,5 mm im Durchmesser (Kreienberg et al. 2003). Sie sind insgesamt unregelmäßig konfiguriert, zum Teil punktförmig oder länglich, rundlich bzw. vieleckig. Das Bild ähnelt dem von ausgestreuten Salzkörn

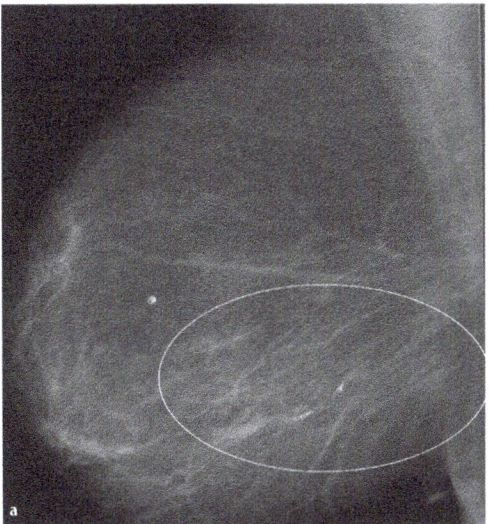
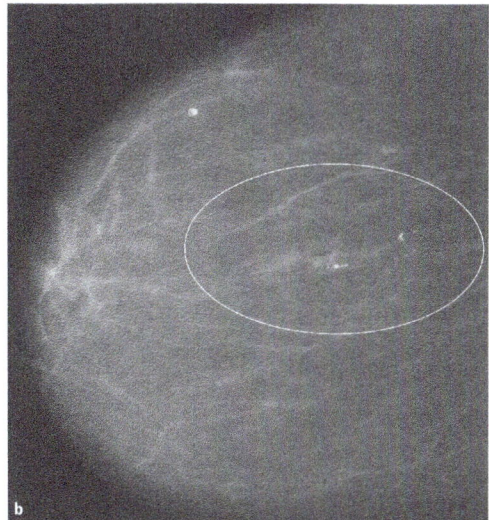
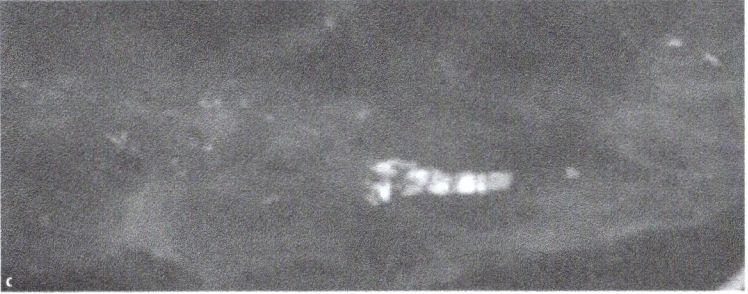

Abb. 6.11a–c. Eine 50-jährige Patientin mit Schmerzen im Bereich der rechten Brust seit 2 Monaten. Mammographie rechts oblique (**a**), rechts kraniokaudal (**b**) sowie 2,5fache Vergrößerung (**c**). Bei 6 Uhr, 4,5 cm von der Mamille entfernt, pleomorphe, feinlinear verästelte, linear/segmental angeordnete Mikrokalzifikationen mit einem Durchmesser von 4,5 cm. Diagnose: ACR I, BI-RADS 4 rechts. Nach stereotaktischer Vakuumbiopsie und der Diagnose eines duktalen In-situ-Karzinoms erfolgte die Segmentresektion ohne Axilla. Histologische Diagnose: Carcinoma ductale in situ rechts, „low grade", 3,5 cm Durchmesser

chen. Meist treten sie in einer erheblichen Anzahl auf und sind unregelmäßig und dicht gruppiert.

Als wichtiges Unterscheidungskriterium zu benignen, lobulären oder intraduktalen Verkalkungen kann festgestellt werden, dass sie auf keine anatomische Struktur projiziert werden können (Abb. 6.11a–c und 6.12a–c).

Carcinoma in situ: CLIS und DCIS

Die Detektion eines Carcinoma lobulare in situ (CLIS) ist mammographisch nur dann möglich, wenn es sich dabei um eine Verdichtung handelt, die durch eine Asymmetrie im Drüsenkörper evident wird. Die meisten CLIS entgehen jedoch der mammographischen Detektion. Ca. 65% der duktalen In-situ-Karzinome (DCIS) weisen suspekte Mikrokalzifikationen auf.

Durch die Möglichkeit, Mikrokalzifikationen nachzuweisen, ist die Mammographie das Verfahren, welches am zuverlässigsten ein duktales In-situ-Karzinom nachweisen kann.

Postoperative Veränderungen: Problematik der Rezidivdiagnostik

Die Etablierung der brusterhaltenden Therapie hat die Rezidivdiagnostik deutlich erschwert, da es einfacher ist, ein Thoraxwandrezidiv nach Ablatio mammae zu diagnostizieren als ein Rezidiv in einer voroperierten und durch Strahlentherapie veränderten Mamma. Das Follow-up der operierten Patienten erfolgt klinisch, mammographisch und sonographisch (Kreienberg et al. 2003).

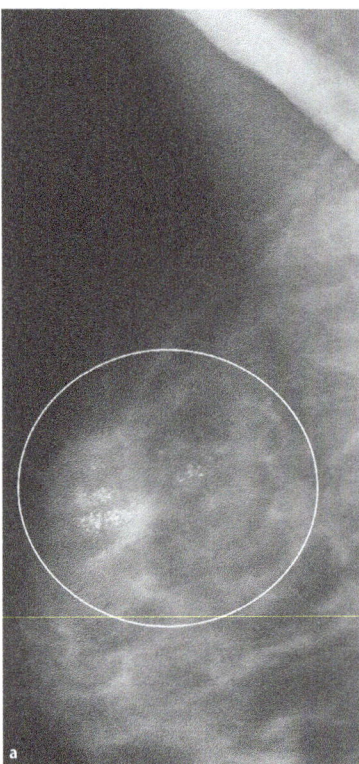
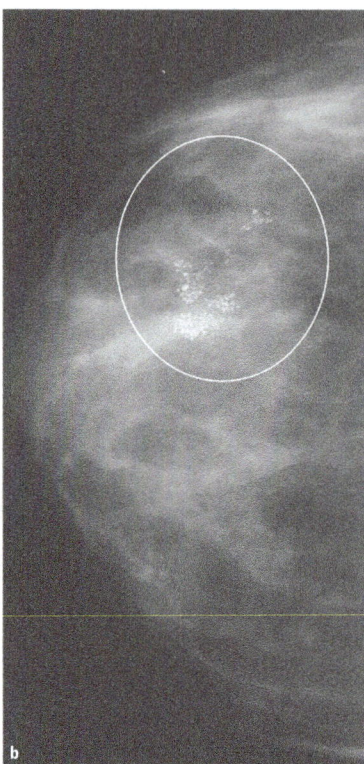
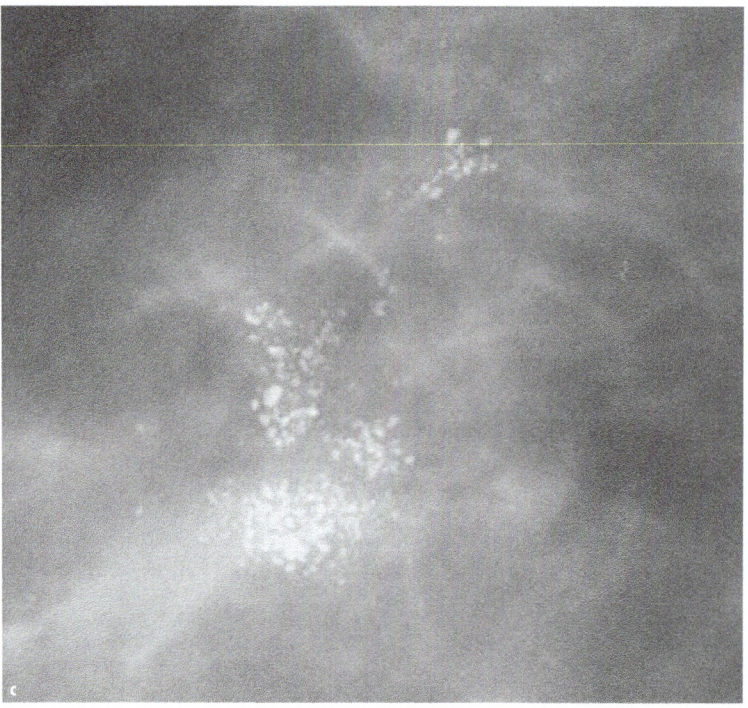

Abb. 6.12a–c. Eine 34-jährige Patientin tastete im Bereich der rechten Brust seit 6 Monaten eine Verhärtung mit einem Durchmesser von 2 cm. Mammographie rechts oblique (**a**), rechts kraniokaudal (**b**), 2,5fache Vergrößerung (**c**). Bei 10 Uhr pleomorphe bzw. heterogene, fein verästelte Verkalkungen gruppiert/segmental angeordnet mit einem Durchmesser von 4 cm. Dichte Drüsenkörperanteile. Diagnose: ACR III beidseitig, BI-RADS 4 rechts, BI-RADS 2 links. Nach sonographisch geführter Vakuumbiopsie lautet die Diagnose: Carcinoma ductale in situ. Es erfolgte aufgrund der Ausdehnung des Befundes eine einfache Mastektomie rechts mit der endgültigen Diagnose eines „high-grade" DCIS von 6 cm Durchmesser

Insbesondere im ersten postoperativen Jahr kann die diagnostische Beurteilbarkeit sowohl klinisch als auch mammographisch erschwert sein, vor allem nach vorangegangener Strahlentherapie.

Es kann zu fokalen, fleckig imponierenden Transparenzminderungen kommen, die ein Rezidiv vortäuschen können. Im zweiten postoperativen Jahr treten bei 50% der Patientinnen Kalzifikationen auf, die zum Teil suspekt imponieren (Isaacs et al. 1985).

Im Rahmen der Nachsorge ist zu differenzieren zwischen:
1. Ausschluss von Resttumorgewebe nach brusterhaltender Therapie, insbesondere bei multifokalem Karzinom und fehlenden Mikrokalzifikationen,
2. Rezidivnachweis bei dichter unveränderter Mamma,
3. erschwerter Beurteilung der Mammographie bei fehlenden Voruntersuchungen bzw. differenter Technik der Voruntersuchung,
4. diskrepanten klinischen, sonographischen und/oder mammographischen Befunden.

Bei Tumoren ohne Mikrokalzifikationen ist es postoperativ mithilfe der Mammographie nicht möglich, zu entscheiden, ob die Resektion im Gesunden erfolgt ist, da die postoperativen Veränderungen jegliches Resttumorgewebe maskieren. Lagen präoperativ Mikroverkalkungen hingegen vor, kann es sinnvoll sein, mit einer unmittelbar postoperativen Mammographie nach verbliebenem Mikrokalk zu suchen, ggf. mit der Konsequenz einer Nachresektion. Ansonsten wird eine postoperative Ausgangsmammographie üblicherweise 3–6 Monate nach Abschluss der Strahlentherapie empfohlen (Dershaw 1995).

Radiogene Veränderungen imponieren als Hautverdickung, Verdickung der Cooper-Ligamente sowie eine erhöhte Dichte des verbliebenen Drüsenparenchyms.

Diese Veränderungen sind vergleichbar mit denen, die bei Mastitis oder inflammatorischen Karzinomen gesehen werden können, sind aber mit zunehmendem Abstand zum Bestrahlungszeitpunkt rückläufig. Die Hautverdickung bildet sich nach 2–3 Jahren bei 46 bis 60% der Patientinnen komplett zurück (Dershaw 1995). Im Verlauf neu auftretende, suspekte Mikrokalzifikationen und umschriebene Verdichtungsfiguren sind hingegen dringend auf einen Rezidivtumor verdächtig. Schwierig ist die Beurteilung der Narbenregion.

Von entscheidender Bedeutung ist hier die Anfertigung der ersten Mammographie als Ausgangsbefund; jede Änderung in der Narbenkonfiguration oder -dicke im weiteren Verlauf sollte als suspekt eingestuft werden.

Sensitivität und Spezifität der Mammographie

Die Sensitivität für den Nachweis eines Karzinoms beträgt bei kompletter Involution des Fettgewebes annähernd 100%. Es ist jedoch davon auszugehen, dass insgesamt etwa 5–15% der Karzinome mammographisch nicht erkannt werden, wobei es schwierig ist, die Falschnegativrate verlässlich zu bestimmen (Baker 1982; Bird et al. 1992; Samuels et al. 1992).

Die Gründe für entgangene Karzinome (Bird et al. 1992; Bird u. McLelland 1986) liegen in:
1. mangelnder Qualifizierung des Gutachters,
2. ungenügender Röntgentechnik,
3. methodisch inhärenten Gründen (z. B. mammographisch dichter Drüsenkörper, grobfleckige Mastopathie etc.) sowie
4. den Eigenheiten des Tumors selbst, z. B. Größe und Ausbreitungsmuster.

Aus den beiden letztgenannten Gründen ergibt sich, dass auch bei weiterer Optimierung der mammographischen Diagnostik Karzinome dem Nachweis entgehen werden, die sich von ihrer Umgebung nicht abheben. Hinzu kommt, dass die Spezifität der Röntgenmammographie begrenzt ist.

Mammographiescreening

Ein Screening ist gerechtfertigt, wenn eine Erkrankung einerseits ein verbreitetes gesundheitliches Problem darstellt, d. h. mit hoher Prävalenz auftritt, und zugleich bei ihrem frühen Nachweis eine effiziente Therapie verfügbar ist, die eine statistisch signifikante Verbesserung der Prognose mit sich bringt. Beides trifft für das Mammakarzinom zu (Beckmann et al. 2001; Schulz-Wendtland et al. 2001a).

Von den diagnostischen Verfahren ist die Mammographie die Methode der Wahl zur Erkennung präinvasiver Vorstufen und kleiner präklinischer Mammakarzinome.

Auch wenn wie oben erwähnt die tatsächliche Treffsicherheit bei Tumoren < 1 cm nicht überschätzt werden sollte (Friedrich 1993), so beträgt doch der schon in frühen Screeningprojekten nachgewiesene Anteil diagnostizierter T1-Tumoren bzw. „minimal cancer" bis zu 55% (Andersson et al. 1988; Costlow 1986; Frisell et al. 1986; Shapiro et al. 1998; Strax 1976; Thomas et al. 1984). Dass dabei die Häufigkeit befallener Lymphknoten von 50% bei klinisch symptomatischen Patienten auf z. T. unter 20% durch das Screening gesenkt werden kann, legt die Bezeichnung „Früherkennung" nahe. Die statistisch nachgewiesene Reduktion der Mortalität zeigen für Frauen über 50 Jahre die HIP-Studie (40%; Shapiro et al. 1998) und für Frauen zwischen 40 und 74 Jahre die Östergötland-Studie (31%; Fagerberg et al. 1985). Eine Metaanalyse (HIP-, Malmö-, Kopparberg-,

Östergötland-, Edinburgh-, Stockholm- und Göteborg-Studie) zeigt eine Mortalitätsreduktion für Frauen zwischen 40 und 49 Jahre um bis zu 22% (Feig 1996). Eine weitere Verringerung der Mortalität wäre sicher durch die Senkung der Rate an Intervallkarzinomen erreichbar. Das 2-jährige Screeningintervall hat bei allen großen Mammographiescreeningstudien Eingang gefunden (Michaelson et al. 1999; Tabar et al. 1999). Die Weiterentwicklung der Mammographietechnik sowie die generelle Einhaltung der europäischen Qualitätsrichtlinien könnten darüber hinaus zu einer weiteren Senkung der Mortalität beitragen.

Eine Metaanalyse von Götzsche u. Olsen (2000), welche die Diskussion bezüglich eines Mammographiescreenings erneut entfachte (de Koning 2000), kritisierte in den bisherigen Screeningstudien angeblich suboptimale Randomisierungsmethoden, eine fehlende Definition der Endpunktanalyse und den Ausschluss nach Randomisierung. Zudem wurde auf grundlegende statistische Ungleichheiten in sechs von acht Studien und Inkonsistenzen in der Anzahl der randomisierten Frauen in vier Studien hingewiesen.

In der Folge jedoch deuteten auch zwei weitere Studien auf einen positiven Effekt des Screenings hin (Blanks et al. 2000; LETB 2000). In der publizierten niederländischen Mammographiestudie ergab sich in der Altersgruppe von 50–59 Jahren eine Senkung der Mortalität um 16% und in der Gruppe von 60–69 Jahren um 20%. Die englische Studie ergab eine absolute Reduktion der Mortalität von 6%. Schließlich hat die Tagung der International Agency for Research on Cancer (IARC) der World Health Organisation (WHO) vom 05.–12. März 2002 in Lyon, an welcher 24 Experten aus 11 Ländern teilnahmen, den Konsens

„In der Altersgruppe von 50–69 Jahren ist durch ein ausschließliches Mammographiescreening mit einer Reduktion der Mortalität um 35% zu rechnen"

formuliert und somit die Kritik an einem Mammographiescreening verworfen.

6.6.2 Sonographie

Die einzige anerkannte Indikation zur Sonographie war lange Zeit die Unterscheidung der Zysten von soliden Tumoren. Erst seitdem hochauflösende Systeme mit einer Sendefrequenz von 7 MHz oder höher verfügbar sind, gewinnt die Sonographie zunehmend an Bedeutung in der Differenzialdiagnose solider Herdbefunde.

Generell erfolgt die Sonographie als Ergänzung zur klinischen Mammographie.

Grundlagen

Die Richtlinien der kassenärztlichen Vereinigungen schreiben eine Frequenz von mindestens 5 MHz und eine Baulänge des Schallkopfes von mindestens 5 cm vor. Eine große Baulänge ist vorteilhaft, damit der Untersucher auch eine sehr voluminöse Brust systematisch untersuchen kann. Leider sind viele Schallköpfe mit Frequenzen von 7 MHz oder mehr, die zunächst eine erhebliche Verbesserung der Bildqualität erbracht haben, schmaler ausgelegt. Eine lückenlose Untersuchung einer großen Brust ist hiermit u. U. mühsam oder kaum möglich. Diesem Problem haben inzwischen mehrere Hersteller Rechnung getragen; sie bieten hochfrequente (bis 13 MHz) Schallsonden mit mehr als 5 cm Baulänge an.

Der Drüsenkörper liegt den Mm. pectorales major et minor auf (Abb. 6.13). Zwischen den Drüsenläppchen befindet sich Fettgewebe unterschiedlichen Ausmaßes.

Das Drüsengewebe ist gewöhnlich echodicht, das Fettgewebe echoarm.

Beide sind mit dem Schallkopf komprimierbar. Dies ist eine wichtige Hilfe zur Unterscheidung von derben Karzinomen vom weichen, echoarmen Fettgewebe. Das Drüsenparenchym bildet keinen kompakten Drüsenkörper, sondern ist läppchenweise im Fettgewebe eingebettet. Zusätzlich finden sich Inseln von Fettgewebe im Drüsenkörper eingestreut. Bei jungen Frauen überwiegt zunächst das echodichte Drüsenparenchym. Mit zunehmendem Alter und vor allem nach den Wechseljahren wird es zunehmend durch das in der Sonographie echoarme Fettgewebe ersetzt. Die Mm. pectorales sind als echoarme, streifige Gebilde unter der Drüse erkennbar. Parasternal sind sie nur wenige Millimeter dick und heben sich kaum ab. Hier erkennt man in der Tiefe die Rippenknorpel. Wenn sie noch nicht verknöchert sind, sind sie echoarm bis echoleer und im Querschnitt oval.

Milchgänge sind mamillennah manchmal als schmale, tubuläre Strukturen von 1–2 mm Dicke erkennbar, die radiär auf die Brustwarze zuziehen. Ihre Dicke ist sehr variabel und kann bei stillenden Frauen erheblich sein. Bei jüngeren Frauen findet man häufig die Brustdrüse mit geschlängelt verlaufenden Strukturen durchsetzt, die sich vom echodichten Drüsenkörper echoarm abheben. Hier handelt es sich nicht um die Milchgänge selbst, sondern um das direkt angrenzende Bindegewebe („periduktale Fibrose").

Zysten

Blande Zysten sind gutartige Befunde, die weder eine weitere Abklärung noch eine Therapie benötigen.

Die Sonomorphologie einer Zyste in der Mamma wird durch die klassischen Zystenkriterien beschrieben:

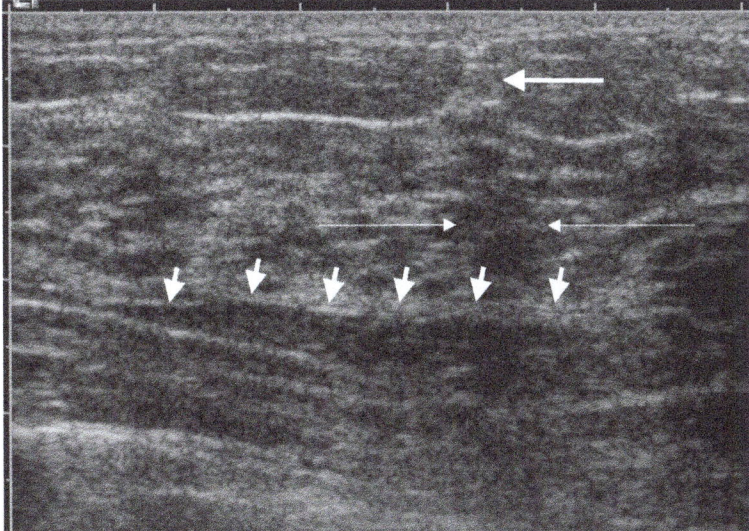

Abb. 6.13. Normaler Drüsen-körper bei einer 25-jährigen Frau. Im distalen Schallfeld sind die Mm. pectorales er-kennbar (*kurze Pfeile*). Schallkopfnah liegt ein Co-oper-Ligament (*Pfeil*), wel-ches einen schmalen distalen Schallschatten verursacht (*dünne Pfeile*). Linearschall-kopf, 8 MHz

- Echofreiheit,
- Rückwandecho (seltener Eintrittsecho),
- dorsale Schallverstärkung,
- laterales Schattenzeichen,
- glatte, scharfe Begrenzung und
- keine solide Kapsel.

Es kommt vor, dass einzelne Zeichen fehlen können, bei kleineren Befunden beispielsweise oft die dorsale Schall-verstärkung und das laterale Schattenzeichen. Bei einge-dicktem Inhalt sind Echos im Inneren der Zyste nach-weisbar. Unklare Befunde sollten in jedem Fall nach drei Monaten kontrolliert werden. Der Inhalt kann auch unter sonographischer Führung aspiriert und zytolo-gisch untersucht werden. Ähnlich wie Zysten stellen sich Hämatome oder gut abgekapselte Abszesse dar; mit-unter ist die Wand nicht ganz so glatt.

Solide Herdbefunde
Die Beurteilung solider Herdbefunde erfolgt in der Re-gel in Kenntnis der Mammographie. Wichtige sonogra-phische Kriterien sind Form, Begrenzung, Echostruktur, Schallverstärkung oder -abschwächung, Elastizität, Be-weglichkeit, räumliche Ausrichtung sowie die Destrukti-on oder Verlagerung der normalen Gewebestrukturen (Tabelle 6.21).

Fibroadenome
Typischerweise sind diese glatt begrenzt, evtl. gelappt, haben eine homogene Binnenstruktur und zeigen eine dorsale Schallverstärkung sowie ein laterales Schatten-

Tabelle 6.21. Kriterien zur Beurteilung solider Herdbefunde in der Mamma

Kriterium	Hinweis für	
	Benignität	Malignität
Form	Rund oder oval	Irregulär, gezackt
Begrenzung	Glatt, scharf, Kapsel	Unscharf, breiter, echodichter Rand-saum
Attenuation	Dorsale Schallverstär-kung	Dorsaler Schall-schatten
Refraktion	Laterales Schattenzei-chen beidseitig	Kein laterales Schattenzeichen
Beweglichkeit	Frei im Gewebe beweglich	Im Gewebe fixiert
Elastizität	Mit dem Schallkopf komprimierbar	Derb, starr
Verhältnis zur Umgebung	Verlagert das umgebende Binde- und Drüsen-gewebe	Unterbricht Drü-sen- oder Binde-gewebsstrukturen
Ausrichtung	Eher horizontal (parallel zur Haut)	Eher vertikal

zeichen (Abb. 6.14, 6.15). Bei Tumoren von mehr als 1 cm Durchmesser kann man überprüfen, ob sie sich mit dem Schallkopf komprimieren lassen: 50% der Fib-roadenome sind weich und geben unter dem Druck des Schallkopfes nach.

Oft ähnelt die Struktur von Fibroadenomen der des Fettgewebes, sodass sie leicht zu übersehen sind.

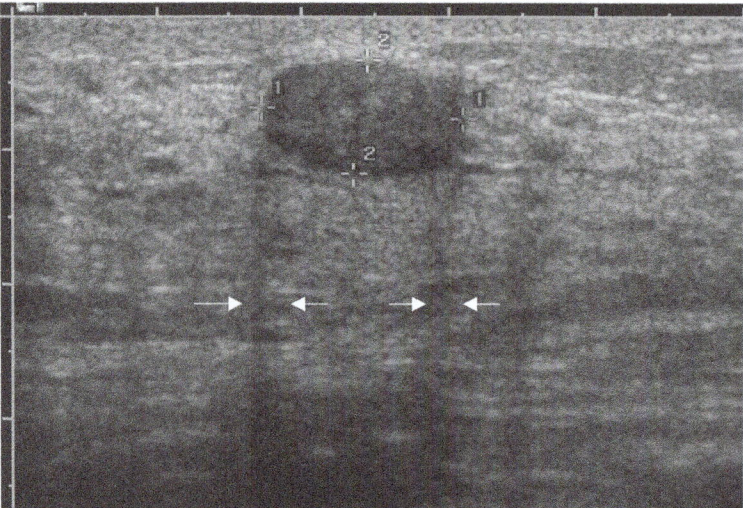

Abb. 6.14. Fibroadenom. Glatt begrenzte ovale Raumforderung mit horizontal ausgerichteter Längsachse und zartem lateralen Schattenzeichen (*Pfeile*). Linearschallkopf, 8 MHz

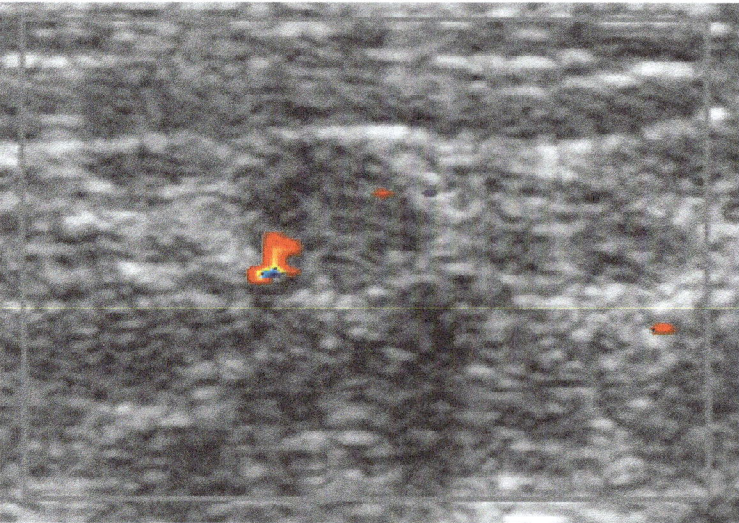

Abb. 6.15. Kleines Fibroadenom mit einem solitären zarten Gefäß an der Dorsalfläche. Linearschallkopf, 7 MHz

Ein nach diesen Kriterien typisches Fibroadenom kann ggf. ohne Biopsie beobachtet werden, wenn nicht andere Faktoren dagegen sprechen (z. B. familiäre Belastung, Angst vor Krebs).

Karzinome

Karzinome können einen klar umschriebenen Tumor bilden und damit Fibroadenomen ähnlich sehen (insbesondere medulläre oder muzinöse Karzinome). Die häufigeren infiltrativ oder gar diffus wachsenden Tumoren sind mit dem Ultraschall schwerer darzustellen.

Die Echostruktur eines Tumors hängt von seinem feingeweblichen Aufbau ab (Tabelle 6.22).

Ähnlich wie in der Mammographie entspricht der Befund nicht allein dem Tumor, sondern zu einem großen Teil der lokalen Reaktion auf den Tumor. Die lokale Infiltration in die Umgebung wird oft als echodichter Randsaum sichtbar. Neben den teilweise nur in schmalen Straßen angeordneten Tumorzellen hat eine ausgeprägte bindegewebliche Reaktion stattgefunden.

Die meisten Karzinome sind unscharf bzw. unregelmäßig begrenzt (Abb. 6.16). Das Zentrum ist oft fibro-

Tabelle 6.22. Morphologischer Aufbau und Sonomorphologie bei Mammakarzinomen. (Nach Teubner 1997; Teubner et al. 1993)

Histopathologie	Sonomorphologie
Medulläre oder muzinöse Karzinome	Echoarm
Nekrose (selten)	Echofrei
Infiltrative Randzone	Echodichter Randsaum
Fibrohyalinotische Anteile (meist zentral)	Echoarm bis echofrei
Generell infiltrierender Tumor (ohne soliden Anteil mit nur Tumor)	Echodichtes Areal; dieses hebt sich vom Drüsenparenchym u. U. nicht ab
Intraduktale Tumorausläufer	Dilatierte, mit Gewebe gefüllte Milchgänge (nur dilatierte Gänge darstellbar, mit hochauflösenden Sonden)
Intraduktaler Mikrokalk	Meist nicht darstellbar
Verkalkungen in größeren, infiltrierenden Tumoren	Echodichte Einschlüsse

hyalinotisch umgewandelt und erscheint im Ultraschall echoarm. Die eigentliche aktive Infiltrationszone schließt sich in der Peripherie an und ist oft auf den ersten Blick nicht zu erkennen, weil hier nur schmale Tumorausläufer im normalen Gewebe liegen. Bei manchen Tumoren ist die Infiltrationszone als breiter, echodichter Randsaum sichtbar. Hier liegt häufig eine begleitende bindegewebige Reaktion vor. Wenn das fibrohyalinotische Zentrum fehlt und nur infiltrierende Tumorareale vorliegen, resultiert ein echodichter Befund.

Die Ausdehnung des Tumors wird mit der Sonographie fast immer unterschätzt, weil sowohl feine intraduktale Ausläufer als auch infiltrierende Ausläufer der Darstellung entgehen (Yarnold et al. 1986).

Neben dem Herdbefund ist ein zentraler Schallschatten ein häufiges Zeichen. Er entsteht durch die starke Schallabsorption im Tumor – anders als z. B. bei einer Verkalkung nicht durch Reflexion. Dies erklärt, warum ein echoarmer Herd einen Schallschatten verursacht. Nicht selten fällt dem Untersucher erst der Schallschatten auf und erst bei genauerer Untersuchung der Herd selbst. Bei der Deutung des Befundes ist Vorsicht geboten, da Schallschatten auch bei gesunden Frauen häufig im Bild nachweisbar sind, meist verursacht durch senkrecht verlaufende Bindegewebszüge, z. B. durch Cooper-Ligamente (Abb. 6.13).

Karzinome sind im Unterschied zu Fibroadenomen i. d. R. derb. Dies lässt sich überprüfen, indem man mit dem Schallkopf aufdrückt oder (bei größeren Befunden) den Tumor mit zwei Fingern unter sonographischer Sicht komprimiert.

Bei jedem Tumor ist darauf zu achten, wie er sich in die vorgegebene Anatomie (Drüsenkörper, Septen) einfügt. Sind die umgebenden Strukturen zum Tumor hin gerafft oder brechen an seinem Rand ab, ist dies verdächtig.

Gutartige Läsionen zerstören nicht ihre Umgebung.

Eine Fixierung des Tumors am M. pectoralis major oder an der Haut ist in jedem Fall suspekt und weist auf ein fortgeschrittenes Stadium hin.

Auch die Lage des Tumors schließlich hilft bei der Beurteilung. Liegen benigne Raumforderungen meist waagerecht im Parenchym, d. h. parallel zur Hautoberfläche, verläuft die Längsachse einer malignen Läsion oft senkrecht („Pfahl im Fleisch").

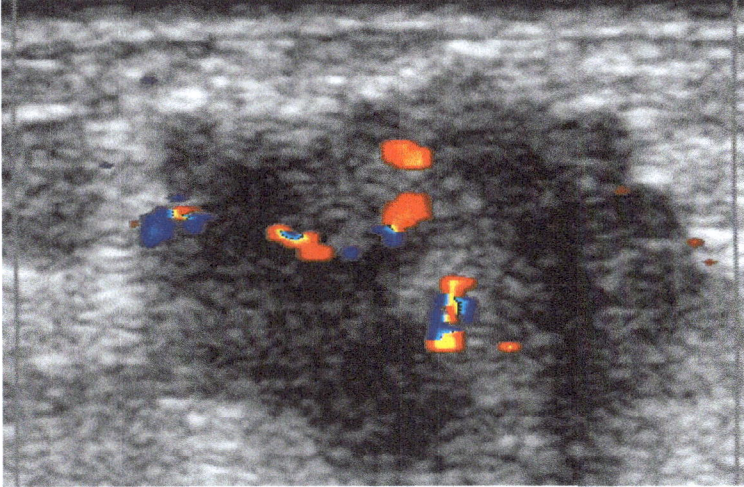

Abb. 6.16. Mammakarzinom. Irregulär begrenzter Tumor. Doppler-sonographisch Nachweis multipler Gefäße. Linearschallkopf, 7 MHz

Operationsfolgen

Postoperative Veränderungen (vor allem nach bruster-haltenden Eingriffen bei Mammakarzinom) können fast jede Veränderung bewirken.

Fettgewebsnekrosen können als kleine, unscharf begrenzte Herde imponieren, Narben im einfachen Fall als langgestreckte, schmale Stränge mit ausgeprägtem Schallschatten – ohne erkennbaren Herdbefund. Gelegentlich aber sind die Veränderungen eher herdförmig und können einen Tumor bzw. ein Rezidiv vortäuschen. Mammographisch sind die Befunde oft ähnlich vieldeutig (Herdbefunde, sternförmige Verdichtungen). Die Magnetresonanzmammographie kann zur besseren Unterscheidung beitragen (s. Abschn. 6.6.3). Im Zweifelsfall aber muss eine Stanzbiopsie erfolgen, besonders wenn keine Voraufnahmen für eine Beurteilung des Verlaufs verfügbar sind.

Probleme der Früherkennung

Angestrebt wird, einen intraduktalen Tumor möglichst im In-situ-Stadium bzw. infiltrierende Karzinome bei einer Größe von unter 1 cm zu entdecken. Ein In-situ-Karzinom ist in der Mammographie vor allem anhand des Mikrokalks und sonographisch meist überhaupt nicht zu erkennen. Wer erlebt hat, wie schwer es sein kann, auch in Kenntnis des mammographischen Befundes einen kleinen Tumor im Ultraschall zu lokalisieren, wird ermessen können, dass bei der (nicht gezielten) Untersuchung ein kleiner Tumor rasch übersehen wird.

Neben dem Einsatz zur Abklärung palpatorisch oder mammographisch unklarer Befunde bleibt der *alleinige* Einsatz der Sonographie wenigen Ausnahmeindikationen vorbehalten: röntgendichte Brust, Strahlenangst, ggf. Schwangerschaft, junge Patientinnen mit geringem Risiko etc.

Probleme der Differenzialdiagnose

Trotz sorgfältiger Analyse gibt es sowohl für die Sonographie als auch für die Mammographie schwierige diagnostische Konstellationen. Ein Fibroadenom mit Verkalkungen z.B. kann wegen eines zentralen Schallschattens als Karzinom fehlgedeutet werden.

Die Schärfe und Regelmäßigkeit der Begrenzung eines Herdbefundes ist vermutlich das wichtigste Kriterium zur Unterscheidung benigner von malignen Tumoren.

Allerdings wurde diesbezüglich die Leistungsfähigkeit der Sonographie in den vergangenen Jahren vermutlich überschätzt (Stavros et al. 1995). Inwieweit differenzialdiagnostische Aussagen aufgrund der Sonomorphologie möglich sind, dürfte nicht zuletzt von der Bauart und

der Sendefrequenz der verwendeten Sonde abhängen. Nach Auffassung von Kritikern vor allem im angloamerikanischen Raum sollte die Sonographie zur Beurteilung solider Herdbefunde nicht herangezogen werden, weil sie lediglich vor der ohnehin erforderlichen Biopsie „zwischengeschaltet" sei (Kopans 1998). Da wird sicher das Kind mit dem Bad ausgeschüttet. So ist einmal die Qualität eines heute häufig verfügbaren, hochauflösenden Ultraschallgerätes höher als seinerzeit. Außerdem muss berücksichtigt werden, dass die Sonographie in den USA i.d.R. als Auftragsleistung in einer externen Abteilung vorgenommen und oft vom medizinisch-technischen Personal nach einem standardisierten Schema durchgeführt und dokumentiert wird. Die Befundung durch den Arzt erfolgt häufig lediglich anhand der vorgelegten Bilder, nicht aber wie in Deutschland als Bestandteil der persönlich durchgeführten Untersuchung. Löst man die Sonographie dergestalt aus dem klinischen Zusammenhang heraus, ist ihre Aussagkraft in der Tat mit Vorsicht zu bewerten: Karzinome können – wenn auch selten – homogen strukturiert und glatt begrenzt sein und damit Fibroadenome imitieren. Dies betrifft vor allem medulläre und muzinöse Karzinome. Aus diesem Grund werden erfahrungsgemäß auch benigne erscheinende Befunde häufig biopsiert.

Andere Erkrankungen der Brust

Die *Mastopathie* stellt insofern ein Problem dar, als dass das mit Zysten, dilatierten Milchgängen und periduktalen Bindegewebsproliferationen durchsetzte Drüsenparenchym sehr inhomogen sein kann. So gestaltet sich sowohl die Suche nach Herdbefunden als auch deren Differenzialdiagnose mitunter als außerordentlich schwierig. Mastopathische Herde, die sklerosierende duktale Hyperplasie, radiäre Narben etc. zeigen sich in der Sonographie oft als umschriebene Herde, teilweise mit Schallschatten, die uncharakteristisch sind und auch Karzinomen ähneln können. Im Zweifelsfall muss auch hier eine sonographische Verlaufskontrolle oder eine Biopsie erfolgen.

Mastitiden und Abszesse imponieren im Ultraschall oft wie große, teilweise nekrotisch einschmelzende Karzinome. Richtungsweisend ist hier die klinische Symptomatik mit Schmerzen, Hautrötung und Fieber. Der Befund muss sich nach konservativer Therapie und ggf. Drainage zurückbilden. Tut er dies nicht, sollte bioptisch ein inflammatorisches Karzinom ausgeschlossen werden.

Manifestationen von *Non-Hodgkin-Lymphomen* in der Brust sind schmerzlose, rasch wachsende, derbe Knoten, die im Ultraschall meist unscharf echoarm, seltener wie ein Fibroadenom aussehen. In der Regel wird allein schon aufgrund des raschen Wachstums eine Biopsie erfolgen, die zur Diagnose führt (Liberman et al. 1994b).

Metastasen in der Brust kommen z.B. bei Karzinomen der Gegenseite vor. Die Echomorphologie ist variabel. Nicht selten handelt es sich um glatt begrenzte, echodichte Herde, die sich nur bei spärlichem Drüsenparenchym stark abheben. Die Sicherung der Diagnose ist mit der Biopsie möglich.

Doppler-Sonographie

Tumorgefäße zeichnen sich durch eine Vielzahl struktureller und funktioneller Eigenheiten aus, die sie von Gefäßen im normalen Gewebe unterscheiden. Der Grad der Vaskularisation eines Tumors wirkt sich auf seine Aggressivität ebenso aus wie auf seine Chemo- und Strahlensensibilität (Weidner et al. 1991; Folkman 1995; Vaupel 1994). Eine Erfassung der Tumorvaskularisation mit bildgebenden Verfahren bietet einen Angriffspunkt nicht nur zur Differenzialdiagnose, sondern möglicherweise auch zum Therapiemonitoring.

Im Rahmen der Routine erfolgt die Darstellung der Tumorvaskularisation am häufigsten mit der Magnetresonanztomographie, i. d. R. zur Unterstützung differenzialdiagnostischer Beurteilungen. Die Doppler-Sonographie (Abb. 6.15, 6.16) nimmt in vieler Hinsicht eine Sonderstellung ein: Sie ist vergleichsweise kostengünstig, breit verfügbar und nicht invasiv.

Vor allem aber ist sie derzeit das einzige Verfahren, das ein rein intravasales Signal erfasst.

Die Kontrastmittel, die bei allen anderen Verfahren verwendet werden und deren Verteilung Grundlage der Beurteilung ist, haben einen intravasalen und interstitiellen Verteilungsraum.

Aufgrund der Eigenheiten von Tumorgefäßen ergeben sich auch hämodynamische, Doppler-sonographisch messbare Veränderungen. Die bisherigen Erfahrungen mit der Doppler-Sonographie von Tumoren haben aber gezeigt, dass eine quantitative und reproduzierbare Charakterisierung der Befunde aufgrund der großen Komplexität der Vaskularisation methodisch außerordentlich schwierig ist (Delorme 1998 a,b).

Übereinstimmend finden sich höhere Flussgeschwindigkeiten bzw. Doppler-Shifts in Karzinomen als in benignen Läsionen (Britton u. Coulden 1990; Burns et al. 1982; Cosgrove et al. 1990, 1993; Delorme et al. 1993, 1998; Delorme u. Huber 1998; Delorme 1993; Dixon et al. 1992; Huber et al. 1994; Jellins 1988; Madjar et al. 1997; Madjar 1994, 1997). Dabei muss man davon ausgehen, dass in ca. 10% der Karzinome keine oder nur wenige Gefäße Doppler-sonographisch nachweisbar sind. Widerstands- und Pulsatilitätsindizes leisten hingegen keinen Beitrag zur Differenzialdiagnose. Obwohl in der Literatur eine große Zahl von Studien zur Doppler-Sonographie von Mammatumoren zu finden ist, gibt es bis heute keine Untersuchung, die den diagnostischen Wert dieser Untersuchungsmethode prospektiv belegt.

Das größte Problem der Doppler-Sonographie bei der Beurteilung von Tumoren bleibt ihre beschränkte Sensitivität gegenüber langsamen und kleinvolumigen Flüssen.

Eine deutliche Verbesserung der Sensitivität haben die seit einigen Jahren zugelassenen intravenösen Echosignalverstärker erbracht. Hierbei handelt es sich um kapillargängige Luft- oder gasgefüllte Mikrobläschen (die gesamte, injizierte Menge an Gas oder Luft beträgt nur wenige Mikroliter), welche die Reflexivität des Blutes um ca. 20–30 dB erhöhen. Die Mikrobläschen lassen sich z.B. durch Adsorption an der Oberfläche von Galaktosepartikeln erzeugen, die in Wasser suspendiert werden (Schlief u. Bauer 1996). Bei anderen Präparaten wird eine geringe Menge eines Perfluorkarbons intravenös injiziert, welches aufgrund seines niedrigen Siedepunkts intravasal kleinste Gasbläschen bildet (Mattrey u. Steinbach 1991). Gleichwohl ist auch mithilfe dieser Substanzen eine Erfassung des kapillären Blutflusses nicht möglich. Nach eigenen Untersuchungen liegt die untere Nachweisgrenze für Gefäße auch im Nahbereich, unter Verwendung hochauflösender Schallsonden, bei ca. 50–100 µm (Delorme 1998; Delorme et al. 1999). Insgesamt ist ein wirklich quantitativer Zusammenhang zwischen Doppler-Befund und intratumoralem Blutvolumen bzw. Blutfluss allenfalls hypothetisch (Lagalla et al. 1994). Unbestritten ist aber, dass mithilfe von Doppler-Signalverstärkern ein verwertbares Doppler-Signal bei einem Teil auch jener Tumoren ableiten lässt, bei denen in Nativtechnik keine Gefäße nachweisbar sind. Außerdem scheint vorläufigen Berichten zufolge der zeitliche Verlauf der Zu- und Abnahme des Signals bei malignen und benignen Läsionen der Brust verschieden zu sein (Kedar et al. 1996). Eine Objektivierung dieser Befunde ist aber angesichts der Probleme einer rein visuellen Abschätzung nur durch implementierte intensimetrische Verfahren oder mithilfe computergestützter Bildanalysemethoden möglich (Huber et al. 1998).

Verbesserungen der Sensitivität für langsamen Blutfluss werden vor allem durch „Harmonic Imaging" erzielt, welches die nichtlinearen Rückstreueigenschaften intravenös injizierter Ultraschallkontrastmittel nutzt (Burns et al. 1994; Forsberg et al. 1996; Schrope u. Newhouse 1993).

Mit heute zugelassenen Ultraschallkontrastmitteln – teils auf Galaktose-, teils auf Schwefelhexafluoridbasis – können das intratumorale relative Blutvolumen als auch kapilläre Strömungsgeschwindigkeit und Perfusion abgeschätzt werden.

Dies geschieht mit sog. Wiederanflutungskinetiken, bei denen nach Zerstörung der in einer Schicht befindlichen Kontrastmittelbläschen durch einen intensiven Ultraschallimpuls der Wiedereinstrom nichtzerstörter Bläschen aus den benachbarten Gewebeanteilen beobachtet wird. Die hierfür erforderlichen, mathematischen Modelle sind recht komplex und erfordern in der Regel Nachberechnungen auf einem separaten Computer (Krix et al. 2003 a,b). Die apparativen Voraussetzungen für die Durchführung dieser Untersuchungen bei hautnahen Organen sind erst seit kurzem und nur bei wenigen Geräten gegeben, sodass die Erfahrungen bei Patienten noch sehr begrenzt sind.

Studien mit Ultraschallkontrastmitteln konnten eine Erhöhung der Signalausbeute bei Mammatumoren zeigen. Ob die Unterscheidung maligner und benigner Tumoren hierdurch verbessert wird, ist noch nicht untersucht. Das Gleiche gilt für Techniken wie den amplitudenkodierenden Doppler („Power Doppler", „Color Doppler Energy" etc.), die beim Mammakarzinom bereits eingesetzt worden sind, deren Vorteil gegenüber dem konventionellen Farb-Doppler aber noch nicht erwiesen ist.

Untersuchungen zur Prognoseabschätzung beim Mammakarzinom mithilfe der Doppler-Sonographie stehen noch aus. Untersuchungen bei Patienten mit Plattenepithelkarzinomen des Kopf-Hals-Bereichs zeigen aber, dass eine vergleichsweise hohe Vaskularisation – soweit diese mit der Doppler-Sonographie beurteilt werden kann – mit einer kürzeren Überlebenszeit und einem früheren Auftreten hämatogener Fernmetastasen verbunden ist (Delorme et al. 1997). Vorläufige Studien zum Therapiemonitoring bei neoadjuvanter Chemotherapie zeigen, dass ein Rückgang der Doppler-sonographisch detektierten Vaskularisation bereits vor einer erkennbaren Abnahme der Tumorgröße beobachtet werden kann und dass dies auf ein Therapieansprechen nach Abschluss der Chemotherapie hindeutet (Kedar et al. 1994). Diese Studien aber beruhen auf einer rein visuellen Abschätzung und bedürfen der Absicherung durch objektive Verfahren.

6.6.3 Magnetresonanzmammographie

Grundlagen, Untersuchungstechnik

Die Diagnostik von Tumoren der Mamma mit der Magnetresonanztomographie beruht auf dem Phänomen, dass es im Verlauf des Wachstums eines Karzinoms zur Angiogenese kommt, d.h. einer vom Tumor durch Produktion entsprechender Mediatoren induzierten Aussprossung neuer Gefäße, die im späteren Verlauf seine Blutversorgung sicherstellen (Folkman 1992, 1995; Folkman u. Klagsbrun 1987; Folkman et al. 1989; Holmgren et al. 1995).

Je nach angiogener Potenz des Tumors kann die Angiogenese bereits beim nichtinvasiven In-situ-Karzinom einsetzen oder – was häufiger der Fall ist – erst im invasiven Stadium.

Neugebildetete Tumorgefäße zeichnen sich gegenüber normalen Gefäßen durch eine Reihe struktureller Besonderheiten aus (Less et al. 1919): pathologische Aufzweigungsmuster, Kaliberschwankungen, elongierte Abschnitte und Gefäßringe, großlumige Sinusoide, arteriovenöse Shunts sowie Basalmembran- und Endotheldefekte. Eine Muskularis und damit die Regulationsfähigkeit fehlen fast immer. Die Folge ist eine abnorme Hämodynamik mit teils beschleunigtem Fluss, teils Stase, eine erhöhte Gefäßpermeabilität und ein erhöhter interstitieller Druck (Vaupel 1994). Die erhöhte Gefäßpermeabilität ist, insbesondere bei malignen Tumoren, vor allem auf die strukturellen Wanddefekte zurückzuführen. Vermutlich spielen aber auch funktionelle Faktoren eine Rolle, wie z.B. die Ausbildung vesikovakuolärer Organellen (Dvorak et al. 1995). Diese entstehen verstärkt unter der Einwirkung angiogener Faktoren wie VEGF („vascular endothelial growth factor") und könnten eine Ursache dafür sein, dass eine erhöhte Gefäßpermeabilität auch in benignen Veränderungen zu finden ist, wie z.B. in Fibroadenomen mit Epithelhyperplasie oder proliferierenden Arealen einer Mastopathie.

Korrelat der verstärkten Vaskularisation und der Erhöhung der Gefäßpermeabilität ist in der MRT die Kontrastmittelanreicherung, d.h. die Zunahme der Signalintensität im Tumor nach intravenöser Infusion einer gadoliniumhaltigen Substanz – derzeit in der Regel Gd-DTPA in einer Dosierung von 0,1–0,2 mmol/kg Körpergewicht.

Für die Diagnostik umschriebener Veränderungen mit der MRT ist die Anfertigung sowohl von nativen als auch von kontrastverstärkten T1-gewichteten Aufnahmen unverzichtbar. In Nativtechnik heben sich Tumoren weder in T1- noch in T2-gewichteten Bildern ausreichend vom Drüsenparenchym ab. Nach Kontrastmittelinfusion wiederum ist die Signalintensität in einem Tumor häufig so hoch, dass dieser sich vom Fettgewebe nicht mehr abhebt.

Um den Vergleich nativer und kontrastmittelverstärkter Bilder und damit das Auffinden suspekter Läsionen zu erleichtern, ist die Anfertigung von Subtraktionsaufnahmen oder der Einsatz anderer Verfahren der Bildverarbeitung zur Visualisierung der Kontrastmittelaufnahme obligat.

Die Untersuchung erfolgt in einer eigens hierfür ausgelegten doppelten Mammaspule. Diese ist als Auflage auf die Patientenliege konstruiert, die zwei Aussparungen hat. In diese Vertiefungen hängen die Brüste frei hinein, wenn die Patientin auf dem Bauch auf der Liege gelagert wird. Der Vorteil dieser Konstruktion ist zum einen, dass die Brust nicht in gleichem Maße an den Atembewegungen teilnimmt, wie dies in Rückenlage der Fall wäre. Vor allem aber wird erreicht, dass sich die integrierte Spule nahe am untersuchten Organ befindet.

Dies gewährleistet ein günstigeres Signal-Rausch-Verhältnis als bei Verwendung der Ganzkörperspule.

Die eigentlichen Messprotokolle differieren je nach Zentrum. Es hat sich weitgehend durchgesetzt, dass nach einer Nativserie und der Kontrastmittelinfusion mehrere kontrastverstärkte Messungen in Folge durchgeführt werden, die jeweils die gesamte Brust erfassen. Der Zweck solcher dynamischer Messungen ist es, Läsionen mit einer raschen Kontrastmittelaufnahme von eher langsam anreichernden Strukturen zu unterscheiden. Am häufigsten eingesetzt werden 2D- oder 3D-Gradientenechosequenzen in T1-Gewichtung. Diese bieten auch bei sehr dünnen Schichten ein vergleichsweise günstiges Signal-Rausch-Verhältnis. Der selektiven Schichtanregung sind Grenzen gesetzt, daher ist bei Schichtdicken von 3 mm oder darunter den 3D-Sequenzen der Vorzug vor der 2D-Technik zu geben. Die Zeit zwischen den einzelnen Messungen beträgt jeweils mindestens 1 min. Der Vorteil dieser Protokolle ist die hohe räumliche Auflösung und die Tatsache, dass die Anfertigung von Subtraktionsbildern und die Ermittlung einer Zeit-Intensitäts-Kurve zur Charakterisierung der Kontrastmittelanreicherung an der Konsole jedes heute kommerziell erhältlichen Scanners möglich ist. Der Nachteil liegt in den großen zeitlichen Abständen zwischen den einzelnen Messungen (1 min oder darüber). Entscheidend ist die Wahl einer Echozeit, bei der Fett und Wasser in Phase sind, da bei „Opposed-phase-Bildern" die Kontrastmittelaufnahme vollständig maskiert werden kann (Heywang-Köbrunner et al. 1996):

Wenn sich innerhalb eines Voxels anteilig sowohl Fett und Wasser befinden, löschen sich ihre Signale aufgrund der entgegengesetzten Phasenlage aus.

Dies ist z.B. dann zu erwarten, wenn ein Tumor diffus in das Fettgewebe infiltriert. „Opposed-phase-Bilder" sind leicht daran zu erkennen, dass der Drüsenkörper dort, wo er an das Fettgewebe grenzt, von einer dunklen Linie „nachgezeichnet" wird („Comicstripeffekt"). Diese Bilder sind für die MR-Mammographie in der Regel ungeeignet.

Die oben beschriebenen Magnetresonanzmammographie-Protokolle sind wegen ihrer hohen Ortsauflösung im Rahmen der Primärdiagnostik Verfahren der Wahl, auch wenn ihre Spezifität begrenzt ist.

Für die Beurteilung des Ansprechens auf eine neoadjuvante Chemotherapie hingegen sind sie nur mit Einschränkungen geeignet.

In unserem Zentrum wurde daher ein anderes Protokoll entwickelt, welches – bei Zugeständnissen an die räumliche Auflösung – die Kontrastmittelaufnahme im Tumor mit hoher Zeitauflösung abtastet. Eine hochauflösende 3D-Gradientenechosequenz wird lediglich zur Anfertigung statischer Bilder vor und ca. 10 min nach Kontrastmittelinfusion eingesetzt. Direkt im Anschluss an die Kontrastmittelinfusion erfolgt hingegen eine Messung mit einer T1-gewichteten 2D-Turbo-Flash-Sequenz in insgesamt 32 Zyklen in ca. 20-s-Abständen. Die Signalintensität bei dieser Sequenz ist hierbei proportional zur Kontrastmittelkonzentration (Knopp et al. 1995). Der Vorteil liegt in der hohen Zeitauflösung.

Hierdurch ist häufig auch in jenen Fällen anhand des zeitlichen Verlaufes der Signalintensität eine Aussage möglich, in denen die Erkennung oder der Ausschluss eines invasiven Herdes mit der konventionellen Technik Probleme bereitet, weil das gesamte Drüsenparenchym als Ausdruck einer Mastopathie diffus Kontrastmittel anreichert. Die Anwendung pharmakokinetischer Modelle zur verlässlicheren Charakterisierung der Kontrastmittelanreicherung ist bei dieser Technik ebenfalls möglich – pharmakokinetische Modelle erfordern eine Abtastrate von 3/min oder darüber. Der Nachteil ist zweifellos, dass zugunsten der hohen Aufnahmefrequenz Zugeständnisse an die Ortsauflösung nicht zu vermeiden sind. Der gesamte Drüsenkörper lässt sich nur bei einer Schichtdicke von 6 mm erfassen. Hierdurch können kleinere Befunde dem Nachweis entgehen. Eine Verringerung der Schichtdicke bei gleichzeitiger Erhöhung der Schichtanzahl würde bei der derzeit noch verwendeten Sequenz nicht nur die Zeitauflösung, sondern auch das Signal-Rausch-Verhältnis empfindlich verschlechtern. Auch die 2D-Technik lässt eine Verringerung der Schichtdicke nicht uneingeschränkt zu. Im Übrigen können 32 Stapel von jeweils 15 einzelnen Bildern mit der Software kommerzieller Magnetresonanztomographen nicht so verarbeitet werden, dass eine rationale Befundung möglich ist. Deshalb muss auf Auswerteprogramme separater Rechner zurückgegriffen werden. Hierbei wird zunächst für jedes Pixel separat eine Zeit-Intensitäts-Kurve berechnet und im Speicher abgelegt. Aus diesen Kurven werden mithilfe eines mathematischen „Fitting-Verfahrens", welches auf einem pharmakokinetischen Zweikompartimentmodell beruht, zwei Parameter berechnet, die diese Kurven charakterisieren.

Indem diese Parameter farbkodiert den Grauwertbildern überlagert werden (Abb. 6.17 a,b), heben sich durch die Farbgebung maligne Tumoren gut vom normalen Parenchym ab, aber auch – aufgrund der verschiedenen Kinetik – von mastopathischem Gewebe (Abb. 6.18 a–c).

In suspekten Läsionen können dann aus einer „region of interest" einzelne Kurven zur genaueren Charakterisierung abgeleitet werden (Hoffmann et al. 1995). Solche Software wird zwar z.B. in unserem Zentrum in der Routine eingesetzt, ist aber noch nicht in einer nach dem Medizinproduktegesetz zertifizierten Form kommerziell erhältlich. Der Begriff „Pharmakokinetik" darf dabei nicht darüber hinwegtäuschen, dass es sich lediglich um die Anwendung eines mathematischen Verfah-

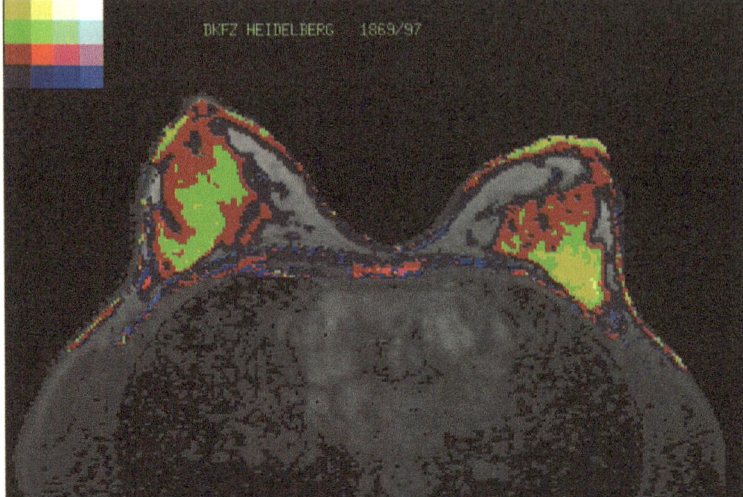

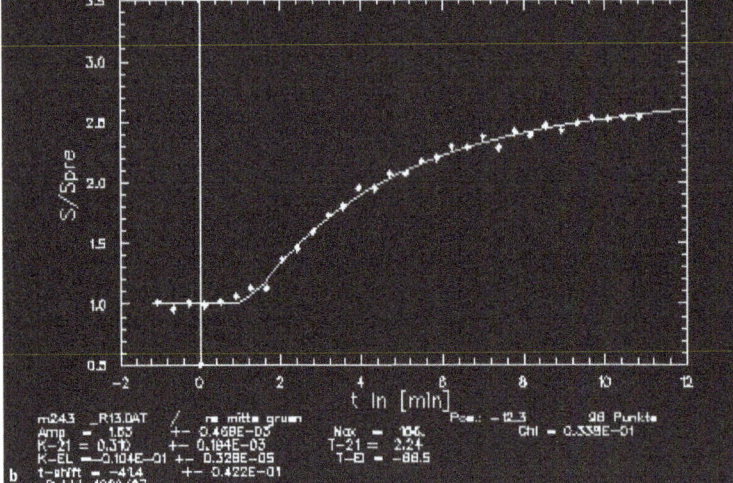

Abb. 6.17 a, b. Mastopathie in der dynamischen Magnetresonanzmammographie (Aufnahmen alle 20 s über 10 min). Zur Farbkodierung wurde eine zweidimensionale Falschfarbenskala verwendet (**a**), bei der der Farbton sich nach einem pharmakokinetischen Zweikompartimentmodell aus der Amplitude der Anreicherung im intravasalen Kompartiment (vertikale Achse) und der Austauschratenkonstante k_{21} (k_{ep}; horizontale Achse) ergibt. Der Drüsenkörper zeigt eine diffuse Anreicherung. Bei Auftragung der Signalintensität über die Zeit (**b**) ergibt sich im rechtzeitigen Befund eine monotone, allmähliche Zunahme der Signalintensität („kumulative" Charakteristik)

rens zur optimalen Kurvenanpassung handelt. Zur wirklichen Erfassung des Stoffaustausches zwischen intravasalem und interstitiellem Kompartiment ist das heute verwendete Modell noch nicht in der Lage – nicht zuletzt deshalb, weil die „Inputfunktion", d. h. der Intensitätsverlauf in einem arteriellen Gefäß wie der Aorta, nicht berücksichtigt wird. Solche Modelle liegen in der Tat vor, müssen aber verifiziert werden, bevor ein sinnvoller Einsatz möglich ist.

Da T2-gewichtete Sequenzen weder die Detektion maligner Tumoren erleichtern noch zur Differenzialdiagnose unklarer Herdbefunde beitragen, sind sie in der Routine häufig entbehrlich.

Lediglich nach Implantation von Prothesen zum Wiederaufbau nach Ablatio mammae oder im Rahmen kosmetischer Maßnahmen sind T2-gewichtete Bilder in dünner Schichtung zum Nachweis ausgetretenen Protheseninhalts indiziert (Everson et al. 1994), ebenso wie spezielle silikonsensitive Sequenzen (Gorczyca et al. 1994; Monticciolo et al. 1994).

Normales Drüsenparenchym, Mastopathie

Das normale Drüsenparenchym zeigt sich auf T1-gewichteten Bildern homogen signalarm. Nach Kontrastmittelinfusion variiert die Signalzunahme je nach hormoneller Stimulation und individueller Disposition. Am häufigsten ist, zumal nach der Menopause, eine gering

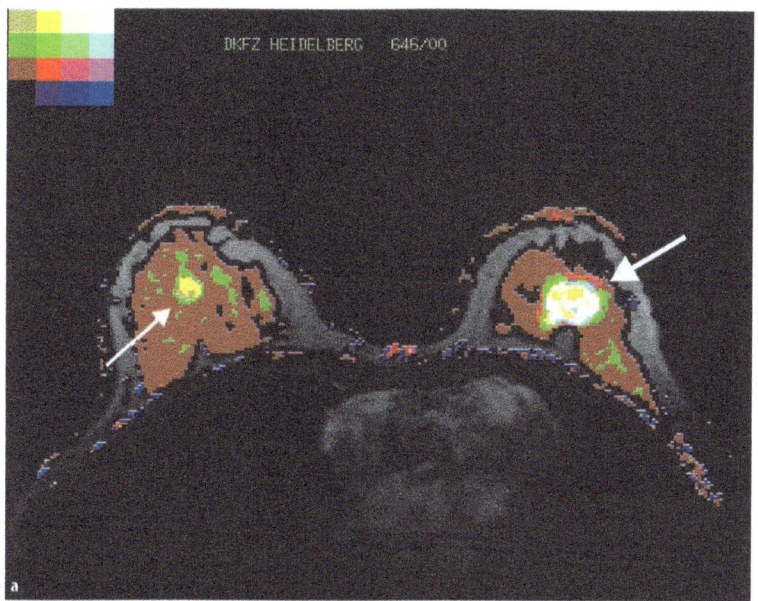

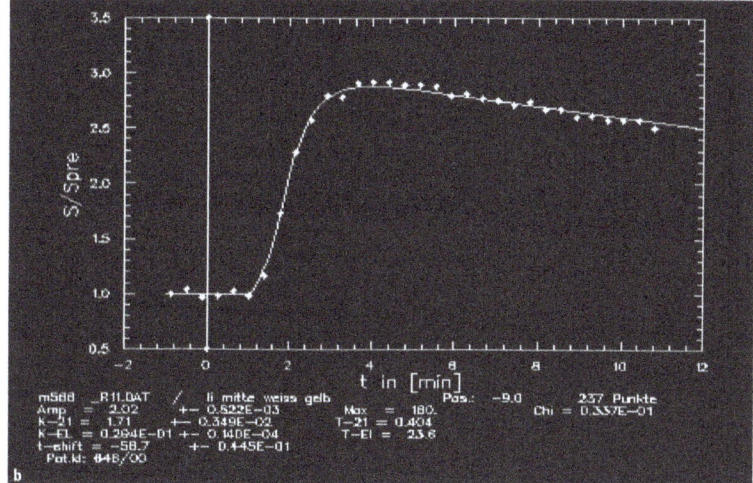

Abb. 6.18a–c. Karzinom und Mastopathie in der dynamischen Magnetresonanzmammographie. **a** In der linken Brust findet sich ein großes duktales invasives Karzinom (*dicker Pfeil*), welches bereits tastbar war. **b** In der Intensitäts-Zeit-Kurve zeigt sich eine rasche Signalzunahme, gefolgt von einem flachen Abfall. **a** Zusätzlich ist in der rechten Brust ein kontralateraler Herd (*dünner Pfeil*) zu erkennen, der sich ebenfalls als duktales invasives Karzinom erwies und erst in Kenntnis der MRM so-

nographisch nachvollzogen wurde. **c** Auch dieser Herd zeichnete sich durch eine rasche Kontrastmittelanflutung aus. Die Anreicherung im übrigen Parenchym entsprach der in Abb. 6.17. Der rechtsseitige Herd war lediglich anhand des zeitlichen Verlaufs der Kontrastmittelanreicherung detektierbar; die Signalintensität auf den statischen Bildern war identisch mit der Umgebung, sodass er sich hier nicht abhob

ausgeprägte Kontrastmittelanreicherung zu erkennen. Bei jüngeren Frauen findet sich, besonders in der ersten und vierten Zykluswoche oder bei Einnahme oraler Kontrazeptiva, eine vergleichsweise intensive Anreicherung (Abb. 6.17a, b; Müller-Schimpfle et al. 1997a, b).

Allen gemeinsam ist, dass die Signalintensität im Verlauf von 5–10 min stetig zunimmt („kumulative Anreicherungscharakteristik").

Deshalb ist bei geeigneter Wahl des Messprotokolls ein invasives Karzinom anhand seiner bereits früh einset-

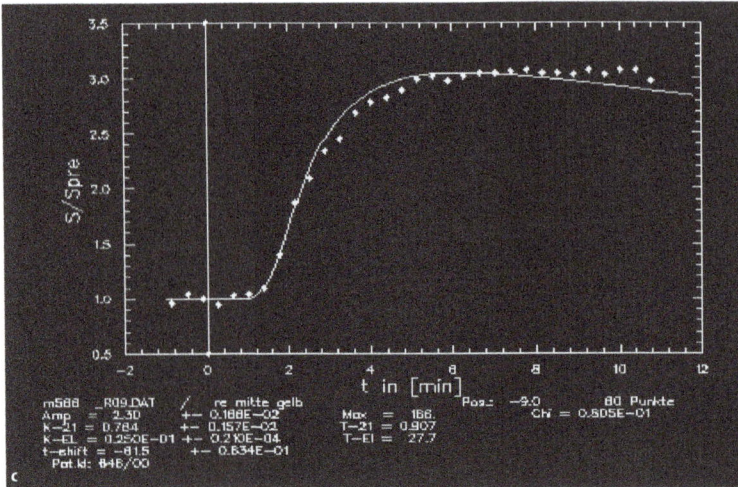

Abb. 6.18 c

zenden Signalzunahme häufig auch vor dem Hintergrund eines diffus anreichernden Drüsenparenchyms auszumachen (Abb. 6.18 a–c). Es kommt – vor allem bei jüngeren Frauen – durchaus vor, dass allein aufgrund der hormonellen Stimulation die Kontrastmittelaufnahme rasch und intensiv ist (Kuhl et al. 1997 a). In diesen Fällen sprechen das diffuse Muster und die Bilateralität der Veränderung meist gegen einen malignen Befund. Wenn keine bioptische Klärung erfolgt, empfiehlt es sich, die Untersuchung in der zweiten Zykluswoche bzw. nach Absetzen oraler Kontrazeptiva zu wiederholen. Wenn es aber um den Ausschluss eines umschriebenen invasiven Karzinoms geht, sind die Voraussetzungen insgesamt denkbar schwierig.

Grundsätzlich ist zu empfehlen, die Untersuchung in der zweiten Zykluswoche durchzuführen, weil dann die funktionell bedingte Kontrastmittelaufnahme im Drüsenkörper am geringsten ist (Kuhl et al. 1997 a).

Während der Schwangerschaft und der Stillzeit ist gleichfalls mit einer verstärkten diffusen Kontrastmittelaufnahme in beiden Drüsenkörpern zu rechnen, die eine Diagnostik mit der MR-Mammographie schwierig oder gar unmöglich machen kann.

Zysten

Zysten zeigen sich als glatt begrenzte, meist T1-hypointense Raumforderungen.

Ihre Signalintensität kann, abhängig vom Protein- und Fettgehalt und vom Alter eventueller Einblutungen, variieren. Allen gemeinsam ist die fehlende Signalzunahme nach Kontrastmittelinfusion, sodass sich in der Regel keine differenzialdiagnostischen Schwierigkeiten ergeben.

Solide Herdbefunde

Die MR-Mammographie ist – entgegen ursprünglichen Hoffnungen – *kein* Ersatz für die Biopsie bekannter, d.h. tastbarer bzw. mammographisch oder sonographisch nachweisbarer Herdbefunde.

Ihre Stärke liegt darin, dass mit ihrer Hilfe invasive Karzinome auch dann häufig entdeckt werden können, wenn sie dem Nachweis durch Palpation, Mammographie oder Sonographie entgangen sind. Intraduktale Karzinome hingegen sind nur dann erkennbar, wenn sie angiogen sind, d.h. die Gefäßneubildung angeregt haben. Diese Gefäße finden sich in der Histologie nichtinvasiver Karzinome vor allem periduktal.

Karzinome

Invasive Karzinome sind nativ meist isointens zum Drüsenparenchym. Ihre Morphologie ist dabei häufig analog dem mammographischen oder sonographischen Befund: Unscharfe, irreguläre Begrenzung, strahlige Ausläufer. Ebenso kommen seltenere glatt begrenzte Karzinome vor.

Nach Kontrastmittelinfusion zeigen invasive Karzinome typischerweise eine rasche Intensitätszunahme innerhalb der ersten Minute (Abb. 6.18 a–c, 6.19 a–d). Während der folgenden Minuten ist die Signalintensität konstant („Plateauphase") oder nimmt sogar langsam ab („Auswaschphase").

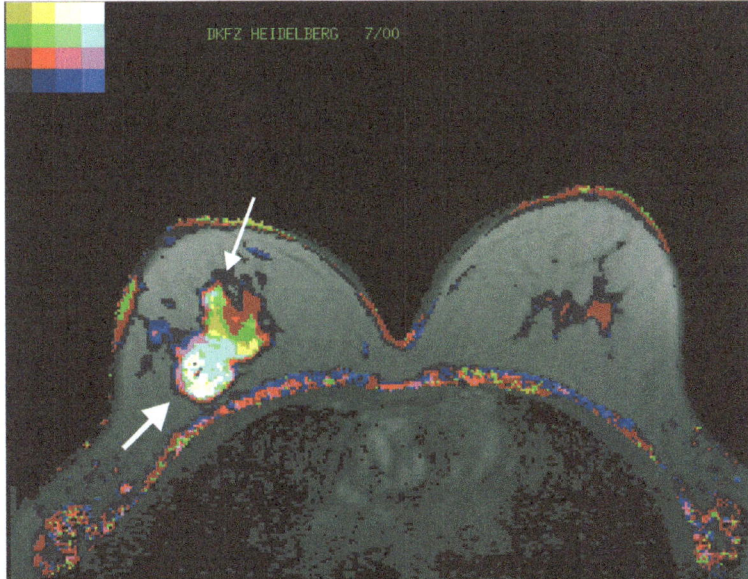

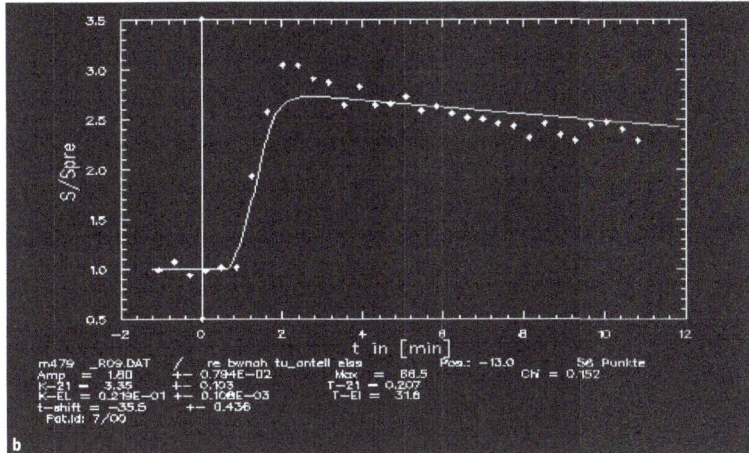

Abb. 6.19 a–d. Duktales invasives Mammakarzinom in der dynamischen Magnetresonanzmammographie vor und nach neoadjuvanter Chemotherapie. **a** Bei Vorstellung der Patientin zeigt sich ein großer Tumor (*Pfeil*) mit kleinerem multifokalem Herd (*dünner Pfeil*). **b** Die Intensitäts-Zeit-Kurve zeigt den für invasive Karzinome typischen raschen Signalanstieg, gefolgt von einem langsamen Signalabfall.

Nach übereinstimmenden Berichten ist dieses Phänomen bei weit über 95% der invasiven Karzinome, vor allem der duktal-invasiven nachweisbar, sofern sie ausreichend groß sind, um bei der gewählten Schichtdicke zuverlässig erfasst zu werden (Boetes et al. 1995; Gilles et al. 1994; Hess et al. 1994; Heywang-Köbrunner 1994, 1999; Hulka et al. 1995; Kaiser 1993; Knopp et al. 1998; Müller-Schimpfle 1997 c, d; Orel et al. 1997). Hierdurch unterscheiden sich Karzinome von den meisten Fibroadenomen oder mastopathischen Veränderungen. Pathophysiologisch lässt sich dieses Verhalten als Ausdruck einer erhöhten Gefäßdichte in Verbindung mit einer hohen kapillären Permeabilität erklären, die einen raschen Übertritt des Kontrastmittels vom intravasalen in den interstitiellen Raum und zurück bedingen (Knopp et al. 1999). Eine vielfach geäußerte Hypothese, nach der die „Auswaschphase" Ausdruck arteriovenöser Shunts sei, ist weder belegt noch plausibel.

Von dieser Regel gibt es Ausnahmen:

1. Das *intraduktale* Karzinom enthält selbst häufig noch keine Gefäße und ist erst dann nachweisbar, wenn es – vermutlich infolge einer Stimulation der Angiogenese – in direkter Umgebung der betroffenen Milchgänge zu einer Neubildung von Gefäßen gekommen ist. Zum Ausschluss eines Carcinoma ductale in situ oder zur Abschätzung der intraduktalen

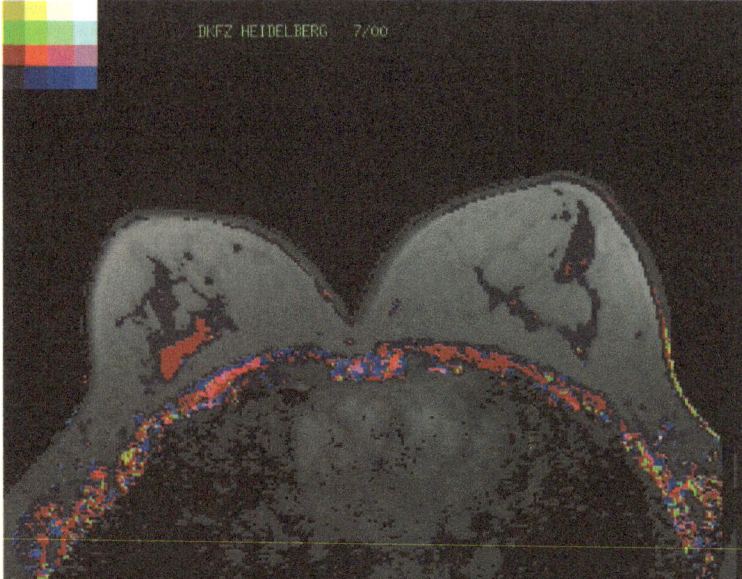

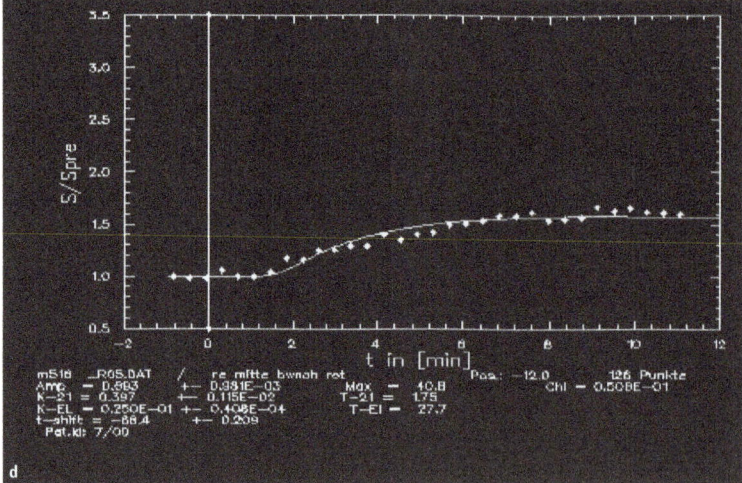

Abb. 6.19 c, d. Nach vier Zyklen Chemotherapie ist der Tumor auf den dynamischen Bildern verschwunden und die Intensitäts-Zeit-Kurve normal (**d**). Histologisch fanden sich noch vitale Tumorzellen, verbunden mit hochgradig regressiven Veränderungen, insgesamt einer partiellen Remission entsprechend

Komponente beim duktal-invasiven Karzinom ist die MR-Mammographie deshalb nicht geeignet.

2. Beim *muzinösen* und beim *tubulären* Karzinom fehlt häufig eine charakteristische Kontrastmittelanreicherung (Gilles et al. 1994).

3. Die Anreicherungscharakteristik beim *lobulär-invasiven* Karzinom kann variabel sein. Häufig ist das Ausmaß der Kontrastmittelanreicherung geringer als beim duktal-invasiven Karzinom (Gilles et al. 1994), sodass der Tumor weniger anhand der Amplitude der Signalzunahme zu erkennen ist als anhand einer Plateauphase „auf niedrigem Niveau". Infolgedessen

ist die Detektion besonders dann erschwert, wenn gleichzeitig eine proliferative Mastopathie vorliegt (s. o.). Besonders bei einer diffusen Ausbreitung ist – genau wie in der Mammographie und der Sonographie – der Tumor mitunter völlig okkult, da er vom infiltrierten Gewebe maskiert wird. Für den Nachweis des Carcinoma lobulare in situ schließlich ist die MR-Mammographie nach derzeitigem Stand ungeeignet.

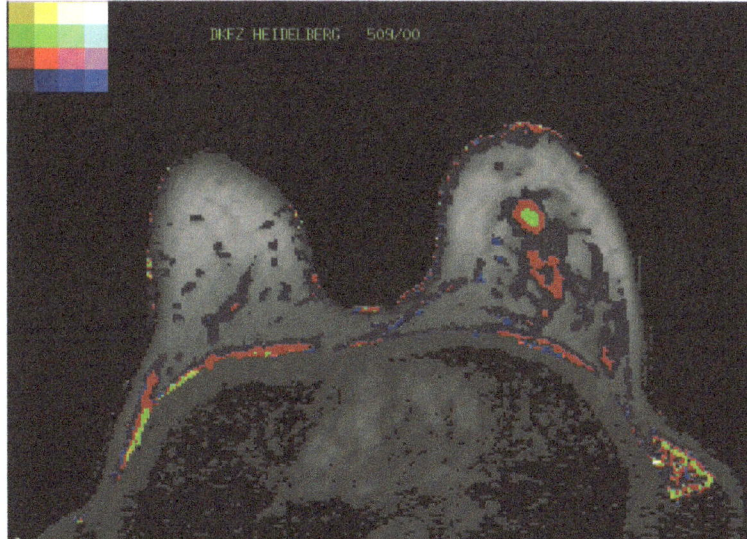

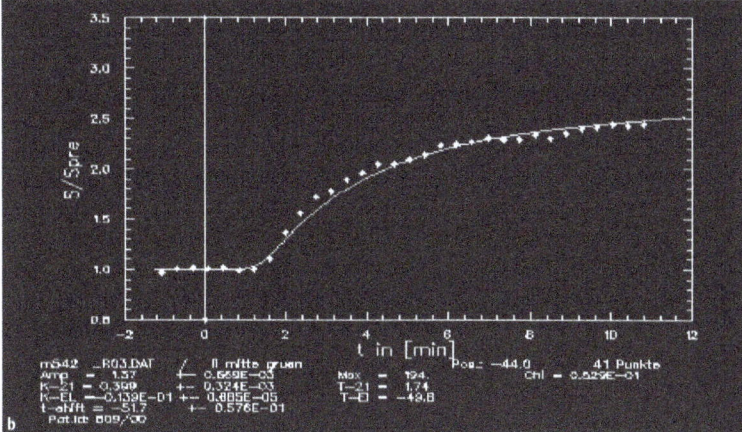

Abb. 6.20 a, b. Fibroadenom in der dynamischen Magnetresonanzmammographie. **a** Der Herd ist als fokale Mehranreicherung auf den farbkodierten Bildern erkennbar, **b** die Intensitäts-Zeit-Kurve zeigt eine kumulative Charakteristik

Fibroadenome

Fibroadenome unterscheiden sich in der MR-Mammographie von der größten Zahl der invasiven Karzinome durch ihre glatte Begrenzung. Das Ausmaß der Kontrastmittelanreicherung ist variabel, ebenso der zeitliche Verlauf der Signalintensität (Hochman et al. 1997). Während die Mehrzahl der Läsionen nur eine geringe Signalzunahme nach Kontrastmittelinfusion zeigt, ist jedoch in einer nicht geringen Anzahl eine durchaus intensive Anreicherung zu finden (Abb. 6.20 a, b).

Insbesondere bei Fibroadenomen mit histologisch nachweisbarer Epithelhyperplasie ist der zeitliche Verlauf der Signalintensität häufig identisch mit den Befunden bei invasiven Karzinomen. Hierbei kann die Signalinten-sität durchaus noch stärker zunehmen (auf mehr als das Dreifache der Ausgangsintensität) als bei Karzinomen.

Aus diesem Grund ist ein glatt begrenzter Tumor der Mamma *keine* Indikation zur MR-Mammographie.

Diese führt unweigerlich zu einer großen Zahl mehrdeutiger Befunde. Die sonographisch oder stereotaktisch gezielte Stanzbiopsie bleibt Maßnahme der Wahl.

Operations- und Strahlenfolgen

Narben nach Exzisionen von Knoten oder brusterhaltender Tumorchirurgie sind nach Abklingen der traumatisch induzierten Mehrdurchblutung – nach ca. 3 Monaten – wenig vaskularisiert. Vor Ablauf dieser Frist ist die Interpretation der Bilder problematisch. Narben sind T1- und T2-hypointens, strangartig konfiguriert und gelegentlich strahlig begrenzt. In hängender Position während der Untersuchung sieht man typischerweise eine umschriebene Einziehung der Haut, da die vermindert dehnbare Narbe diese vermehrt an der Brustwand fixiert. Eine deutliche Kontrastmittelanreicherung ist für eine unkomplizierte Narbe nicht typisch und zunächst verdächtig auf ein Rezidiv. Die MR-Mammographie ist vor allem dann eine große Hilfe beim Nachweis eines Rezidivs, wenn aufgrund einer implantierten Silikonprothese die Beurteilung mithilfe der Mammographie oder Sonographie nicht möglich bzw. erschwert ist (Heinig et al. 1997). Aufgrund der begrenzten Erfahrungen ist nicht klar, ob bei einem Narbenrezidiv eines Karzinoms die gleiche Anreicherungscharakteristik zu erwarten ist wie bei einem Karzinom in der nichtoperierten Brust, d.h. eine rasche Anflutung und Ausbildung einer „Plateau-" oder „Auswaschphase".

Daher empfehlen wir bei Vorliegen einer deutlichen Signalzunahme in einer Narbe nach Kontrastmittelinfusion, z.B. auf das Zweifache der Ausgangsintensität, in der Regel auch dann eine bioptische Klärung, wenn der zeitliche Verlauf der Signalintensität für ein Karzinom anhand „klassischer" Kriterien (s.o.) eigentlich untypisch ist.

Differenzialdiagnostische Fragen

Sieht man von den nichtinvasiven, den tubulären und muzinösen Karzinomen sowie einem Teil der lobulär-invasiven Karzinome ab (s.o.), kann bei mehr als 95% der Karzinome nach Kontrastmittelinjektion eine Zunahme der Signalintensität auf mindestens das Zweifache der Ausgangsintensität erwartet werden. Dies ist aber ein unspezifisches Zeichen, das ebenfalls bei benignen Herdbefunden oder – je nach Ausmaß der hormonellen Stimulation – im normalen Drüsenparenchym zu beobachten ist (Müller-Schimpfle 1997a,b; Kuhl et al. 1997b). Deshalb haben sich weitere Kriterien weitgehend durchgesetzt, die eine bessere Unterscheidung von benignen Veränderungen gestatten:

- Die zweifache Ausgangsintensität sollte innerhalb der ersten 60–90 s nach Beginn der Kontrastmittelinfusion erreicht werden (gängige „Hundert-hundert-Faustregel": 100% in 100 s).
- Dem raschen frühen Intensitätsanstieg sollte kein weiterer Anstieg folgen. Vielmehr sollte die Signalintensität konstant bleiben oder nach einem initialen Gipfel wieder leicht abnehmen.
- Zusätzlich sind morphologische Kriterien wie Begrenzung und Randschärfe einer Läsion zu berücksichtigen.

Um die Diagnose zu erleichtern, hat es sich bewährt, mehrere Messungen in rascher Folge nacheinander durchzuführen und die Intensität in einer suspekten Läsion als Zeit-Intensitäts-Diagramm aufzutragen.

Zwecks einer besseren Visualisierung früh anreichernder Strukturen kann man – als einfachste Maßnahme – die Nativbilder von der ersten Kontrastmittelserie subtrahieren. Eine zusätzliche Subtraktionsserie (späte Kontrastmittelserie minus Nativserie) erleichtert die getrennte Darstellung spät anreichernder und damit voraussichtlich benigner Herde.

Die in unserem Zentrum praktizierte, dem Grauwertbild überlagerte pixelweise Farbkodierung lokaler, automatisch aus den Zeit-Intensitäts-Kurven berechneter pharmakokinetischer Parameter hat sich in der Routine außerordentlich bewährt, weil sie die entscheidenden Charakteristika der Kontrastmittelanreicherung „auf einen Blick" zeigt. Die Notwendigkeit solch aufwändiger Berechnungen ist nicht unbestritten (Müller-Schimpfle 1997b). Gleichwohl konnten Knopp et al. (1998) in einer Readerstudie anhand von 44 Karzinomen und 56 benignen Befunden mithilfe einer ROC-Analyse zeigen, dass allein mit zeitlich hochaufgelösten Zeit-Intensitäts-Kurven bei einer Sensitivität für den Nachweis der Malignität von 77% noch eine Spezifität von 92% zu erzielen war – ohne dass dem Reader die Morphologie der Läsion gezeigt wurde. Die Autoren dieser Studie (Knopp et al. 1998) fanden auch, dass die Diagnosen der vier Untersucher in hohem Maße übereinstimmten.

Indikationen

Die Magnetresonanzmammographie ist – auch bei Einsatz zeitlich hochaufgelöster, dynamischer Messprotokolle – kein Ersatz für die histologische Sicherung.

Folgende Indikationen sind derzeit wenig umstritten:
- Ausschluss multifokaler oder multizentrischer Herde und Beurteilung der Ausdehnung eines invasiven Karzinoms vor brusterhaltender Therapie. Eine Beurteilung der Ausdehnung der In-situ-Komponente hingegen ist mit der MR-Mammographie nicht zuverlässig möglich.
- Unterscheidung einer Narbe von einem Lokalrezidiv nach brusterhaltender Therapie.
- Diagnostik nach Implantation von Silikonprothesen bei klinischem Verdacht auf ein Lokalrezidiv oder eine Prothesenruptur.
- Früherkennungsuntersuchungen von Hochrisikopatientinnen, v.a. bei Trägerinnen einer *brca1*- oder *brca2*-Mutation.
    Diese Frauen müssen sich bereits in relativ jugendlichem Alter Früherkennungsuntersuchungen unterziehen. Die Aussagekraft der Mammographie ist bei jungen Frauen häufig eingeschränkt. Zusätz-

lich muss man davon ausgehen, dass das Risiko der strahleninduzierten Karzinogenese bei jungen Patienten besonders groß ist und bei den genannten Genträgerinnen dieses Risiko durch gestörte Reparaturmechanismen noch erhöht wird. In einem deutschen Projekt zum Screening bei familiärem Brustkrebs wird die MR-Mammographie zusammen mit der Sonographie ab dem 25. Lebensjahr jährlich eingesetzt, die Mammographie dagegen erst ab dem 30. Lebensjahr und nur in einer Ebene (Bick 1997). Erst ab dem 40. Lebensjahr erfolgt die Mammographie in der 2-Ebenen-Technik; die MR-Mammographie wird bis zum 50. Lebensjahr fortgeführt, danach nur bei schlechter Beurteilbarkeit der Röntgenmammographie.

In ausgewählten Fällen kann die MR-Mammographie eingesetzt werden, wenn die klinischen, röntgenmammographischen und sonographischen Befunde widersprüchlich sind bzw. wenn deren Beurteilung erschwert ist (Buchberger et al. 1997). In einer retrospektiven Analyse von Fischer zeigte sich aber, dass der Befund der MR-Mammographie unter dieser Indikation in nur wenigen Fällen eine Änderung des Vorgehens bewirkte (Fischer et al. 2000). Bei Patientinnen mit Metastasen unbekannten Ursprungs („carcinoma of unknown primary", CUP-Syndrom) kann mit der MR-Mammographie ggf. ein Mammakarzinom nachgewiesen werden. Dies ist vor allem dann sinnvoll, wenn das Röntgenmammogramm und der Ultraschallbefund schwer beurteilbar oder mehrdeutig sind und aufgrund der Histologie (Adenokarzinom) und Lokalisation der Metastasen (z.B. axillär) die Wahrscheinlichkeit hoch ist, dass sich der Primärtumor in der Brustdrüse befindet. Von einem unkritischen Einsatz beim CUP-Syndrom hingegen ist abzuraten.

Ungeeignet ist die MR-Mammographie zur Absicherung bei im Übrigen gut beurteilbarer Röntgenmammographie und Sonographie, bei klinisch geringem Verdacht auf ein Karzinom und zur Differenzialdiagnose unklarer, insbesondere der Punktion zugänglicher Herdbefunde.

6.7 Interventionelle Verfahren

Sowohl im Rahmen der komplementären Mammadiagnostik (Klinik, Mammographie, Sonographie) einschließlich der dynamischen MRT als auch von Mammakarzinomscreeningprojekten (Schulz-Wendtland et al. 1997a) haben interventionelle Methoden wie die sonographisch/mammographisch-stereotaktisch gezielte/geführte Stanz-/Vakuum-/Exzisionsbiopsie ihren festen Stellenwert (Aichinger et al. 1999; Bauer et al. 1994; Burbank 1997; D'Angelo et al. 1997; Ferzli et al. 1999;

Heywang-Köbrunner et al. 1997, 1998; Jackman et al. 1997, 1998; Kelly et al. 1997; Krämer et al. 1998, 2005; Liberman 2000; Liberman et al. 1998; Parker et al. 1994; Parker u. Klaus 1997; Parker et al. 1993; Scheler et al. 2000; Parker u. Dennis 1993; Schulz-Wendtland 1994, 1997a, 1998, 2001b; Sheth et al. 1999; Smathers 2000). Mit den transkutanen Biopsiemöglichkeiten stehen neue minimalinvasive Untersuchungsmethoden zur Verfügung, um Läsionen der Mamma histologisch abzuklären, damit bei histologisch gesicherten benignen Herdbefunden auf eine offene chirurgische Exzision verzichtet werden kann. Dies entspricht sowohl den Forderungen der EUSOMA (European Society of Mastology; Perry 2001) als auch der S3-Leitlinie „Brustkrebsfrüherkennungsprogramm in Deutschland" der AWMF.

Unter Beachtung strenger Kriterien sind diese Methoden ein Weg, die Spezifität und den negativen Vorhersagewert der komplementären Mammadiagnostik zu verbessern.

Darüber hinaus sind transkutane Biopsiemethoden kostengünstiger, zeitsparender und mit geringerer Morbidität belastet als ein operativer Eingriff (Liberman 2000; Liberman u. Sama 2000; Lindfors u. Rosenquist 1994). Zu fordern ist aber eine eindeutige Diagnosestellung gemäß den Richtlinien des ACR (American College of Radiology 1998; Tabelle 6.23), von denen eine von der Deutschen Röntgengesellschaft autorisierte deutschsprachige Version existiert (Pfarl u. Helbich 2002) bzw. bei ultrasonographischen oder magnetresonanztomographischen Befunden eine Diagnosestellung mit entsprechender Korrelation.

Aufgrund einer Sensitivität von lediglich 0,53–0,99 und einer Spezifität von 0,96–1,00 hat die Feinnadelaspirationszytologie (FNA) laut der deutschen S3-Richtlinie ihren Stellenwert verloren.

Tabelle 6.23. BI-RADS^{TM}-Befundungskategorien

BI-RADS^{TM}-Kategorie	Beschreibung	Empfehlung	Malignitätsrisiko [%]
0	Bildgebung unvollständig	Zusätzliche Bildgebung	???
1	Negativ	„Kommentarlos"	0
2	Sicher gutartig	–	0
3	Wahrscheinlich gutartig	Kurzfristige Kontrolle	< 3
4	Karzinomverdächtig	Biopsie erwägen	3–90
5	Malignitätstypisch	Therapieeinleitung	> 90

6.7.1 Sonographisch gezielte/geführte Stanz-/Vakuumbiopsie

Indikationen und Kontraindikationen

Die Indikationen zur sonographisch gesteuerten transkutanen Biopsiemöglichkeit sind:

- histologische Abklärung suspekter sonographisch abgrenzbarer Herdbefunde (> 1 cm, korrelierend mit der mammographischen Klassifikation BI-RADS 4) und
- präoperative Karzinomsicherung bei suspektem sonographisch erkennbarem Herdbefund (> 1 cm, korrelierend mit der mammographischen Klassifikation BI-RADS 5).

Als absolute Kontraindikationen sind schwere Gerinnungsstörungen sowie Allergien gegen Lokalanästhetika anzusehen.

Sonographisch gezielte Stanzbiopsie

Für die sonographisch gezielte Stanzbiopsie stehen Punktionsgeräte der Firmen BARD/Angiomed und Peter Pflugbeil zur Verfügung. Die Punktionsnadeln bestehen aus einer soliden inneren „Kernnadel" und einer darüber gestreiften Hülse (Abb. 6.21). In der Kernnadel befindet sich, ca. 5 mm von der geschliffenen Spitze entfernt, eine seitliche Aussparung, die vor wie nach dem „Schuss" jeweils von der Hülse überdeckt wird. Die Nadel wird in die „Punktionspistole" eingelegt und diese wird gespannt. Beim Auslösen schnellt die Punktionsnadel in zwei direkt aufeinander folgenden Phasen

vor: Zuerst stößt die Kernnadel so in die zu punktierende Läsion vor, dass die Aussparung darin liegt und sich das zu entnehmende Gewebe in die Aussparung legt. Unmittelbar darauf schnellt die Hülse vor und trennt das in der Aussparung liegende Gewebe ab, sodass die Nadel nun einen ca. 1 mm starken Gewebszylinder enthält, der nach Zurückziehen der Hülse in ein Probengefäß abgestreift werden kann.

Da der Stanzvorgang sehr schnell ist, kann der Tumor nicht ausweichen.

Durch Verwendung einer größerlumigen Koaxialnadel kann ein Arbeitskanal geschaffen werden, durch den die Stanznadel mehrfach für wiederholte Entnahmen eingeführt werden kann, ohne das normale Gewebe unnötig zu traumatisieren. Es werden Stanzen mit einer Länge von 10 cm und einem Kaliber von 12–14 Gauge verwandt, die Stanztiefe beträgt 1,5 bzw. 2,2 cm.

Nach sorgfältiger Desinfektion wird unter sterilen Kautelen punktiert. Dabei müssen im Verdachtsfall onkologische Gesichtspunkte (z.B. Schnittführung) für die Wahl der Punktionsrichtung mitbedacht werden. In Lokalanästhesie erfolgt das Anvisieren des Herdes über eine Koaxialkanüle, die Stanzbiopsie selbst sonographisch geführt tangential zum linearen hochfrequenten Schallkopf. Die Nadellage wird vor und nach der Intervention bildlich dokumentiert (Abb. 6.22a, b).

Es werden mindestens fünf Stanzzylinder entnommen, um ausreichend Material für die histologische Aufarbeitung zu erhalten (Schulz-Wendtland et al. 2003).

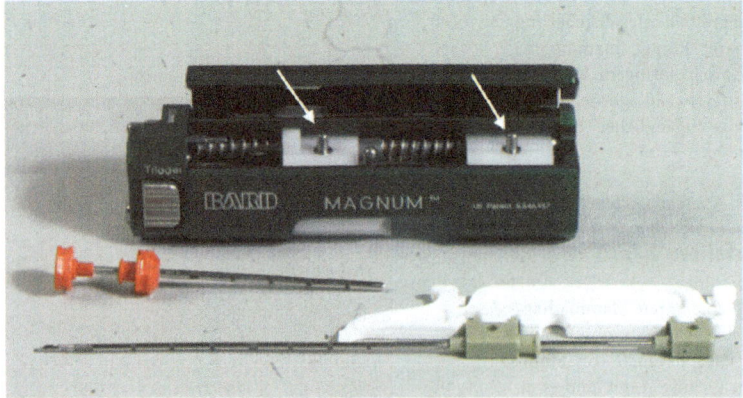

Abb. 6.21. Geräte für die Hochgeschwindigkeitsstanzbiopsie. Aufgeklappte Schusspistole mit Federmechanismus (*oben*), Trokar des Koaxialsystems (*Mitte*), Biopsienadel auf Halter (*unten*). Die Biopsienadel besteht aus einem Core, welches eine seitliche Aussparung aufweist, und einer Hülse, die beim zweizeitigen Vorschießen der Nadel (erst das Core, dann die Hülse) das in der Aussparung enthaltene Gewebe abtrennt. Der Halter erleichtert das korrekte Einlegen der Nadel über die Haltebolzen des Schussapparats (*Pfeile*)

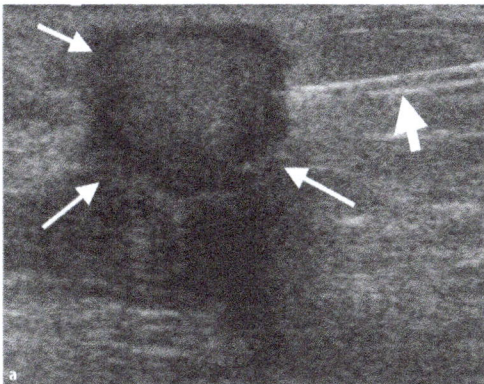

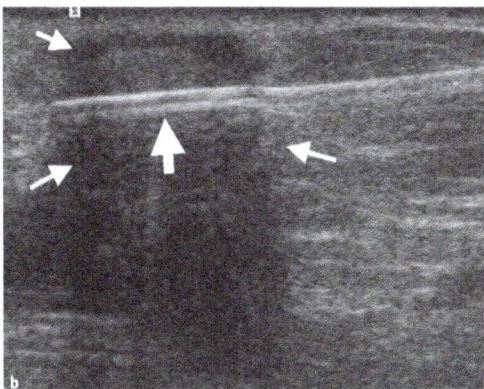

Abb. 6.22 a, b. Ultraschallgezielte Stanzbiopsie. **a** Vor dem Schuss liegt die Nadel (*dicker Pfeil*) direkt vor der Läsion (*Pfeile*). **b** Nach dem Vorschnellen liegt die Nadel innerhalb des Tumors. Die korrekte Lage der Biopsienadel sollte auch in der zweiten Ebene dokumentiert werden, da – insbesondere bei kleinen Läsionen – durch den Partialvolumeneffekt eine korrekte Lage vorgetäuscht werden kann, obwohl die Nadel tatsächlich seitlich dem Tumor anliegt

Über die liegende Koaxialnadel kann ein MicroMark-Clip® (Biopsys Medical) in das Punktionsgebiet eingebracht und damit für spätere bildgebende Kontrollen gekennzeichnet werden (Schulz-Wendtland et al. 2002).

Nach der Punktion wird die Stichinzision mit Steri-strips verschlossen und das Punktionsareal durch die Patientinnen über 30 min fest komprimiert. Die stanzbioptisch entnommenen Gewebezylinder gelangen gemäß den Europäischen Leitlinien für Qualitätssicherung (Pathologie; Sloane et al. 1997) zur histologischen Schnelleinbettung und werden hiernach beurteilt (Dauer 2 h). Zusätzlich wird das Gewebe tiefgefroren, in Paraffinschnitttechnik verarbeitet und lichtmikroskopisch befundet (Dauer 24 h).

Bei Diskrepanz zwischen der komplementären Mammadiagnostik und der Stanzhistologie hat eine operativ-histologische Abklärung zu erfolgen.

Die sonographischen Kontrollintervalle betragen 6, 12 und 24 Monate, die mammographischen 12 und 24 Monate. Bei Größenzunahme des Befundes ist eine operativ-histologische Abklärung zwingend erforderlich.

Sonographisch geführte Vakuumbiopsie

Im Unterschied zur Stanzbiopsie erlaubt die Vakuumbiopsie die Entnahme größerer Gewebemengen. Zur Verfügung steht das handgeführte Mammotome®-Vakuumbiopsie-System (Ethicon Endo-Surgery, Breast Care) zur ultrasonographisch geführten Intervention (Abb. 6.23 a, b).

Die Handhabung entspricht zunächst der der sonographisch gezielten Stanzbiopsie mit dem Unterschied, dass ein Hochgeschwindigkeitsrotationsmesser (Kaliber 8–11 Gauge) verwendet wird und durch Unterdruck in der Biopsiekanüle größere Mengen Gewebe in das Schneidsystem angesaugt und entnommen werden.

Durch den Einsatz des Rotationsmessers und wiederholtes im Uhrzeigersinn durchgeführtes Drehen der Nadel können mehrere Gewebezylinder bzw. ein zusammenhängendes Gewebeareal bis zu einer Größe von 2 cm abgetragen werden.

Die weitere Vorgehensweise – Anzahl der Gewebezylinder, Clipmarkierung, Kompression der Brust durch die Patientin, histologische Aufarbeitung der Gewebezylinder, die entsprechenden Kontrollintervalle – gleicht dem der sonographisch gezielten Stanzbiopsie.

Ergebnisse

In der Literatur werden für die sonographisch geführte Vakuumbiopsie eine Sensitivität und Spezifität von bis zu 100% angegeben (Bauer et al. 1994; Parker et al. 1994; Parker u. Klaus 1997; Parker et al. 1993; Scheler et al. 2000; Parker u. Dennis 1993; Schulz-Wendtland 1997a, 1998, 2001b).

Nebenwirkungen

Zu rechnen ist mit nur geringen Schmerzen, Blutungen und vasovagalen Reaktionen, welche jedoch sehr selten sind.

6.7.2 Mammographisch-stereotaktisch gezielte/geführte Vakuum-/Exzisionsbiopsie

Indikationen und Kontraindikationen

Die Indikationen zur stereotaktisch gezielten/geführten Vakuum- bzw. Exzisionsbiopsie angesichts eines „sampling errors" bei Herdbefunden < 5 mm (Vakuumbiopsie) sind:

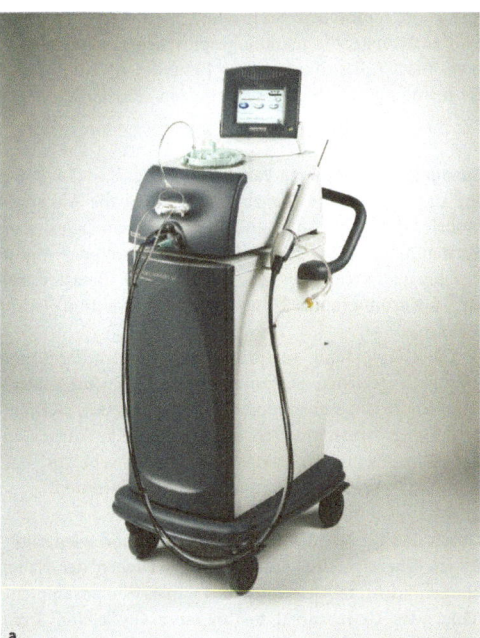

Abb. 6.23 a, b. Gerät zur Vakuumbiopsie (Mammotome®).
a Ganzes Gerät, **b** Detailansicht des Handstücks mit Nadel

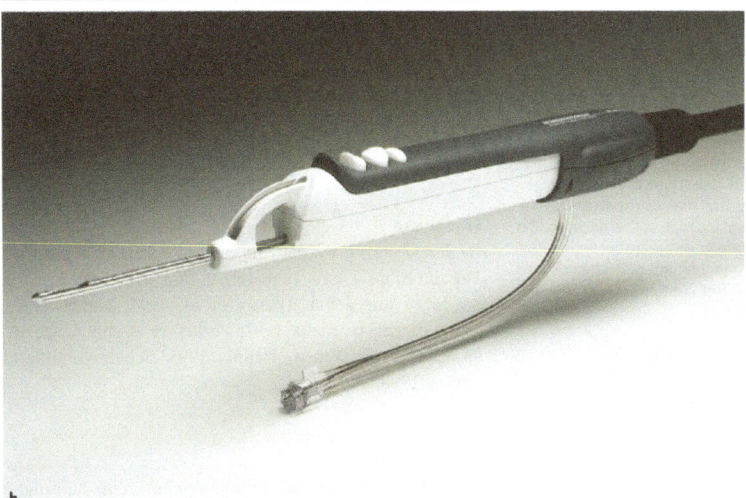

1. histologische Abklärung suspekter, ausschließlich mammographisch abgrenzbarer Herdbefunde (BI-RADS 4),
2. präoperative Karzinomsicherung bei suspektem, ausschließlich mammographisch erkennbaren Herdbefund (BI-RADS 5) und
3. histologische Abklärung bei der mammographischen Differenzialdiagnose Mastopathie, DCIS (suspekte Mikrokalzifikationen; BI-RADS 4 und 5).

Als absolute Kontraindikationen sind schwere Gerinnungsstörungen sowie Allergien gegen Lokalanästhetika anzusehen.

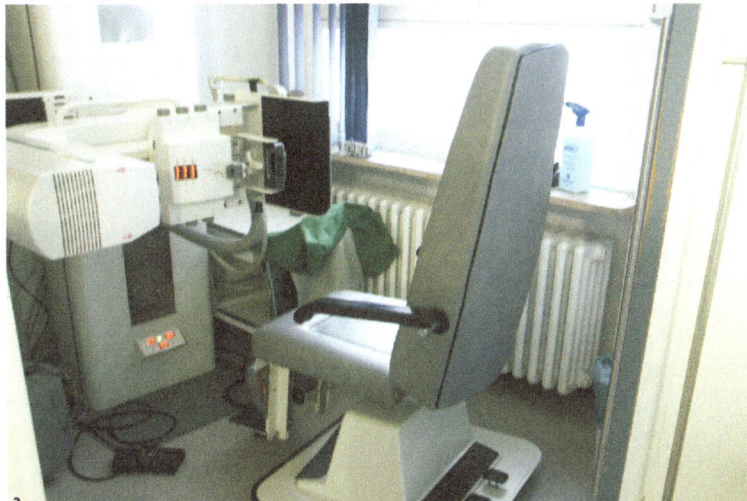

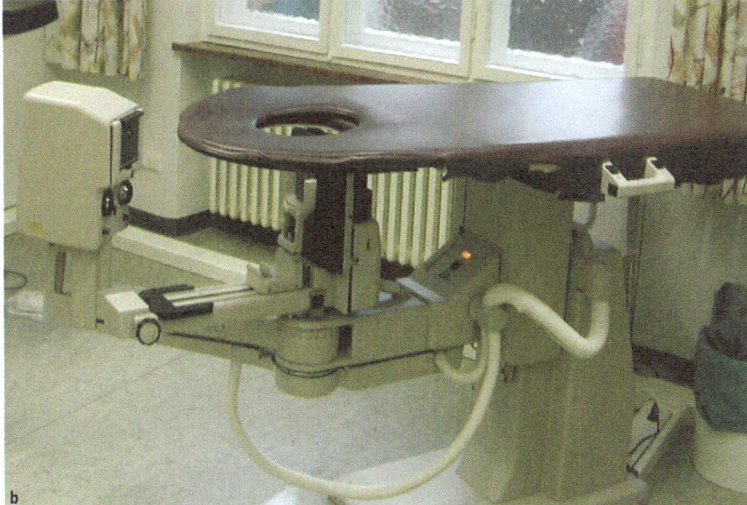

Abb. 6.24 a–d. Die stereotaktische Biopsie kann an einem entsprechenden Arbeitsplatz im Sitzen erfolgen (**a**) oder in Bauchlage auf einem dedizierten Lagerungstisch (**b**). Bei diesem hängt die Brust frei durch die Öffnung im Tisch nach unten. Biopsiesitus im Sitzen (**c**) und in Bauchlage am Lagerungstisch (**d**)

Lagerungstisch mit digitaler Stereotaxieeinrichtung und Vakuumbiopsiesystem

Zur Verfügung stehen die Lagerungstische der Firmen Fischer und Lorad in Kombination mit dem Mammotome®-Vakuumbiopsiesystem der Fa. Ethicon Endo-Surgery, Breast Care (Abb. 6.24 a–d). Auf der Basis der stereotaktischen Lokalisation ist eine millimetergenaue Ortung möglich. Die Lokalisation basiert auf dem Einsatz der digitalisierten Mammographie (Auflösung 10 Linienpaare/mm, filmlose Darstellung, Monitor mit 1024× 1024 Pixel) bei auf dem Bauch liegender Patientin.

Die Brust hängt hierbei durch eine Öffnung unter der Tischebene und das entsprechende Areal wird komprimiert. Nach Durchführung einer 0°-Ausschnittsmam

mographie erfolgen anschließend zwei Zielaufnahmen (+15° und um –15°). Das Zentrum der Läsion, die Referenzmarke und die verwendete Nadellänge wird an einen Computer (Autoguide®) übermittelt und das Punktionsgerät stereotaktisch positioniert. Die Entnahme der Gewebezylinder entspricht der Technik der sonographisch geführten Vakuumbiopsie.

Im Unterschied hierzu müssen jedoch bei Indikation 1 und 2 mehr als 10 Gewebezylinder und bei Indikation 3 mehr als 20 Gewebezylinder (Liberman et al. 1994 a) gewonnen werden (Abb. 6.25) mit Anfertigung von Präparatradiographien und anschließend orthogonalen Mammographieaufnahmen in zwei Ebenen zur Dokumentation.

Abb. 6.24 c

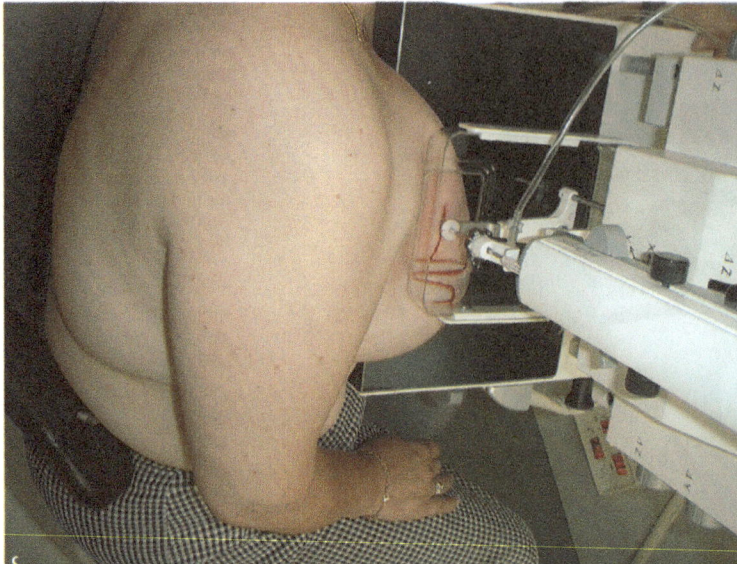

Abb. 6.24 d

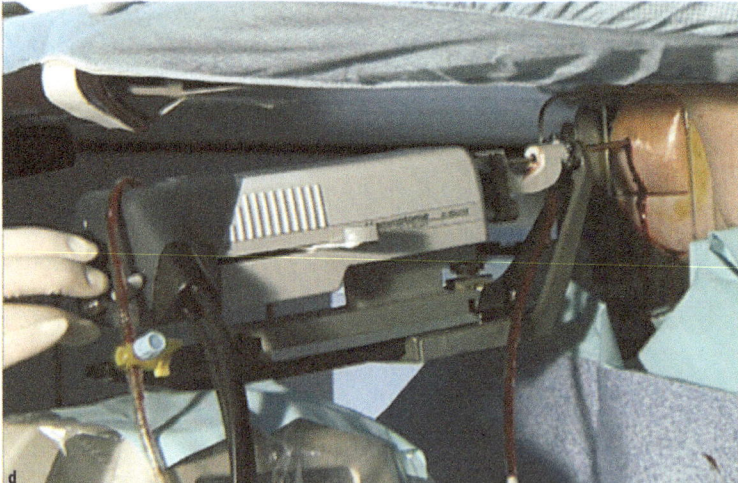

Die weitere Vorgehensweise – Clipmarkierung, Kompression der Brust durch die Patientin, histologische Aufarbeitung der Gewebezylinder, die entsprechenden Kontrollintervalle – gleicht dem der sonographisch gezielten Stanzbiopsie.

Die gleiche Möglichkeit dieser Intervention besteht auch in der Kombination eines Mammographiegerätes mit digitaler Stereotaxie und einem Vakuumbiopsiesystem.

Im Gegensatz zu der gerade beschriebenen Technik ist hier während der zwischen 20 und 25 min dauernden Untersuchung sowohl eine sitzende als auch liegen-de (unter zusätzlicher Verwendung einer Untersuchungsliege) Positionierung der Patientin möglich.

Laut Angaben in der Literatur werden für diese Interventionsverfahren eine Sensitivität und Spezifität von bis zu 100% erreicht (Aichinger et al. 1999; Burbank 1997; Heywang-Köbrunner et al. 1997, 1998; Jackman et al. 1997, 1998; Krämer et al. 1998; Liberman et al. 1998; Parker et al. 1994; Parker u. Klaus 1997; Parker u. Dennis 1993; Schulz-Wendtland et al. 1994, 2001 b).

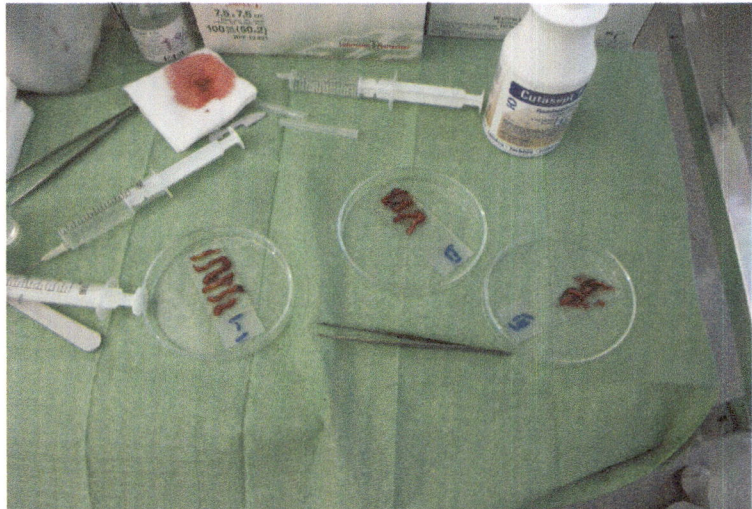

Abb. 6.25. Biopsiezylinder nach Vakuumbiopsie

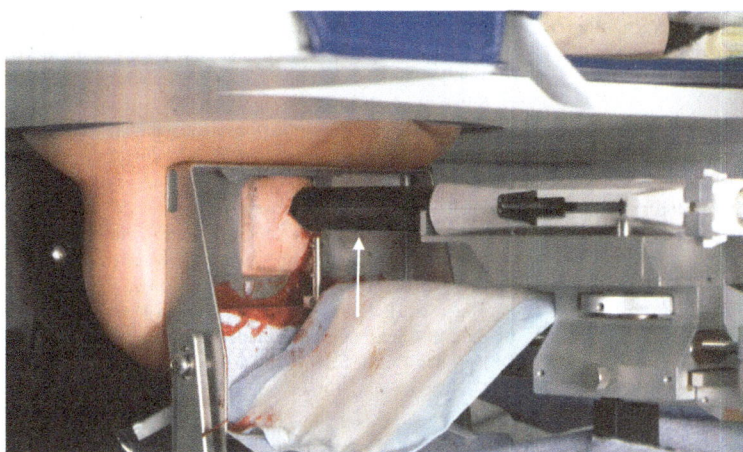

Abb. 6.26. Biopsiesitus mit dem ABBI®-Exzisionsbiopsie-system am Lagerungstisch. Nach Inzision der Haut wird das röhrenförmige Schneide-gerät (*Pfeil*) an den Ort der Biopsie gebracht

Stereotaktisch gezielte Exzisionsbiopsie

Sowohl das System ABBI® (Advanced Breast Biopsy Instrumentation, Fa. Auto Suture) als auch das System Site Select® (Fa. Ethicon Endo-Surgery, Breast Care) ermöglichen eine digital-stereotaktisch gezielte Exzisionsbiopsie. Durch den Einsatz einer computergestützten digitalisierten Mammographie (Auflösung 10 Linienpaare/mm, Bildbetrachtung auf einem Monitor mit 1024×1024 Pixel) und mithilfe oszillierender Messer ist eine millimetergenaue stereotaktische Exzision mammographischer Befunde (BI-RADS 4 und 5) bei der auf dem Bauch liegenden Patientin (Lagerungstische der Firmen Lorad bzw. Fischer) gegeben (Abb. 6.26). Das Vorgehen bei der stereotaktischen Exzisionsbiopsie entspricht dem der stereotaktischen Vakuumbiopsie. Aller-

dings sind eine Hautinzision und abschließend eine konventionelle chirurgische Blutstillung erforderlich, da Rotationskanülen mit einem Durchmesser von 5–20 mm eingesetzt werden können.

Dies ermöglicht eine En-bloc-Resektion von Läsionen (Abb. 6.27) und eine Fadenmarkierung des Präparates zur besseren Orientierung.

Laut Angaben in der Literatur werden für die stereotaktisch gezielte Exzisionsbiopsie eine Sensitivität und Spezifität von bis zu 100% erreicht (D'Angelo et al. 1997; Ferzli et al. 1999; Kelly et al. 1997; Krämer et al. 1998, 2005; Schulz-Wendtland et al. 2001; Sheth et al. 1999; Smathers 2000).

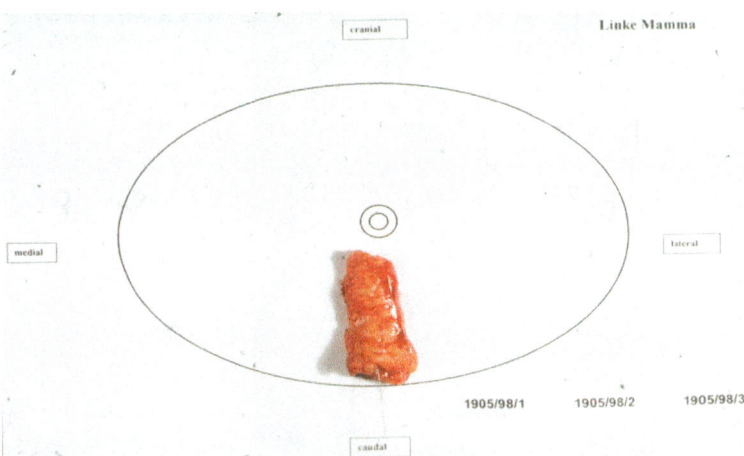

cranial

Linke Mamma

medial

lateral

1905/98/1   1905/98/2   1905/98/3

caudal

Abb. 6.27. Biopsiepräparat einer Exzisionsbiopsie

Nebenwirkungen

Wie bei den anderen beschriebenen interventionellen Verfahren ist mit nur geringen Schmerzen, Blutungen und seltenen vasovagalen Reaktionen zu rechnen.

Technisch bedingte Limitationen

Als technisch bedingte Limitationen für mammographisch-stereotaktische Interventionen gelten sehr thoraxwandnahe bzw. retromamilläre Herdbefunde sowie eine verminderte Kompressionsdicke der Brust (< 30 mm).

6.7.3 MRT-gezielte/geführte Stanz-/Vakuumbiopsie

Mit zunehmendem Einsatz der dynamischen MR-Mammographie häufen sich die Fälle, in denen magnetresonanztomographisch ein suspekter Befund erhoben wird, der weder klinisch noch mammographisch noch sonographisch, d.h. nicht durch die komplementäre Mammadiagnostik, reproduzierbar ist.

Allerdings sollte insbesondere die Ultraschalluntersuchung bei Herdbefunden von 5 mm Größe und mehr in Kenntnis der exakten Position der Läsion in der MRT erneut durchgeführt werden.

Bei kleineren Herden dagegen ist die Chance, den entsprechenden Befund zweifelsfrei sonographisch zu reproduzieren, eher gering.

Allen Vorrichtungen für MRT-gestützte Interventionen ist gemeinsam, dass sie die Mamma mit einer oder mehreren Kunststoffplatten komprimieren (Fischer et al. 1998; Heywang-Köbrunner et al. 2000; Kuhl et al. 1997 b; Müller-Schimpfle et al. 1998; Perlet et al. 2002; Sittek et al. 2000; Viehweg et al. 2002). Durch Punktionsstege in der Kompressionsplatte können nach exakter Lokalisation eines suspekten Herdbefundes Nadeln für eine Intervention in die Brust eingebracht werden. Steht eine MR-Punktionseinrichtung nicht zur Verfügung, ist es immerhin möglich, unter sonographischer Führung einen MR-kompatiblen Draht dort zu platzieren, wo ein Tumor wohl nicht zu sehen, aber zu vermuten ist. Bei gut fixiertem liegendem Draht wird dann die MR-Mammographie wiederholt, damit ggf. bei Fehllage des Drahtes dem Operateur der Abstand zwischen Drahtspitze und Tumor mitgeteilt werden kann.

Indikationen

Die Indikationen zur MRT-gezielten/geführten Stanz-/Vakuumbiopsie sind:

● histologische Abklärung suspekter, ausschließlich in der MRT abgrenzbarer Herdbefunde (> 5 mm, korrelierend mit der mammographischen Klassifikation BI-RADS 4)

● präoperative Karzinomsicherung bei ausschließlich MR-tomographisch erkennbarem Herdbefund (> 5 mm, korrelierend mit der mammographischen Klassifikation BI-RADS 5).

Als Kontraindikationen sind Herzschrittmacher und Metallapplikationen im Körper anzusehen.

Ergebnisse

In der Literatur werden für dieses Biopsieverfahren eine Sensitivität und Spezifität von bis zu 100% angegeben (Fischer et al. 1998; Heywang-Köbrunner et al 2000; Kuhl et al. 1997 b; Müller-Schimpfle et al. 1998; Perlet et al. 2002; Sittek et al. 2000; Viehweg et al. 2002).

Nebenwirkungen

Auch bei diesem Verfahren können geringe Schmerzen, Blutungen und selten vasovagale Reaktionen auftreten.

Bösartige Knochentumoren

7

M. Vahlensieck, G. Fleischhack, U. Bode

Inhalt

7.1 Epidemiologie

Primäre Knochentumoren gelten im Gegensatz zu den sekundären Knochentumoren als seltene Tumorentität. In Deutschland geht man von ca. 700–800 Neuerkrankungen pro Jahr aus, wovon 10% im Kindesalter (< 15 Jahre) auftreten. Dagegen wird in den USA mit ca. 2000 Neuerkrankungen pro Jahr gerechnet. Das Osteosarkom ist abgesehen vom medullären Myelom der häufigste primäre Knochentumor (Tabelle 7.1).

7.2 Pathologie

Knochentumoren sind definitionsgemäß im oder am Knochen entstandene Tumoren unterschiedlicher Herkunftsgewebe. Auch ein intraossäres Lipom beispielsweise zählt zu den Knochentumoren. In den letzten Jahren wurden einige neue Erkenntnisse bezüglich der Knochentumoren gesammelt. Das war der Grund für die Weltgesundheitsorganisation, im Jahr 1993 in einer Neufassung der *Knochentumorklassifikation* einige Änderungen vorzunehmen (Tabelle 7.2).

Unverändert beruht die Hauptklassifikation auf lichtmikroskopischen Unterschieden der Tumorzellen und der von diesen Zellen produzierten Matrix. Dennoch lässt sich in einigen Fällen, z.B. beim primitiven neuroektodermalen Tumor des Knochens (PNET) oder beim Lymphom, eine endgültige Typisierung bzw. Subtypisierung nur mithilfe immunhistochemischer Marker vornehmen.

Tabelle 7.1. Häufigkeit und Altersdekaden des überwiegenden Vorkommens einiger häufiger Knochentumoren. (Nach Freyschmidt u. Ostertag 1988)

Tumor	Häufigkeit [%]	Altersdekade
Osteosarkom	33	1.–3.
Chondrosarkom	15	3.–6.
Ewing-Sarkom	11	1.–2.
Fibrosarkom	7	3.–6.
Lymphom des Knochen	5	

Tabelle 7.2. Histologische Einteilung von malignen Knochentumoren nach Weltgesundheitsorganisation (WHO). Gegenüberstellung der ersten (1972) und zweiten Ausgabe (1993). (Nach Schajowitz et al. 1995)

		Erste Ausgabe 1972	Zweite Ausgabe 1993
Knochenbildend	Osteosarkom (OS)		Zentrale, medulläre Osteosarkome (OS) Konventionelles zentrales OS Teleangiektatisches OS Differenziertes OS Rundzell- (kleinzelliges) OS
	Juxtakortikales OS		Periphere, oberflächliche OS Parossales (juxtakortikales) OS Periostales OS Hochmalignes peripheres OS
Knorpelbildend	Chondrosarkom (CS)		Konventionelles Chondrosarkom (CS)
	Juxtakortikales CS		Juxtakortikales (peripheres) CS
	Mesenchymales CS		Mesenchymales CS Entdifferenziertes CS Klarzell-CS Malignes Chondrom
Knochenmarktumoren	Ewing-Sarkom		Ewing-Sarkom Primitiver neuroektodermaler Tumor des Knochens (PNET)
	Retikulosarkom des Knochens		
	Lymphosarkom des Knochens		Malignes Lymphom des Knochens
	Myelom		Myelom
Vaskuläre Tumoren	Angiosarkom		Angiosarkom Malignes Hämangioperizytom
Andere bindegewebige Tumoren	Fibrosarkom		Fibrosarkom Malignes fibröses Histiozytom
	Liposarkom		Liposarkom
	Malignes Mesenchymom		Malignes Mesenchymom Leiomyosarkom
	Undifferenziertes Sarkom		Undifferenziertes Sarkom

Je nach Differenzierungsgrad können maligne Knochentumoren in hochmaligne und niedrigmaligne Subtypen eingeteilt werden. Üblicherweise wird dazu eine Einteilung nach Broder in 4 Grade vorgenommen (*histologisches Grading*). Einem Grad 1 entspricht ein gut

Tabelle 7.3. Tumorregressionsgrad nach Chemotherapie. (Nach Salzer-Kunschik et al. 1983)

Regressionsgrad	Histologischer Befund
I	Tumorgewebe total devitalisiert
II	Einzelne vitale Tumorzellen oder ein vitaler Tumorzellcluster <0,5 cm
III	<10% vitales Tumorgewebe
IV	Zwischen 10 und 50% vitales Tumorgewebe
V	>50% vitales Tumorgewebe
VI	Keine Chemotherapieeffekte

differenzierter niedrigmaligner Tumor, einem Grad 4 ein anaplastischer hochmaligner Tumor. Eine Einteilung nach Dahlin unterscheidet 3 Grade.

Die pathologische Bewertung der Ansprechrate eines Tumors (Regressionsgrad) auf neoadjuvante Chemotherapie erfolgt durch Abschätzung des residualen vitalen Tumoranteils in Prozent. Eine weitverbreitete Klassifikation des Tumoransprechens ist in Tabelle 7.3 wiedergegeben.

7.3 Klinische Symptomatologie

Maligne Knochentumoren führen in den meisten Fällen erst relativ spät zu klinischen Beschwerden. Nach Erreichen einer kritischen Größe durchbricht der Tumor die Kortikalis und führt durch Alteration des Periosts zu Schmerzen. Anfänglich treten die Schmerzen meist intermittierend und bei oder nach längerer Belastung auf. Später, mit wachsender Tumorgröße, nehmen die Schmerzen an Dauer und Intensität zu und sind auch in Ruhe zu spüren. Sie zeigen sich häufig nur lokal, werden mitunter aber auch primär in benachbarten Gelenken oder als ausstrahlend angegeben. So können z. B. Kniegelenkbeschwerden der Hinweis auf einen Tumor im Oberschenkel, im Hüftgelenkbereich, im Becken oder in der Tibia sein. Symmetrische oder vielseitige Beschwerden sind bei Erstdiagnose primärer Knochentumoren selten, können aber mitunter ein erstes Symptom eines multifokalen Tumorbefalls sein und werden häufiger bei sekundären Knochentumoren bzw. multifokaler ossärer Metastasierung beobachtet.

Funktionseinschränkungen des betroffenen Skelettteils sind zumeist Folge der Schmerzsymptomatik sowie sekundärer Sehnenkontrakturen und selten Folge einer pathologischen Fraktur. Bei einem großen extraossären Tumoranteil und/oder bei ausgeprägter Weichteilinfiltration werden äußerlich sichtbare bzw. palpable Schwellungen in der Tumorumgebung beobachtet, die als Folge von Einblutungen bisweilen rasch zunehmen können. Entzündliche Begleitreaktionen können lokal zu Rötung und Überwärmung führen und dann mitunter eine Arthritis oder Osteomyelitis vortäuschen.

Parallel zur klinischen Symptomatik findet sich bei einigen primären Knochentumoren, wie z.B. beim Ewing-Sarkom, eine systemische Entzündungsreaktion mit Temperaturerhöhung, beschleunigter Blutsenkungsgeschwindigkeit, Erhöhung der Akut-Phase-Proteine (z.B. CRP) und eine reaktive Leukozytose. Eine Erhöhung der Laktatdehydrogenase im Serum als unspezifischer Tumormarker ist für einige Tumorentitäten, wie Ewing-Sarkome, Osteosarkome bzw. Lymphome, von diagnostischer bzw. prognostischer Relevanz (Bode 1992).

7.4 Anforderungen an die Diagnostik

Die radiologische Diagnostik sollte zur artdiagnostischen Zuordnung und zum Staging beitragen. Die artdiagnostische Zuordnung erfolgt am besten mit dem konventionellen Röntgenbild. Die differenzialdiagnostische Abgrenzung gegenüber einer Osteomyelitis ist insbesondere beim Ewing-Sarkom von klinischer Relevanz.

Beim Staging ist die MRT unerlässlich. Dabei interessieren insbesondere die Lagebeziehung zu benachbarten Kompartimenten sowie dem Gefäß-Nerven-Bündel. Bei der heute besseren Prognose der Knochentumoren ist es insbesondere auch wichtig, Metastasen frühzeitig zu erkennen. Zum Nachweis von Lungenmetastasen wird daher der engmaschige Einsatz der Computertomographie empfohlen. Skelettmetastasen werden durch die Szintigraphie nachgewiesen.

Eine weitere wichtige Anforderung an die Diagnostik stellt der frühe Nachweis eines Ansprechens auf die Chemotherapie dar.

Dazu werden verschiedene Verfahren mit unterschiedlich gutem Erfolg eingesetzt.

7.5 Radiologische und nuklearmedizinische Verfahren

7.5.1 Konventionelles Röntgen

Ein konventionelles Röntgenbild ist zur Knochentumorbeurteilung unverändert das wichtigste bildgebende Verfahren.

Eine artdiagnostische Zuordnung gelingt damit am besten. Schon vor 30 Jahren konnten in einer kontrollierten Studie maligne Knochentumoren mit einer Sensitivität von 90% und einer Spezifität von über 70% diagnostiziert werden. Aber auch die Aggressivität und damit das Maß der *Wachstumsgeschwindigkeit* des Tumors

lässt sich anhand des Röntgenbildes am besten abschätzen und nach Lodwick drei Grundmustern zuordnen (Freyschmidt u. Ostertag 1988):

Typ I	Wenig aggressive, lokalisierte (geographische) Läsionen
Typ II	Mittelgradig aggressive, lokalisierte Läsionen
Typ III	Hochgradig aggressive, nichtlokalisierte, diffuse Läsionen

Diese Klassifikation hat weite Verbreitung gefunden. Weiter werden reine Osteolysen mit mehr oder minder kräftiger sklerotischer Berandung von sog. mottenfraßartiger Osteodestruktion (konfluierende unscharfe Osteolysen) und diffuser feinfleckiger Osteodestruktion (permeativ) differenziert. Je nach Lodwick-Grad kann die Wahrscheinlichkeit für das Vorliegen einer benignen oder malignen Knochenerkrankung abgeschätzt werden (Tabelle 7.4; Freyschmidt u. Ostertag 1988).

Auch die Beurteilung einer *Periostreaktion*, die eine Aussage über die Dignität und Wachstumsgeschwindigkeit eines Knochentumors erlaubt, ist auf konventionellen Röntgenbildern zuverlässig möglich. Es werden kontinuierliche von unterbrochenen Periostosen unterschieden (Abb. 7.1). Kontinuierliche Periostosen können bei gut- und bösartigen Tumoren und nichttumorösen Knochenläsionen beobachtet werden. Bei den bösartigen Tumoren ist es insbesondere das Ewing-Sarkom, welches eine kontinuierliche Periostreaktion in Form von zwiebelschalenartiger oder spießartiger Form – möglicherweise durch schubweises Wachstum – induzieren kann. Hier ist differenzialdiagnostisch an die Osteomyelitis zu denken. Unterbrochene periostale Knochenneubildungen entstehen durch schnell und destruierend wachsende Knochentumoren, welche die neugebildete Periostschale kurz nach Entstehung wieder penetrieren.

Tabelle 7.4. Osteodestruktion steigender Aggressivität und Destruktionsgeschwindigkeit auf konventionellen Röntgenbildern nach Lodwick. (Aus Freyschmidt u. Ostertag 1988)

Grad	Destruktionsmuster	Kommentar
IA	Geographische Osteolyse mit Randsklerose	Benigne
IB	Geographische Osteolyse mit wenig Randsklerose und evtl. Kompaktaausbeulung	Meist benigne
IC	Geographische Osteolyse mit wenig Randsklerose und evtl. Kompaktapenetration	Aggressiv gutartig oder niedrigmaligne
II	Geographische mottenfraßartige oder permeative Läsion	Meist maligne
III	Diffuse (nichtgeographische) mottenfraßartige oder permeative Läsion	Maligne, oft Ewing-Sarkom, Lymphom des Knochen, auch Osteomyelitis

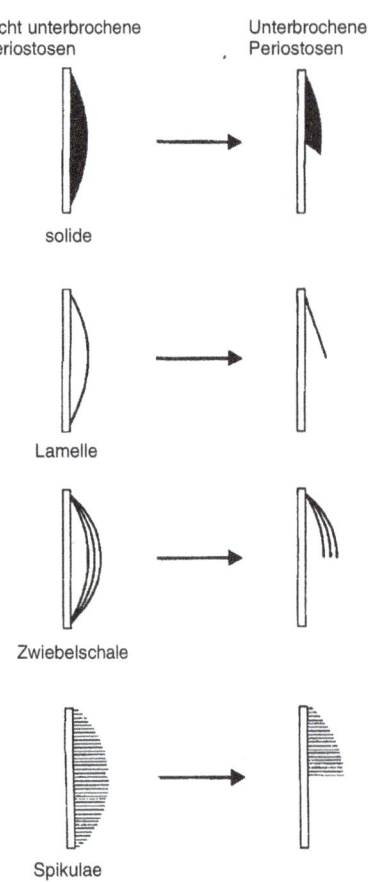

Nicht unterbrochene Periostosen

Unterbrochene Periostosen

solide

Lamelle

Zwiebelschale

Spikulae

Komplexe Periostosen

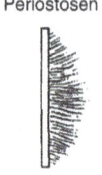

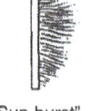

"Sun-burst"

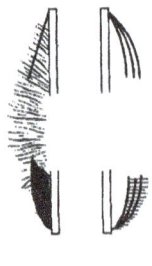

Kombination

Abb. 7.1. Periostreaktionen. *Links:* nichtunterbrochene Reaktionen bei langsamer expansiver Knochenerkrankung. Zwiebelschalen und Spiculae auch bei relativ langsam wachsenden bösartigen Tumoren. *Mitte und rechts:* unterbrochene und komplexe Reaktionen bei rasch wachsenden bösartigen Tumoren. (Nach Freyschmidt u. Ostertag 1988)

Dabei entstehen typische Muster in Form des Codman-Dreiecks, unterbrochener Lamellen, Spiculae und das „Sun-burst-Muster" maligner Periostosen (Abb. 7.1).

Die von Knochentumoren gebildete Grundsubstanz (*Matrix*) weist häufig eine mehr oder weniger stark ausgebildete Mineralisation auf, die mithilfe konventioneller Röntgenbilder und besonders computertomographisch nachweisbar ist. Dabei findet sich in Osteoid häufig eine flächige dichte Mineralisation und in Chondroid eine punkt-, strich- oder ringförmige Mineralisation (Abb. 7.2). Davon abzugrenzen sind dystrophe Verkalkungen in Nekrosen, die beispielsweise auch in Lipomen vorkommen.

Anhand der Tumormatrixmineralisation ist oft eine artdiagnostische Zuordnung des Tumors möglich.

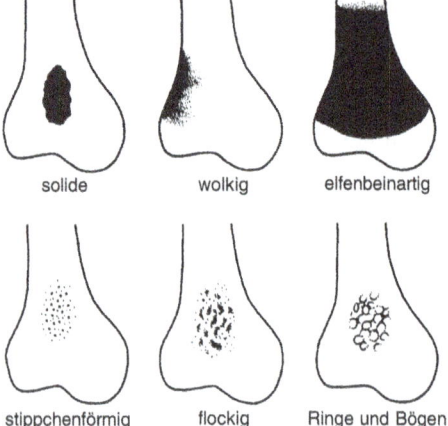

solide   wolkig   elfenbeinartig

stippchenförmig   flockig   Ringe und Bögen

Abb. 7.2. Knochentumormatrixmineralisation. *Oben:* Osteoidmineralisationen, *unten:* Chondroidmineralisation. (Nach Freyschmidt u. Ostertag 1988)

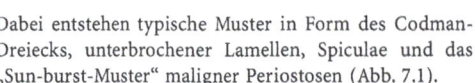

7.5.2 Sonographie

Eine frühe Periostreaktion noch ohne Mineralisation, zunehmende Kortikalisdestruktion, Unregelmäßigkeit oder Unterbrechung der Knochenoberfläche durch Kortikalisarrosion, die Weichteilkomponente und Nekrosen lassen sich bei peripher lokalisierten primären und sekundären Knochentumoren auch sonographisch nachweisen. Der Stellenwert der Methode in der diagnostischen Abklärung von Knochentumoren ist gering.

Zur Bestrahlungsplanung oberflächlicher Tumoren, Differenzialdiagnostik zwischen Ewing-Sarkom und Osteomyelitis sowie zum Screening oberflächlicher Läsionen bei verzögerter Verfügbarkeit der MRT wurde die Sonographie erfolgreich eingesetzt (Just et al. 1990).

Doppler-sonographisch lässt sich die Perfusion der Tumorweichteilkomponente abschätzen. Durch die Verwendung besonders flusssensitiver Techniken wie „Power-Doppler" oder kontrastverstärkter Doppler-Sonographie lässt sich möglicherweise ein Chemotherapieansprechen frühzeitig erkennen.

7.5.3 Angiographie

Die früher bedeutsame Angiographie, insbesondere für die Beurteilung eines Ansprechens auf Chemotherapie, ist heute durch die kontrastmittelverstärkte MRT in den Hintergrund gerückt worden. Ihre Anwendungen liegen heute in der präoperativen oder palliativen Embolisation, besonders bei sekundären Knochentumoren.

Dabei gilt es zu berücksichtigen, dass bei hohem Malignitätsgrad eine höhere Vaskularisation und bei niedrigmalignen Tumoren eine geringere Vaskularisation zu erwarten ist.

Einen hohen Vaskularisationsgrad weisen insbesondere Osteosarkome, Ewing-Sarkome und Chondrosarkome auf. Ein niedriger Vaskularisationsgrad ist bei niedrigmalignen Chondrosarkomen, aber auch bei Fibrosarkomen zu finden.

7.5.4 Computertomographie

Die Computertomographie hat ihren Platz in der Darstellung von Knochenläsionen, die auf die Kortikalis beschränkt sind, wie z.B. im Schädel- oder Wirbelsäulenbereich.

In jedem Fall ist die Computertomographie im Stagingprozess zum Ausschluss von Metastasen im Thorax- und abdominellen Bereich notwendig. Multiplanare Reformattierungen der originären CT Daten liefern deutliche Vorteile im Nachweis von Knochenfiliae.

7.5.5 Magnetresonanztomographie

Die Magnetresonanztomographie stellt die beste Methode zur Ausdehnungsbeurteilung, zum Nachweis evtl. Skipläsionen und zur Lagebeziehung gegenüber dem Gefäß-Nerven-Bündel dar.

Die MRT ist zum Staging allen anderen Methoden überlegen.

Obwohl einige Dignitätskriterien, wie Berandung, Signalinhomogenität, Größe und Infiltration benachbarter Kompartimente, bekannt sind, ist auch mit der MRT eine sichere Dignitätsbeurteilung nicht möglich. Maligne Tumoren weisen häufiger ein rasches Kontrastmittelanfluten auf, obwohl auch mit diesem Kriterium keine 100%ige Differenzierung zu erzielen ist (Erlemann et al. 1995). Maligne Tumoren mittlerer Größe zeigen darüber hinaus häufiger eine stärkere Perfusion der Peripherie auf (Ma et al. 1997). Dies gilt aber nicht für kleine und sehr große Tumoren und wurde auch bei einigen benignen Läsionen beobachtet.

Für die MRT vieler Knochen- und Weichteiltumoren ist daher auch die Anwendung von Kontrastmittel nicht unbedingt erforderlich (Sundaram 1997).

7.5.6 Magnetresonanzspektroskopie

Mit der Magnetresonanzspektroskopie ließ sich die erhoffte artspezifische Tumordiagnostik nicht erzielen (Zlatkin et al. 1990). Zum Monitoring des Erfolges der neoadjuvanten Chemotherapie konnten zwar vielversprechende Ergebnisse erreicht werden, die Methode ist jedoch aufwendig und nicht repräsentativ. Möglicherweise ergibt sich eine Verbesserung durch die Anwendung des „Spectroscopic Imaging".

7.5.7 Knochenszintigraphie

Die statische Knochenszintigraphie hat zum Nachweis von Knochenmetastasen im Staging und der Nachsorge unverändert ihren hohen Stellenwert.

In Form der dynamischen Szintigraphie wird die Methode darüber hinaus zur Untersuchung des Chemotherapieansprechens eingesetzt.

7.5.8 Positronenemissionstomographie

Mit der Positronenemissionstomographie (PET) unter Verwendung von FDG (2-[F-18]Fluoro-2-deoxy-D-Glucose) wurden in den letzten Jahren positive Ergebnisse in der Onkologie erzielt. Es konnte gezeigt werden, dass maligne Zellen eine erhöhte Glukoseutilisation aufweisen, wodurch es in der PET zu einer vermehrten Aktivitätsbelegung kommt. So lässt sich die Methode erfolgreich zum Staging und zur Nachsorge einsetzen. Durch die Quantifizierung der Glukoseaufnahme („standardized uptake value", SUV) wurde sogar eine positive Korrelation zum histologischen Grad maligner Knochentumoren aufgezeigt (Dehdashti et al. 1996).

Je höher die FDG-Aufnahme, desto aggressiver und höhergradig maligne ist die Läsion.

Insgesamt nehmen maligne Knochentumoren weniger stark FDG auf als maligne Weichgewebstumoren.

Maligne Knochenläsionen zeigen im Mittel einen $SUV > 2$ (2,1–5,6) und benigne einen Wert von im Mittel < 2 (0,7–2,5). Basierend auf diesen Werten ließ sich in einer Studie (Dehdashti et al. 1996) eine gute Differenzierung zwischen malignen und benignen Läsionen erreichen ($n = 20$, Sensitivität 93%, Spezifität 80%). Ein falschmaligner Fall war eine herdförmige chronische Osteomyelitis ($SUV = 2,5$) und ein falschbenigner Fall war eine Metastase eines Prostatakarzinoms ($SUV = 1,5$).

Beim Nachweis von Knochenmetastasen des Prostatakarzinoms wies die PET allerdings eine geringere Sensitivität als die statische Knochenszintigraphie auf. Hier ergeben sich offensichtlich Probleme durch Teilvolumeneffekte, die in zu niedrigen Werten bei kleinen Läsionen resultieren. Insbesondere in Regionen mit normalerweise leicht erhöhter Glukoseutilisation wie ZNS, Knochenmark, Myokard, Leber, Nieren und Harnblase sind kleine Läsionen aufgrund eines schlechten Signal-Rausch-Verhältnisses schlecht nachzuweisen. Falschpositive Ergebnisse werden selten berichtet, kommen aber im Rahmen von Osteomyelitiden und degenerativen, entzündlich veränderten Osteochondrosen vor. Der positive Vorhersagewert für Knochenmetastasen beim Prostatakarzinom wurde mit 98% angegeben, bei einem allerdings schlechten negativen Vorhersagewert und schlechter Sensitivität im Metastasennachweis (65%; Shreve et al. 1996).

Somit scheint die PET insgesamt zum Metastasenscreening noch nicht geeignet zu sein.

Eine wertvolle Hilfe bietet sie aber bei unklaren Knochenläsionen über 2 cm Größe und beim Abschätzen des Malignitätsgrades eines Knochentumors.

Die Erarbeitung klarer Indikationen für die PET ist derzeit Thema zahlreicher Publikationen und wissenschaftlicher Studien und noch nicht abgeschlossen (Reske 1998).

7.6 Interventionelle Verfahren

7.6.1 CT-gesteuerte Biopsie

Der Stellenwert der CT-gesteuerten Biopsie primärer und sekundärer Knochentumoren hat in den letzten Jahren zugenommen. Insbesondere hat sich eine hohe Sensitivität (95%) der wenig komplikationsträchtigen *Feinnadelaspirationsbiopsie* gezeigt (Bommer et al. 1997; Söderlund 1996). Durch sie kann die Häufigkeit von Stanz- oder offenen Biopsien potenziell gesenkt werden. Die falschpositive Rate dieser Methode wird mit 3% (für benigne) und 0,3% (für maligne Läsionen) angegeben. Die falschnegative Rate beträgt teilweise bis zu 10% (Schwartz u. Spengler 1997). Auf der anderen Seite muss bei der histologischen Heterogenität von Knochentumoren darauf hingewiesen werden, dass ausreichend pathologisches Material zur histologischen Identifizierung vorhanden sein muss, um z.B. in einem vorwiegend chondroid differenzierten Tumor die Osteoblasten und damit die Diagnose Osteosarkom zu sichern.

Die Kontamination des Stichkanals mit Tumorzellen ist bei der Feinnadelbiopsie weniger wahrscheinlich als bei Grobnadelbiopsien.

Da eine Tumoraussaat im Stichkanal grundsätzlich möglich, wenn auch selten beschrieben ist, empfehlen einige Autoren, die Biopsie im Hinblick auf eine spätere Operation so zu planen, dass der Stichkanal ebenfalls reseziert werden kann (Schwartz u. Spengler 1997).

7.7 Screening

Eine valide Screeningmethode zum Nachweis primärer und sekundärer Knochentumoren ist die Knochenszintigraphie. Ein Problem dieser Methode stellt die falschnegative Rate für rein osteolytische Metastasen sowie die geringe Spezifität dar. Falschpositive Befunde ergeben sich häufig durch degenerative Skelettveränderungen und können meist durch das Röntgenbild richtig eingeordnet werden.

Die MRT ist der Szintigraphie im Nachweis von Läsionen, insbesondere Metastasen, überlegen.

Aufgrund der gerätetechnischen Einschränkungen, nicht das gesamte Skelett untersuchen zu können, der relativ hohen Kosten und der noch immer verhältnismäßig geringen Verfügbarkeit hat sich die MRT zum Screening insgesamt aber noch nicht bewährt. Die Entwicklung neuerer Sequenzen und Verbesserungen der Hardwarevoraussetzungen könnten bald zu einer Änderung des

Konzeptes führen (s. auch Abschn. 7.14.6; Haubold-Reuter et al. 1993; Layer u. Jarosch 1992; Neumann et al. 1995). Aber auch die neueren Ganzkörperuntersuchungstechniken mit modernen MR Scannern liefern derzeit noch kein befriedigendes Screening für Metastasen.

7.8 Staging

Eine allgemein akzeptierte Stadieneinteilung für Knochentumoren hat sich bisher nicht durchgesetzt. Ein System stellt die TNM-Klassifikation nach der Union Internationale Contre le Cancer (UICC) dar (Tabelle 7.5). Weit verbreitet ist die Einteilung gut- und bösartiger Knochen- und Weichteiltumoren nach Enneking (1985). Diese basiert einmal auf dem histologischen Grad des Tumors und zum zweiten auf der Ausbreitung in den unterschiedlichen Kompartimenten (Tabelle 7.6). Je nach Stadium kommen unterschiedlich radikale Operationsstrategien zur Anwendung. Bei hochmalignen Tumoren (Stadium II) wird eine neoadjuvante Chemotherapie durchgeführt. Das Staging nach Enneking gilt

Tabelle 7.5. TNM-Klassifikation maligner Knochentumoren. (Aus Wittekind et al. 2005)

Primärtumor
TX   Primärtumor kann nicht beurteilt werden
T0   Kein Anhalt für Primärtumor
T1   Tumor 8 cm oder weniger in größter Ausdehnung
T2   Tumor mehr als 8 cm in größter Ausdehnung
T3   Diskontinuierliche Ausbreitung im primär befallenen Knochen

Regionäre Lymphknoten
NX   Regionäre Lymphknoten können nicht beurteilt werden
N0   Keine regionären Lymphknotenmetastasen
N1   Regionäre Lymphknotenmetastasen

Fernmetastasen
MX   Fernmetastasen können nicht beurteilt werden
M0   Keine Fernmetastasen
M1   Fernmetastasen

Die Klassifikation gilt für alle primären malignen Knochentumoren mit Ausnahme der malignen Lymphome, der Plasmozytome (der multiplen Myelome), der Oberflächen/juxtakortikalen Osteosarkome und der juxtakortikalen Chondrosarkome

nicht für Leukämien, Lymphome, Myelome und Ewing-Sarkome.

7.9 Therapeutische Strategien

Basierend auf der statistischen Rezidivhäufigkeit je nach Intensität einer *operativen Therapie* ergeben sich für die Resektion bzw. Amputation von Knochentumoren bestimmte Richtlinien:
- intra- und extrakapsuläre Resektion nur bei gutartigen Tumoren,
- weite Resektion (Mitnahme eines deutlichen Sicherheitsabstandes gesunden Gewebes) bzw. weite Amputation bei niedrigmalignen Tumoren,
- radikale Resektion (vollständige Entfernung der befallenen Kompartimente) bzw. radikale Amputation bei hochmalignen Knochentumoren.

Seit einigen Jahren wird, gestützt auf die Erkenntnisse von Rosen et al. (1979), vor der operativen Therapie hochmaligner Knochentumoren eine Chemotherapie durchgeführt (*neoadjuvante Chemotherapie*). Hier kommen die Wirkstoffe Doxorubicin, Iphosphamid, Methotrexat, Cisplatin, Vincristin, Bleomycin, Cyclophosphamid und Dactinomycin zum Einsatz. Bei hochmalignen Knochentumoren vom kleinen rundzelligen Typ (Ewing-Sarkom, PNET, rundzelliges Osteosarkom usw., s. Abschn. 7.14.2) wird in zahlreichen Zentren darüber hinaus eine präoperative Radiatio durchgeführt. Insbesondere das Ewing-Sarkom ist ein strahlensensibler Tumor mit gutem Ansprechen auf die Radiatio (Dunst et al. 1994; Wessalowski et al. 1988). Die therapeutischen Konzepte sowie insbesondere die Kombinationen der Chemotherapeutika sind einem ständigen Wandel unterzogen und werden in regelmäßigen Abständen durch große Multicenterstudien überprüft (Bode 1992).

Um lokal höhere Konzentrationen des Chemotherapeutikums zu erzielen, wird die *lokale intraarterielle Chemotherapie* mit Selektivkathetern in Seldinger-Technik propagiert. Aufgrund mehrerer Studien konnte der therapeutische Zugewinn aber bis heute nicht sicher belegt werden, sodass diese Therapieform nach wie vor zurückhaltend bewertet wird (Bode 1995).

Tabelle 7.6. Staging maligner Knochen- und Weichteiltumoren. (Nach Enneking 1985)

Stadium	Histologischer Grad (G)	Lokale Ausdehnung (T)	Therapie
IA	Niedrig (G1)	Intrakompartimental (T1)	Weite Resektion bzw. Amputation
IB	Niedrig (G1)	Extrakompartimental (T2)	Weite Resektion bzw. Amputation
IIA	Hoch (G2)	Intrakompartimental (T1)	Radikale Resektion bzw. Amputation, neoadjuvante Chemotherapie
IIB	Hoch (G2)	Extrakompartimental (T2)	Radikale Resektion bzw. Amputation, neoadjuvante Chemotherapie
III	Jedes G, Metastasen	Jedes T	Radikale Resektion bzw. Amputation, neoadjuvante Chemotherapie

Bei hypervaskularisierten Tumoren kann aber insbesondere im Rahmen der Metastasenchirurgie eine Erleichterung der Operation durch *präoperative Embolisation* erreicht werden.

Zeigt sich bei der histologischen Aufarbeitung des Resektates ein diffuser Tumornekroseanteil von mindestens 90%, so spricht man von einem guten Ansprechen auf die Chemotherapie (Responder) mit einer entsprechend besseren Prognose, und es wird eine nachfolgende *(adjuvante) Chemotherapie* mit den gleichen Medikamenten durchgeführt. Findet sich dagegen ein diffuser Nekroseanteil von weniger als 90%, so spricht man von einem Nichtansprechen der neoadjuvanten Chemotherapie (Nonresponder) mit einer entsprechend schlechteren Prognose und setzt zur postoperativen adjuvanten Chemotherapie eine geänderte Kombination der Therapeutika ein.

Unter diesen Voraussetzungen ist heute meist eine extremitätenerhaltende Operation möglich.

In den letzten Jahren haben sich die Behandlungskonzepte der meisten Knochentumoren vollständig geändert. Während sich die gutartigen und niedrigmalignen Tumoren weiterhin durch Resektionen verschiedenen Ausmaßes kurativ behandeln lassen, ist für die meisten hochmalignen Tumoren die reine Lokaltherapie keine kurative Behandlungsform.

Da die Mehrzahl der Tumoren chemotherapieempfindlich ist, gehört die *zytostatische Behandlung* heute zum obligaten medizinischen Standard.

Viele nationale und internationale Therapieoptimierungsstudien haben gezeigt, dass durch die moderne multimodale Tumortherapie heute die Mehrzahl der Patienten mit malignen Knochentumoren geheilt werden kann. Der Erfolg dieser Therapien ist maßgeblich von der multidisziplinären Kooperation (auch des diagnostischen Radiologen) abhängig und erfordert frühzeitig die Berücksichtigung der dafür notwendigen diagnostischen und therapeutischen Richtlinien. Eine Therapie außerhalb der Empfehlungen dieser Therapiestudien ist nicht mehr verantwortbar.

Im Gegensatz zu der früher üblichen primären Operation wird heute nach den oben beschriebenen diagnostischen Verfahren eine histologische Verifizierung der Diagnose durch Biopsie herbeigeführt. Danach wird eine risikoadaptierte Polychemotherapie begonnen, deren Erfolg im Verlauf der nächsten 3 Monate kontrolliert wird. Gegebenenfalls muss die Therapie intensiviert werden (z. B. präoperative Radiatio für Ewing-Sarkome).

Die sich dann anschließende *Lokaltherapie* kann operativ (Osteosarkome) oder radiotherapeutisch (Ewing-Sarkome) oder eine Kombination beider Modalitäten sein.

In jedem Falle muss das Prinzip onkologischer Lokaltherapie, d. h. die radikale Sanierung des Kompartiments, dabei Berücksichtigung finden.

Neben der kurativen Intention dieser Lokaltherapie gewinnt der operative Eingriff damit eine Funktion in der Therapiekontrolle. Im Tumorresektat kann histologisch die Effektivität der Chemotherapiebehandlung nachgewiesen werden. Eine hohe Effektivität ermöglicht eine verminderte Intensität der postoperativen Behandlung. Eine Intensivierung ist den Patienten vorbehalten, deren Tumoren schlecht auf die präoperative Behandlung angesprochen haben.

Vergleichende Therapiestudien zeigten, dass die Chemotherapie mit verzögerter Lokaltherapie (neoadjuvante Therapie) bessere Ergebnisse aufweist als die früher übliche Lokaltherapie mit anschließend adjuvanter Chemotherapie. Die neoadjuvante Therapie hat mehrere Vorteile:

- der Erfolg der Chemotherapie wird kontrolliert und die Therapie durch postoperative Modifikationen individuell optimiert,
- Art und Ausmaß des lokaltherapeutischen Eingriffes können besser geplant werden (Anfertigen von Endoprothesen) und
- der Patient kann nicht nur medizinisch, sondern auch psychisch auf den operativen Eingriff besser vorbereitet werden.

So ist die durch Rosen et al. (1979) maßgeblich initiierte Art der Behandlung nicht nur effektiv hinsichtlich der Heilungsraten, sondern sie ermöglicht eine optimierte individuelle Therapie. Anstelle der früher üblichen Amputation lässt sich heute bei der Mehrzahl der Patienten mit Extremitätentumoren eine extremitätenerhaltende Operation mit Implantation von Endoprothesen durchführen.

7.10 Prognosefaktoren

Mit der Optimierung einer multimodalen Therapie hat sich die Prognose der Knochentumoren in den letzten 20 Jahren erheblich verbessert. Während damals die 5-Jahres-Überlebensquote nach einer Lokaltherapie unter 20% lag, so beträgt heute durch den Einsatz einer risikoadaptierten systemischen Chemotherapie und Lokaltherapie die Heilungsrate für Ewing-Sarkome etwa 55% und für Osteosarkome 72%. Nach den Erfahrungen der Therapieoptimierungsstudien sind der Malignitätsgrad, das Volumen und die Lokalisation des Tumors zum Zeitpunkt der Diagnose die wichtigsten Prognosefaktoren. Unter der chemotherapeutischen Behandlung ist die Chemosensitivität des Tumors von erheblicher prognostischer Bedeutung, da unabhängig von der Art der Lokaltherapie die Langzeitprognose um über 30%

in Abhängigkeit vom Grad der histologischen Regression variiert.

Die Radikalität der Operation hat ebenfalls einen Einfluss auf die Prognose. So ergab eine Studie mit 355 Patienten eine Gesamtlokalrezidivrate nach Osteosarkomoperation von 7% (Picci et al. 1994). Dabei zeigten sich keine Rezidive nach radikaler Amputation (59 Patienten), kein Rezidiv nach Rotationsplastik (10 Patienten), 8% Rezidive nach weiterer Amputation (48 Patienten) und 10% Lokalrezidive nach extremitätenerhaltender Operation (237 Patienten). In der COSS-Studie konnte belegt werden, dass derartige Prognoseunterschiede in Abhängigkeit von der Radikalität der Lokaltherapie nur bei für Chemotherapie unsensible Tumoren signifikant waren, während für chemosensible Tumoren die Art der Lokaltherapie weniger entscheidend war. Für Ewing-Sarkom-Patienten ist neben der Operation auch die Radiotherapie eine geeignete Lokaltherapie, deren Qualität einen entscheidenden Einfluss auf die Prognose hat (Dunst et al. 1994).

7.11 Therapieplanung

Nach Abschluss der neoadjuvanten Chemotherapie wird bei hochmalignen Tumoren präoperativ zum Metastasenausschluss eine Computertomographie des Thorax und eine Skelettszintigraphie durchgeführt.

Als Verfahren der Wahl zur Operationsplanung hat sich die MRT bewährt und ist regelhaft durchzuführen.

Mit diesem Verfahren lassen sich Tumorausdehnung, Infiltration von Kompartimenten und Skipläsionen mit höchster Genauigkeit beurteilen.

7.12 Therapiemonitoring

7.12.1 Responder und Nonresponder

Im Rahmen der neoadjuvanten Chemotherapie hochmaligner Knochentumoren ist es von großer Relevanz, frühzeitig, d.h. noch vor der Operation, zwischen einem guten (Responder) und einem schlechten Ansprechen auf die Chemotherapie (Nonresponder) unterscheiden zu können. Bei einer frühzeitigen Beantwortung dieser Frage könnte man z.B. bei Nonrespondern die Chemotherapie noch ändern oder sofort zur Operation übergehen, ohne wertvolle Zeit zu verlieren.

Derzeit gibt es zur Beantwortung dieser Frage keine zuverlässige Methode.

Die klinische Beschwerdesymptomatik ist sehr uneinheitlich und selbst eine Umfangsvermehrung der betroffenen Extremität ist im Falle einer Einblutung oder einer chemotherapieinduzierten Entzündung nicht als sicherer Tumorprogress zu werten. Mögliche Veränderungen auf konventionellen Röntgenbildern umfassen eine Volumenänderung und Verkalkungen oder Verknöcherungen, ohne ein sicherer Indikator für gutes oder schlechtes Ansprechen zu sein (Lawrence et al. 1993). Als Indikator für ein gutes Ansprechen gelten deutliche Größenabnahme, zunehmende Dichte des Codman-Dreiecks, schärfere Randbegrenzung und eine verringerte Distanz der extraossären Verkalkung zum Knochen (Abb. 7.3 a, b). Als Zeichen eines schlechten Ansprechens gelten Größenzunahme, Zunahme der Osteolysen und das Verschwinden des Codman-Dreiecks.

Auch computer- und magnetresonanztomographische Kriterien haben sich als nicht sehr zuverlässig erwiesen (Holscher et al. 1992). Als Zeichen für ein schlechtes Ansprechen gilt die Zunahme der tomographisch nachweisbaren Tumormasse (positiver Vorhersagewert etwa 90%). Eine Größenreduktion dagegen lässt sich nicht zuverlässig mit einem guten Ansprechen korrelieren. Eine Zunahme des peritumorösen Ödems gilt ebenfalls noch als einigermaßen verlässliches Kriterium für ein schlechtes Ansprechen (positiver Vorhersagewert etwa 87%). Kriterien wie zunehmende Randschärfe, Signalinhomogenität oder Signalabnahme erwiesen sich als nicht sensitiv.

Am zuverlässigsten vermag eine Beurteilung des Tumorvaskularisationsgrades eine Aussage über das Ansprechen zu ermöglichen.

Besonders hochmaligne Knochentumoren zeigen meist einen hohen Vaskularisationsgrad, der bei einem guten Ansprechen auf Chemotherapie deutlich abnimmt. Mit der konventionellen Angiographie ließen sich daher gute Ergebnisse zur Beurteilung des Ansprechens erzielen (Vorhersagewerte bis 90%; Kumpan et al. 1986; Lechner et al. 1983). Auch mithilfe der dynamischen Szintigraphie konnte der Vaskularisationsgrad unter Chemotherapie gut beurteilt werden (Knop et al. 1989). Die moderne MR-Technologie ermöglicht heute die Bestimmung des Vaskularisationsgrades mit dynamischen Untersuchungen (Vahlensieck 1995).

Dabei gilt der Grundsatz, dass noch vitales Resttumorgewebe eine schnelle Kontrastmittelaufnahme in 1–2 min (75% Signalanstieg pro Minute) aufweist.

Alle anderen Gewebetypen wie avitales Resttumorgewebe (30% pro min), peritumoröses Ödem (17% pro min) oder Nekrosen (4% pro min) zeigen eine langsamere Anflutung (Erlemann et al. 1989, 1990) in 2–9 min. In den letzten Jahren wurden zahlreiche Möglichkeiten beschrieben, dieses Kontrastmittelanfluten sichtbar zu ma-

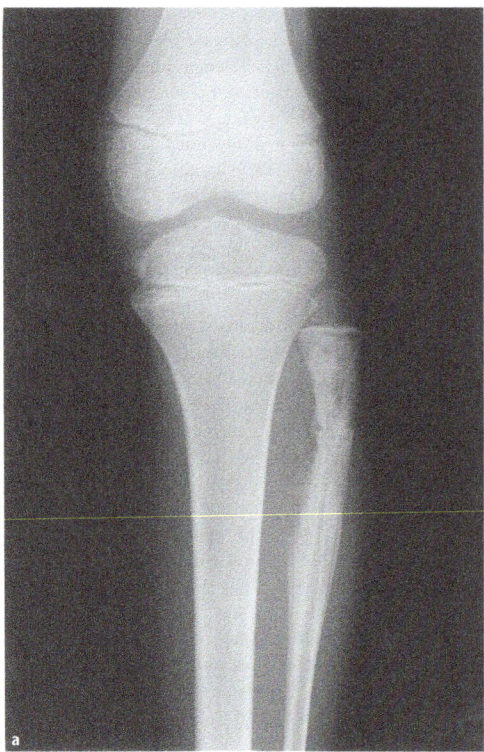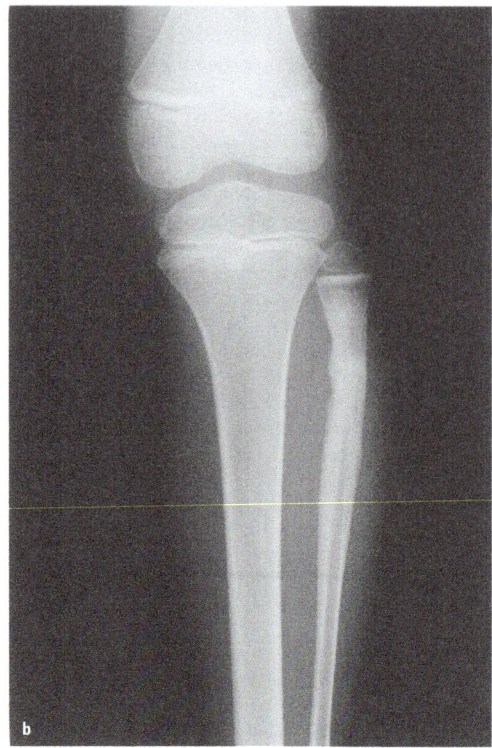

Abb. 7.3 a, b. Ewing-Sarkom meta-/diaphysärer Übergang der proximalen Fibula. **a** Röntgenbild in a.-p.-Projektion: osteolytische und osteosklerotische Knochendestruktion, spiculaeartige und zwiebelschalenartige Periostreaktion, pathologische Frak-tur, Weichteilkomponente. **b** 4 Monate später Regredienz der Periostreaktionen und Weichteilkomponente, Abheilung der Fraktur, Glättung der Konturen als Zeichen eines guten Ansprechens auf die Chemotherapie

chen. Zum einen wurden manuelle Methoden durch subjektive Platzierung von Messvolumina (ROI-Technik) mit Berechnung einer Anflutungskurve (Erlemann et al. 1989, 1990) oder die Erzeugung subtrahierter Bilder (de Baere et al. 1992), zum anderen die automatisierte Berechnung von Kurvensteilheitsbildern („slope images") (Lang et al. 1995; Verstraete et al. 1994) eingesetzt. Auch die MR-Angiographie wurde diesbezüglich mit Erfolg verwendet (Lang et al. 1995). Bei der Beurteilung solcher Bilder gilt es zu berücksichtigen, dass nach Chemotherapie vitale Tumorreste eher in der Peripherie, besonders im extraossären Tumoranteil zu erwarten sind (Abb. 7.4; Mirra 1989).

Die Spezifität der genannten Methoden liegt deutlich über 80%. Der Einsatz kann daher empfohlen werden.

7.12.2 Methotrexatosteopathie

Bei den neoadjuvanten Therapiekonzepten kommen i. d. R. Chemotherapeutika zum Einsatz, die neben dem Effekt auf das Tumorgewebe auch einen Einfluss auf ge-sunde Knochen zeigen und röntgenologisch sichtbare Veränderungen hervorrufen können. Am besten bekannt und am häufigsten zu beobachten ist die Osteopathie durch Methotrexat. Sie tritt insbesondere bei relativ niedrig dosierter Langzeitmedikation der akuten Leukämie auf. Aber auch bei hochdosierter Kurzzeittherapie von hochmalignen Knochentumoren sind entsprechende Veränderungen mit einer Inzidenz von 8–10% zu erwarten (Ecklund et al. 1997).

Die betroffenen Patienten klagen über Schmerzen. Im Röntgenbild fällt eine diffuse Osteopenie auf. Der Pathomechanismus, der zur Osteopenie führt, ist noch nicht genau bekannt. Im Bereich der Metaphysen treten lineare Sklerosierungen als Hinweis auf eine Störung des normalen Längenwachstums (Wachstumslinien) auf. Durch die osteopenisch bedingte verminderte Knochenstabilität kommt es zu Insuffizienzfrakturen – besonders im Bereich der Metaphysen, aber auch im Wirbelkörperbereich mit Keil- und Fischwirbeldeformitäten.

Szintigraphisch ist eine entsprechende Mehranreicherung im Bereich der betroffenen Metaphysen zu beobachten.

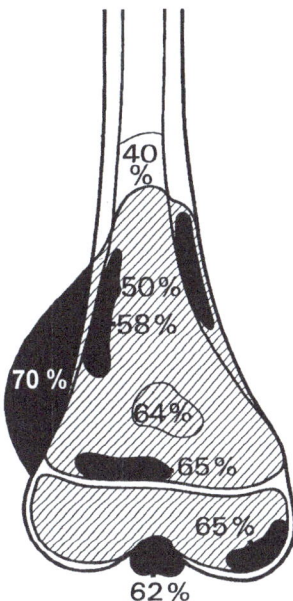

Abb. 7.4. Bevorzugte Lokalisationen von vitalen Tumorresten maligner Knochentumoren des Röhrenknochens nach neoadjuvanter Chemotherapie. Vitale Tumorreste sind besonders in den Tumorrandbereichen zu erwarten (Markhöhle 40%, kortikal 50%, subkortikal 58%, extraossäre Tumorkomponente 70%, subchondral 65%, subepiphysär 65%, intraartikulär 62%) und weniger wahrscheinlich im Tumorzentrum (zentrale Tumornester 64%). (Nach Mirra 1989)

Die klinische Bedeutung der Methotrexatosteopathie liegt insbesondere in der Abgrenzung gegenüber Skelettmetastasen oder auch Tumorrezidiven.

Ein Absetzen des Medikaments führt meist innerhalb weniger Tage zur Beschwerdebesserung. Wird die Methotrexattherapie fortgesetzt, kommt es zu Pseudarthrosen, Deformierungen und persistierenden Schmerzen.

7.12.3 Steroidosteopathie

Steroide werden zur Behandlung von Systemerkrankungen, besonders der Leukämie und Lymphome, eingesetzt. Auch diese Präparate können zu einer unerwünschten Osteopathie führen, d.h. zu Osteopenie, Insuffizienzfrakturen und gehäuftem Auftreten von Knocheninfarkten und avaskulären Nekrosen, besonders des Femurs und Humerus. Auch hier kann mitunter die Abgrenzung gegenüber einer Progredienz der Grunderkrankung schwierig sein.

7.13 Nachsorge

In der Tumornachsorge gilt es, frühzeitig Rezidive und Lungenmetastasen zu erkennen. Dazu wird ein halbes Jahr lang nach der Operation alle 4–6 Wochen und dann über zwei Jahre alle 8 Wochen von der betroffenen Skelettregion eine Röntgenaufnahme in zwei Ebenen angefertigt. Der Thorax wird im ersten halben Jahr postoperativ ebenfalls alle 4–6 Wochen und dann über vier Jahre alle 8 Wochen geröntgt. Bei erneuter klinischer Beschwerdesymptomatik wird eine MRT durchgeführt. Die Empfehlungen zu den Zeitintervallen und Häufigkeiten der Nachsorgeuntersuchungen hängen vom Rezidivrisiko ab (je nach Tumorstadium und histologischem Grad) und variieren von Zentrum zu Zentrum geringfügig (Tumorzentrum Heidelberg 1997).

7.14 Spezielle Diagnostik

7.14.1 Osteosarkom

Als Osteosarkom wird ein bösartiger Knochentumor bezeichnet, der aus spindeligen (bei einer Ausnahme auch aus kleinen runden) mehr oder weniger stark osteoidproduzierenden Zellen besteht. In der Neufassung der WHO-Einteilung von Knochentumoren werden vier medulläre (konventionelles medulläres, teleangiektatisches, niedrigmalignes und Rundzellosteosarkom) von drei Oberflächensubtypen (parossales, periostales und hochmalignes peripheres Osteosarkom) unterschieden (Tabelle 7.2). Darüber hinaus gibt es noch einen in den Weichteilen vorkommenden malignen Tumor mit den histologischen Kriterien eines Osteosarkoms (extraossäres Osteosarkom; s. Kapitel 8, dieser Band).

Medulläre Osteosarkome

Konventionelles medulläres Osteosarkom
Das Osteosarkom ist mit einem Anteil von 33% nach dem Myelom der häufigste primäre maligne Knochentumor. Es kommt dreimal häufiger vor als das Ewing-Sarkom. Seine Grundsubstanz besteht definitionsgemäß aus Osteoid, wobei auch unterschiedlich große Anteile an Chondroid und bindegewebiger Grundsubstanz sowie Gefäßanteile produziert werden. Klinisch wird der Tumor oft erst in einem späten Stadium manifest und äußert sich durch Schmerzen, harte Weichteilschwellung und recht spät durch eine Erhöhung der alkalischen Phosphatase. Bei Gelenkeinbruch ist ein Gelenkerguss zu beobachten. Zum Zeitpunkt der Erstdiagnose bestehen in einem hohen Prozentsatz Fernmetastasen, meist in der Lunge (etwa 20%) und eine für bösartige Knochentumoren typische intraossäre Metastasierung im

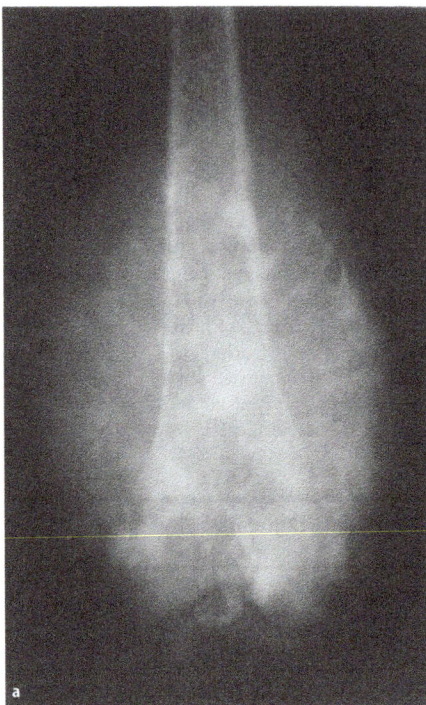 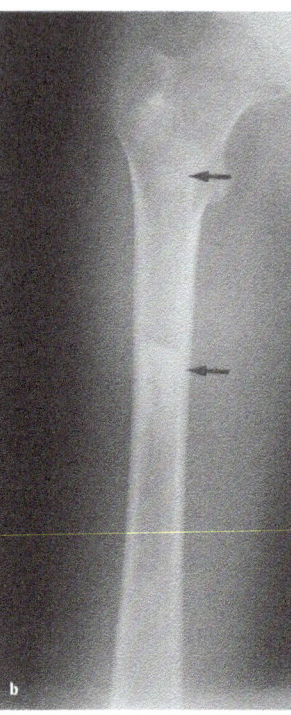

Abb. 7.5 a, b. Skipläsion im Femur. a Sehr großes Osteosarkom des distalen Femurs mit komplexer, teils verkalkter Periostreaktion und teils amorpher Osteoidmineralisation; b Skipläsionen in der Diaphyse und proximalen Metaphyse mit osteosklerotischer Verdichtung (*Pfeile*)

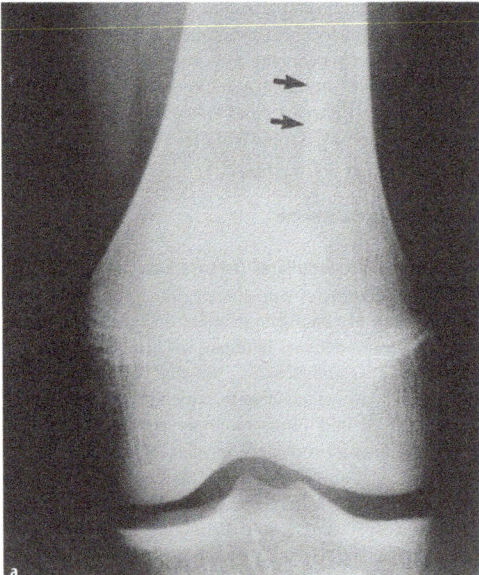 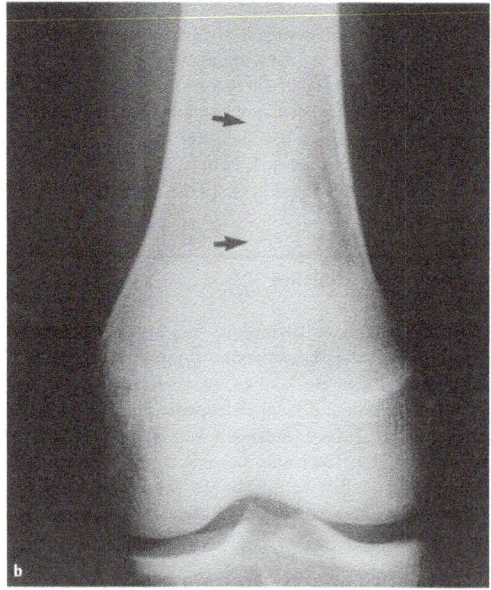

Abb. 7.6 a–c. Osteosarkom. a Diskrete längliche Sklerose in der distalen Femurmetaphyse; b 10 Monate später Zunahme der sklerotischen Veränderungen (*Pfeile*) und osteolytischen Destruktionen. c Koronares T1-gewichtetes MRT: Die Ausdehnung des Tumors inklusive Weichteilkomponente ist gut zu erkennen. Die Epiphyse ist noch nicht betroffen

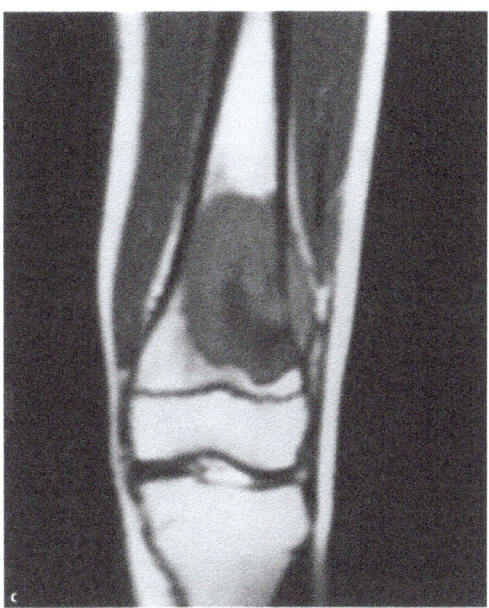

Abb. 7.6 c

betroffenen oder auch gelenknahen benachbarten Knochen („Skipläsionen", bis zu 25%; Abb. 7.5 a, b).

Bevorzugt befallen sind die kniegelenknahen Metaphysen von Femur und Tibia (50% aller Fälle). Die Metaphysen der langen Röhrenknochen sind insgesamt am häufigsten betroffen (70–90%), gefolgt von der meta-/diaphysären Region (20%), Diaphyse (10%) und sehr selten auch der Epiphyse (1%). Wenngleich die Epiphysenfuge offenbar ein Hindernis für das Tumorwachstum darstellt, so lässt sich mit modernen Schnittbildverfahren doch in 80% der Fälle bereits ein mehr oder weniger stark ausgeprägter Befall der Epiphyse aufzeigen (Norton et al. 1991).

Das wachsende Skelett ist am meisten betroffen mit einer Häufung der Fälle in der 2. Lebensdekade (55% der Fälle). In den übrigen Altersgruppen tritt es abgesehen von den sekundären Osteosarkomen (s. dort) gleich selten auf.

Im konventionellen Röntgenbild ist eine gemischtförmige Osteodestruktion zu sehen, im typischen Fall begleitet von einer malignen unterbrochenen Periostreaktion in Form von Spiculae, „Sun-burst-Muster", unterbrochenen Lamellen, Codman-Dreieck usw. Selten (ca. 10%) überwiegen osteosklerotische Veränderungen mit dem Bild der Eburnifikation („elfenbeinartig") oder osteolytische Veränderungen (10%; Abb. 7.6 a–c, 7.7 a, b, 7.8 a–d, 7.9 a, b, 7.10 a, b). Insbesondere die rein oder überwiegend osteolytischen Formen verursachen nicht selten differenzialdiagnostische Schwierigkeiten. Es wurden sogar Osteosarkome mit zystoider geographischer Ausprägung ohne Periostreaktion beschrieben (entspre-

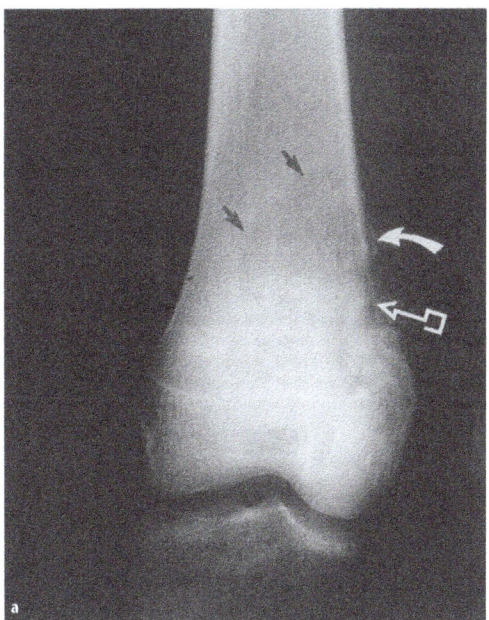

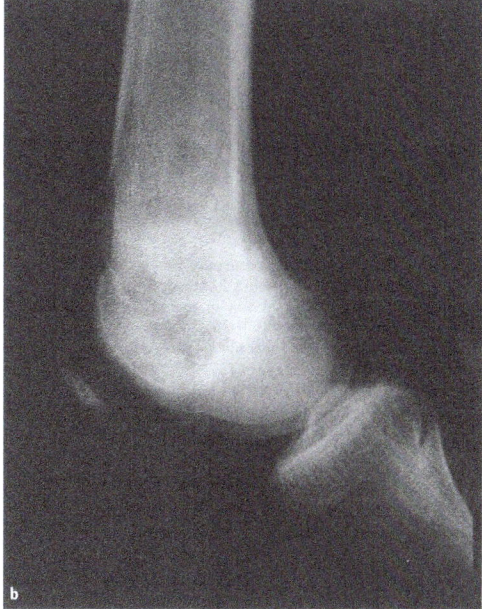

Abb. 7.7 a, b. Überwiegend osteolytisches Osteosarkom (*kleine Pfeile*) mit Kortikalisarrosion (*offener Pfeil*) und unterbrochener Periostreaktion (*gekrümmter Pfeil*). **a** Röntgenbild in a.-p.-Projektion, **b** seitliches Röntgenbild

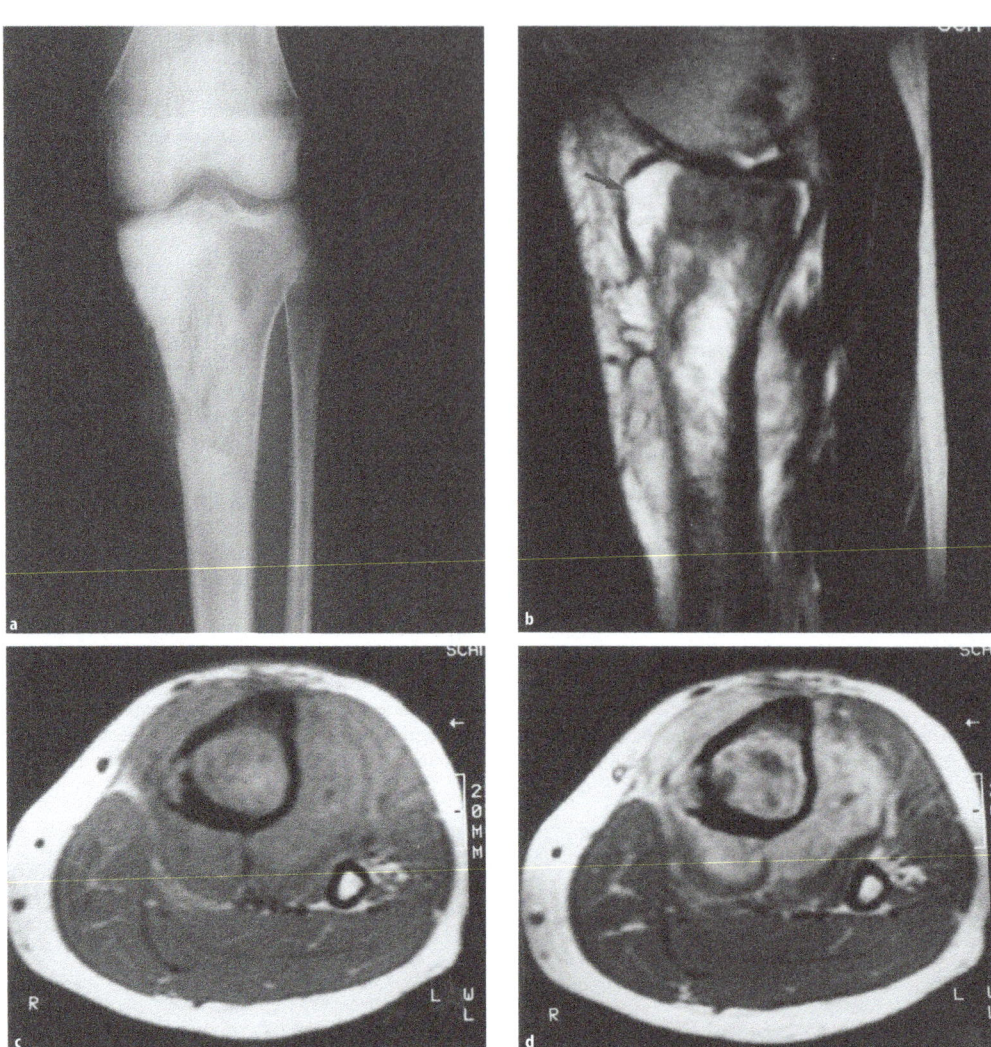

Abb. 7.8 a–d. Gemischt osteosklerotisch-osteolytisches Osteosarkom mit Epiphysenpenetration. **a** Röntgenbild in a.-p.-Projektion, ausgedehnte Osteodestruktion in der proximalen Tibiametaphyse und -epiphyse. Inaktivitätsosteoporose des distalen Femurs mit band- und fleckförmiger Osteoporose. **b** Sagittales T2-gewichtetes Turbospinecho- (TSE-)Bild in Höhe des medialen Tibiaplateaus. Osteosklerotische Tumoranteile sind signal- arm, nichtsklerosierte signalreich. In der Tibiavorderkante befindet sich noch tumorfreies Fettmark (*Pfeil*). **c** Axiales T1-gewichtetes Spinecho- (SE-)Bild. **d** Kontrastmittelverstärktes axiales Bild. Vitale Tumorkomponente nimmt deutlich Kontrastmittel auf. Nekrotische Areale nehmen kein Kontrastmittel auf und bleiben signalarm. Das Ausmaß der Kortikalisdestruktion ist direkt zu erkennen und noch relativ gering ausgeprägt

chend einem Destruktionsgrad IB–C nach Lodwick). Solche Ausprägungen führen i. d. R. zu einer präoperativen Fehleinschätzung.

Osteosarkome des Stammskeletts sind biologisch und prognostisch anders einzuschätzen als Tumoren der langen Röhrenknochen.

Osteosarkome der Wirbelsäule befallen meist den Wirbelkörper mit späterer Infiltration des Bogens (beim differenzialdiagnostisch abzugrenzenden Osteoblastom ist es meist umgekehrt). In 80% der Fälle imponieren beim Wirbelsäulenbefall neurologische Symptome und in 30% ist bei der Diagnosestellung bereits eine vertebrale bzw. paravertebrale Raumforderung zu tasten. Hier hat die radikale Operation einen höheren Stellen-

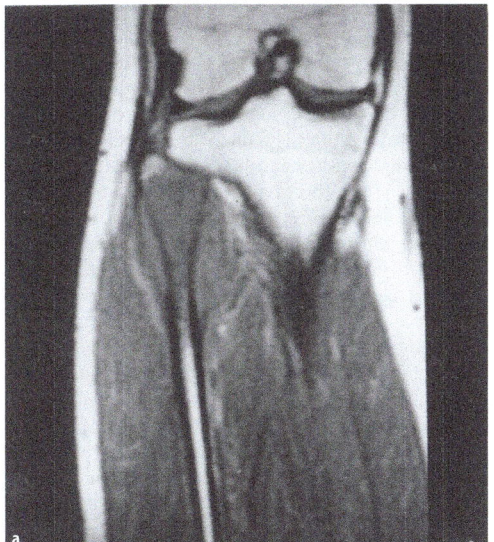
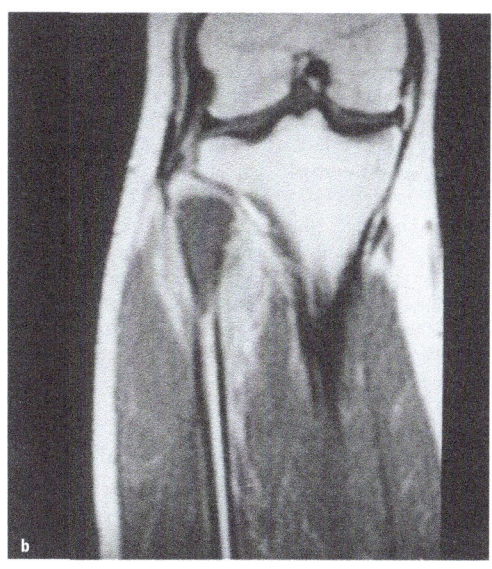

Abb. 7.9 a, b. Osteosarkom der proximalen Fibula. **a** Koronare T1-gewichtete native MRT-Bilder, **b** kontrastmittelverstärkte MRT-Bilder. Der Tumor ist zentral weitgehend devitalisiert und nimmt kein Kontrastmittel auf. Die proximale Epiphyse ist beginnend infiltriert

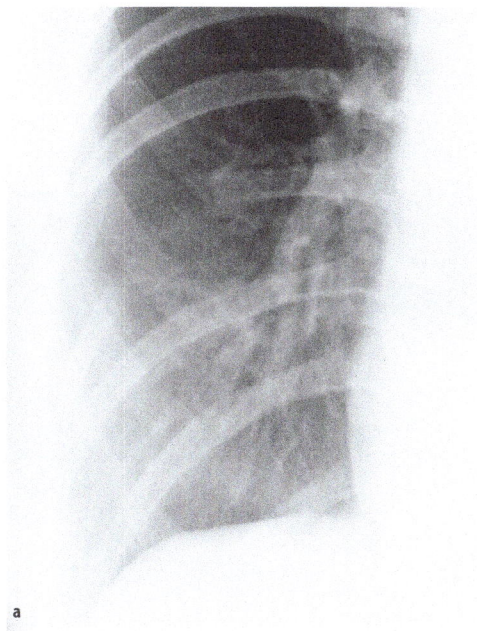
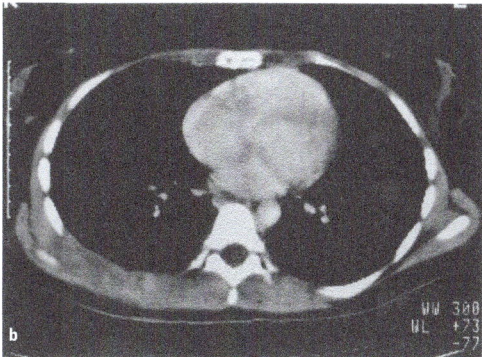

Abb. 7.10 a, b. Osteosarkom der Rippe.
a Röntgenbild in a.-p.-Projektion: umschriebene osteolytische Destruktion der dorsalen 8. Rippe. **b** Computertomographie: hier keine artdiagnostischen Hinweise wie Matrixmineralisation oder Periostreaktion

wert und nach Metastasierung ist die Prognose dieser Tumoren insgesamt schlechter als die der Röhrenknochentumoren. Osteosarkome der Wirbelsäule kommen selten vor und entstehen z.B. sekundär nach Bestrahlung (Bielack et al. 1995; Kebudi et al. 1994).

Das Osteosarkom befällt selten den Schädel. Hier kann neben dem Schädeldach auch der Ober- oder Unterkiefer betroffen sein. Das bevorzugte Alter für diese Lokalisation liegt höher als beim Osteosarkom der Röhrenknochen und die Tendenz zu einer Metastasierung ist erheblich geringer. Auch hier hat die lokale Operabilität eine herausragende Bedeutung. Aufgrund dieser Unterschiede sehen einige Autoren das *kraniofaziale Osteosarkom* als eigenständige Osteosarkomform an (Smeele et al. 1997).

Multifokale Osteosarkome

In einigen Fällen von Osteosarkomen sind sehr früh weitere Osteosarkome in anderen Skelettabschnitten zu finden (Abb. 7.11 a, b).

Werden diese weiteren Osteosarkome bei Erstdiagnose oder innerhalb von fünf Monaten danach festgestellt, spricht man von *synchronen* Osteosarkomen. Liegt ein Zeitraum von mehr als fünf Monaten dazwischen, werden sie als *metachrone* Osteosarkomen bezeichnet. Eine häufig genutzte Einteilung multifokaler Osteosarkome geht auf Amstutz (1969) zurück, der einen prognostischen Unterschied für multifokale Osteosarkome bei Kindern und Adoleszenten mit sehr kurzen Überlebenszeiten (Typ I: Alter bis 18 Jahre) sowie bei Erwachsenen mit besserer Prognose (Typ II: Alter über 18 Jahre) fand.

Für die multifokalen synchronen Osteosarkome ist auch der Begriff *Osteosarkomatose* gebräuchlich, um die Eigenständigkeit dieser Entität zu unterstreichen, zumal bis heute nicht klar ist, ob es sich dabei um eine frühe hämatogene Metastasierung oder um einen gleichzeitig beginnenden multifokalen Tumor bei einem global wirkenden Karzinogen handelt. Neuere Untersuchungen unterstützen die These einer Entstehung durch frühe Metastasierung. Es finden sich nämlich bei diesen Patienten in einem hohen Prozentsatz bereits Lungenmetastasen (62%). Meist lässt sich eine größere, röntgenologisch aggressiver anmutende, klinisch im Vordergrund stehende Hauptläsion von den kleineren, meist ausschließlich osteosklerotischen, schärfer berandeten, meist ohne Periostreaktion oder Kortikalisdurchbrechung abgrenzbaren Zweitläsionen unterscheiden. Vergleichbar weit fortgeschrittene Osteosarkome sind meist nicht nachzuweisen. Amstutz unterscheidet weiterhin eine frühe (5–24 Monate, Typ III a) von einer späten (>24 Monate, Typ III b) Metastasierung (Tabelle 7.7).

Die Inzidenz multifokaler synchroner Osteosarkome wird mit <0,5% (Freyschmid u. Ostertag 1988), 1–2% (Mirra 1989), 2,7% (Dahlin u. Conventry 1967) und 4,2% (Hopper et al. 1990) aller Osteosarkompatienten angegeben. In einer großen Serie multifokaler Osteosarkome fanden sich die Zweitläsionen im Gegensatz zu den Hauptläsionen häufiger im Achsenskelett und seltener in den Extremitäten (Hopper et al. 1990).

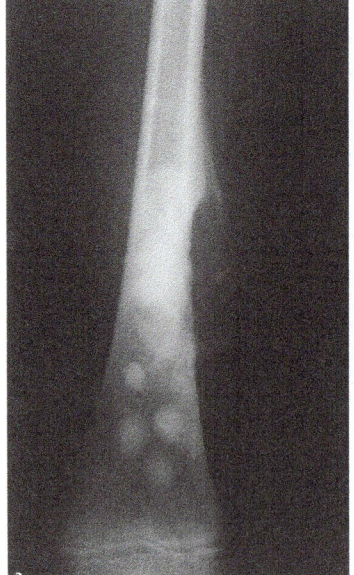
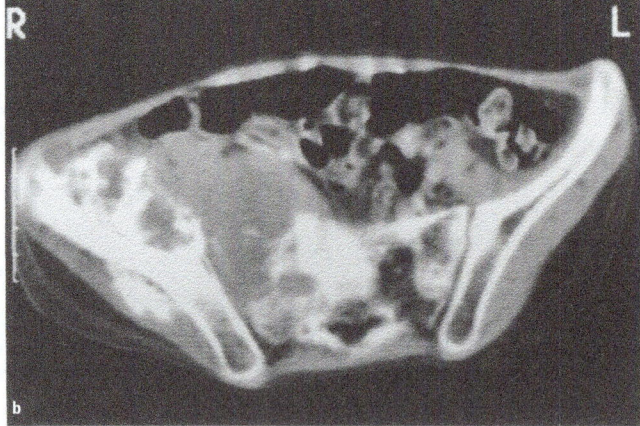

Abb. 7.11 a, b. Multifokales Osteosarkom. **a** Röntgenbild in a.-p.-Projektion. Weit fortgeschrittenes Osteosarkom im meta-/diaphysären Übergang. Synchrone osteoblastische Herde in der Metaphyse. **b** Gleicher Patient, CT Becken 15 Monate nach Erstdiagnose des Femurosteosarkoms: metachrones Osteosarkom der Beckenregion mit großer Weichteilkomponente

Tabelle 7.7. Einteilung multifokaler Osteosarkome. (Nach Amstutz 1969)

Amstutz-Typ	Definition	Bemerkung
I	Multiple Osteosarkome innerhalb von 5 Monaten nach Erstdiagnose (synchron) bei wachsendem Skelett (Patienten bis 18 Jahre)	Schlechte Prognose, hohe Anzahl von Zweitläsionen (im Mittel 8)[a]
II	Multiple Osteosarkome innerhalb von 5 Monaten nach Erstdiagnose (synchron) bei reifem Skelett (Patienten über 18 Jahre)	Geringere Anzahl von Zweitläsionen (im Mittel 3)[a]
IIIa	Multiple Osteosarkome 5–24 Monate nach Erstdiagnose	Frühes metachrones metastatisches Osteosarkom
IIIb	Multiple Osteosarkome mehr als 24 Monate nach Erstdiagnose	Spätes metachrones metastatisches Osteosarkom

[a] Nach Hopper et al. 1990

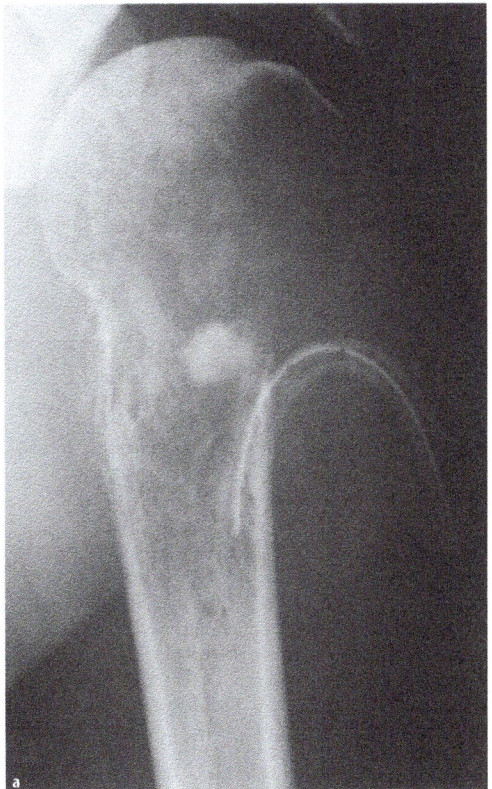
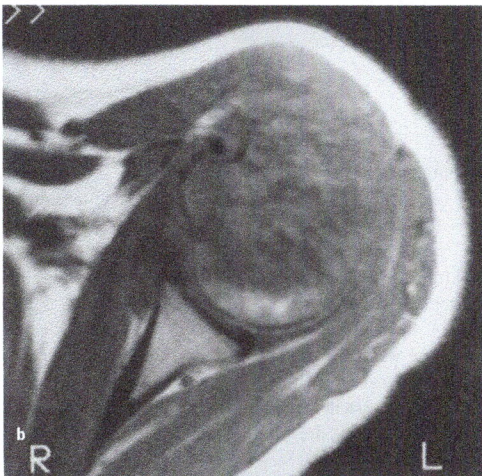
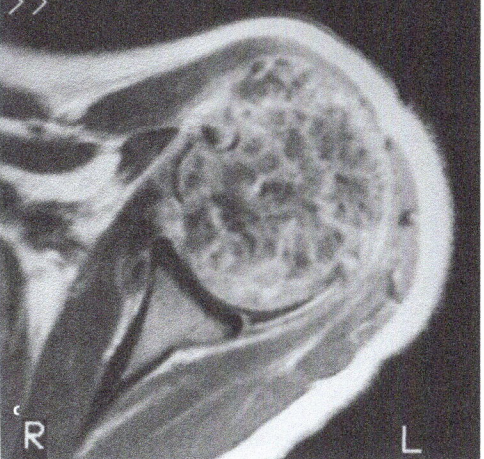

Abb. 7.12 a–e. Teleangiektatisches Osteosarkom des Humerus. **a** Röntgenbild: überwiegend osteolytische Destruktion, pathologische Fraktur. **b** T1-, **c** kontrastverstärktes, **d** T2-gewichtetes axiales MRT. **e** Sagittales T2-gewichtetes MRT. Tumor mit zystoiden Anteilen

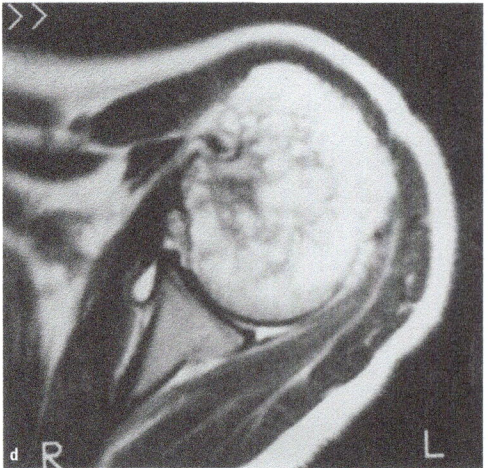 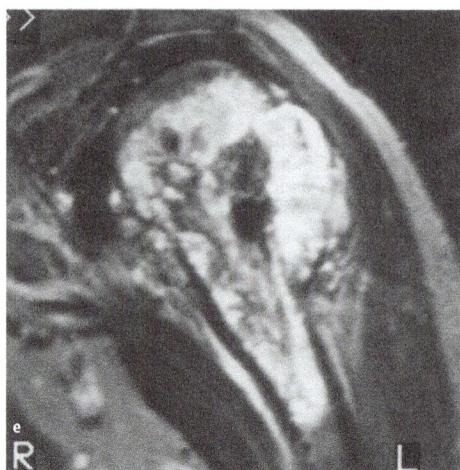

Abb. 7.12 d, e

Teleangiektatisches Osteosarkom

Als teleangiektatisches Osteosarkom wird eine seltene (3,5–12% aller Osteosarkome) Tumorentität bezeichnet, die typischerweise überwiegend lytische blutgefüllte Hohlräume aufweist. Die Osteoidbildung ist nur gering ausgeprägt. Der Tumor ist hochmaligne (histologischer Grad 4 nach Broder) und hat eine ähnlich schlechte Prognose wie das klassische Osteosarkom. Das Prädilektionsalter liegt im Mittel bei 5 Jahren und damit unter dem des klassischen medullären Osteosarkoms. In den meisten Fällen ist der Tumor ebenfalls um das Kniegelenk lokalisiert.

Das Röntgenbild zeigt einen überwiegend pseudozystischen Tumor (55%) mit nur wenig endotumoraler Sklerose (ca. 28% der Fälle; Abb. 7.12 a–e). Durch kortikale Gefäßdurchbrüche kann zusätzlich eine streifige Struktur nachweisbar sein.

Das teleangiektatische Osteosarkom lässt sich oft nicht von einer aneurysmatischen Knochenzyste differenzieren.

Niedrigmalignes medulläres Osteosarkom

Diese niedrigmaligne Form des Osteosarkoms kommt selten vor. Histologisch findet sich ein hoher Differenzierungsgrad mit einer relativ guten klinischen Prognose.

Die Verwechslungsgefahr mit gutartigen stark osteosklerotischen Knochenläsionen ist hoch.

Betroffen sind bei überwiegend jüngeren Erwachsenen sowohl die Dia- als auch Metaphyse der Tibia und des Femurs. Röntgenologisch imponiert eine meist überwiegend osteosklerotische, seltener eine gemischte intramedulläre Läsion, die insgesamt wenig aggressiv anmutet.

Rundzellosteosarkom

Diese ebenfalls seltene Variante des Osteosarkoms ist histologisch durch das Überwiegen von kleinen Rundzellen geprägt.

Nur der Nachweis des spärlich vorkommenden verkalkten Osteoids ermöglicht die Differenzialdiagnose gegenüber dem Ewing-Sarkom.

Da beide Tumoren jedoch die gleiche molekulargenetische Veränderung (Translokation zwischen Chromosom 12 und 21) aufweisen, ist es der Gruppe der primitiv neuroektodermalen Knochentumoren (PNET) zuzurechnen und sollte auch so therapiert werden. Ob sich mit einer solchen Behandlung die bisher sehr schlechte Prognose dieses Tumors bessern wird, bleibt abzuwarten.

Oberflächenosteosarkome

Die Oberflächenosteosarkome (auch juxtakortikale Osteosarkome genannt) machen etwa 4–6% aller Osteosarkome aus und sind durch eine fehlende oder späte Markrauminfiltration gekennzeichnet. Wie schon erwähnt werden laut WHO drei Typen unterschieden (Abb. 7.13 a–c).

Parossales Osteosarkom

Das parossale Osteosarkom weist einen hohen Differenzierungsgrad (histologisch überwiegend Grad 1) mit re-

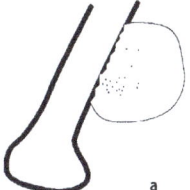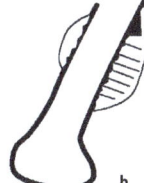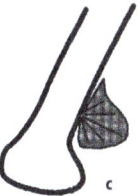

Abb. 7.13 a–c. Einige typische Zeichen von Oberflächenosteosarkomen, seitliche Darstellung des Femurs. **a** Hochgradiges Oberflächenosteosarkom, diaphysärer Sitz, Kortikalisarrosion, Markhöhle frei, Tumor wenig mineralisiert. **b** Periostales Osteosarkom, diaphysärer Sitz, Kortikalisarrosion, maligne Periostose, Markhöhle frei, wenig Matrixmineralisation. **c** Parossales Osteosarkom, meta-/diaphysärer Sitz, „Separationszone" zum Knochen, radiäre Streifung, starke Matrixmineralisation, Markhöhle frei

lativ guter klinischer Prognose auf. Es kommt vor allem in der 3.–4. Lebensdekade vor und wächst relativ wenig invasiv. Meist liegt daher ein Stadium IA nach Enneking vor. Bevorzugte Lokalisation ist die Meta-/Diaphyse der Röhrenknochen, insbesondere im Bereich der Fossa poplitea.

Röntgenologisch weist der Tumor durch einen hohen Anteil an mineralisiertem Osteoid eine hohe Dichte auf.

Durch ein den Knochen ummantelndes Wachstum findet sich häufig (etwa 60–70% der Fälle; Jelinek et al. 1996) ein Aufhellungssaum zwischen Tumor und Kortikalis („Separationszone"), der besonders mit den Schnittbildverfahren zu erkennen ist. Aufgrund der hohen Matrixmineralisation imponiert der Tumor MR-tomographisch überwiegend signalfrei.

Periostales Osteosarkom

Das periostale Osteosarkom macht etwa 1% aller Osteosarkome aus. Es wird meist an den Diaphysen von Femur und Tibia beobachtet. Bei einer mittelgradigen Differenzierung (histologischer Grad 2) hat es eine bessere Prognose als das klassische medulläre Osteosarkom. Die Tumormatrix besteht neben Osteoid aus reichlich Chondroid. Der Tumor kommt bevorzugt in der 2. und 3. Lebensdekade vor. Er ist extraossär lokalisiert, sitzt dem Periost breitbasig auf und führt zu einer leichten Kortikalisarrosion („cortical scalloping").

Typischerweise findet sich eine senkrecht zur Kortikalis verlaufende radiäre Streifung durch Matrixsklerosierung bzw. periostale Reaktion.

Der Tumor ist insgesamt wenig dicht.

Hochmalignes Oberflächenosteosarkom

Diese seltene Form macht weniger als 1% aller Osteosarkome aus und ist bevorzugt an der Femurdiaphyse lokalisiert (Abb. 7.14 a–d). Es ist hochmaligne (meist histologischer Grad 4) mit entsprechend schlechter Prognose. Prädilektionsalter ist die 2.–3. Lebensdekade.

Meist ist wenig mineralisiertes Osteoid und eine mäßige Oberflächenreaktion des Knochens zu erkennen.

Computer- und MR-tomographisch lassen sich eine starke Inhomogenität und der fehlende Befall der angrenzenden Markhöhle nachweisen (Okada et al. 1995).

Sekundäre Osteosarkome

Sekundäre Osteosarkome werden bei älteren Patienten beobachtet. Sie basieren auf einem M. Paget, treten Jahre bis Jahrzehnte nach einer Bestrahlung auf und sind selten Folge eines vorbestehenden Riesenzelltumors, einer Osteomyelitis oder anderer Knochenläsionen.

Die Inzidenz des *Paget-Sarkoms* liegt wahrscheinlich zwischen 1 und 6%. Die Patienten sind meist über 60 Jahre alt. Neben der Entstehung von Osteosarkomen wurde seltener auch die sekundäre Entwicklung von Chondrosarkomen, intraossären malignen fibrösen Histiozytomen und Fibrosarkomen auf dem Boden eines M. Paget berichtet. Eine Prädilektionsstelle für eine solche Entartung ist der Humerus. Ein Verdacht auf Paget-Sarkom besteht klinisch bei plötzlicher Beschwerdeaggravation und progredienter Schwellung. Röntgenologisch ist der Nachweis aufgrund der vorbestehenden Knochenalterationen oft schwer zu führen.

Zunehmende Osteodestruktion und eine Weichteilkomponente sind Zeichen eines Paget-Sarkoms.

Es kann multifokal entstehen und die Prognose ist insgesamt infaust.

Das *strahleninduzierte* Osteosarkom ist ebenfalls selten und wird 8–40 Jahre nach einer Knochenbestrahlung mit Dosen von mindestens 11 Gy beobachtet. Die mittlere Latenzzeit bis zur Manifestation liegt bei 11–13 Jahren. Ein bekanntes Beispiel ist der Orbitatumor nach Behandlung eines Retinoblastoms.

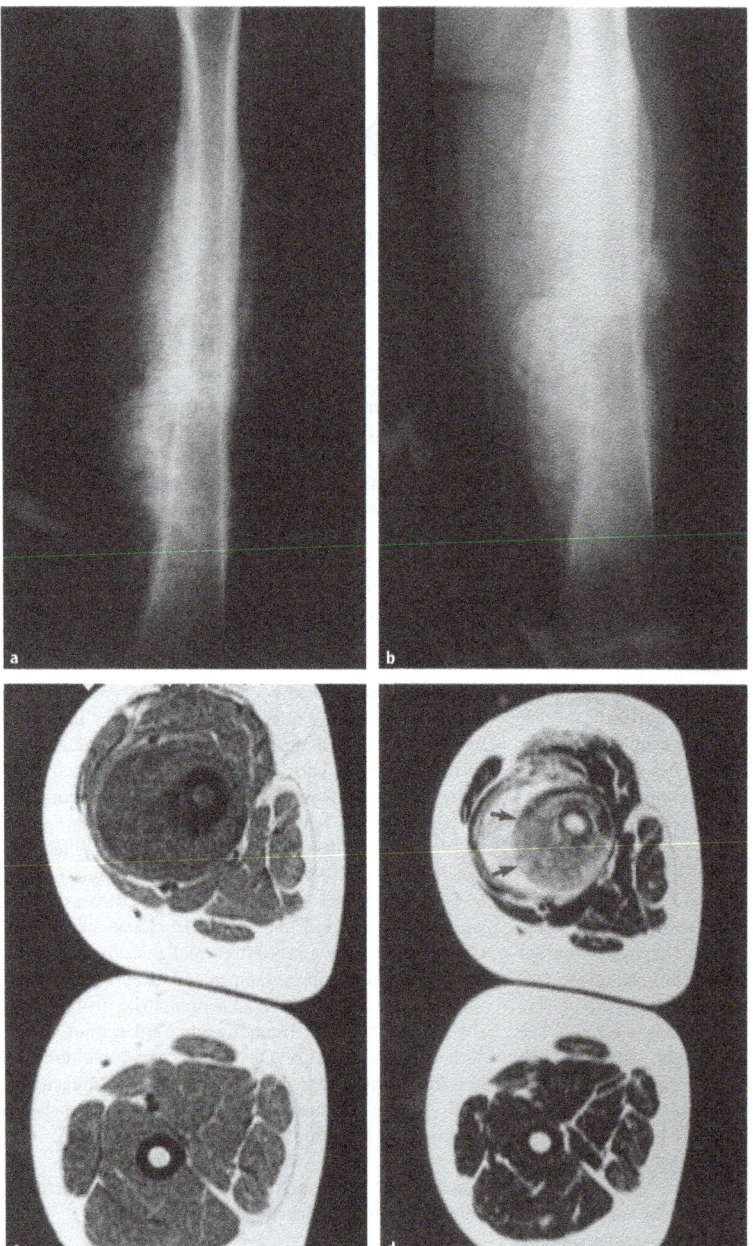

Abb. 7.14 a–d. Periostales Oberflächenosteosarkom. **a** Röntgenbild in a.-p.-Projektion: diaphysäres Osteosarkom mit ausgedehnten extraossären Verknöcherungen und relativ geringer Osteodestruktion. Die Kortikalis ist trotz der immensen Tumorgröße weitgehend abgrenzbar. **b** a.-p.-Röntgenbild 6 Monate später: zunehmende Verknöcherung und schärfere Begrenzung der extraossären Tumormassen bei gutem Ansprechen auf Chemotherapie. **c** Axiales MRT zum Zeitpunkt der ersten Röntgenaufnahme, T1-gewichtetes Spinechobild: Der Tumor wächst zirkulär um den Femurschaft. Relativ wenig Kortikalisarrosion. Die Markhöhle ist mäßig signalreduziert bei erhaltener rundlicher Form. **d** Axiales T2-gewichtetes TSE-Bild. Die Markhöhlenzirkumferenz ist erhalten. Verknöcherte Tumoranteile sind signalärmer (*Pfeile*) als noch nicht verknöcherte Anteile. Aufgrund der Tumorlokalisation, des guten Ansprechens auf die Chemotherapie sowie der Diskrepanz zwischen Tumorgröße und relativ geringer Osteodestruktion von Kortikalis und Markhöhle wurde ein periostales Oberflächenosteosarkom im Spätstadium mit beginnender Knocheninfiltration diagnostiziert

7.14.2 Ewing-Sarkom

Dieser im Jahr 1921 durch Ewing beschriebene Knochentumor macht etwa 6–10% aller primären bösartigen Knochentumoren aus. Im Kindesalter beträgt sein Anteil an bösartigen Knochentumoren sogar bis zu 30%. Das Ursprungsgewebe ist bis heute nicht sicher identifiziert und neben unreifen Retikulumzellen, unreifen mesenchymalen Stützzellen, Bindegewebszellen u. a. werden neuerdings insbesondere neuroektodermale Zellen als Ausgangszellen angesehen. Das histologische Bild ist durch viele kleine undifferenzierte Rundzellen mit großen Kernen geprägt. Die Zellen sind in Kompartimenten gruppiert. Nekrosen kommen gehäuft vor und gelegentlich ist eine rosettenartige Anordnung der Zellen zu beobachten. Der Tumor produziert keine eigene Matrix, die Zellen enthalten aber meist PAS-positive Glykogengranula. Klinisch, radiologisch und histologisch ist das Ewing-Sarkom oft nicht von anderen bösartigen Tumoren des Knochens mit kleinen Rundzellen, wie metastasierendes Neuroblastom, PNET, Lymphom des Knochens, embryonales Rhabdomyosarkom und kleinzelliges Osteosarkom zu trennen (Schmidt u. Harms 1988). In Tabelle 7.8 sind einige differenzialdiagnostische und immunhistochemische Merkmale dieser Gruppe von Rundzellsarkomen aufgelistet.

Das Ewing-Sarkom tritt meist (zu 75%) im 2. Lebensjahrzehnt auf. In 90% aller Fälle sind Patienten unter 30 Jahren betroffen. Vereinzelt wird der Tumor aber auch bei älteren Patienten beobachtet.

Die klinische Beschwerdesymptomatik besteht aus längerfristigen, langsam progredienten Schmerzen, Schwellung und relativ blanden Infektionszeichen wie Fieber, Rötung, Überwärmung, mäßige Leukozytose, CRP-Anstieg.

Aufgrund dieser Klinik und oft vergleichbarer Röntgenzeichen ist das Ewing-Sarkom oft nur schwer von einer Osteomyelitis abzugrenzen.

Die Entzündungszeichen der Osteomyelitis sind aber häufiger stärker ausgeprägt und der Verlauf der Beschwerden meist rascher.

Durch eine Verbesserung der therapeutischen Konzepte konnte die langfristige Überlebensrate von 15% auf gut 50% verbessert werden.

Das Ewing-Sarkom befällt bevorzugt lange Röhrenknochen, das Becken und die Rippen, kann aber prinzipiell in allen Skelettregionen vorgefunden werden. Die langen Röhrenknochen der unteren Extremität sind in über 50% der Fälle betroffen. Innerhalb der Röhrenknochen lässt sich folgende Befallshäufigkeit erkennen: meta-/diaphysär (44%), diaphysär (33%), metaphysär (15%), meta-/epiphysär (6%) und epiphysär (2%). Berechnet man die Wahrscheinlichkeit des Vorliegens eines Ewing-Sarkoms oder eines osteogenen Sarkoms nach Lokalisation und Gesamthäufigkeit bei Kindern und Jugendlichen, so ergeben sich Wahrscheinlichkeitsverhältnisse, wie sie in Tabelle 7.9 dargestellt sind.

In 25% der Fälle liegen bereits Metastasen in Lunge (85%), Knochen (69%), Pleura (46%), Lymphknoten (46%), Meningen (27%) und ZNS (12%) vor.

Im Röntgenbild ist meist (etwa 90%) ein permeatives Destruktionsmuster zu sehen. Die Kortikalis ist in der Regel destruiert, selten überwiegend verdickt. Die Läsion kann auch mottenfraßartig imponieren. Reaktive Sklerosierungen finden sich gelegentlich (Abb. 7.15 a–c).

Tabelle 7.8. Einige Unterscheidungsmerkmale maligner rundzelliger Knochentumore

Merkmal	Ewing	PNET	Metastasierendes Neuroblastom	Lymphom	Kleinzelliges Osteosarkom	Embryonales Rhabdomyosarkom
Diverse			Katecholamine im Urin		Osteoidmatrix	
Licht- und Elektronenmikroskopie						
Glykogen	+	–	–	–		+
Neurogranula	–	+	–	–		–
Retikulinfasernetze	–	–	–	–		+
Desmosomenartige Verbindungen	+	+	–	–		+
Immunhistochemie						
HBA71-Antikörper	+	±	–	±	–	–
Neuronspezifische Enolase	±	+	+	–	–	–
S-100-Protein	±	+	±	–	–	–
Neurofilamente	±	+	±	–	–	–
Lymphozytenantigen	–	–	–	+	–	–
Desmin	–	–	–	–	–	+
Zytokeratin	–	–	–	–	–	–

PNET Primitiver neuroektodermaler Tumor des Knochens

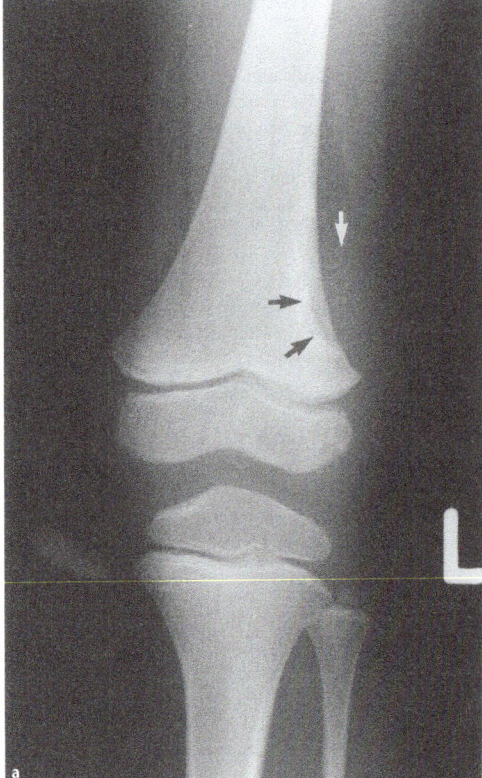

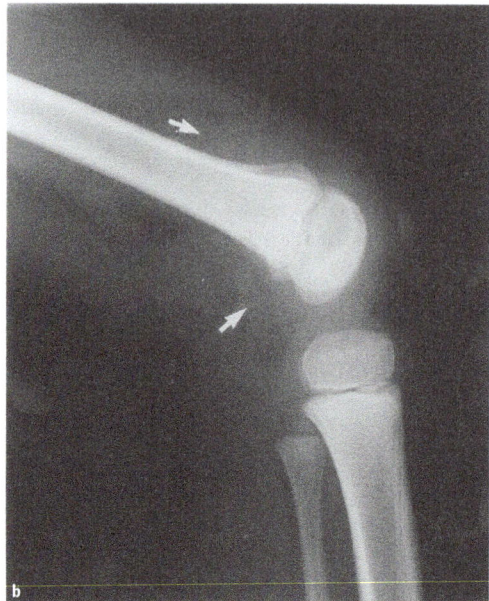

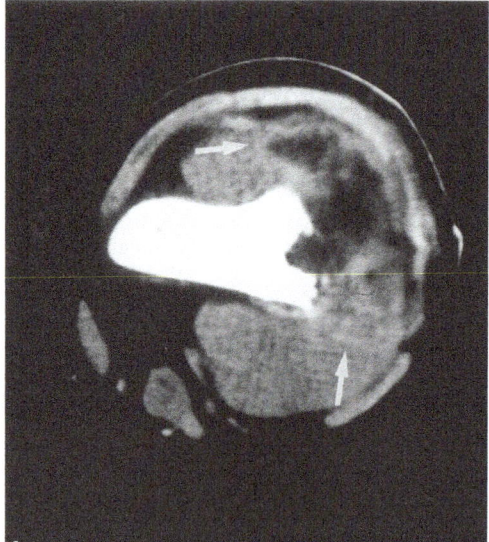

Abb. 7.15a–c. Ewing-Sarkom, distale Femurmetaphyse. **a** Röntgenbild in a.-p.-Projektion: Die Weichteilkomponente ist als Verdichtung in den lateralen Weichteilen zu erkennen (*weißer Pfeil*). Die Osteodestruktion ist klein und randsklerotisch begrenzt (*schwarze Pfeile*). Aufgrund dieser für das Ewing-Sarkom atypischen Randsklerose ist die differenzialdiagnostische Zuordnung erschwert. **b** Seitliches Röntgenbild: Die Osteolyse ist quasi nicht zu erkennen. Von der Weichteilkomponente zeugt die suprapatellare und popliteale Weichteilverdichtung (*Pfeile*) mit zentraler Nekrose. **c** CT: Osteodestruktion und große Weichteilkomponente (*Pfeile*) sind zu erkennen

Tabelle 7.9. Wahrscheinlichkeitsverhältnis zwischen dem Vorliegen eines Ewing-Sarkoms oder eines osteogenen Sarkoms und der Lokalisation und Gesamthäufigkeit bei Kindern und Jugendlichen

Lokalisation	Verhältnis Ewing-Sarkom zu Osteosarkom
Diaphysärer Sitz	2:1
Meta-/diaphysärer Sitz	1:5
Metaphysärer Sitz	1:12

Selten kann das Ewing-Sarkom als rein oder überwiegend lytischer geographischer Tumor imponieren. Insbesondere in solchen Fällen ist die differenzialdiagnostische Zuordnung schwierig.

So gilt als Merkregel, dass das Ewing-Sarkom prinzipiell allen bösartigen Knochentumoren ähneln und auch einige gutartige Läsionen wie eosinophiles Granulom, Riesenzelltumor und aneurysmatische Knochenzyste imitieren kann.

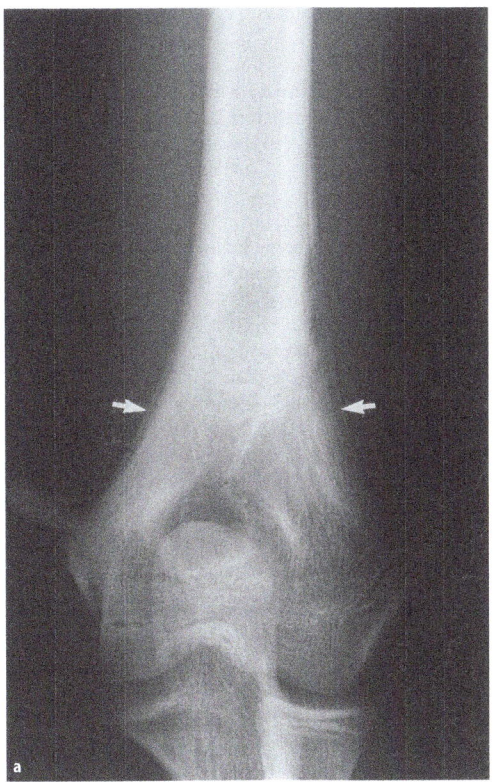

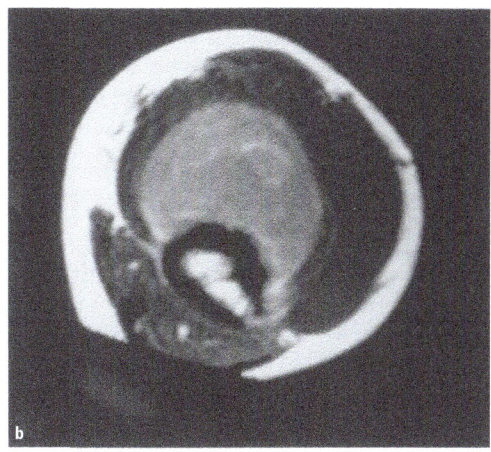

Abb. 7.16 a, b. Tumor des distalen Humerus aus der Ewing-Sarkom-Gruppe (PNET). **a** Röntgenbild in a.-p.-Projektion: randständige Osteodestruktion und zwiebelschalenartige Periostreaktion (*Pfeile*). **b** T2-gewichtetes axiales TSE-Bild. Sehr große intermediär signalintense Weichteilkomponente

Ein differenzialdiagnostisches Kriterium gegenüber der Osteomyelitis stellt die Beziehung zu den angrenzenden Weichteilen dar: Bei der Osteomyelitis sind die Fettlinien der Weichteile meist entzündlich ödematös infiltriert und daher verstrichen, beim Ewing-Sarkom sind sie meist nur verlagert. Die Ausdehnung des Befalles kann mehr exzentrisch oder aber symmetrisch sein.

Die oft große Weichteilkomponente lässt sich mit der CT und heute bevorzugt mit der MRT beurteilen.

In 50% der Fälle lässt sich eine Periostreaktion nachweisen. Diese ist meist unterbrochen und es zeigen sich wie bei anderen malignen Knochentumoren das Codman-Dreieck und Spiculae. Bei 25% der Sarkome sind zwiebelschalenartige, nicht unterbrochene Periostreaktionen zu beobachten, wobei das Bild dann mehr einer Osteomyelitis ähnelt (Abb. 7.16 a, b). Es wird vermutet, dass diese bei anderen malignen Knochentumoren seltener anzutreffende Periostose durch in Schüben verlaufendes Wachstum bei langsam wachsenden Ewing-Sarkomen verursacht wird. Eine rezidivierende Nekrosebildung oder Tumorinfarkte mit schubweise erhöhtem Tumordruck durch Ödeme könnten ursächlich ebenfalls eine Rolle spielen.

Neben dem klassischen medullären Ewing-Sarkom unterscheidet man noch ein sog. Weichteil-Ewing-Sar-

kom (s. Kapitel 8, dieser Band) und ein periostales Ewing-Sarkom mit deutlich selteneren Vorkommen. Letzteres führt zu einer Kortikalisarrosion und weist eine große Weichteilkomponente auf. Eine Markrauminfiltration ist definitionsgemäß nicht zu sehen. Nachweisen lassen sich unterbrochene Periostreaktionen. Möglicherweise zeigt das periostale Ewing-Sarkom einen weniger aggressiven Verlauf als das medulläre und das Weichteil-Ewing-Sarkom. Die bisherige Erfahrung basiert aber nur auf relativ wenigen Fällen (Shapeero et al. 1994).

7.14.3 Chondrosarkom

Bösartige knorpelbildende Knochentumoren werden als Chondrosarkome bezeichnet. Sie produzieren eine knorpelige Grundsubstanz (chondrogene Matrix), die aufgrund eines läppchenartigen Aufbaus und einer ring- oder punktförmigen Verkalkung oft typische Zeichen im Röntgenbild und in den Schnittbildverfahren aufweisen. Neben dem häufig vorkommenden sog. klassischen oder konventionellen Chondrosarkom werden ein oberflächliches Chondrosarkom (juxtakortikal bzw. periostal) und Chondrosarkome mit histologischen Besonderheiten (Klarzell-, mesenchymales und entdifferenziertes Chondrosarkom) unterschieden (Tabelle 7.2).

Klassisches Chondrosarkom

Das klassische Chondrosarkom wird gehäuft bei Patienten mittleren Alters (30–60 Jahre), typischerweise zwischen 40 und 45 Jahren angetroffen. Es tritt in allen Knochen auf, bevorzugt aber in den Metaphysen langer Röhrenknochen insbesondere des Femurs (45%), der Beckenregion (25%) und der Rippen (8%). Es ist der häufigste bösartige Knochentumor der Scapula, der Rippen, des Sternums und der kleinen Handknochen.

Röntgenologisch imponiert eine aggressive osteolytische Knochendestruktion mit maligner Periostose und

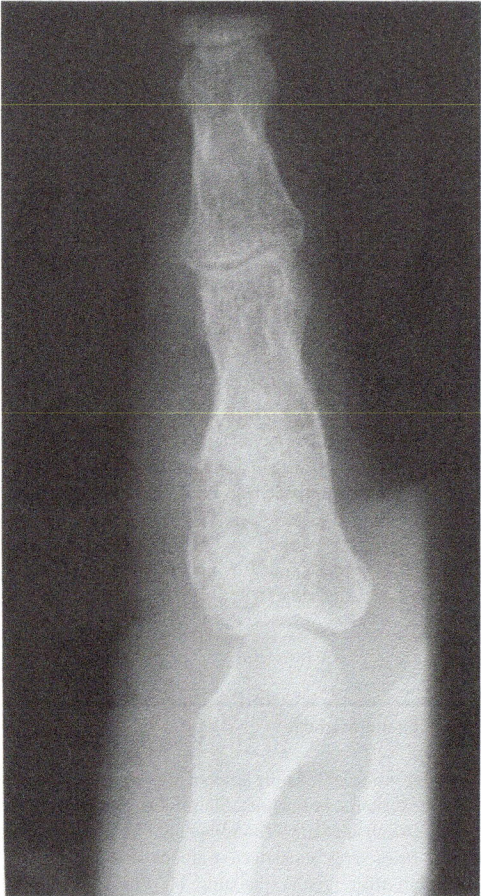

Abb. 7.17. Chondrosarkom des Zeigefingergrundgliedes. Röntgenbild in a.-p.-Projektion: chondrogene Tumormatrixmineralisation mit punktförmigen Verkalkungen, Kortikalisdestruktion, spiculaeartige Periostreaktion

mehr oder weniger stark ausgeprägten Matrixverkalkungen.

Regionen mit einer hohen Dichte an Verkalkungen korrelieren mit einem niedrigeren Malignitätsgrad, dagegen sind Regionen ohne Verkalkungen Zeichen für hochmaligne Anteile.

Die Verkalkungen sind typischerweise ring- oder punktförmig amorph. Matrixverkalkungen sind in bis zu 70% der Chondrosarkome nachweisbar (Abb. 7.17 und 7.18).

Chondroid produzierende Knochentumoren zeigen in der MRT ein relativ typisches Bild mit Lobulierungen, punktförmigen Signalauslöschungen durch Matrixverkalkungen, lineare Signalanhebungen im T1-gewichteten Bild sowie eine lineare und teils ringförmige Kontrastmittelaufnahme (Aoki et al. 1991). Diese Veränderungen lassen sich durch einen verhältnismäßig charakteristischen histologischen Aufbau erklären. Insbesondere niedrigmaligne Chondrosarkome sollen gehäuft eine ringförmige Kontrastmittelaufnahme aufweisen. Hochmaligne Chondrosarkome dagegen zeigen eher eine diffuse Kontrastmittelaufnahme entsprechend dem höheren ungeordneten Vaskularisationsgrad (DeBeuckeleer et al. 1995; Geirnaerdt et al. 1993). Metastasen von Chondrosarkomen weisen häufig ebenfalls Verkalkungen auf (Abb. 7.19a,b).

Juxtakortikales (periostales) Chondrosarkom

Diese relativ seltene Tumorform entsteht entweder durch maligne Entartung eines Osteochondroms (kartilaginäre Exostose) oder primär an der Knochenoberfläche, ähnlich wie das periostale Osteosarkom.

Zeichen für die Entartung eines Osteochondroms sind eine MR-tomographisch nachweisbare Knorpelkappe von

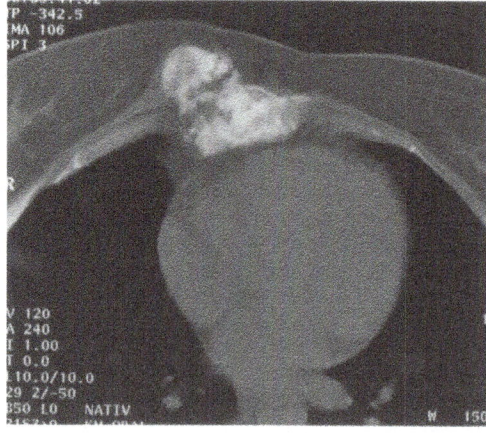

Abb. 7.18. Chondrosarkom der Brustwand. CT: ausgedehnte amorphe Verkalkungen

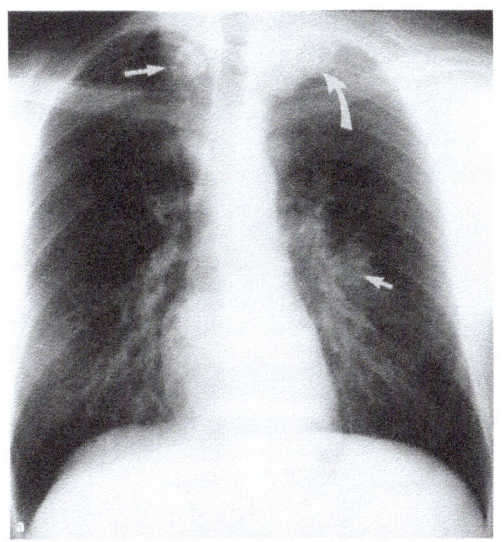

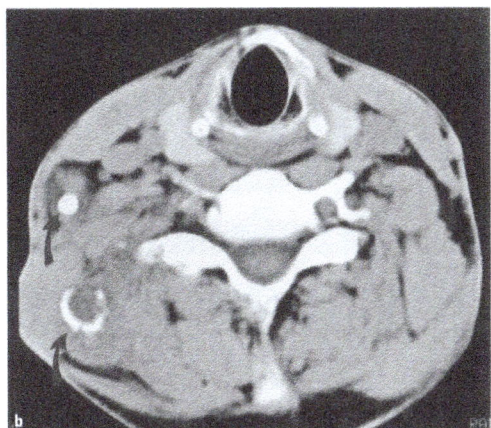

Abb. 7.19 a, b. Verkalkte Metastasen eines Chondrosarkoms. **a** Röntgenbild in a.-p.-Projektion: Lungenmetastasen rechts apikal und links parahilär (*Pfeile*), mediastinale Lymphknotenmetastasen links (*gekrümmter Pfeil*), Lungenemphysem. **b** CT Hals: verkalkte Lymphknotenmetastasen (*Pfeile*)

über 2 cm Durchmesser, eine plötzliche szintigraphische Mehranreicherung der Exostose, ein rascher Wachstumsschub oder plötzliches Auftreten von Schmerzen.

Primäre periostale Chondrosarkome kommen bevorzugt am Femur vor. Sie zeigen die röntgenologischen Charakteristika von periostalen Osteosarkomen (radiale Spiculae, lange Tumorachse parallel zum Röhrenknochen, Markhöhle frei, Kortikalis evtl. arrodiert; s. dort) und darüber hinaus die typischen Verkalkungen der chondroiden Matrix.

Klarzellchondrosarkom

Diese seltene niedrigmaligne Variante befällt bevorzugt Epiphysen der langen Röhrenknochen mit metaphysärer Infiltration. Ein multifokaler Befall ist möglich. Die Zellen weisen glykogenreiches Plasma auf. Röntgenologisch überwiegt ein wenig verkalkter osteolytischer Tumor, der häufig eine Randsklerose verursacht. Auch zystische Areale kommen vor.

Mesenchymales Chondrosarkom

Diese Variante mit schlechter Prognose befällt bevorzugt das Femur (15%), die Rippen (12%) und die Wirbelsäule (11%). Es kann multizentrisch vorkommen und häufig lassen sich bereits Metastasen nachweisen. Histologisch sind sowohl differenzierte Knorpelgewebeanteile als auch undifferenziertes Stroma zu sehen. Röntgenologisch gleicht es dem klassischen Chondrosarkom.

Entdifferenziertes Chondrosarkom

Diese Variante, auch dedifferenziertes Chondrosarkom genannt, macht etwa 10% der Chondrosarkome aus und hat eine schlechte Prognose. Prädilektionsalter ist die 5.–6. Lebensdekade. Die Lokalisation gleicht dem konventionellen Chondrosarkom. Verkalkte Areale entsprechen eher niedrigmalignen Anteilen, nichtverkalkte Areale lassen auf hochmaligne, anaplastische Tumoranteile schließen.

7.14.4 Myelogene Knochentumoren

Malignes Knochenlymphom

Ein primäres Lymphom entsteht im Knochen insgesamt selten. Dieses Lymphom hat einen Anteil von 7% an allen malignen Knochentumoren und wurde früher auch Retikulumzellsarkom genannt. Es tritt im mittleren Lebensalter auf und befällt bevorzugt die Diaphysen langer Röhrenknochen, insbesondere um das Knie, aber auch die Wirbelsäule. Histologisch sind locker gelagerte Retikulumzellen erkennbar.

Es ist prognostisch und therapeutisch wichtig, einen sekundären Knochenbefall durch ein Lymphom der Weichteile auszuschließen.

Die Prognose ist als relativ günstig einzuschätzen. Röntgenologisch imponiert ein osteolytischer Tumor mit später Kortikaliszerstörung und maligner Periostose (Abb. 7.20 a–c).

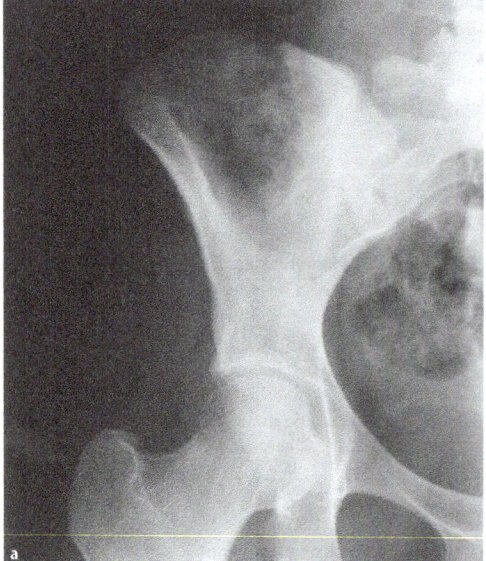

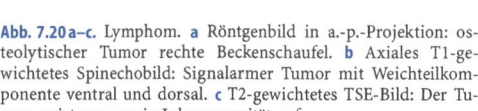

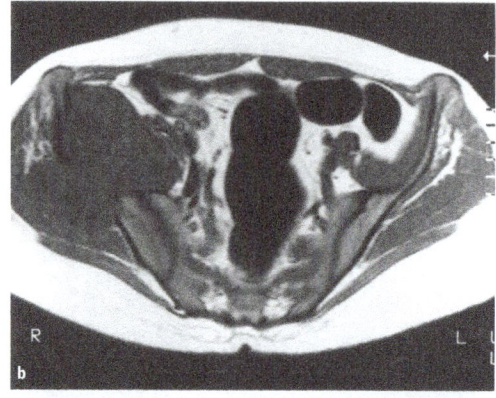

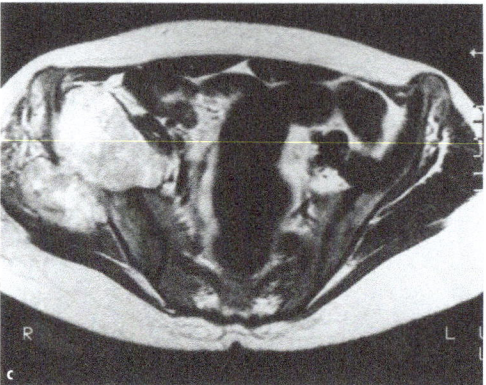

Abb. 7.20a–c. Lymphom. **a** Röntgenbild in a.-p.-Projektion: osteolytischer Tumor rechte Beckenschaufel. **b** Axiales T1-gewichtetes Spinechobild: Signalarmer Tumor mit Weichteilkomponente ventral und dorsal. **c** T2-gewichtetes TSE-Bild: Der Tumor weist nur wenig Inhomogenität auf

Myelom

Das Myelom ist mit 45% aller malignen Knochentumoren der häufigste bösartige Knochentumor. Es nimmt seinen Ausgang von den Plasmazellen des Knochenmarks (Plasmozytom). Sein Anteil an allen malignen Tumoren des Menschen beträgt 1%. Man unterscheidet drei Formen:

- solitäres Myelom mit langsamem Progress (25%),
- multiples Myelom (Morbus Kahler) mit intermediärem Progress (60%) und
- diffuses Myelom mit fulminantem Verlauf (15%).

Auf die seltene primär extraossäre (extramedulläre) Lokalisation in Nasopharynx oder Mundhöhle und die Plasmazellleukämie wird hier nicht eingegangen.

Das Myelom kommt zu 98% bei Patienten über 40 Jahren vor und weist ein Häufigkeitsmaximum in der 6. und 7. Lebensdekade auf. Prädilektionsorte sind Knochen mit hämatopoetisch aktivem Knochenmark, insbesondere Wirbelsäule, Schädel, Becken, Rippen, proximale Metaphysen von Femur und Humerus. Dabei wird das solitäre Myelom besonders in der Wirbelsäule (34%), dem Femur (18%), Humerus (14%) und dem Becken (13%) angetroffen.

Histologisch imponieren Aggregate unreifer Plasmazellen.

Klinische Zeichen sind je nach Form und Ausprägung des Befalls: Anämie, BSG-Beschleunigung, Urikämie, Hyperkalzämie (10–20%), Amyloidose (10%), Paraproteine (monoklonale Immunglobuline), Bence-Jones-Körper und Knochenschmerzen. Die alkalische Phosphatase ist normal.

Röntgenologisch zeigen sich bei fokalem und multifokalem Befall rein osteolytische, glatt begrenzte Läsionen in der Markhöhle. In weniger als 2% können ringartige oder diffuse Sklerosierungen nachgewiesen werden. Die multiplen Osteolysen des Schädels in der Diploe haben zur Bezeichnung Schrotschussschädel geführt (Abb. 7.21). Bei Wirbelkörperbefall fällt im Gegensatz zur Metastasierung eine erst relativ späte Infiltration der fettmarkhaltigen Wirbelbögen auf. Bei diffusem Befall lässt sich eine generalisierte oder fleckige Osteopenie finden.

Die sensitivste Methode im Nachweis von Myelombefall stellt die MRT dar. Das Szintigramm ist bei initial fehlender reaktiver Osteoblastenaktivierung oft negativ!

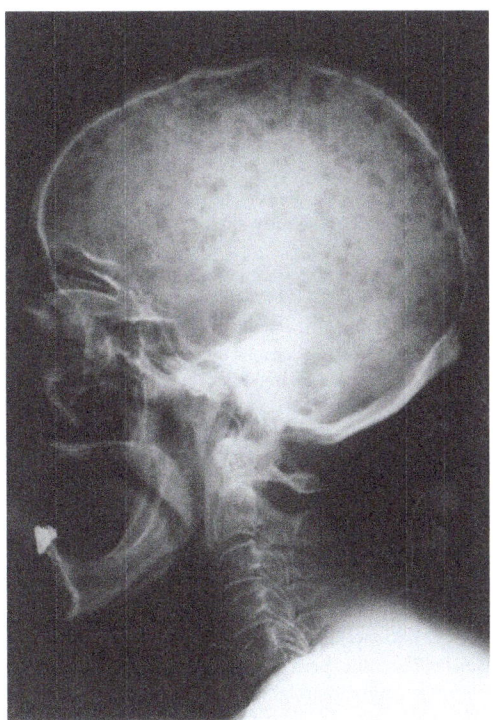

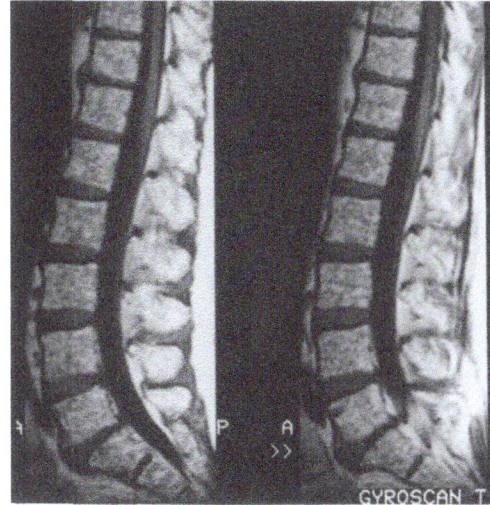

Abb. 7.22. Plasmozytom. Sagittales T1-gewichtetes MRT der Lendenwirbelsäule: kleinfleckige Signalveränderungen (Salz- und Pfeffermuster)

Abb. 7.21. Plasmozytom. Röntgenaufnahme des Schädels mit multiplen Osteolysen

In der MRT sind bei solitärem und multifokalem Befall eine im T1-gewichteten Bild signalarme und im T2-ge-wichteten Bild eine signalreiche, Kontrastmittel aufneh-mende Herdläsion erkennbar. Bei diffusem Befall zeigt sich eine Signalreduktion der gesamten Markhöhle im T1-gewichteten Bild mit intermediärer Darstellung im T2-Kontrast (Moulopoulos et al. 1992) und einer klein-fleckigen Kontrastmittelaufnahme. In etwa 10% der Fäl-le ist bei histologisch nachgewiesenem Knochenmark-befall kein MR-tomographisches Korrelat zu beobach-ten; bei einem Viertel dieser Fälle finden sich diffuse und bei einem Drittel fokale Veränderungen. Bei wei-teren 25% findet sich ein Mischbild (sog. Salz- und Pfeffermuster, Abb. 7.22).

Das Myelom ist strahlensensibel, sodass die Radiatio insbesondere bei der solitären Form eingesetzt wird. Bei diffusem Befall wird chemotherapiert.

Leukämie
Auf die Klinik, Prognose, Therapie und Einteilung der Leukämien soll hier nicht näher eingegangen werden.

Leukämien im Erwachsenenalter verursachen meist keine röntgenologisch nachweisbaren Veränderungen.

In der MRT zeigt sich das Bild des zellreichen Knochen-marks mit Signalreduktion im T1-gewichteten Bild und intermediärer Signalintensität im T2-Kontrast (Moore et al. 1986; Abb. 7.23).

Im Kindesalter treten oft eine gelenknahe Osteoporo-se, später generalisierte fleckige Osteolysen, endostale Osteosklerose und eine Periostreaktion auf.

7.14.5 Seltene primäre Knochentumoren

Selten kommen innerhalb der Knochen bösartige Tu-moren vor, die ihren Ausgang von Bindegewebe- oder Gefäßzellen nehmen. Außer ihrem seltenen Vorkommen ist diesen Tumoren ihre fehlende Matrixmineralisation gemeinsam. Sie führen daher zu einer osteolytischen Knochendestruktion und sind röntgenologisch meist nicht weiter zu differenzieren. In Tabelle 7.10 sind eini-ge Besonderheiten, Lokalisationen, histologische Befun-de und Alter der Betroffenen zusammengefasst.

7.14.6 Sekundäre Knochentumoren

Sekundäre Knochentumoren machen den weitaus größten Teil an Knochenkarzinomen aus. Je nach zu-grunde liegendem Tumorleiden sind Knochenmetasta-sen in unterschiedlicher Häufigkeit (Tabelle 7.11) zu be-obachten. Diese hat einen entsprechenden Einfluss auf die Nachsorgeprogramme des jeweiligen Primärkarzi-noms.

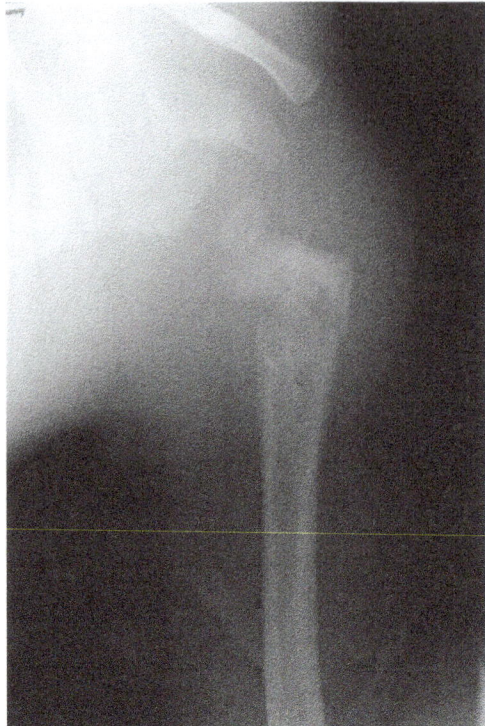

Abb. 7.23. Akute myeloische Leukämie. Röntgenbild in a.-p.-Projektion linker Humerus: diffuse, teils fleckige Osteopenie, pathologische Fraktur, lamelläre Periostreaktion, Weichteilschwellung

Metastasen befallen bevorzugt die sinusoidal perfundierten roten Knochenmarkkompartimente des axialen Skelettes und seltener die kapillär spärlicher perfundierten gelben Knochenmarkanteile oder die kortikalen Knochen. So liegt beispielsweise bei der röntgenologisch recht gut zu erkennenden Metastasierung des Wirbelbogens fast immer auch ein nicht gut zu erkennender Anteil im Markraum des entsprechenden Wirbelkörpers vor. Die am häufigsten metastatisch befallenen Skelettareale sind daher die Wirbelkörper (39%), Rippen und Sternum (38%), Becken und proximale Femura (12%) sowie die Schädelkalotte und die langen Röhrenknochen (10%). Bei ausgedehntem metastatischen Befall des axialen Skelettes gilt es allerdings zu berücksichtigen, dass gelbe, periphere Knochenmarkkompartimente durch Knochenmarkrekonvertierung auch wieder an der Hämatopoese beteiligt werden und dann auch wieder vulnerabler für eine Metastasierung sind.

Bei der Besprechung der verschiedenen diagnostischen Nachweisverfahren von Metastasen ist zwischen rein osteolytischen, überwiegend osteolytischen, gemischten und überwiegend osteoblastischen Metastasen zu unterscheiden. Die meisten Tumorentitäten führen zu mehr oder weniger gemischtförmigen Metastasen. Prostatakarzinome verursachen häufiger osteoblastische Metastasen und Mammakarzinome in einem hohen Prozentsatz rein osteolytische Metastasen und nur ausnahmsweise osteoblastische Metastasen.

Die Unterscheidung dieser Metastasenformen hat eine große Bedeutung, da die verschiedenen Nachweismethoden unterschiedlich sensitiv sind.

Bei osteolytischen Metastasen muss eine Destruktion von mindestens 30–50% der Knochensubstanz und eine deutliche Größe vorliegen, damit sie röntgenologisch nachzuweisen sind. Osteoblastische Metastasen können früher erkannt werden. Dies hängt allerdings auch von der betroffenen Region ab. Rein osteolytische Metastasen können dem szintigraphischen Nachweis komplett entgehen. Das Knochenszintigramm ist erst ab einem bestimmten Grad von Osteoblastentätigkeit positiv. Selbst bei einer ausgedehnten multifokalen oder diffusen Metastasierung kann die Knochenszintigraphie ein negatives Ergebnis bringen. Dies ist bei diffuser Metastasierung des Mamma-, Prostata- und Bronchialkarzinoms, des Hypernephroms, des Schilddrüsen- und kolorektalen Karzinoms, des Myeloms, Lymphoms und verschiedener Weichteilsarkome berichtet worden (Söderlund 1996). Die Knochenmarkszintigraphie kann Metastasen erst ab einer bestimmten Größe nachweisen („cold spots").

Klinische Beschwerden sind nur bei 30% der szintigraphisch nachweisbaren Metastasen zu erwarten (Söderlund 1996).

Die Magnetresonanztomographie stellt heute die sensitivste Methode zum Nachweis von Metastasen dar.

Der Nachteil des Verfahrens besteht in der Schwierigkeit, den ganzen Körper mit entsprechender Bildqualität abbilden zu können. Die MRT ist daher als Screeningmethode noch nicht geeignet und kann die Knochenszintigraphie diesbezüglich nicht ersetzen (s. Abschn. 7.7). Eine Ausnahme stellen Patienten mit negativem Szintigramm, zu erwartenden osteolytischen Metastasen und persistierenden Beschwerden dar. In solchen Fällen sollte die MRT durchgeführt werden. Zum Nachweis von Skelettmetastasen mit der MRT hat sich die sog. gegenphasierte („opposed phase") Gradientenechosequenz bewährt. Bei zu erwartenden osteoblastischen Metastasen kann die Kombination dieser Sequenz mit der Anwendung von Kontrastmittel die Sensitivität noch steigern (Venz et al. 1994). Andere Sequenzen, die sich für den Metastasennachweis eignen, sind die T1-gewichtete Spinecho- (SE-) Sequenz bei Metastasen im gelben Knochenmark, die STIR-Sequenz für alle Läsionen und Lokalisationen und mit Einschränkungen bei Metastasen im roten Mark auch die T2-gewichtete schnelle SE-Sequenz.

Ein Ansprechen von Metastasen auf Hormon- oder Chemotherapie ist am Rückgang klinischer Beschwer-

Tabelle 7.10. Einige Besonderheiten seltener Knochentumoren. Röntgenologisch imponieren unscharfe Osteolysen mit Kortikalisdurchbruch und malignen Periostosen

Tumorart	Alter	Lokalisation	Histologie	Besonderheit
Ossäres malignes fibröses Histiozytom	Bevorzugt 2. und 3. Dekade, aber prinzipiell alle Altersstufen	Knie, Becken, lange Röhrenknochen metaphysär	Fibroblasten, Histiozyten, pleomorphe und myxoide Varianten, desmoplastische Anteile (schlechtere Prognose), inflammatorische Anteile (bessere Prognose) [a]	Gehäuft auf dem Boden von Infarkten oder M. Paget (etwa 20%), starke Metastasierungstendenz, hochmaligne
Fibrosarkom des Knochens	Jugendliche, junge Erwachsene	Untere Extremität, lange Röhrenknochen, meta- und diaphysär	Oft hochdifferenziert, faserreiches Bindegewebe, fibroblastenreich	Relativ günstige Prognose, 25% nach Bestrahlung, oft langsames Wachstum
Liposarkom des Knochens			Fettzellen, Fett	Hochmaligne, schlechte Prognose
Angiosarkome des Knochens (lymphogen, hämatogen, Hämangioendotheliom)	Alle Altersstufen	Keine bekannten Prädilektionen	Unregelmäßig anastomosierende Gefäße, pleomorphe Endothelien	Hochmaligne, 30% multifokal
Adamantinom	Mittleres Lebensalter	Tibia, Unterkiefer	Spindelzellen, Retikulinfasern, Rundzellen, kubische Zellen	Ursprungsgewebe nicht klar (Differenzialdiagnose: Gefäße, Synovia, versprengte Epithelien), langsames Wachstum
Leiomyosarkom des Knochens		Nicht bekannt	Muskelfasern, Spindelzellen	Späte Metastasierung
Riesenzellsarkom (Riesenzelltumor Grad III)			Bizarre Riesenzellen	Hochmaligne

[a] Nach Yokoyama et al. (1993)

Tabelle 7.11. Knochenmetastasenhäufigkeit einiger häufiger Karzinome

Primärkarzinom	Knochenmetastasenhäufigkeit [%]
Mamma-, Prostatakarzinom	Bis 70
Bronchialkarzinom, Hypernephrom	20–30
Kolorektales, Ovar-, Pankreaskarzinom	10

Im Szintigramm kann es durch diese reaktiv vermehrte Osteoblastenaktivität zu einer Aktivitätssteigerung kommen, die nicht mit einer Befundverschlechterung verwechselt werden darf („healing flare"; Janicek et al. 1994).

Selbst neu aufgetretene Mehranreicherungen sind unter Therapie osteolytischer Metastasen nicht zwangsläufig als Befundverschlechterung zu werten. Vorher nicht zu detektierende osteolytische Herde können durch die Remineralisierung szintigraphisch erst sichtbar werden.

den (kann initial auch zu einer Beschwerdeaggravation führen), einer Größenabnahme vorhandener und dem Fehlen neu aufgetretener Metastasen zu erkennen. Bei rein oder überwiegend osteolytischen Metastasen lässt sich bei einem guten Ansprechen innerhalb von einigen Wochen bis wenigen Monaten eine Remineralisierung des metastatisch befallenen Knochenareals beobachten (Abb. 7.24 a, b). Dies führt zu einer konventionell röntgenologisch und computertomographisch nachweisbaren Dichtezunahme bzw. Sklerosierung.

7.15 Differenzialdiagnose

Zahlreiche benigne Knochentumoren und die Histiocytosis X (Langerhans-Zell-Histiozytose) können differenzialdiagnostische Probleme zur Abgrenzung gegenüber Karzinomen bieten (Abb. 7.25 a–d).

Besonders das Chondrom (Abb. 7.26 a–d) und das eosinophile Granulom können röntgenologisch und MR-tomographisch sehr aggressiv imponieren (Hayes et al.

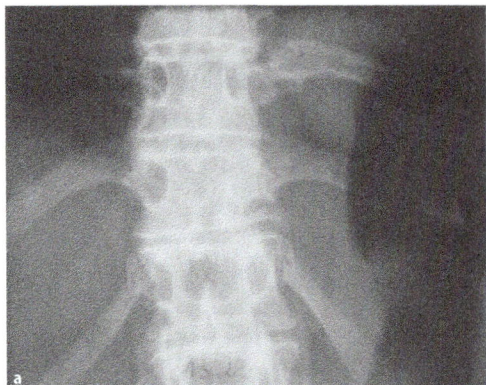

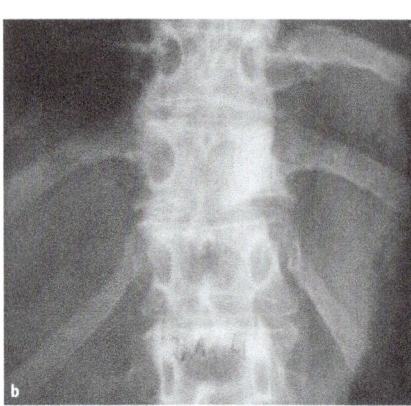

Abb. 7.24 a, b. Wirbelbogenmetastase BWK 11 bei Mammakarzinom. **a** Röntgenbild in a.-p.-Projektion: osteolytische Destruktion des linken Wirbelbogens mit fehlender Darstellung der ty-

pischen Ringstruktur. **b** Röntgenbild in a.-p.-Projektion nach Chemotherapie: Das Ansprechen der Therapie äußert sich in einer deutlichen Remineralisierung der Osteolyse

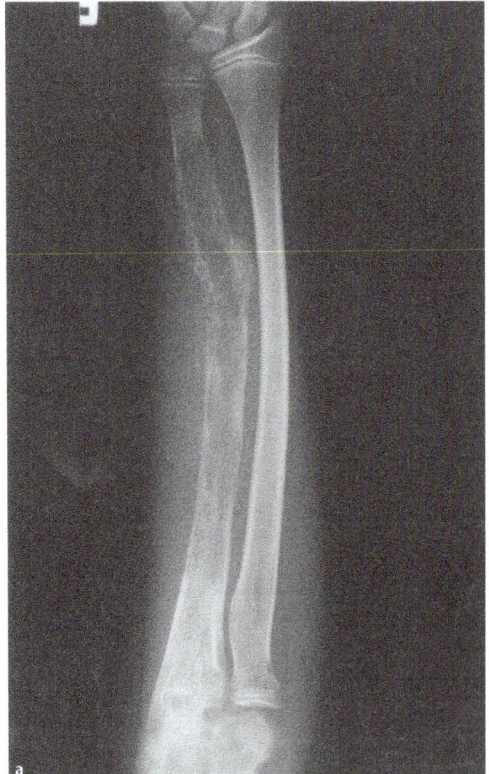

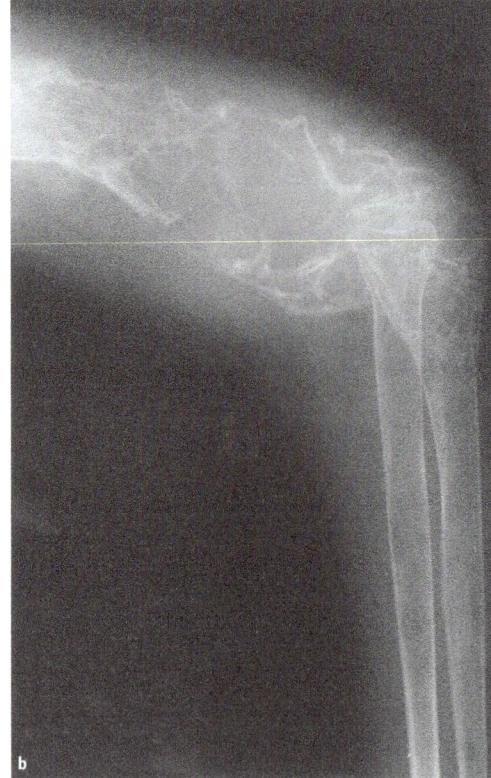

Abb. 7.25 a–d. Langerhans-Zell-Histiozytose, chronische polyostotische Form (Hand-Schüller-Christian-Syndrom). Multifokale osteolytische Destruktionen mit pathologischen Frak-

turen und Deformierungen. Röntgenbilder von **a** Unterarm, **b** Ellenbogen, **c** Hand, **d** Oberarm

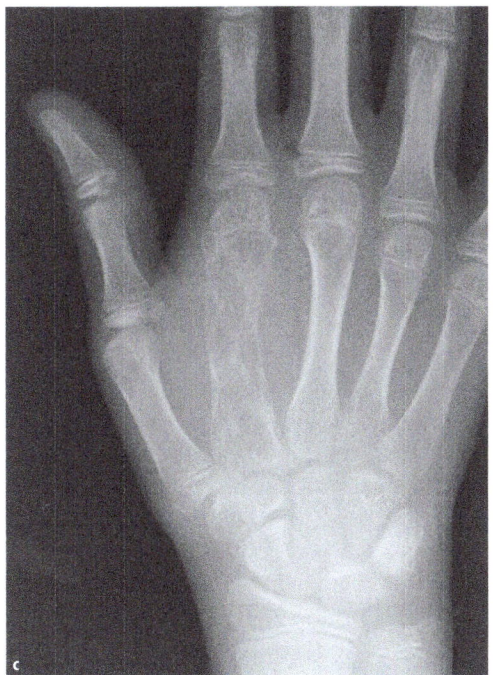

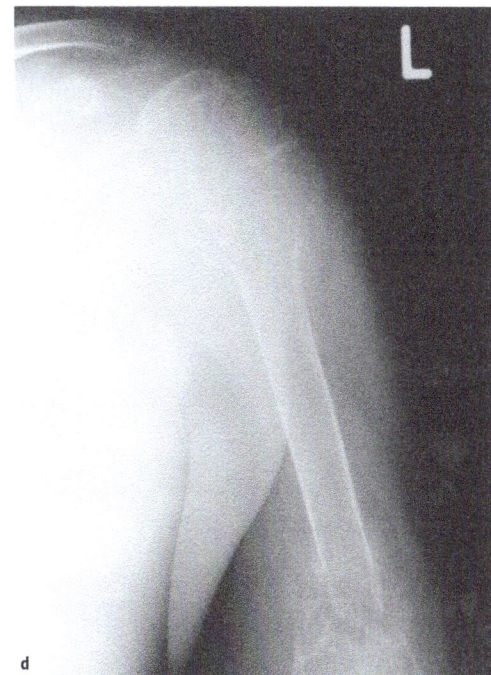

Abb. 7.25 c, d

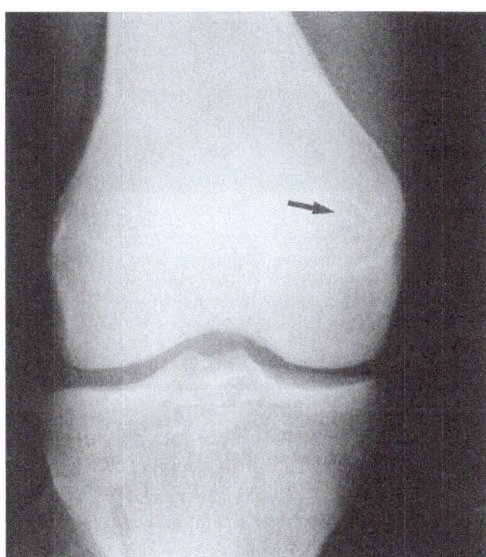

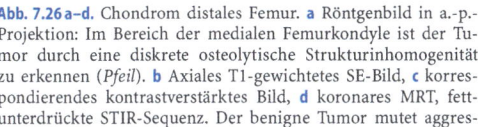

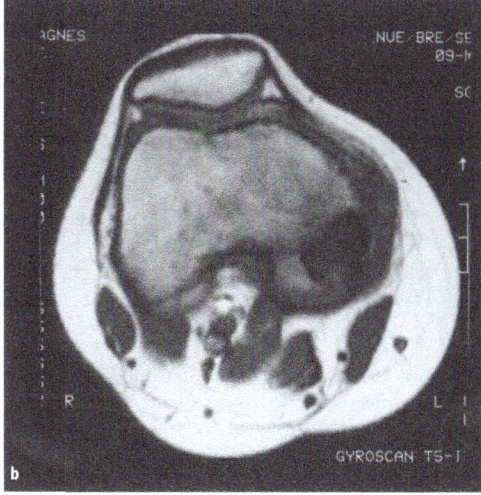

Abb. 7.26 a–d. Chondrom distales Femur. **a** Röntgenbild in a.-p.-Projektion: Im Bereich der medialen Femurkondyle ist der Tumor durch eine diskrete osteolytische Strukturinhomogenität zu erkennen (*Pfeil*). **b** Axiales T1-gewichtetes SE-Bild, **c** korrespondierendes kontrastverstärktes Bild, **d** koronares MRT, fettunterdrückte STIR-Sequenz. Der benigne Tumor mutet aggressiv an. Insbesondere die MRT lässt aufgrund des ausgedehnten Ödems, der Kortikalisarrosion und der kontrastmittelaufnehmenden Weichteilkomponente an eine bösartigen Knochentumor denken. Die epiphysäre Lokalisation in der Femurkondyle ist allerdings typisch und Chondrome verursachen meist ein MR-tomographisch sichtbares Ödem

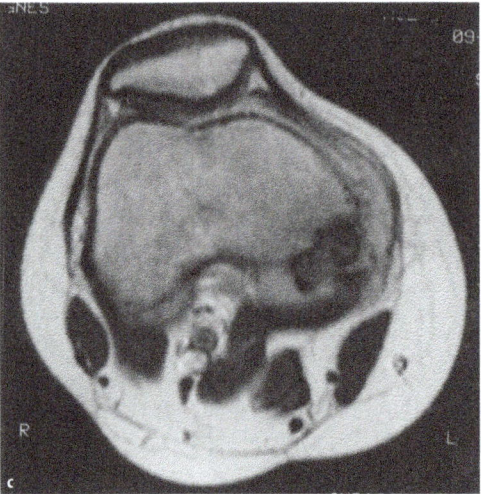

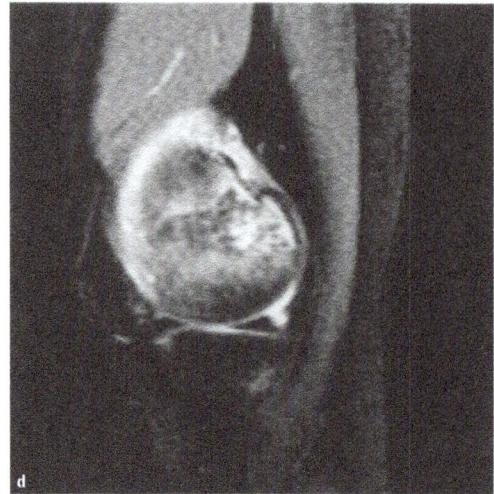

Abb. 7.26 c, d

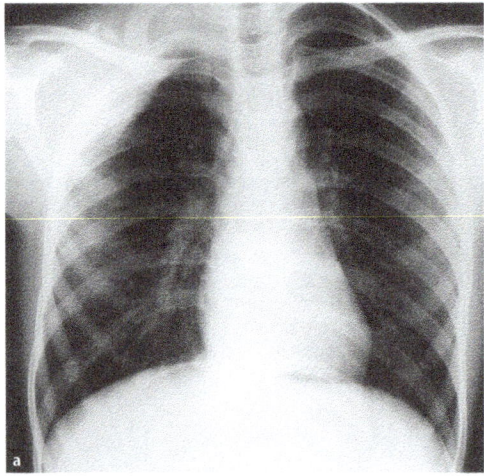

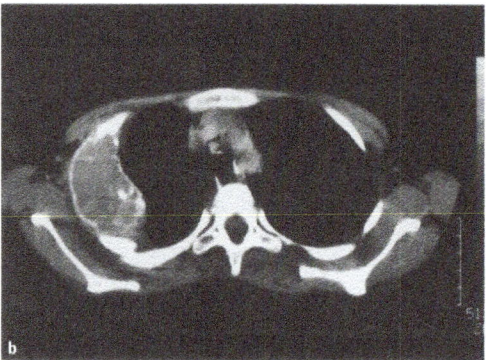

Abb. 7.27 a, b. Osteoblastom 2. Rippe rechts. **a** Thoraxröntgenbild in a.-p.-Projektion: Auftreibung der 2. Rippe mit Weichteilverschattung. **b** Thorax-CT: Der Tumor weist Matrixverknöcherungen und eine relativ glatte Kontur auf

1992). Das eosinophile Granulom führt in der Frühphase zu einer unscharfen Osteodestruktion im Bereich der Diaphysen mit ausgedehntem intra- und extraossären Ödem sowie einer Periostreaktion (Lang et al. 1997). Auch klinisch ist eine Unterscheidung oft nicht gut möglich. Osteoblastome der Wirbelkörper oder Rippen sind oft nicht sicher von Osteosarkomen abzugrenzen (Abb. 7.27 a, b).

Dies sind nur einige Beispiele, die verdeutlichen, dass trotz guter Abbildung mit den modernen Verfahren eine differenzialdiagnostische Zuordnung von Knochentumoren häufig nicht sicher möglich ist.

7.16 Wertigkeit der Verfahren und empfohlenes Vorgehen

In der artdiagnostischen Zuordnung eines Knochentumors hat das konventionelle Röntgenbild unverändert den höchsten Stellenwert. Die Aggressivität einer Läsion sowie Art und Weise einer Periostreaktion lassen sich mit dieser Methode am besten bestimmen. Durch die Anwendung der Vergrößerungsradiographie kann sich die diagnostische Ausbeute und Zuordnung einer Läsion insbesondere bezüglich Begrenzung, Destruktion, Matrix und Periostreaktion oft noch verbessern (Link et al. 1996). Dieser hohe Stellenwert des konventionellen Röntgenbildes gilt besonders für Tumoren der Röhrenknochen.

Im Bereich des Achsenskelettes, besonders der häufig tumorbefallenen Beckenregion, gilt dies nur mit Einschränkungen (Erlemann et al. 1995). Hier leistet die Computertomographie zur Beurteilung von Matrix und Periostreaktion einen wichtigen Beitrag (Heller et al. 1990).

Die MRT ist zwar aufgrund des hohen Weichteilkontrastes und der multiplanaren Schnittführung zum Staging eines Tumors die Methode der Wahl. Zahlreiche gutartige Läsionen führen jedoch im MRT zu sehr inhomogenen Signalintensitäten und werden ohne Berücksichtigung des konventionellen Röntgenbildes als zu aggressiv oder gar maligne fehleingeschätzt (Hayes et al. 1992; Ma et al. 1995). Sie ist daher im Rahmen differen-zialdiagnostischer Überlegungen weniger wichtig. Computerprogramme, die anhand zahlreicher Kriterien eine automatisierte Auswertung mithilfe neuronaler Netzwerke vornehmen, sind einem erfahrenen Radiologen heutzutage in der Bewertung eines Knochentumors immer noch unterlegen (Strotzer et al. 1995).

Die diagnostische Abklärung von potenziell malignen Tumoren des Skelettes mit bildgebenden Verfahren sollte also immer konventionelle Röntgenaufnahmen der betroffenen Region (Artdiagnose) und eine MRT (Staging) umfassen. Im Beckenbereich und dem übrigen Achsenskelett ist ein zusätzliches CT empfehlenswert. Zum Nachweis von Knochenmetastasen sollte eine Knochenszintigraphie und eine Thoraxröntgenaufnahme vorliegen.

Weichteilsarkome

8

M. Vahlensieck, G. Fleischhack, U. Bode

Inhalt

8.1 Epidemiologie

Weichteilsarkome sind seltene Tumoren und machen etwa 1% der malignen Erkrankungen im Erwachsenenalter und 6% im Jugendalter aus. Da unter diesem Begriff sehr viele verschiedene Tumoren mit unterschiedlichem biologischen und klinischen Verhalten zusammengefasst werden, sind allgemeine Aussagen zu Diagnostik und Therapie derartiger Erkrankungen recht schwierig. Auf der anderen Seite kann die frühe Diagnostik und multimodale Behandlung von lokalisierten Tumoren in vielen Fällen Heilung bringen, während die disseminierte Erkrankung fast nie kurabel ist, sodass die enge multidisziplinäre Zusammenarbeit gerade bei diesen Krankheiten nutzbringend sein kann.

Hinsichtlich der Ätiologie der Weichteilsarkome ist die Häufung in Familien mit Neurofibromatose, familiärer Polyposis oder dem Li-Fraumeni-Syndrom bemerkenswert. Auch die Exposition gegenüber organischen Chemikalien, die in der Land- und Forstwirtschaft verwandt werden, sowie gegenüber Dioxin, Arsen und Thorotrast, Chemotherapeutika oder Formen der akzidentellen und therapeutischen Bestrahlung haben zum vermehrten Auftreten dieser Tumorentitäten geführt.

8.2 Pathologie

Weichteiltumoren werden nach der Histologie des Ursprungsgewebes unterschieden (Tabelle 8.1) und lassen sich häufig schon lichtmikroskopisch identifizieren. Einige histologisch benigne Tumoren sind klinisch durchaus so aggressiv, dass sie eine intermediäre Stellung einnehmen, wie die Fibromatosen oder auch die Hämangioendotheliome. Immunhistochemische (Tabelle 8.2) und elektronenmikroskopische Untersuchungen helfen in Zweifelsfällen weiter.

Darüber hinaus sind in den letzten Jahren molekulargenetische Besonderheiten einiger Tumoren (Rhabdomyosarkom, Synovialsarkom, Liposarkom, malignes Schwannom) entdeckt worden, die zusätzliche diagnos-

Tabelle 8.1. Einteilung von Weichteilsarkomen nach Ursprungsgewebe

Ursprungsgewebe	Maligner Tumor
Fibröse Tumoren	Fibrosarkom Juveniles Fibrosarkom
Fibrohistiozytäre Tumoren	Atypisches Fibroxanthom Malignes fibröses Histiozytom
Lipomatöse Tumoren	Liposarkom
Vaskuläre Tumoren	Angiosarkom Kaposisarkom
Muskuläre Tumoren	Leio- und Rhabdomyosarkom
Synoviale Tumoren	Synoviales Sarkom
Nervale Tumoren	Maligner peripherer Nervenscheidentumor
Extraskeletale Knochentumoren	Extraskeletales Chondrosarkom Osteosarkom Ewing-Sarkom
Maligne Weichteiltumoren unklaren Ursprungs	Alveoläres Sarkom Epitheloidzelliges Sarkom Klarzellsarkom Malignes Mesenchymom

Tabelle 8.2. Immunhistochemische Marker einiger Weichteilsarkome

Tumor	Immunhistochemische Marker
Angiosarkom, Hämangioendotheliom	Faktor VIII
Synoviales Sarkom	Keratin, EMA
Maligner peripherer Nervenscheidentumor	S-100
Leiomyosarkom	Desmin, Aktin

tische Informationen geben (Mazanet 1991). Während unter allen Weichteiltumoren die Fibrosarkome, die malignen fibrösen Histiozytome, die Liposarkome und die Leiomyosarkome zahlenmäßig dominieren, sind Altershäufungen für einige Tumorarten charakteristisch. Im Jugendalter findet sich eine Häufung von Rhabdomyo- und Synovialsarkomen. Im Erwachsenenalter treten das Fibrosarkom in der 3. und 4. Lebensdekade und das maligne fibröse Histiozytom in der 5.–7. Lebensdekade vermehrt auf. Leiomyosarkome und Liposarkome zeigen keine derartigen Altersgipfel.

Das histologische Grading als entscheidender prognostischer Faktor der Weichteilsarkome basiert auf Zellularität, Differenzierung, Pleomorphismus, Nekrose und Mitoserate.

Die mangelnde Standardisierung und Etablierung von mindestens drei verschiedenen Gradingsystemen verwirren den Kliniker. So muss er ein 4-Grad- (Broders) von einem 3-Grad- (American Joint Commission on Cancer) und einem 2-Grad-System unterscheiden. Ausdruck die-

ser Schwierigkeit der histologischen Klassifizierung ist die Tatsache, dass in kooperativen Studien bis zu 20% der primären Histologiebefunde geändert wurden.

8.3 Klinische Symptomatologie

Weichteilsarkome können in jedem Teil des Körpers auftreten, werden jedoch vornehmlich in den unteren (35%) und oberen (15%) Extremitäten, den Eingeweiden (15%), retroperitoneal (14%) und am Stamm (10%) gefunden. Wenn derartige Tumoren gelegentlich auch zu invasivem Wachstum in andere Organe oder zur Kompression von Nervenstrukturen führen können, so sind doch die meisten Patienten mit derartigen Tumoren lange symptomlos. Deshalb haben Weichteilsarkome bei Erstdiagnose schon häufig eine erhebliche Größe erreicht (33% <5 cm Durchmesser, 33% 5–10 cm Durchmesser, 33% >10 cm Durchmesser). Plötzliche Volumenveränderungen können durch Einblutungen oder Ischämien verursacht werden. Allgemeinsymptome fehlen fast immer und nur in Ausnahmefällen sind metabolische Veränderungen nachweisbar. In den meisten Fällen wird die Standardlabordiagnostik zur Differenzialdiagnose keinen Beitrag leisten können. Deutliche Abweichungen von der Norm (z.B. Blutsenkungsbeschleunigung, Erhöhung von CRP und LDH) sind i.d.R. nur bei einer ausgedehnten Erkrankung zu verzeichnen.

8.4 Anforderungen an die Diagnostik

Bei der Diagnostik von Weichteilraumforderungen ist die Abgrenzung eines malignen Tumors von einem nicht weiter behandlungsbedürftigen Hämatom oder einer Zyste bzw. Ganglion. Dies ist mit den bildgebenden Verfahren, insbesondere bei der Differenzialdiagnose eingebluteter Tumoren, nicht immer sicher möglich.

Aus diesem Grund ist die Indikation zur Biopsie in aller Regel großzügig zu stellen.

Einer offenen Biopsie ist dabei zur Gewinnung ausreichenden repräsentativen Materials meist der Vorzug zu geben, obwohl bei großen homogenen Tumoren, jugendlichem Alter und leichtem Zugang auch die Nadelbiopsie ihre Indikation hat.

Die wichtigste Anforderung an die Diagnostik liegt dann im Staging der Raumforderung und damit der Frage der Operabilität.

Das Staging von Weichteiltumoren erfolgt heute am aussagefähigsten mit der Magnetresonanztomographie (Abb. 8.1 a–c).

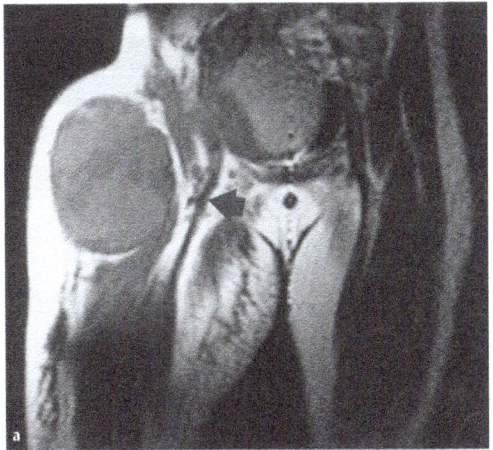

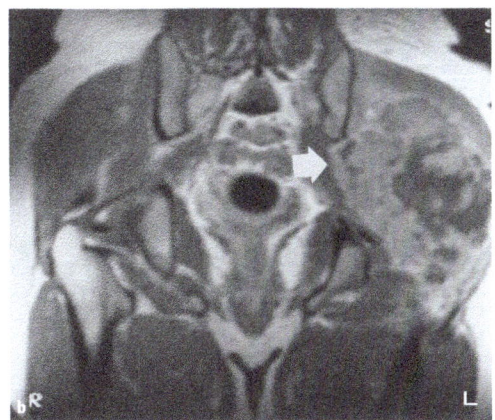

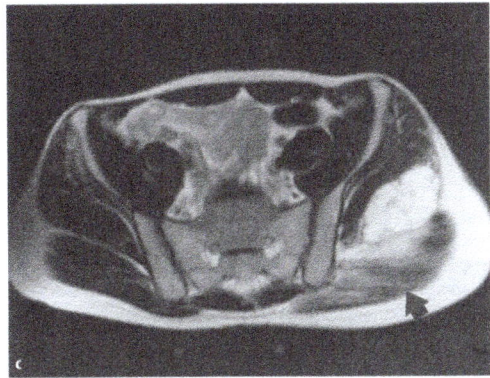

Abb. 8.1 a–c. Staging maligner Weichteiltumoren mit MRT.
a Weichteilsarkom Oberschenkel/Becken. Koronares T1-gewichtetes MRT: inhomogener Tumor in der Oberschenkelmuskulatur (histologisch Rhabdomyosarkom) ohne Infiltration des Gefäß-/Nervenbündels (*Pfeil*). **b** Weichteilsarkom der Beckenregion. Koronares kontrastverstärktes MRT: zentraler nekrotischer Tumor in der glutealen Muskulatur (histologisch malignes fibröses Histiozytom) mit Infiltration in das Becken durch das Foramen ischiadicum (*Pfeil*). **c** Weichteilsarkom der Beckenregion. Axiales T2-gewichtetes MRT: signalreicher Tumor in der glutealen Muskulatur (histologisch myxoides Liposarkom). Atrophie des M. gluteus maximus mit Faserrarefizierung und angehobenem Signal (*Pfeil*) als indirekter Hinweis auf Infiltration des N. gluteus inferior

8.5 Radiologische Verfahren

8.5.1 Röntgenuntersuchung

Ein konventionelles Röntgenbild ist zur Untersuchung von Weichteiltumoren unverzichtbar.

Form und Anordnung von Verkalkungen, Verknöcherungen, Knochenarrosionen usw. können einen wichtigen artdiagnostischen Hinweis geben.

8.5.2 Sonographie

Die Sonographie hat einen hohen Stellenwert bei der Differenzierung liquider und solider Raumforderungen. Mit einer dynamischen Untersuchungstechnik, d. h. unter Kompression und Bewegung, lässt sich anhand der Beurteilung der Verschieblichkeit ein Eindruck über die Infiltration der Nachbarschaft gewinnen (Blank 1995).

Auch die Perfusion kann mithilfe der Farb-Doppler-Sonographie beurteilt werden.

Zur Operationsplanung von Weichteilsarkomen reicht die Sonographie aber nicht aus.

8.5.3 Computertomographie

Auch die Computertomographie hat bezüglich der Operationsplanung keinen Stellenwert mehr und wurde aufgrund des hohen Weichteilkontrastes und der multiplanaren Schichtakquisition von der MRT abgelöst.

Bei jugendlichen Patienten und abdominellem Primärtumor kann die Computertomographie Lymphknotenmetastasen, die im Erwachsenenalter bei soliden Weichteiltumoren sehr selten sind, entdecken.

Da der Metastasierungsort der soliden Weichteiltumoren mehrheitlich die Lunge ist, muss bei jedem Patienten eine Röntgenaufnahme der Lunge und im Zweifel auch eine Thorax-CT erfolgen.

Tabelle 8.3. Besonderheiten (Signalintensität) benigner und maligner Weichteiltumore auf MRT-Bildern

Signalintensität		Tumorart	
T1-gewichtet	T2-gewichtet	Benigne	Maligne
Hoch	Intermediär	Lipom Lipoblastom Hibernom Elastofibrom Hämangiom	Liposarkom Melanommetastase Melaninhaltiges Klarzellsarkom Einblutung
Hoch	Hoch	Hämangiom Lymphangiom Subakutes Hämatom Myxom	
Niedrig	Hoch	Zyste Myxom	Myxoides Liposarkom Sarkom allgemein
Niedrig bis intermediär	Niedrig	Fibromatose PVNS Morton-Neurom Riesenzelltumor der Nervenscheide Akutes Hämatom Altes Hämatom Xanthom Narbe Kalk	

PVNS „pigmented villonodular synovitis"

8.5.4 Magnetresonanztomographie

Das MRT-Protokoll zur Untersuchung von Weichteiltumoren sollte eine T1-, T2- und eine fettunterdrückte Sequenz umfassen. Sind damit fraglich nekrotische Areale zu erkennen oder gelingt die Unterscheidung zwischen liquide und solide damit nicht, wird ein paramagnetisches Kontrastmittel eingesetzt. Der routinemäßige Einsatz von MR-Kontrastmitteln zum Staging von Weichteiltumoren ist nicht erforderlich (Kransdorf u. Murphey 1997).

Schnittführung und Parameter der räumlichen Auflösung hängen von der zu untersuchenden Region ab.

Wichtig ist es, die MRT vor der Biopsie durchzuführen, da Ödeme und Einblutungen nach Biopsie sowie die Veränderungen im Stich- bzw. Biopsiekanal zu diagnostischen Problemen führen.

Von diesem Grundsatz wird leider immer wieder abgewichen.

Neben einer Aussage zur genauen Tumorausdehnung lassen sich mit der MRT auch häufig bestimmte artdiagnostische Aussagen machen. Dies ist dann möglich, wenn Besonderheiten, wie hohe Signalintensität im T1-gewichteten Bild (Tabelle 8.3) sowie Flüssigkeitsspiegel (Tabelle 8.4), zu erkennen sind.

Tabelle 8.4. Flüssigkeitsspiegel benigner und maligner Weichteiltumoren auf MRT-Bildern

Tumorart	
Benigne	Maligne
Hämangiom Lymphom Myxom Hämatom Abszess	Extraossäres teleangiektatisches Osteosarkom Synovialzellsarkom Metastase

8.5.5 Nuklearmedizinische Techniken

Nuklearmedizinische Techniken haben einen geringen Stellenwert in der Diagnostik von Weichteilsarkomen.

Nur in Einzelfällen lassen sich durch ein Galliumszintigramm oder ein Knochenszintigramm zusätzliche Informationen über Art, Ausdehnung und Prognose dieser Erkrankungen gewinnen. Es sollte jedoch erwähnt werden, dass Myosinszintigramme bei Muskeltumoren in Einzelfällen wertvolle Hinweise geben.

Ob die Diagnostik mit der Positronenemissionstomographie (PET) einen signifikanten Beitrag bei diesen Fragestellungen leisten kann, lässt sich zu diesem Zeitpunkt noch nicht beurteilen. Die in diesem Verfahren gemessene Stoffwechselaktivität könnte aber einen Hinweis auf die Dignität der Weichteilraumforderung geben.

8.6 Differenzialdiagnose

Eine genaue differenzialdiagnostische Zuordnung einer Weichgewebsgeschwulst ist mithilfe bildgebender Verfahren in den allermeisten Fällen nicht möglich.

Einige wenige relativ typische MRT-Kriterien sind für einige Liposarkome und Hämangiosarkome bekannt (s. Abschn. 8.7.2, 8.7.7). Selbst eine Unterscheidung zwischen benignen und malignen Weichteiltumoren ist nicht mit zufriedenstellender Sicherheit möglich. Die meisten Weichteilsarkome weisen eine unscharfe Berandung, eine Größe über 5 cm und eine Signalinhomogenität im MRT auf. Bei gutartigen Weichteiltumoren werden diese Kriterien aber ebenfalls gefunden. Basierend auf diesen Zeichen sowie der Infiltration des neurovaskulären Bündels, Knocheninfiltration und dem Nachweis einer peritumorösen Reaktionszone ließ sich in einer Studie ein positiver Vorhersagewert für Weichteilsarkome von nur 62% erreichen (Crim et al. 1992). Auch mit kontrastmitteldynamischen Untersuchungen, MR-Relaxometrie (Reiser et al. 1988) und Spektroskopie (Sostman 1994) ist eine zuverlässige Differenzierung nicht möglich. Eine Biopsie zur weiteren Therapieplanung ist meist nicht zu umgehen. Ausnahmen können Hämatome und Abszesse bei eindeutiger Anamnese darstellen.

8.7 Spezielle Diagnostik

8.7.1 Malignes fibröses Histiozytom

Das maligne fibröse Histiozytom (MFH) ist das häufigste Weichteilsarkom des Erwachsenen (20–30% aller Weichteilsarkome). Der Tumor besteht aus fibroblastenartigen und histiozytenähnlichen Zellen und enthält auch Xanthomzellen sowie „Entzündungszellen". Das Stroma besteht aus dünnen kollagenen Fibrillen, die septenartig den Tumor durchziehen. Weiterhin sind myxoide Anteile, Einblutungen und Nekrosen zu sehen. Die verschiedenen Komponenten kommen in unterschiedlichen Zusammensetzungen vor und je nach Komposition lassen sich vier histologische Varianten unterscheiden (Tabelle 8.5).

Eine bei Kindern und jungen Erwachsenen vorkommende seltene Tumorform, die früher als angiomatöses MFH bezeichnet wurde, rechnet man heute nach WHO-Klassifikation den fibrohistiozytären Tumoren mit intermediärem Malignitätsgrad zu und nennt sie angiomatöses fibröses Histiozytom. Auf diesen Tumor wird hier nicht näher eingegangen.

Das MFH ist ein Sarkom des Erwachsenen. Der Häufigkeitsgipfel liegt in der 5. bis 8. Lebensdekade. Die Extremitäten werden bevorzugt befallen (50% Beine,

Tabelle 8.5. Histologische Typen des malignen fibrösen Histiozytoms (MFH)

Histologischer Typ	Häufigkeit [%]	Synonym	Besonderheit
Storiform-pleomorph	50–60		
Myxoid	25	Myxofibrosarkom	Per definitionem >50% myxoider Anteil
Riesenzell-MFH	5–10	Maligner Riesenzelltumor der Weichteile	Osteoklastenartige Riesenzellen, häufig Nekrosen, Hämorrhagien
Inflammatorisches MFH	5–10	Xanthosarkom, malignes Xanthogranulom	Überwiegend retroperitoneal

25% Arme). Ein weiterer Prädilektionsort ist das Retroperitoneum (15%). Prinzipiell können aber alle Körperregionen betroffen sein. In Einzelfällen scheint es ein auslösendes Moment für die Tumorentstehung durch Fremdkörper, Bestrahlung, Trauma, Infektion oder eine allogene Knochenmarktransplantation zu geben. In solchen Fällen sprechen einige Autoren auch vom sekundären MFH.

Der Tumor führt zu einer meist schmerzlosen Schwellung, die bei Einblutungen auch kurzfristig deutlich an Größe zunehmen kann. Eine wichtige Aufgabe der bildgebenden Verfahren ist es gerade in solchen Situationen, zwischen traumatischer oder spontaner Blutung und eingeblutetem Tumor durch den Nachweis kontrastmittelaufnehmender solider Komponenten zu unterscheiden.

Aufgrund der meist geringen klinischen Beschwerdesymptomatik hat der Tumor meist schon eine beträchtliche Größe zum Zeitpunkt der Erstdiagnose erreicht.

Frühzeitig lassen sich eine Arrosion der Kortikalis des benachbarten Knochens nachweisen. In einem hohen Prozentsatz (bis 20%) finden sich meist in der Tumorperipherie lokalisierte punkt- und kurvilineare Verkalkungen, die bei konventionellen Röntgenbildern mitunter zu Problemen in der differenzialdiagnostischen Abklärung gegenüber der Myositis ossificans führen. Metaplastische Verknöcherungen können ebenfalls, aber selten, vorkommen. Computertomographisch imponiert der Tumor hinsichtlich des Muskels isodens bis leicht hypodens. Meist zentral lokalisierte Nekrosen, alte Einblutungen oder ausgedehnte myxomatöse Anteile sind hypodens. Vitales Tumorgewebe zeigt ein Kontrastmittelenhancement, das teilweise peripher nodulär betont ist. Frische Einblutungen sind hyperdens. Bei ausgedehnten rezidivierenden Einblutungen kann es zu Flüssigkeitsspiegeln kommen.

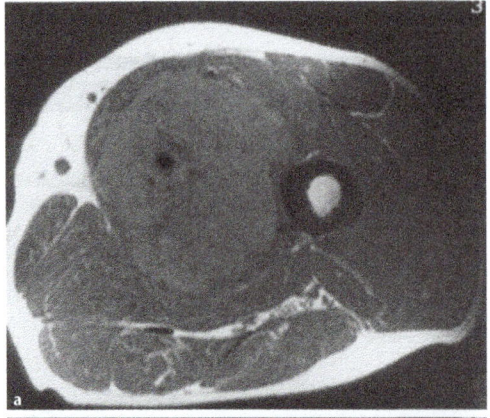
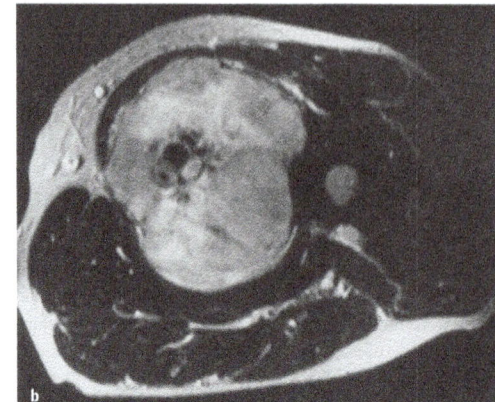
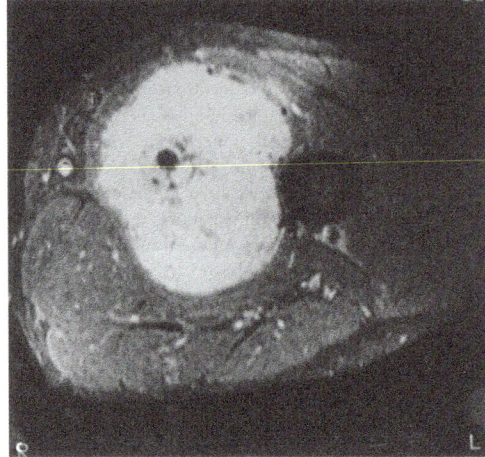

Abb. 8.2 a–c. Malignes fibröses Histiozytom des Oberschenkels. Axiale Schnittführung. **a** T1-gewichtetes, **b** T2-gewichtetes, **c** STIR-Bild. Der Tumor weist Inhomogenität auf, ist glatt begrenzt und ummauert das Gefäß-/Nervenbündel

Die Angiographie ist unspezifisch und der Vaskularisationsgrad des MFH sehr variabel (Murphey et al. 1994).

Die MRT stellt die Methode der Wahl zum präoperativen Staging dar. Auch zur Biopsieplanung und besonders zur Vermeidung einer nichtrepräsentativen Biopsie aus Nekrose oder Blutung ist die MRT gut geeignet. Die MRT muss daher vor der Biopsie durchgeführt werden. Der Tumor zeigt im T1-Bild eine intermediäre Signalintensität und im T2-Bild eine hohe Signalintensität auf (Abb. 8.2 a–c). Myxomatöse Anteile sind im T1-Bild hypointens und im T2-Bild sehr hyperintens, ähnlich dem Signalverhalten von Wasser. Diese Anteile weisen aber im Gegensatz zu Wasser oder Nekrosen ein Kontrastmittelenhancement auf. Flüssigkeitsspiegel kommen im MRT meist besonders kontrastreich mit verschiedenen Signalintensitäten je nach Alter der Blutbestandteile zur Abbildung. Fibröse Septen sind signalarm. Verkalkungen oder Verknöcherungen sind, wenn überhaupt, als signalfreie Areale zu identifizieren.

Die histologischen Subtypen lassen sich durch bildgebende Verfahren nicht differenzieren. Allein der myxoide Typ kann im Falle des Nachweises größerer wasseräquivalenter Areale mit Kontrastmittelaufnahme vermutet werden. In diesen Fällen muss allerdings differenzialdiagnostisch an das myxoide Liposarkom gedacht werden, insbesondere wenn im Tumor Fettanteile zu erkennen sind.

Das MFH zeichnet sich durch ein invasives Wachstum entlang von Faszien und Muskelfasern aus.

Die Rezidivrate ist deshalb hoch und die Resektion muss entsprechend radikal sein. Ähnlich den Knochentumoren hat sich auch für das MFH ein neoadjuvantes Therapiekonzept etabliert. Unter Chemotherapie kann es zu Einblutungen in den Tumor kommen.

Die dadurch bedingte Größenzunahme darf nicht als fehlendes Therapieansprechen fehlgedeutet werden.

Eine Zunahme von Verkalkungen unter Chemotherapie ist ebenfalls gehäuft zu beobachten.

8.7.2 Liposarkom

Das Liposarkom ist nach dem malignen fibrösen Histiozytom mit einem Anteil von 10–18% das zweithäufigste Weichteilsarkom. Das Prädilektionsalter liegt zwischen 40 und 60 Jahren. Dieser Tumor tritt vermehrt im Bereich der unteren Extremitäten, besonders am Oberschenkel (40–65%), sowie im Retroperitonealraum (15–20%), der oberen Extremität (11%) und der Hals-Nacken-Region (6%) auf. Das Liposarkom wird in fünf Subtypen eingeteilt, die sich histologisch, prognostisch und im Hinblick auf bildgebende Verfahren sehr unterscheiden. Diese Subtypen zeichnen sich durch einen unterschiedlich hohen Anteil an Fettgewebe aus.

Der Malignitätsgrad verhält sich umgekehrt proportional zum intrazytoplasmatischen Fettgehalt und proportional zur Zellpolymorphie (Uhl et al. 1996; Abb. 8.3 a–c).

Hochdifferenziertes Liposarkom

Das hochdifferenzierte Liposarkom („atypisches Lipom") weist einen hohen Fettgehalt (über 75 Volumenprozent) und niedrigen Malignitätsgrad auf. Im Zellbild dominieren atypische Adipozyten. Der Tumor ist von dicken Septen durchzogen und glatt berandet. Mit bildgebenden Verfahren kann eine Differenzierung zum benignen Lipom unmöglich sein.

Hinweisende Zeichen sind besonders im MRT nachweisbare, den Tumor durchziehende fibröse dicke Septen und Noduli, die im Gegensatz zum Fett Kontrastmittel aufnehmen.

Myxoides Liposarkom

Das myxoide Liposarkom stellt mit einem Anteil von 40–50% die häufigste Liposarkomform dar. Der Malignitätsgrad ist niedrig bis intermediär und der Fettgehalt beträgt meist weniger als 10–25 Volumenprozent.

Die Besonderheit dieses Tumors ist der hohe Anteil einer gut vaskularisierten myxomatösen Grundsubstanz.

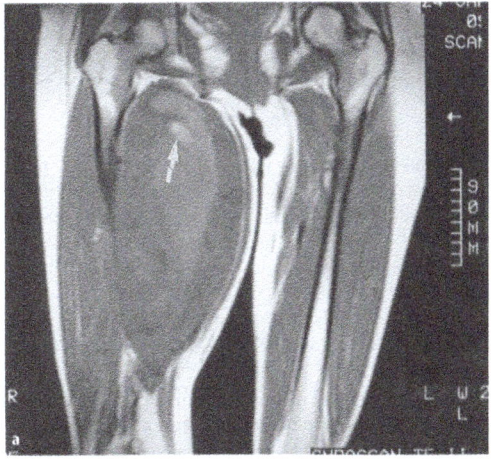
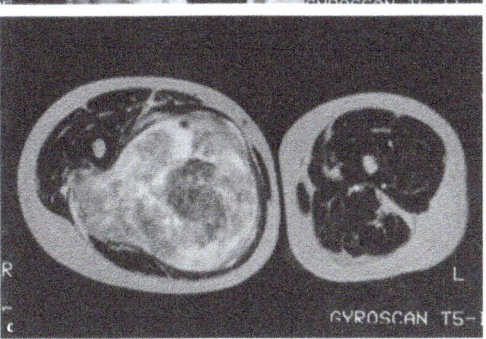
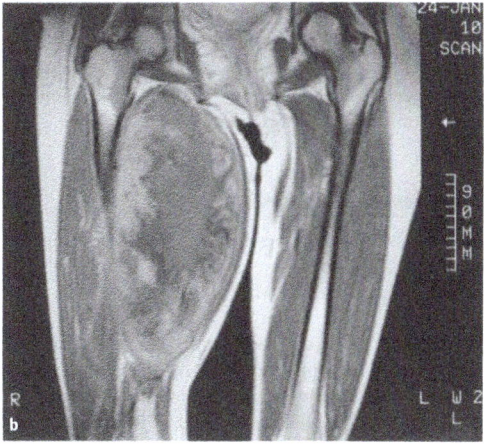

Abb. 8.3 a–c. Wenig differenziertes Liposarkom des Oberschenkels. **a** Koronares T1-gewichtetes, **b** kontrastverstärktes, **c** axiales T2-gewichtetes Bild. Der Tumor zeigt in den kranialen Anteilen der T1-Gewichtung hohe Signalintensitäten als Hinweis auf Einblutung oder Fettanteile auf (*Pfeil*). Zentrale Minderperfusion mit peripher betonter Kontrastmittelaufnahme, kompartimentübergreifendes Wachstum

Diese Grundsubstanz weist eine homogen niedrige Signalintensität im T1-gewichteten und eine sehr hohe Signalintensität im T2-gewichteten Bild auf. Im Gegensatz zu den differenzialdiagnostisch abzugrenzenden Zysten ist bei dieser Komponente eine stark inhomogene Kontrastmittelaufnahme zu sehen. Der MR-tomographische Fettnachweis und damit die Identifizierung als Liposarkom ist in etwa 40% der Fälle möglich.

Der Tumor kann neben Metastasen in der Lunge oder Leber zu einer Absiedelung in serösen Häuten wie dem Perikard, in das Zwerchfell, die Subkutis und den Knochen führen (De Schepper 1997).

Insbesondere das myxoide Liposarkom muss differenzialdiagnostisch von anderen Weichteiltumoren mit geringen Fettanteilen wie Hämangiome, myxoides Fibrosarkom und neurogenen Tumoren abgegrenzt werden.

Rundzellige und pleomorphe Liposarkome

Rundzellige und pleomorphe Liposarkome mit hohem Malignitätsgrad weisen einen solch niedrigen Fettgehalt auf, dass sie mit bildgebenden Verfahren nicht zu identifizieren sind.

Eine Abgrenzung gegenüber anderen Weichteilsarkomen ist in der Regel nicht möglich. Die MR-tomographische Darstellung ist uncharakteristisch mit niedriger Signalintensität im T1- und hoher Signalintensität im T2-gewichteten Bild. Liposarkome mit hohem Malignitätsgrad sind oft unscharf berandet und nehmen stark inhomoge Kontrastmittel auf. Nekrosen kommen gehäuft vor.

Entdifferenziertes Liposarkom

Diese Liposarkomform besteht aus zwei Komponenten – einem gut differenzierten niedrigmalignem Anteil und einem wenig differenzierten hochmalignem Anteil.

Diese zweite hochmaligne Komponente kann histologisch wie ein malignes fibröses Histiozytom, Fibrosarkom, Leiomyosarkom oder auch Rhabdomyosarkom imponieren. Mithilfe bildgebender Verfahren zeigen beide Komponenten sehr unterschiedliche Zeichen. Der gut

differenzierte niedrigmaligne Anteil imponiert wie ein hochdifferenziertes Liposarkom mit fettäquivalenten Signalintensitäten und weitgehend fehlender Kontrastmittelaufnahme. Der hochmaligne Anteil weist wie andere Weichteilsarkome eine uncharakteristische Signalintensität mit niedriger Signalintensität im T1- und hoher Signalintensität im T2-gewichteten Bild sowie eine starke Kontrastmittelaufnahme auf.

8.7.3 Muskeltumoren

Muskeltumoren werden in zwei Gruppen unterteilt: die einen Tumoren gehen von glatter, die anderen von quergestreifter Muskulatur aus.

Leiomyosarkom

Das Leiomyosarkom geht von der glatten Muskulatur aus und ist ein nicht seltener Tumor des Erwachsenen (etwa 7% der Weichteilsarkome). Am häufigsten ist der Tumor retroperitoneal und intraabdominell lokalisiert (50% der Fälle). Seltener sind Leiomyosarkome kutan und subkutan bzw. in oder an Gefäßen, besonders der Vena cava, gelegen. Epitheloidzellige Leiomyosarkome kommen im Gastrointestinaltrakt und Uterus vor.

Mit bildgebenden Verfahren sind keine spezifischen Zeichen zu finden.

Rhabdomyosarkom

Der bösartige Tumor der quergestreiften Muskulatur ist das Rhabdomyosarkom, ein häufiger Tumor des Kindesalters und jungen Erwachsenenalters (20% aller Weichteilsarkome). Es werden vier histologische Typen unterschieden (Tabelle 8.6; Pappo 1996). Bevorzugte Lokalisation sind die Hals-Kopf-Region (44%), das Retroperitoneum und der Urogenitaltrakt (34%) sowie die Extremitäten (14%). Mit bildgebenden Verfahren zeigt sich ein Tumor ohne spezifische Zeichen, leicht muskelhypodens im Computertomogramm, kontrastmittelaufnehmend, signalarm in T1- und signalangehoben in T2-ge-

Tabelle 8.6. Histologische Typen des Rhabdomyosarkoms

Histologischer Typ	Prädilektion	Alter	Besonderheit
Embryonal	Hals/Kopf, urogenital, Retroperitoneum, Extremitäten	Geburt bis 15 Jahre	Häufigstes Weichteilsarkom des Kindes, 50–60% aller Rhabdomyosarkome
Botryoid	Vagina, Harnblase		Reichlich mukoide Matrix, 5–10% aller Rhabdomyosarkome
Alveolär	Extremitäten	10–25 Jahre	20% aller Rhabdomyosarkome, besonders schlechte Prognose
Pleomorph	Skelettmuskulatur, Oberschenkel	>45 Jahre	5% aller Rhabdomyosarkome

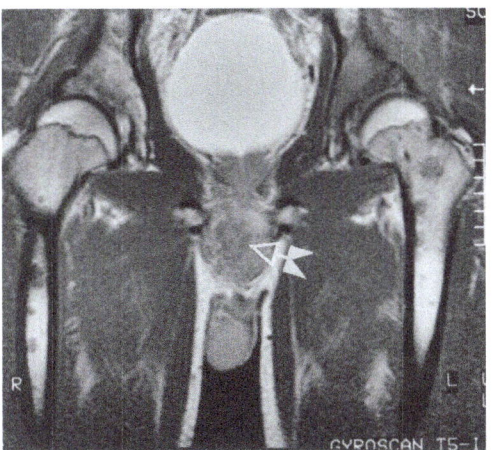

Abb. 8.4. Rhabdomyosarkom des Beckens. Junger Mann. Koronare kontrastverstärkte MRT. Der Tumor ist inhomogen mit minderperfundierten Arealen (*Pfeil*). Multiple Knochenmetastasen

wichteten MRT-Bildern. Häufig sind Nekrosen zu finden. Verkalkungen und Infiltration benachbarter Knochen treten selten auf.

Der Tumor zeigt ein rasches Wachstum und oft kommt es zu Nervenkompressionen.

Lymphknoten-, Knochen- und Lungenmetastasen kommen häufig vor (Abb. 8.4).

8.7.4 Synoviales Sarkom

Dieser bösartige Tumor hat seinen Ursprung im Weichteilgewebe und imitiert in seinem histologischen Bild Synovialisgewebe. Er geht nicht primär von gelenkeigener Synovialis aus. Als Ursprungsgewebe werden primitive mesenchymale Zellen angesehen. Das synoviale Sarkom ist nach dem malignen fibrösen Histiozytom, dem Liposarkom und dem Rhabdomyosarkom das vierthäufigste Weichteilsarkom und macht etwa 6–10% aller Weichteilsarkome aus (De Schepper 1997). Er wird meist in unmittelbarer Nachbarschaft von Sehnenscheiden, Bursae und Gelenkkapseln angetroffen. Nur 5–10% dieser Tumoren sind intraartikulär lokalisiert. Prädilektionsort ist die untere Extremität nahe des Kniegelenks (60%). Seltener ist die obere Extremität (23%), Hals-Nacken-Region (9%) oder der Rumpf (8%) befallen. Betroffen sind junge Erwachsene mit einem Häufigkeitsgipfel zwischen 20 und 40 Jahren. Die Wachstumsgeschwindigkeit ist gering. Häufig kommt es zu Metastasen und postoperativ zu Lokalrezidiven.

In einem Drittel der Fälle zeigen sich starke Verkalkungen, typischerweise in der Tumorperipherie. Diese

Verkalkungen sind meist punktförmig und können exzessive Ausmaße annehmen. Seltener kommt es zu Verknöcherungen. In etwa 20% der Fälle lassen sich am benachbarten Knochen Druckarrosionen und sehr selten Infiltrationen erkennen. Der Tumor ist stark vaskularisiert.

Das Signalverhalten in der MRT ist unspezifisch mit Signalarmut im T1-gewichteten und Signalanhebung im T2-gewichteten Bild. Morphologisch zeigt sich ein lobulierter, glatt begrenzter Tumor mit Septierungen und Flüssigkeitsspiegeln durch Einblutungen.

Solche Einblutungen, Nekrosen und Verkalkungen führen zu einer stark inhomogenen Signalintensität.

Differenzialdiagnostische Probleme ergeben sich bei gelenknaher Lokalisation gegenüber der pigmentierten villonodulären Synovitis, idiopathischer tumoröser Kalzinose oder der synovialen Chondromatose. Hämangiome und Ganglien weisen ebenfalls Septierungen und glatte Ränder auf, sind aber homogener.

8.7.5 Bindegewebige Tumoren

Das Fibrosarkom ist ein relativ seltenes Weichteilsarkom mit einem Häufigkeitsgipfel zwischen 30 und 60 Jahren. Bevorzugt werden die Extremitäten und der Rumpf befallen. Fibrosarkome treten oft sekundär beispielsweise nach Bestrahlung auf. Die Veränderungen auf den bildgebenden Verfahren sind unspezifisch (Abb. 8.5 a, b) und erlauben keine sichere differenzialdiagnostische Zuordnung.

Mit der MRT können sich Areale mit hoher Konzentration an kollagenen Fasern signalarm auf allen Sequenzen zeigen.

Fibrosarkome wurden früher in konventionell gefärbten Schnittpräparaten häufig diagnostiziert. Seitdem die Immunhistochemie nur noch Spindeltumoren, die neben dem Vimentin kein weiteres mesenchymales Antigen aufweisen, zu dieser Krankheitsgruppe zählt, wird das Fibrosarkom entsprechend seltener gefunden.

Eine seltene Sonderform des Fibrosarkoms beim Neugeborenen wird *juveniles Fibrosarkom* genannt und von einigen Autoren den aggressiven Fibromatosen zugerechnet. Prädilektionsort ist der Unterschenkel. Häufig findet sich bei diesem Tumor eine bläuliche Verfärbung der darüber gelegenen Haut, wodurch die differenzialdiagnostische Abgrenzung gegenüber Hämangiomen erschwert ist.

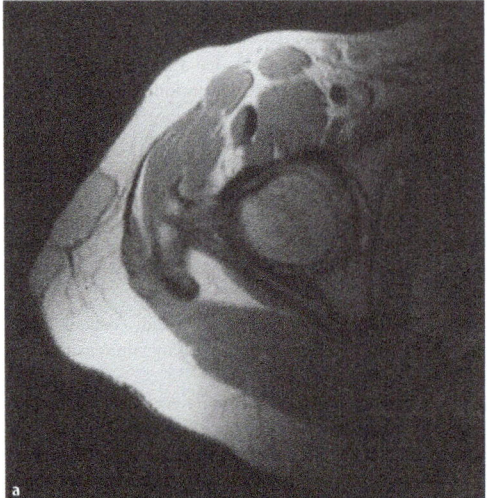

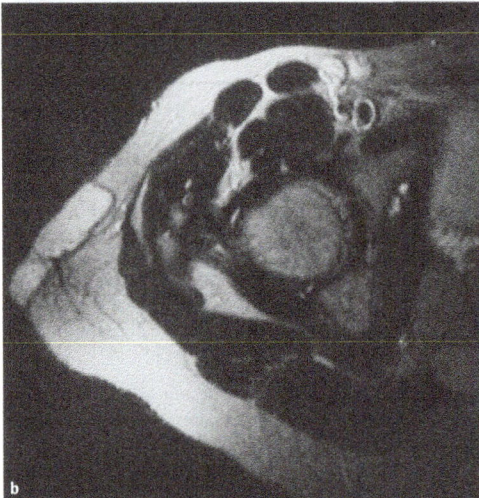

Abb. 8.5 a, b. Fibrosarkom der Haut (Fibrosarcoma phylloides) an der Hüfte. Axiale MRT. **a** T1-gewichtetes, **b** T2-gewichtetes Bild. Septierter kutaner und subkutaner Tumor mit uncharakteristischer Signalintensität

8.7.6 Tumoren des Nervengewebes

Der maligne Tumor des Nervengewebes ist der maligne periphere Nervenscheidentumor (MPNST). Synonyme sind malignes Schwannom, malignes Neurilemmom, Nervenscheidenfibrosarkom, neurogenes Sarkom oder Neurofibrosarkom. Dieser Tumor entwickelt sich oft aus Neurofibromen, insbesondere bei Bestehen einer Neurofibromatose Typ 1. Von den Patienten mit Neurofibromatose entwickeln 3–13% einen MPNST mit einer Latenz von 10–20 Jahren. Prädilektionsalter ist die 5. und 6. Lebensdekade. Prädilektionsorte sind die proximalen Extremitäten und der Rumpf sowie auch die Hals-Nacken-Region. Typischerweise sind lange Nerven wie der N. ischiadicus und die Nerven des Plexus brachialis und sacralis betroffen.

Morphologisch imponiert der Tumor oft fusiform. Die Zellen erscheinen spindelig und sind immunhistochemisch positiv für Vimentin, NSE („neuron-specific enolase") und S-100-Protein.

Die Veränderungen auf bildgebenden Verfahren sind insgesamt unspezifisch.

Die Rezidivrate ist hoch und die Prognose insbesondere bei Vorliegen einer Neurofibromatose schlecht. Der Tumor zeigt eine relativ hohe Chemotherapieresistenz.

8.7.7 Vaskuläre Tumoren

Angiosarkom

Im Gegensatz zu den gutartigen Gefäßtumoren ist das Angiosarkom sehr selten. Es entsteht bevorzugt auf dem Boden eines chronischen Lymphödems und befällt bevorzugt die Extremitäten und das Abdomen. Die diagnostischen Zeichen mit bildgebenden Verfahren sind meist unspezifisch.

Wie bei allen Sarkomen sprechen eine zentrale Nekrose und deutliche Randunschärfe für Malignität.

Phlebolithartige Verkalkungen sind sowohl bei gutartigen Tumoren als auch beim Angiosarkom mitunter sichtbar und gelten dann als typisches Zeichen für einen vaskulären Tumor. Mit der MRT lässt sich oft Fett im Tumor nachweisen. Gefäßanteile führen zu girlandenartigen Inhomogenitäten mit Signalreduktion im T1- und Signalanhebung im T2-Bild bei langsamem Fluss und Signalauslöschung in allen Sequenzen bei schnellem Fluss.

Hämangioendotheliom

Ein fakultativ maligner Tumor der Gefäße ist das Hämangioendotheliom. Er kommt sehr selten vor, wird in drei histologische Typen unterteilt (epitheloidzellig, spindelzellig und endovaskulär papillär) und weist oft ein multilokuläres noduläres Wachstum auf. Die Knoten sind in der Regel schmerzlos. Die Extremitäten junger Erwachsener werden bevorzugt befallen und die Wachstumsgeschwindigkeit ist sehr gering (Steinbach et al. 1991).

Hämangioperizytom

Ein weiterer vaskulärer Tumor ist das Hämangioperizytom, das sowohl in benigner als auch maligner Histologie vorkommt und häufig ein Hämatom vortäuscht.

8.7.8 Extraossäre Knochentumoren

Extraossäre Knochentumoren sind seltene Weichteilsarkome, die histologisch wie die intraossären Counterparts imponieren, mit leichten Unterschieden bezüglich Altershäufigkeit und Lokalisation. So kommt das extraossäre *Osteosarkom* gehäuft in der 5. und 6. Lebensdekade vor und ist hauptsächlich im Oberschenkel lokalisiert. Das extraossäre *Chondrosarkom* (Shapeero et al. 1993) findet sich ebenfalls in der 5. und 6. Lebensdekade bevorzugt in der Becken- und Hüftregion. Das extraossäre *Ewing-Sarkom* (Schleicher et al. 1995) tritt in der 3. Lebensdekade gehäuft paravertebral und interkostal auf – aber auch an der unteren Extremität oder in der Becken-Hüft-Region, oft mit Schmerzen einhergehend.

Diagnostische Zeichen sind meist unspezifisch. Lassen sich wie bei den ossären Tumoren die typische Mineralisation chondrogener oder osteogener Matrix erkennen, so kann die Verdachtsdiagnose extraskeletales Osteosarkom bzw. Chondrosarkom gestellt werden.

Eine solche Matrixmineralisation scheint bei extraossärem Sitz insgesamt aber seltener vorzukommen als bei den ossären Tumoren (Bane et al. 1990).

8.7.9 Weichteilmetastasen

Metastatische Absiedlungen in Kutis, Subkutis und Muskulatur sind insgesamt selten. Am häufigsten werden kutane und subkutane Metastasen beim malignen Melanom beobachtet.

Die Besonderheit von Metastasen der melanotischen malignen Melanome ist die relativ hohe Signalintensität auf T1-gewichteten MRT-Bildern.

Dies wird durch die paramagnetischen Eigenschaften des Melanins erklärt. Diese Metastasen dürfen nicht verwechselt werden mit dem Klarzellsarkom oder dem malignen Melanom der Weichteile, das einen eigenständigen Tumor der Sehnen und Aponeurosen darstellt. Intrazelluläres Melanin, regionale Lymphknotenmetastasierung und Translokation zwischen Chromosom 12 und 22 sind die Charakteristika dieses seltenen Tumors.

Andere maligne Tumoren, die gehäuft Weichteilmetastasen aufweisen, sind das Mamma-, Bronchial- und Kolonkarzinom.

Bis auf die oben geschilderte Ausnahme von Metastasen maligner Melanome sind die Veränderungen sekundärer Weichteiltumoren unspezifisch und differenzialdiagnostisch meist nur bei bekannter Tumoranamnese zuzuordnen.

Die MRT ist den anderen bildgebenden Verfahren in der Ausdehnungsbeurteilung überlegen.

8.8 Staging

Stadienbestimmungen von Weichteilsarkomen berücksichtigen den histologischen Grad des Tumors, die Tumorgröße und das Vorhandensein lokoregionärer Lymphknotenmetastasen sowie von Fernmetastasen (Tumorzentrum Heidelberg 1997). Ein häufig angewandtes Stagingsystem ist das der American Joint Commission on Cancer (AJCC), das auf der TNM-Klassifikation nach UICC (Tabelle 8.7) sowie auf drei Malignitätsgraden basiert (Tabelle 8.8). Ein zweites, bei den Knochentumoren vorgestelltes System der Musculoskeletal Tumor Society nach Enneking beruht auf zwei Malignitätsgraden (s. Tabelle 7.6, S. 197 dieser Band).

Tabelle 8.7. TNM-Klassifikation maligner Weichteiltumoren. (Aus Wittekind et al. 2005)

Primärtumor	
TX	Primärtumor kann nicht beurteilt werden
T0	Kein Anhalt für Primärtumor
T1	Tumor 5 cm oder weniger in größter Ausdehnung T1a: oberflächlicher Tumor[a] T1b: tiefer Tumor[a]
T2	Tumor mehr als 5 cm in größter Ausdehnung T2a: oberflächlicher Tumor[a] T2b: tiefer Tumor[a]
Regionäre Lymphknoten	
NX	Regionäre Lymphknoten können nicht beurteilt werden
N0	Keine regionären Lymphknotenmetastasen
N1	Regionäre Lymphknotenmetastasen
Fernmetastasen	
MX	Fernmetastasen können nicht beurteilt werden
M0	Keine Fernmetastasen
M1	Fernmetastasen

[a] Ein oberflächlicher Tumor ist vollständig oberhalb der oberflächlichen Faszie lokalisiert und infiltriert diese nicht; ein tiefer Tumor ist entweder ausschließlich unterhalb der oberflächlichen Faszie lokalisiert oder oberhalb der Faszie mit Infiltration der oder durch die Faszie. Retroperitoneale, mediastinale und Weichteilsarkome des Beckens werden als tiefe Tumoren klassifiziert.

Nicht in die Klassifikation einbezogen werden: Kaposi-Sarkom, Dermatofibrosarcoma (protuberans), sog. Fibromatosen (Desmoidtumor) und Sarkomen mit Ursprung in der Dura mater, im Gehirn, in parenchymatösen oder Hohlorganen (ausgenommen Sarkome der Brust). Ebenfalls nicht einbezogen wird das Angiosarkom.

Tabelle 8.8. Staging von Weichteilsarkomen nach AJCC (American Joint Committee on Cancer)

I A	G1T1N0M0
I B	G1T2N0M0
II A	G2T1N0M0
II B	G2T2N0M0
III A	G3T1N0M0
III B	G3T2N0M0
IV A	Jedes G, T, N1M0
IV B	Jedes G, T, N1M1

Grade: G1 hochdifferenziert, G2 mäßig differenziert, G3 wenig bis undifferenziert

Damit ergibt sich für die sehr heterogene Gruppe der Weichteiltumoren eine weitere sehr komplexe Unterteilung der individuellen Krankheitsbilder. Empirische Behandlungsvorschläge sind bei solch einem heterogenen Patientenkollektiv oft nicht anwendbar.

8.9 Therapeutische Optionen

Weichteilsarkome werden traditionell chirurgisch behandelt. Bei einer niedrigen Graduierung und vollständigen Resektion ist keine weitere Therapie erforderlich. Bei diesem operativen Eingriff muss die Pseudokapsel oder die peritumoröse Resektionswunde des Tumors und auch der vor dem Tumor gelegene bioptische Zugangsweg mit reseziert werden.

Bei höhergradigen malignen Tumoren oder auch pathologisch-anatomisch nicht eindeutiger R0-Resektion wird postoperativ die Strahlentherapie mit Dosen von 50–70 Gy (Dirix et al. 1996) oder neuerdings auch die Brachytherapie eingesetzt. Die sich dann anschließende Chemotherapie mit Alkylanzien und Anthrazyklinen hat in kontrollierten Studien nur selten einen signifikanten therapeutischen Effekt gehabt. Dennoch wird der Einsatz der Chemotherapie seit Jahren für diese Krankheitsbilder kontrovers diskutiert. Die Anwendung radikaler Chirurgie, peri- und postoperativer Strahlentherapie und bisweilen einer Chemotherapie hat jedoch ausgehend von 5-Jahres-Überlebensquoten für Weichteiltumoren von lediglich 20% in den Fünfzigerjahren des vorigen Jahrhunderts Steigerungen bis zu 90% für Extremitätentumoren, 60% für Rumpftumoren und 50% für retroperitoneale Tumoren erreicht.

Diese Erfolge sind hauptsächlich auf aggressivere chirurgische Interventionen zurückzuführen.

Die altersbedingte Häufung von bestimmten Weichteiltumoren hat dazu geführt, dass in der pädiatrischen Onkologie aus der Erfahrung anderer Systemerkrankungen auch Weichteilsarkome primär chemotherapeutisch

behandelt werden, bevor eine Lokaltherapie durchgeführt wird. Dabei sind neben dem Rhabdomyosarkom auch undifferenzierte Sarkome deutlich und die übrigen Weichteiltumoren größtenteils mäßig chemotherapieempfindlich. Als unsensibel gegenüber Chemotherapie haben sich die Fibrosarkome, mesenchymale Chondrosarkome und Neurofibrosarkome herausgestellt. Bei Erkrankungen mit Hirnmetastasen ist diese Vorgehensweise auch nicht von Erfolg geprägt. Ob diese Daten eines kleinen Kollektives wirklich einen neuen Weg in der Therapie von Weichteiltumoren jeden Alters weisen, kann bisher nicht beantwortet werden.

8.10 Prognosefaktoren

Bei Vorliegen von Fernmetastasen ist die Prognose der Weichteiltumoren auch heute noch sehr schlecht. Für den lokalen Tumor stellt die Ausdehnung in Nachbarstrukturen bzw. benachbarte Kompartimente und damit die eingeschränkte Möglichkeit einer R0-Resektion den wichtigsten Parameter dar. Hinter diesen Faktoren treten die eigentliche histologische Diagnose und der histologische Grad als prognostische Parameter zurück, sind aber nicht unsignifikant.

8.11 Therapieplanung

Nach einem genauen Staging durch bildgebende Verfahren ist unter onkochirurgischen Gesichtspunkten die R0-Resektion und histologische Verifizierung durchzuführen. Wenn dies wegen der Ausdehnung oder wegen der Therapiefolgen (Mutilation) nicht opportun erscheint, sollte auf der Basis der histologischen Diagnose und der empirischen Therapieergebnisse das weitere therapeutische Vorgehen festgelegt werden. Ob in diesem Fall einer präoperativen Bestrahlung oder Chemotherapie der Vorzug gegeben werden sollte, hängt sowohl vom Tumor als auch vom Patienten ab. Nach einer derartigen therapeutischen Maßnahme ist ein Restaging erforderlich und alle therapeutischen Optionen müssen nochmals evaluiert werden. Nach einer Lokaltherapie lässt sich dann die präoperativ durchgeführte Therapie in das postoperative Behandlungskonzept einbinden. So kann nach heutiger Erkenntnis bei der Heterogenität der Tumoren und der klinischen Situation ein individuell optimales Ergebnis für die Patienten erzielt werden.

8.12 Nachsorge

Die Nachsorge nach Resektion von Weichteilsarkomen muss insbesondere die frühzeitige Entdeckung der häufigen Lokalrezidive beinhalten.

Auch diesbezüglich hat sich wie beim präoperativen Staging die MRT bewährt (Biondetti u. Ehmann 1992; Muzzio et al. 1992; Vanel et al. 1994). Insbesondere der Nachweis einer neu entstandenen kontrastmittelaufnehmenden Raumforderung ist hochsensitiv. Raumforderungen, die kein Kontrastmittel aufnehmen, entsprechen postoperativen Hygromen. Diffuse flächige Signalveränderungen mit einer Signalreduktion im T1- und Signalanhebung im T2-Kontrast werden durch postoperative und radiogene Ödeme verursacht, die bis 12 Monate und länger nach dem Eingriff sichtbar sein können. Narben weisen eine unregelmäßige, teils zipfelig ausgezogene Konfiguration auf und nehmen bis 6 Monate postoperativ Kontrastmittel auf. Danach kommen sie überwiegend signalarm in allen Sequenzen zur Abbildung.

8.13 Kosten-Nutzen-Analyse

Die bildgebende Diagnostik muss bei Patienten mit Weichteiltumoren Metastasen ausschließen und die Ausdehnung des Lokaltumors möglichst genau definieren, um den lokaltherapeutischen Eingriff optimal gestalten und damit neben der Erfolgsrate der eigentlichen Tumorbehandlung auch die medizinischen Folgekosten gering halten zu können. Eine adjuvante Therapie ist nur dann gerechtfertigt, wenn vorher individuell die Wirksamkeit dieser Methodik nachgewiesen wurde. Wenn auch für bestimmte Weichteilsarkome die Effektivität von Radiotherapie und Chemotherapie nicht erwiesen ist, so erscheint es sowohl für den einzelnen Patienten als auch für den Kostenträger effektiver, vorher die Wirksamkeit dieser Methode nachzuweisen, um sie später adjuvant einzusetzen.

8.14 Wertigkeit der Verfahren

Die höchste Wertigkeit in der Beurteilung von Weichteiltumoren hat heutzutage zweifelsohne die MRT. Je nach zugrunde liegender Tumorentität wird aber unverändert zunächst ein konventionelles Röntgenbild erstellt. Darauf sind mitunter Verkalkungen oder Knochenarrosionen wichtige Beurteilungskriterien. Mit dem Ultraschall können liquide Anteile bewertet werden. In der Nachsorge wird die kontrastmittelverstärkte MRT eingesetzt.

Lymphknotenmetastasen und maligne Lymphome

9

S. Delorme, H. Goldschmidt

Inhalt

9.1 Radiologische Verfahren

Die Untersuchung der Lymphknoten, sowohl bei soliden Primärtumoren als auch bei malignen Lymphomen, stellt lediglich einen Teil einer Untersuchung des Thorax bzw. des Abdomens mit der Computertomographie (CT) bzw. der Sonographie dar. Diese schließt die Lunge, die Leber, die Milz und das Pankreas ebenso ein wie die mitabgebildeten Hohlorgane. Lediglich im Hals-bereich erfolgt die Untersuchung bei malignen Lymphomen oder Tumoren des Kopf-Hals-Bereiches fast ausschließlich zum Nachweis bzw. Ausschluss eines Lymphknotenbefalls.

Die Magnetresonanztomographie (MRT) bietet gegenüber der CT keinen nennenswerten Vorteil. Die Sonographie hat sich als Ergänzung zur CT bewährt. Die Lymphographie wird dank der breiten Verfügbarkeit der Schnittbildverfahren nur noch in Ausnahmefällen durchgeführt. Die Positronenemissionstomographie (PET) mit Fluor-18-Deoxyglukose kann im Falle einer erhöhten Traceraufnahme differenzialdiagnostisch hilfreich sein, doch ist ihr Einsatz wegen der hohen Kosten und eingeschränkten Verfügbarkeit des Zyklotronproduktes Fluor-18 limitiert.

9.1.1 Computertomographie

Die CT ist das Standardverfahren für die Untersuchung des Thorax, des gesamten Abdomens und des Beckens.

Neben einer Beurteilung der Lymphknoten gestattet sie den Nachweis von Metastasen in Lunge oder Leber. Bei Patienten mit Bronchialkarzinom, primären Lebertumoren oder Karzinomen des Pankreas stellt das radiologische Verfahren der ersten Wahl zur Beurteilung des Primärtumors dar, vor allem in Hinblick auf die Resektabilität. Die Untersuchung des Thorax erfordert keine gesonderte Vorbereitung. Vor der CT des Abdomens ist eine orale Kontrastmittelgabe empfehlenswert, vorzugsweise mit verdünnter Bariumsulfatsuspension. Diese gestattet eine zuverlässigere Unterscheidung von Lymphknoten von dorsal gelegenen Darmschlingen. Bei Patienten mit Verdacht auf ein Pankreaskarzinom wird oft einer oralen Kontrastierung mit Wasser unter hypotonen Bedingungen (z.B. durch N-Butylscopolamin) der Vorzug gegeben. Diese ermöglicht, vor allem in Dünnschichttechnik, eine sehr genaue Abgrenzung des Pankreastumors, ist aber bei der Beurteilung der retroperitonealen Lymphknoten unserer Erfahrung nach der Kontrastierung mit Bariumsulfat unterlegen.

Sowohl im Thorax als auch im Abdomen ist die Infusion intravenöser, iodhaltiger Kontrastmittel heute der Standard, von dem nur in begründeten Einzelfällen abgewichen wird.

Die intravenöse Kontrastierung erleichtert nicht nur die Unterscheidung von Lymphknoten und Gefäßanschnitten; sie ist auch für eine zuverlässige Beurteilung von Leber, Milz und/oder Pankreas unerlässlich.

Lediglich bei Patienten mit einem geringen Risiko für Metastasen oder bei Kontraindikationen ist es gerechtfertigt, auf eine intravenöse Kontrastmittelinfusion zu verzichten und z.B. ergänzend eine Sonographie durchzuführen. Dieses Vorgehen ist, nicht zuletzt in Hinblick auf die Strahlenexposition und Kosten, vor allem im Verlauf der späteren Nachsorge maligner Tumoren in Betracht zu ziehen, da hier vielfach Voraufnahmen die Beurteilung erleichtern.

Die Schichtdicke sollte nicht mehr als 8 mm betragen. In unserer Praxis hat sich mit der Spiral-CT eine Kollimation von 5 mm bei einem Tischvorschub von 7,5 mm je Rotation und einer Rekonstruktion in 5-mm-Schritten sowohl im Thorax als auch im Abdomen bewährt. Bei Systemen mit mehreren Detektorzeilen (4- oder 16-Zeiler) können simultan Daten für eine nachträgliche Rekonstruktion dünnerer Schichten aufgezeichnet werden.

Nativbilder sind lediglich von der Leber und den Nieren erforderlich; in allen übrigen Regionen des Körperstammes reicht die Untersuchung allein nach Kontrastmittelinfusion aus.

Falls kein Spiral-CT verfügbar ist, kann die Untersuchung des gesamten Abdomens oder gar des ganzen Körperstammes nach einem einzigen Kontrastmittelbolus nicht durchgeführt werden. In diesem Fall geht man umgekehrt vor: Die gesamte interessierende Region wird zunächst in Nativtechnik – nach oraler Kontrastierung – untersucht und der Scan mit Kontrastmittel beschränkt sich auf die jeweils wichtigste oder in Nativtechnik am schwierigsten zu beurteilende Region.

Das Infusions- und Scanprotokoll richtet sich nach der zu untersuchenden Region. Für den Thorax reicht ein kaudokranialer Scan ca. 30 s nach Infusionsbeginn aus. Die Untersuchung des Abdomens kann zunächst mit einer kraniokaudalen Spirale ca. 40 s nach Infusionsbeginn erfolgen. Wenn die Untersuchung der Leber auf Metastasen oder Lymphombefall für das klinische Vorgehen wichtig ist, empfiehlt sich eine vorgeschaltete Spirale über der Leber in arterieller Phase.

Alternativ zu festen Zeiten zwischen Infusions- und Scanbeginn kann die Zeit bis zum Anfluten des Kontrastmittels zunächst nach einem kleinen Testbolus

(z.B. 20 ml) gemessen und somit die Untersuchung individualisiert werden. Inzwischen bieten die meisten modernen Geräte die Möglichkeit an, die Testscans nach der Injektion der Hauptdosis ablaufen zu lassen und nach dem Erreichen eines Schwellendichtewerts in einem zuvor gewählten Gefäß (z.B. der Aorta) die eigentliche Serie automatisch zu starten. Wenn im kleinen Becken eine Kontrastierung der Venen gewünscht wird, kann zunächst eine kleinere Dosis Kontrastmittel (bei einem 70 kg schweren Patienten z.B. 80 ml) ca. 3 min vor Start des Protokolls infundiert werden. Der eigentliche Scan erfolgt 30–40 s nach Infusion der zweiten Dosis.

Dieses biphasische Protokoll ermöglicht eine gute Kontrastierung sowohl der Arterien als auch der Venen (Teefey et al. 1990).

Eine kombinierte Untersuchung von Thorax und Leber schließlich ist ohne Probleme nach nur einem Kontrastmittelbolus im direkten Anschluss möglich. Bei unter- oder übergewichtigen Patienten sind Anpassungen der Kontrastmittelmenge erforderlich. Üblich sind Gesamtdosen in der Größenordnung von 1–2 ml/kg Körpergewicht, je nach Umfang der Untersuchung in einer Konzentration von 300 g Iod/l. Die Obergrenze liegt bei 3 ml/kg Körpergewicht.

Hinsichtlich des Stellenwerts der CT für den Nachweis eines Befalls retroperitonealer Lymphknoten finden sich in der Literatur stark divergierende Mitteilungen. In einer Studie mit 163 Nierenkarzinompatienten wurde eine Sensitivität von 90% angegeben (Studer et al. 1990); bei Hodentumoren liegen die Werte zwischen 41% (Bussar-Maatz u. Weissbach 1993) und 74% (Tesoro 1985). Die Ergebnisse einer anderen, histologisch kontrollierten Studie bei Patienten mit Magenkarzinom sind ernüchternd (Fukuya et al. 1995): Die Sensitivität der Spiral-CT für den Nachweis metastatisch befallener Lymphknoten betrug 6% bei Läsionen von unter 5 mm Durchmesser – in diesem Bereich waren immerhin 24% der aufgearbeiteten Metastasen. Bei Metastasen zwischen 10 und 14 mm Durchmesser betrug die Sensitivität 86%. Erst Lymphknoten von 15 mm und mehr waren ausnahmslos darstellbar; nur 10% der Metastasen waren aber so groß. Je nach Größe waren 67–71% der dargestellten Lymphknoten in der Histologie tumorfrei, sogar 10% der Lymphknoten von mehr als 15 mm Durchmesser.

9.1.2 Sonographie

Die Vorteile der Sonographie sind niedrige Kosten, fehlende Invasivität und breite Verfügbarkeit.

Ihr diagnostischer Wert wird aber durch einen erfahrenen und qualifizierten Untersucher bestimmt.

Eine schlechte Ultraschalluntersuchung ist, wegen übersehener Befunde oder überflüssiger Folgeuntersuchungen, weder billig noch harmlos.

Infolge der unvermeidlichen Darmgasüberlagerung ist die Darstellung des Retroperitoneums häufig schwierig. Bei schlanken Patienten sind periportale, peripankreatische, parakavale und paraaortale Lymphknoten in der Regel gut beurteilbar, perigastrische und pelvine Lymphknoten hingegen nicht. Unzweideutige pathologische Befunde kann man als verlässlich einstufen; ein negativer Befund muss aber mit Zurückhaltung gewertet werden. In der Literatur wird die Sensitivität für den Nachweis retroperitonealer Metastasen nur mit ca. 31% angegeben (Bussar-Maatz u. Weissbach 1993).

Dennoch hat sich die Sonographie als Ergänzung zur Computertomographie oder für Verlaufskontrollen bewährt.

Nur in 5% der Fälle zeigt sie pathologische Befunde, die dem Nachweis mit der CT zunächst entgangen waren (Veltri et al. 1992), aber sie gestattet insbesondere eine ergänzende Beurteilung der Leber und des Pankreas. In Einzelfällen eignet sie sich zum Nachweis von Peristaltik in dorsal gelegenen Darmschlingen, die, wenn sie nicht kontrastiert sind, in der CT mit retroperitonealen Lymphknotenmetastasen verwechselt werden können. Vor allem bei Patienten mit vorbestehenden entzündlichen Erkrankungen im Abdomen kann der Ultraschall anhand der Form und Echogenität vergrößerter Lymphknoten Hinweise zur Unterscheidung maligner von rein reaktiven Veränderungen geben.

Bei der Beurteilung oberflächlich gelegener Lymphknoten, z. B. im Hals oder in der Leiste, bietet die hochauflösende Sonographie mit höherfrequenten Linearsonden den Vorteil einer von der CT oder der MRT (s. u.) unerreichten räumlichen Auflösung. Sie hat sich nach unserer Erfahrung im Halsbereich gut bewährt, weil sie eine bessere Unterscheidung metastatisch befallener von reaktiv veränderten Lymphknoten erlaubt. Ihre Aussagekraft hängt sehr von der Erfahrung des Untersuchers ab.

Gleichwohl gehört sie zum obligaten Staging bei Tumoren des Kopf-Hals-Bereiches, der Schilddrüse und beim malignen Melanom.

9.1.3 Magnetresonanztomographie

Die MRT wird in zunehmendem Umfang für die Leberdiagnostik eingesetzt und ist nach gegenwärtigem Stand der CT hinsichtlich Sensitivität und Spezifität für umschriebene Leberveränderungen etwa ebenbürtig. Bei besonderen Fragestellungen, z. B. bei der Charakterisierung sehr kleiner Hämangiome, kann sie entscheidende Hinweise liefern. Was jedoch die Diagnostik von Lymphknoten im Abdomen betrifft, ist sie der CT keinesfalls überlegen, auch nicht hinsichtlich der Differenzialdiagnose. Die Möglichkeit der freien Schichtführung stellt im Retroperitoneum keinen wesentlichen Vorteil dar.

Der entscheidende Vorteil der CT gegenüber der MRT liegt aber darin, dass mit der CT das gesamte Abdomen in einer Untersuchung, d.h. mit drei bis vier direkt aufeinanderfolgenden Spiralen, dargestellt werden kann. Nach fünf bis zehn Minuten ist für den Patienten die Untersuchung vorbei; alles Übrige ist Nachbearbeitung.

Bei der MRT hingegen muss mit der derzeit verbreiteten Technik jede Region (Leber, Pankreas, Retroperitoneum, Becken) mit sorgsam zugeschnittenen Sequenzen einzeln untersucht werden, mit entsprechend langen Messzeiten. Mit steigender Verbreitung der Geräte und der – freiwillig oder unfreiwillig – sinkenden Vergütung dürften MRT-Untersuchungen im Körperstamm in zunehmendem Maße angefordert werden. Die Zukunft liegt sicher bei schnellen Sequenzen, mit denen größere Abschnitte in 20 s oder weniger erfasst werden, also „in einem Atemzug".

Im Becken hat sich die MRT verglichen mit der CT häufig als vorteilhaft erwiesen.

Sie ermöglicht zunächst die Anfertigung koronarer und sagittaler Schichten. Die Aussagekraft der Computertomographie ist im Becken gelegentlich eingeschränkt. Dies liegt einmal daran, dass die Aa. iliacae internae schräg, teilweise parallel zur Schicht ziehen. Zusätzlich aber ist hier in Verbindung mit Aufhärtungsartefakten zwischen den Schenkelhälsen das Rauschen ausgeprägter als in anderen Regionen.

Oberflächlich gelegene Lymphknoten können mit der MRT etwa in ähnlicher Qualität dargestellt werden wie mit der CT. Letztere bleibt – vor allem wegen der längeren Erfahrung und wegen der geringeren Kosten – für das onkologische Staging die am häufigsten eingesetzte Methode, ergänzt durch die Sonographie.

Im Mediastinum ist die MRT etwa mit der Computertomographie vergleichbar, bietet aber auch hier keinen wesentlichen Vorteil. Allerdings lässt sich mit der CT auf denselben Aufnahmen auch das Lungenparenchym beurteilen. Sequenzen für die Darstellung der

Lungen mit der MRT sind noch in der Entwicklung, dürften aber vorläufig den „Platzvorteil" der CT für das Mediastinum noch nicht wettmachen.

9.1.4 Positronenemissionstomographie (PET)

In malignen Tumoren ist häufig die Aufnahme des Glukoseanalogons F-18-Deoxyglukose (FDG) infolge einer vermehrten Expression von Transportproteinen erhöht. Bei den in Tumorzellen exprimierten Transportproteinen überwiegt der Transport nach intrazellulär zusätzlich den Transport nach extrazellulär. FDG wird durch die Hexokinase phosphoryliert, anders als Glukose aber nicht weiter metabolisiert. Da die phosphorylierte FDG negativ geladen ist, kann sie nicht nach extrazellulär zurückdiffundieren. Insgesamt kommt es zu einer intrazellulären Akkumulation. Diese wird in malignen Zellen dadurch verstärkt, dass hier im Vergleich mit den meisten normalen Zellen die Aktivität der Glukose-6-Phosphatase heruntergeregelt ist und daher wesentlich weniger phosphorylierte FDG in freie und damit diffusionsfähige FDG dephosphoryliert wird. Aus dem Blut wird FDG vergleichsweise rasch eliminiert, weil FDG renal zwar filtriert, anders als Glukose aber nicht rückresorbiert wird (Oehr 1998).

Mithilfe der FDG-PET können Areale mit erhöhter FDG-Aufnahme lokalisiert werden. Um eine optimale Bildqualität zu erzielen, sind aber sowohl aufwändige, iterative Rekonstruktionsalgorithmen als auch eine Streu- und Schwächungskorrektur erforderlich. Eine Einschränkung für den Einsatz der PET liegt darin begründet, dass diese keine im Einheitlichen Bewertungsmaßstab (EBM) berücksichtigte und somit abrechenbare Leistung darstellt und leider auch in begründeten Einzelfällen Anträge auf Erstattungszusage abgelehnt werden.

Es gibt eine weitere, biologisch bedingte Einschränkung der FDG-PET: Eine erhöhte Substrataufnahme ist nicht spezifisch für Tumoren, sondern wird ebenso in entzündlichen Veränderungen beobachtet (Newman et al. 1994; Goldberg et al. 1993).

Physiologisch erfolgt eine Anreicherung z.B. in Gehirn, Myokard, Leber, Nieren und infolge der Ausscheidung in der Blase.

Dennoch hat sich die PET bei hinreichend strenger Indikationsstellung nach eigener Erfahrung vielfach bewährt – sowohl zur Detektion bis dahin unbekannter Lymphome bzw. Metastasen als auch zur Differenzialdiagnostik bekannter unklarer Läsionen. Es sind inzwischen neue Tracer in Erprobung, z.B. Proliferationsmarker. Hier ist beispielsweise F-18-Thymidin (FLT) zu nennen, welches für die Differenzialdiagnose des Restlymphoms nach Chemotherapie evaluiert wird. In jedem Fall sind die logistischen Anforderungen bei der PET hoch, da die Halbwertszeiten der Nuklide kurz sind (am längsten mit 118 min bei F-18) und eine Herstellung nur im Zyklotron möglich ist. Derzeit stellt Ga-68, das im Generator erzeugt wird, die einzige Ausnahme dar. Verwendung findet es z.B. in Ga-68-DOTA-TOC, einem Marker für Somatostatinrezeptoren zur Diagnostik endokriner Tumoren.

Die begrenzte Verfügbarkeit und die hohen Kosten der PET erfordern, neben rein wissenschaftlichen Studien, eine Beschränkung dieser Untersuchung auf jene Fragestellungen, bei deren Ergebnissen eine entscheidende Hilfe für klinische Entscheidungen erwartet werden kann. In einer Konsensuskonferenz 2000 wurde nur bei folgenden Tumoren der Einsatz der PET für die Beurteilung der Lymphknoten als zweifelsfrei indiziert (Indikation I a und b, „established clinical use") eingestuft:

Tabelle 9.1. Empfehlungen zum primären Lymphknotenstaging nach der 3. Deutschen Interdisziplinären Konsensuskonferenz „Onko-PET III" im Jahr 2000 zur klinischen Wertigkeit der PET bei onkologischen Fragestellungen. (Nach Reske u. Kotzerke 2001)

Primärtumor	Kategorie[a] (Primärstaging)	Kategorie[a] (Rezidivdiagnostik)
Kopf-Hals-Tumoren	I a	I a
Bronchialkarzinom	I a	I a
Ösophaguskarzinom	I a	III
Pankreaskarzinom	III	I b
Kolorektales Karzinom		I a
Mammakarzinom	I b (nicht bei kleinen Karzinomen)	III
Ovarialkarzinom		II
Differenziertes Schilddrüsenkarzinom		I a (wenn radioiodnegativ)
Medulläres Schilddrüsenkarzinom	III	III
Malignes Melanom	I b	I a
Muskuloskeletale Tumoren	III–IV	III
Hodgkin-Lymphome und hochmaligne Non-Hodgkin-Lymphome	I b	
Niedrigmaligne Non-Hodgkin-Lymphome	III	III

[a] Klassifikation der Indikationen. I a: klinisch etabliert, I b: klinischer Nutzen wahrscheinlich, II: in Einzelfällen hilfreich, III: aufgrund mangelnder Daten noch keine abschließende Wertung möglich, IV: vermutlich nur selten von Nutzen (aufgrund theoretischer Überlegung oder von Studien). Für kindliche Tumoren sowie Tumoren von Niere, Harnblase, Prostata und für Keimzelltumoren unzureichende Daten, daher keine Kategorisierung möglich.

Schilddrüsenkarzinom (Rezidivdiagnostik bei Verlust der Iodspeicherung), Ösophaguskarzinom (Primärdiagnostik), Bronchialkarzinom (Primärdiagnostik), Plattenepithelkarzinome des Kopf-Hals-Bereiches (Primär- und Rezidivdiagnostik), malignes Melanom (Rezidivdiagnostik), kolorektale Karzinome (Rezidivdiagnostik), CUP-(„carcinoma of unknown primary") Syndrom (Primärdiagnostik) sowie bei hochmalignen Lymphomen zur Beurteilung des Therapieansprechens, insbesondere zur Differenzialdiagnostik des Restlymphoms (Reske u. Kotzerke 2001; Tabelle 9.1).

9.1.5 Endoskopische Sonographie

Mithilfe der endoskopischen Sonographie ist die Beurteilung von Lymphknoten möglich, die auf konventionellem Wege infolge Luftüberlagerung oder Adipositas nicht zugänglich sind, vor allem in Hinblick auf Topographie, Form und Echostruktur.

Ihr Stellenwert für das Lymphknotenstaging wird gegenwärtig vor allem beim Magen- und Pankreaskarzinom erforscht, wo sie eine Trefferquote zwischen 55 und 90% erzielt (Tio u. Kallimanis 1994). An einzelnen Zentren wird die transrektale Sonographie zum Staging des Rektumkarzinoms eingesetzt (Glaser et al. 1990), vor allem in Hinblick auf die Planung einer intraoperativen Strahlentherapie bei bereits präoperativ nachweisbaren pararektalen Lymphknotenmetastasen. Bei Magenlymphomen nimmt die endoskopische Sonographie eine wichtige Stellung bei der Planung der Therapie ein: Wenn die Infiltrationstiefe nur gering ist und kein perigastrischer Lymphknotenbefall vorliegt, ist bei 75% der Patienten allein mit einer Helicobacter-pylori-Eradikationstherapie eine komplette Remission zu erzielen.

9.1.6 Lymphographie

Bei der Lymphographie wird ein öliges, iodhaltiges Kontrastmittel, z.B. Lipiodol, langsam in offen präparierte Lymphgefäße beider Fußrücken injiziert. Nachdem sich die Lymphgefäße der Beine und des Retroperitoneums während der ersten Stunden gefüllt haben, wird das Kontrastmittel in den Sinus der Lymphknoten gespeichert und lässt sich nach einem Tag dort auf konventionellen Aufnahmen oder mit der Durchleuchtung darstellen. Umschriebene Füllungsdefekte gelten als Zeichen eines malignen Befalls. Die Sensitivität für den Nachweis von Metastasen im Retroperitoneum liegt bei 74%, die Spezifität bei 75% (Tesoro et al. 1985). Perigastrische, perilienale, periportale und mesenteriale Lymphknoten können mit der Lymphographie nicht erfasst werden.

Die Lymphographie ist eine invasive und langwierige Prozedur. Als Methode zum Staging maligner Lymphome ist sie durch die Computertomographie abgelöst worden.

Heute wird sie nur noch sehr selten eingesetzt (Libson et al. 1994; North et al. 1992, 1993; Stomper et al. 1993), und dies lediglich bei Patienten mit Hodgkin-Lymphomen oder Hodentumoren, bei denen das therapeutische Vorgehen vor allem vom Nachweis eines retroperitonealen Befalls abhängt und bei denen der Befund in der CT mehrdeutig ist (Bussar-Maatz u. Weissbach 1993; Tesoro et al. 1985; Mansfield et al. 1990). Aber auch hierbei darf nicht übersehen werden, dass die Sensitivität der Lymphographie begrenzt ist und gerade in diesen Grenzfällen auch hiermit keine eindeutige Aussage möglich ist. Gegenwärtig sind die wichtigsten Indikationen die Abklärung des Lymphödems oder von iatrogenen Lymphfisteln, weniger Fragestellungen aus dem Bereich der Onkologie.

9.2 Topographie der Lymphknoten

Bei malignen Lymphomen kann generell jede Lymphknotenstation befallen werden.

Bei Hodgkin-Lymphomen zeigt sich typischerweise eine kontinuierliche Ausbreitung. Bei Non-Hodgkin-Lymphomen kann auch ein diskontinuierlicher Befall auftreten, d.h. mehrere voneinander entfernte Lymphknotenstationen sind betroffen, dazwischen gelegene Regionen aber ausgespart. Ein mesenterialer Lymphknotenbefall spricht eher für ein Non-Hodgkin-Lymphom als für Hodgkin-Lymphome (Einstein et al. 1991). Ein Organbefall z.B. der Leber oder der Lunge kann zusätzlich vorliegen – entweder als separate Manifestation oder durch direkte Invasion von benachbarten befallenen Lymphknoten aus.

Bei soliden Tumoren zeigt sich typischerweise eine Metastasierung entlang der lymphatischen Drainagewege, wobei zunächst benachbarte und erst dann entferntere Lymphknoten befallen werden.

Es kommt aber vor, dass zwischengeschaltete Lymphknoten ausgespart bleiben (Fajardo 1994) oder dass die Obstruktion des Lymphabflusses durch den Tumorbefall zu einer Umleitung der Drainage und damit z.B. zu einer lymphogenen Metastasierung nach kontralateral oder distal führt.

Bei Tumoren der Ovarien, des Corpus uteri oder der Hoden erfolgt die Drainage entlang der Vasa ovaricae bzw. spermaticae direkt ins Retroperitoneum. Deshalb stellen die Lymphknoten auf Höhe der Nierengefäße bei diesen Tumoren trotz des großen Abstands die erste

Lymphknotenstation dar. Auch bei kolorektalen Tumoren oder Prostatakarzinomen sind diese Lymphknoten nicht selten befallen. Intraoperativ sind in solchen Fällen aber i.d.R. auch – radiologisch oft okkulte – Metastasen in zwischengeschalteten Lymphknotenstationen zu finden, d.h. mesenterial bei kolorektalen Karzinomen bzw. im kleinen Becken bei Tumoren der Prostata. Das maligne Melanom kann bei einem vergleichsweise kleinen Primärtumor große Lymphknotenmetastasen verursachen. Je nach dessen Lokalisation sind die zuerst betroffenen Lymphknoten zunächst inguinal (Bein), axillär (Arm, Rücken) oder am Hals (Kopf und Hals) lokalisiert, erst später in den zentralen Stationen (mediastinal oder abdominal).

9.2.1 Halslymphknoten

Die Halslymphknoten sind vornehmlich bei Plattenepithelkarzinomen des Kopf-Hals-Bereichs und bei Schilddrüsenkarzinomen betroffen. Hierbei metastasieren Plattenepithelkarzinome der oberen Atem- und Speisewege zunächst in die kranialen Lymphknotengruppen (z.B. Kieferwinkel, submandibuläre Lymphknoten), bei Primärtumoren des Nasopharynx auch in die nuchalen Gruppen, d.h. dorsal des Processus mastoideus bzw. des Musculus sternocleidomastoideus.

Bei Schilddrüsenkarzinomen hingegen sind vor allem die kaudalen und lateralen Gruppen (paratracheal, Jugulum, supraklavikulär) betroffen; Metastasen in den kranialen Gruppen treten bei diesen Tumoren vergleichsweise selten auf. Mit dem Bestreben, die Größe operativer Lymphknotenresektionen zu begrenzen und dem jeweiligen Primärtumor anzupassen, hat sich eine Einteilung der zervikalen Lymphknotengruppen in „Kompartimente" bzw. „Levels" eingebürgert, die jeweils nach

Standards revidiert wird. Weitere, in zervikale oder supraklavikuläre Lymphknoten metastasierende Tumoren sind neben dem malignen Melanom beispielsweise das Mamma-, Bronchial- sowie das Ösophagus- und Magenkarzinom. In diesen Fällen handelt es sich aber zumeist um weit fortgeschrittene Tumorstadien.

Die führende diagnostische Methode zur Beurteilung der Halslymphknoten ist die hochauflösende Sonographie. Sie ist von einem erfahrenen Untersucher vorzunehmen.

Mit ihr sind bereits „normale", d.h. gering reaktiv veränderte Lymphknoten nachweisbar (Abb. 9.1). Computertomographie und Magnetresonanztomographie sind teurer und weder hinsichtlich Sensitivität noch Spezifität der Sonographie überlegen.

9.2.2 Axilläre Lymphknoten

Der häufigste Primärtumor bei axillären Lymphknotenmetastasen ist das Mammakarzinom. Andere Ursachen, z.B. das maligne Melanom, sind weitaus seltener. Die Untersuchung ist mit Sonographie, CT oder MRT gleichermaßen möglich.

Da ein hinreichend sicherer Ausschluss eines Lymphknotenbefalls derzeit mit keinem bildgebenden Verfahren möglich ist, sind aufwändige Untersuchungen der Axilla nicht gerechtfertigt.

Eine Ultraschalluntersuchung im Rahmen einer Mammasonographie oder die sonographische Verifikation eines Tastbefundes ist aber sinnvoll, da sie einen raschen Überblick über die untersuchte Region ermöglicht.

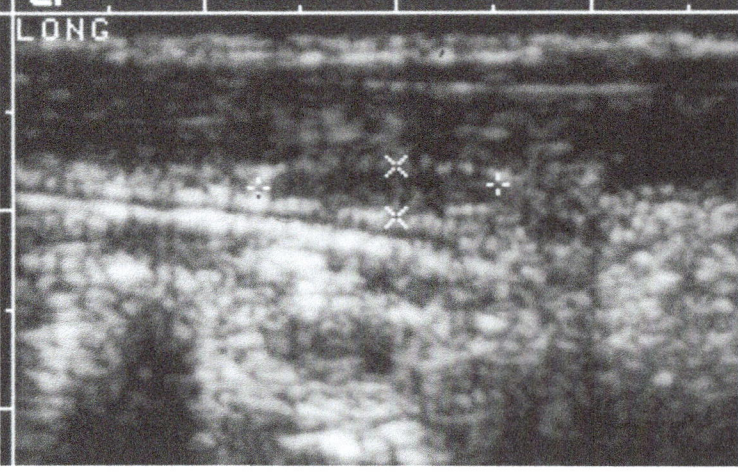

Abb. 9.1. Sonographischer Längsschnitt im Hals. Normaler Lymphknoten (*Marker*)

9.2.3 Mediastinale Lymphknoten

Im Mediastinum befinden sich die regionären Lymphknoten der bösartigen Tumoren der Lunge. Ein Befall bei Schilddrüsen-, Kopf-Hals-, gastrointestinalen Tumoren oder beim malignen Melanom stellt ein weit fortgeschrittenes Stadium dar. Das Mammakarzinom ist insofern ein Sonderfall, als ein Primärtumor in den inneren Quadranten der Brust vergleichsweise häufig mit einem Befall der retrosternalen Lymphknoten entlang der Aa. mammariae internae einhergeht. Ein Befall der zentralen, mediastinalen oder hilären Lymphknoten tritt aber auch hier eher spät auf.

Die Computertomographie nach i.v.-Kontrastmittel-Infusion ist für die Lymphknotendiagnostik im Mediastinum die am besten etablierte Methode.

Nichts, abgesehen von strahlenhygienischen Überlegungen, spricht dafür, sie durch die MRT zu ersetzen. Die Unterscheidung maligner von benignen Veränderungen der Lymphknoten ist, wie in den anderen Regionen, problematisch. Wenn ein korrektes Staging für die Planung der Therapie im Zweifelsfall wichtig ist (z. B. Erkennung eines kontralateralen Lymphknotenbefalls beim Bronchialkarzinom), kann das PET zur Ergänzung angewendet werden.

9.2.4 Perigastrische und perilienale Lymphknoten

Diese Lymphknoten sind vor allem bei Karzinomen des Magens und des Pankreasschwanzes häufig befallen.

Die Diagnostik ist mit allen Methoden schwierig.

Mit der Sonographie ist die Darstellung durch den luftgefüllten Magen erschwert. In der CT stellen gewundene Gefäße entlang des Magens ein Problem dar, weil sie im Querschnitt rund erscheinen und deshalb von kleineren Lymphknoten schwer zu unterscheiden sind. Bei rascher Infusion von Kontrastmittel in Verbindung mit überlappender Schichtrekonstruktion in der Spiral-CT ist eine Unterscheidung vielfach möglich, da Gefäßanschnitte an der starken Dichtezunahme besser zu erkennen sind und ihre Kontinuität beim Durchblättern der Bilder am Monitor verfolgt werden kann. Der Einfluss auf das operative Vorgehen ist aber gering: Auch bei einem metastatischen Befall dieser Lymphknotenstationen wird, ungeachtet der schlechten Prognose, eine kurative Resektion mit Entfernung der Lymphknoten angestrebt werden, sofern nicht bereits Fernmetastasen vorliegen. Die Lymphknotendissektion ist obligater Bestandteil der Gastrektomie und der Pankreaslinksresektion.

9.2.5 Periportale Lymphknoten

Besonders bei Karzinomen des Magens, der Leber, der Gallenblase und Gallenwege sowie des Pankreaskopfes ist diese Lymphknotengruppe häufig befallen, nur selten bei kolorektalen Karzinomen. Periportale Lymphknotenmetastasen zeigen generell ein weit fortgeschrittenes Stadium der Tumorerkrankung an. Die Aussichten auf eine dauerhafte Heilung sind hier nur gering. Häufig ist der Primärtumor zu diesem Zeitpunkt bereits nicht resektabel.

Die Darstellung gelingt mit der CT oder der Sonographie bei entsprechenden Untersuchungsbedingungen gleichermaßen gut.

Aber auch bei Gesunden oder Patienten mit entzündlichen Erkrankungen im Bauch (Hepatitis, Pankreatitis, M. Crohn, Colitis ulcerosa) sind diese Lymphknoten oft vergrößert. Bei gutartigen Veränderungen sind die Lymphknoten typischerwesie kleiner als 1 cm im kleinsten Durchmesser. Form und Abmessungen der Läsion lassen sich am besten mit der Sonographie beurteilen. Dabei sind reaktive Lymphknoten meist länglich oder von dreieckiger Form, während Metastasen eher rundlich konfiguriert sind. Sehr echoarme Lymphknoten sind meist maligne, aber bei Metastasen solider Tumoren kann die Echostruktur der der Leber sehr ähneln.

Von eindeutigen Situationen mit einer massiven Einmauerung der Pfortader abgesehen, bedarf die sichere Diagnose eines periportalen Lymphknotenbefalls der histologischen Sicherung.

9.2.6 Mesenteriale Lymphknoten

Mesenteriale Lymphknotenmetastasen kommen vor allem bei kolorektalen Tumoren oder Dünndarmtumoren vor, nur selten bei pelvinen Tumoren (Park et al. 1994) vor. Bei Karzinomen des Pankreas und des Duodenums finden sich gelegentlich Metastasen an der Mesenterialwurzel. Größere Läsionen sind ohne weiteres erkennbar; kleinere Lymphknoten (<2 cm) können aber leicht mit Gefäßanschnitten verwechselt werden, vor allem in den darmnahen Abschnitten des Mesenteriums. Auch in diesem Bereich sind insbesondere bei Patienten mit entzündlichen Darmerkrankungen reaktive Lymphknoten keine Seltenheit. Eine gezielte Untersuchung mesenterialer Lymphknoten, vorzugsweise mit der CT, ist bei Patienten mit kolorektalen Tumoren in der Regel nicht gefordert, weil die Resektion des Tumors zusammen mit dem dazugehörigen Mesenterium en bloc erfolgt.

Wesentlich wichtiger ist es, den Operateur gezielt auf suspekte Läsionen aufmerksam zu machen, die jenseits der üblichen Resektionsgrenzen liegen, d. h. nahe der Mesenterialwurzel oder im Retroperitoneum.

9.2.7 Retroperitoneale Lymphknoten

Bei Tumoren der Nieren und Nierenbecken, der Ovarien, des Corpus uteri und der Hoden können die retroperitonealen Lymphknoten vergleichsweise früh befallen sein. Bei allen übrigen Tumoren stellen retroperitoneale Lymphknotenmetastasen eine Fernmetastasierung dar, nicht einen regionären Befall.

Die Untersuchung erfolgt üblicherweise mit der Computertomographie.

Hierbei findet man allerdings auch beim Gesunden häufig Lymphknoten von bis zu 1 cm Durchmesser. Je nach Konstitution des Patienten kann die Sonographie in ähnlichem Maße leistungsfähig sein.

9.2.8 Beckenlymphknoten

Ein Befall der Beckenlymphknoten tritt vor allem bei Tumoren von Blase, Prostata, Uterus, Ovarien und Rektum auf. Bei Tumoren von Vulva, Penis, Anus sowie der unteren Anteile von Rektum und Vagina ist auch eine Drainage über die inguinalen Lymphknoten zu finden. Tumoren der Blasenvorderwand schließlich verursachen gelegentlich Metastasen im Bereich der Bauchwand entlang der Aa. hypogastricae (Park et al. 1994). Der Nachweis größerer Raumforderungen ist sowohl mit CT, MRT oder Ultraschall möglich. Lymphknoten von weniger als 2 cm Durchmesser hingegen sind im Becken schwerer nachzuweisen als im Retroperitoneum. Dies liegt v. a. daran, dass sich im Becken multiple, geschlängelte Gefäße befinden, die auf Schnittbildern rund erscheinen und deshalb mit Lymphknoten verwechselt werden können.

In aller Regel hat das Staging pelviner Lymphknoten mit bildgebenden Verfahren wenig Einfluss auf das therapeutische Vorgehen, weil eine Lymphknotendissektion Bestandteil der meisten onkologischen Eingriffe im Becken ist.

9.2.9 Leistenlymphknoten

Ein Befall inguinaler Lymphknoten wird bei Tumoren von Anus, Cervix uteri oder Penis sowie bei Hauttumoren der Beine oder des Gesäßes beobachtet, etwas seltener bei Karzinomen von Ovar, Corpus uteri, Hoden oder Prostata.

Lymphknotenmetastasen in den Leisten sind meistens ausgezeichnet tastbar. Eine Verifizierung ist mit hochauflösender Sonographie problemlos möglich.

Eine CT oder MRT allein zur Untersuchung inguinaler Lymphknoten ist nicht indiziert, wohl aber zum Ausschluss eines Befalls höher gelegener Stationen (Becken, Retroperitoneum).

9.3   Maligne oder nicht? Differenzialdiagnostische Kriterien

In der Regel beruht die Beurteilung der Lymphknoten auf ihrer Größe in der Computertomographie oder Sonographie. Mit dem Ultraschall ist die Form und Echostruktur der Lymphknoten gut beurteilbar (Abb. 9.2a,b). Insbesondere bei Halslymphknoten stellt dies aus unserer Sicht eine Hilfe dar. Weder die Signalcharakteristik in der MRT noch die Stärke der Kontrastmittelanreicherung in der CT oder MRT sind differenzialdiagnostisch sonderlich hilfreich, von Metastasen neuroendokriner Tumoren abgesehen (Pombo et al. 1994). Eine peripher betonte Kontrastmittelanreicherung („ring enhancement") gilt allerdings als Hinweis auf Malignität, wird aber vornehmlich bei Läsionen beobachtet, die bereits aufgrund ihrer Größe verdächtig sind (Abb. 9.3).

Bei der Beurteilung der Größe eines Lymphknotens eignet sich der kleinere Durchmesser am besten, weil er weniger von der Ausrichtung des Lymphknotens zur Schnittebene abhängt und damit am besten reproduzierbar ist.

Die in der Literatur angegebenen oberen Normgrenzen liegen bei 8 mm im Lig. gastrohepaticum, 9 mm in der oberen Paraaortalregion, 10 mm für die Portokavalregion und 11 mm in der unteren Paraaortalregion (Einstein et al. 1991; Forsberg et al. 1986; Dorfman et al. 1991; Tabelle 9.2). Im Becken liegt die obere Normgrenze bei 4–6 mm entlang der Aa. et Vv. iliacae internae und bei 6–8 mm entlang der Aa. et Vv. iliacae communes et externae (Vinnicombe et al. 1995). Hierbei ist zu berücksichtigen, dass Messungen mit dem Zirkel oder mit dem „caliper tool" des Scanners unpräzise sind – nicht zuletzt durch den Partialvolumeneffekt. Bei Patienten mit entzündlichen Erkrankungen oder kurz zurückliegenden operativen Eingriffen im Einzugsbereich der betreffenden Lymphknoten können Lymphknoten allein aufgrund reaktiver Veränderungen vergrößert sein (Abb. 9.2; Einstein et al. 1991).

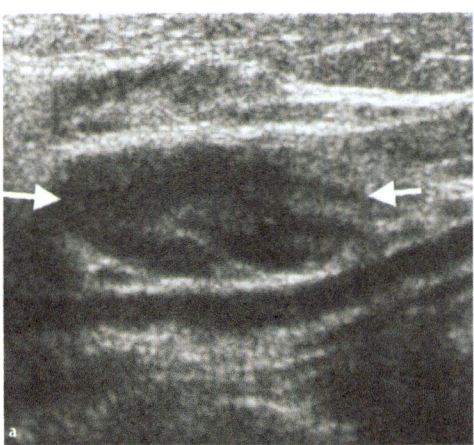

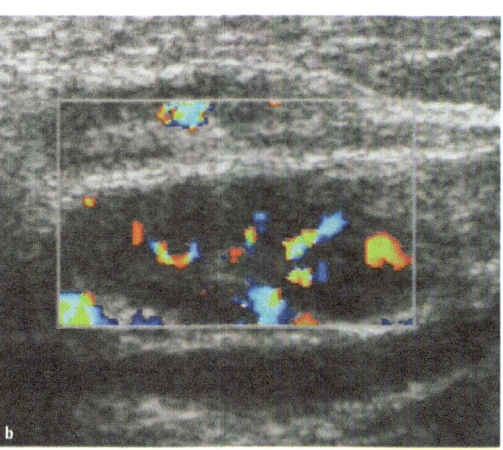

Abb. 9.2 a, b. Sonographischer Längsschnitt im Hals. **a** Reaktiver Lymphknoten; beachte die ovale Form, die homogene Echoarmut und der echodichte Hilus (*Pfeile*). **b** Farb-Doppler-sono- graphisch sind Gefäße nachweisbar, die typischerweise vom Hilus ausgehen und radiär angeordnet sind

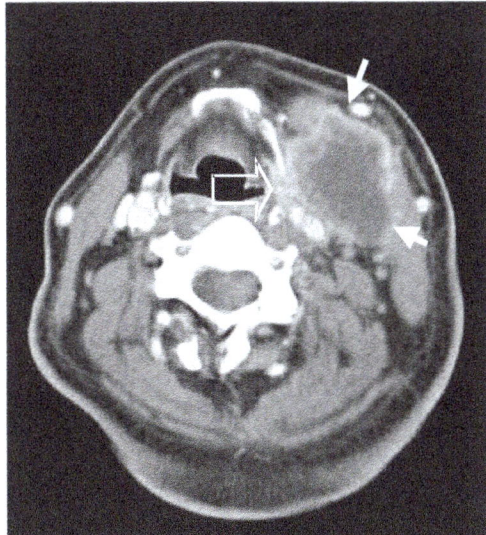

Abb. 9.3. CT-Schnitt auf Höhe des Schildknorpels nach i.v.-Kontrastmittelinfusion bei einem Patienten mit schmerzloser Schwellung der linken Halsseite. Es findet sich eine große Lymphknotenmetastase (*Pfeile*) mit peripher betonter Kontrastmittelaufnahme. Als Primärtumor wurde ein Plattenepithel-Karzinom des Hypopharynx im Recessus piriformis nachgewiesen (*offener Pfeil*). Beachte das Missverhältnis zwischen kleinem (gleichwohl tief invasivem) Primärtumor und großer Lymphknotenmetastase. Tumorstadium T4N3MX

Tabelle 9.2. Empfehlungen für Normal- bzw. Grenzwerte für Lymphknoten im Retroperitoneum und Becken bei der Computertomographie

Region	Mittelwerte oder Medianwerte für den kleineren Durchmesser [mm]	Empfohlener oberer Grenzwert [mm]
Retroperitoneum		
Parakardial	3,9 [†]	8
Retrokrural	3 [†]	6
Lig. gastroduodenale	4,1 [†]	8
Obere Paraaortalgruppe (zwischen Truncus coeliacus und Nierengefäßen)	3,7 [†]	9
Untere Paraaortalgruppe (zwischen Nierengefäßen und Aortenbifurkation)	3,4 [†]	11
Leberpforte	3,2 [†]	7
Portokaval	5,3 [†]	10
Becken		
Nll. iliacae communes	3 [‡]	8
Nll. iliacae externae	3 [‡]	7
Nll. obturatoriae	3 [‡]	6
Nll. iliacae internae	3 [‡]	4

[†] Mittelwerte (nach Dorfman et al. 1991), [‡] Medianwerte (nach Vinnicombe et al. 1995). *Nll.* Nodi lymphatici.

In der Praxis hat sich die Grenze von 10 mm unserer Erfahrung nach sowohl bei Lymphknoten im Retroperitoneum als auch im Becken als sinnvoll erwiesen.

Zwischen benignen und malignen Lymphknotenveränderungen besteht ein breiter Überlappungsbereich. Mikrometastasen können histologisch bereits in normal großen Lymphknoten nachgewiesen werden. In einer Untersuchung bei Patienten mit Magenkarzinom waren

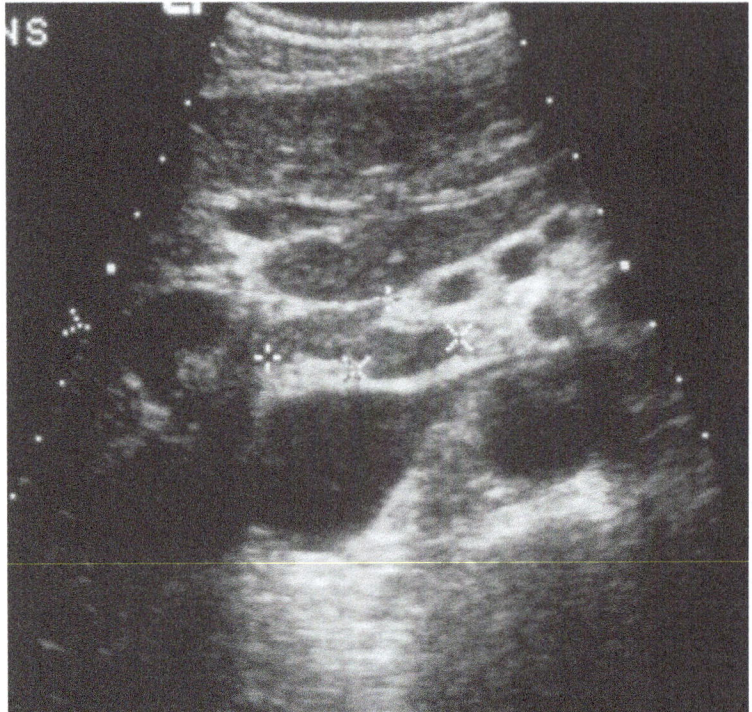

Abb. 9.4. Sonographischer Querschnitt unmittelbar unterhalb der Pfortader. Vergrößerte Lymphknoten (*Marker*) im Lig. hepatoduodenale bei einem Patienten mit M. Crohn und chronischer Hepatitis B. Die Spindelform der Lymphknoten deutet darauf hin, dass die Vergrößerung der Lymphknoten reaktiv ist. Da bei dem Patienten kein Primärtumor gefunden wurde, erfolgte keine Biopsie (aus Delorme und Debus, 2005)

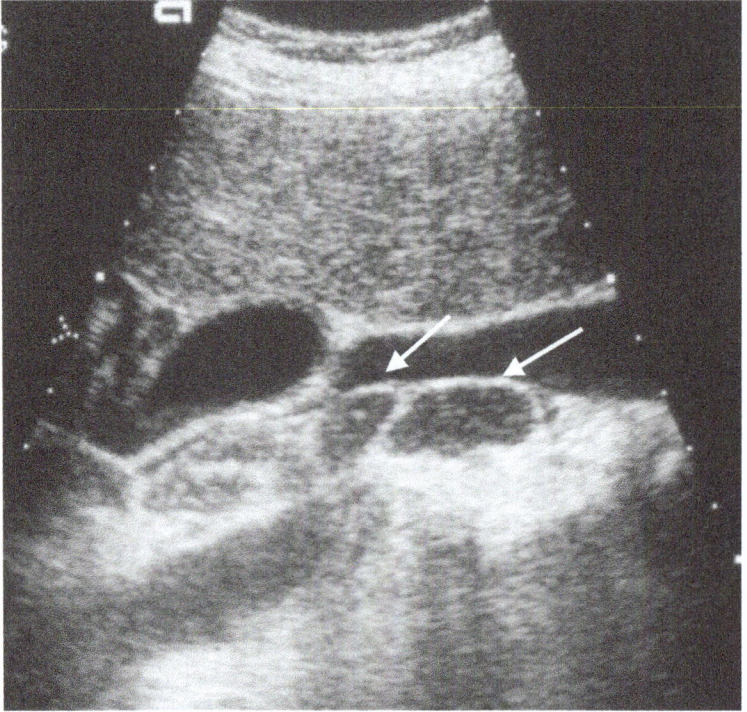

Abb. 9.5. Sonographischer Schrägschnitt im rechten Oberbauch. Multiple ovale echoarme Lymphknotenmetastasen (*Pfeile*) dorsal der V. cava inferior und der Pfortader bei einer Patientin mit einem Karzinom der Papilla Vateri (aus Delorme und Debus, 2005)

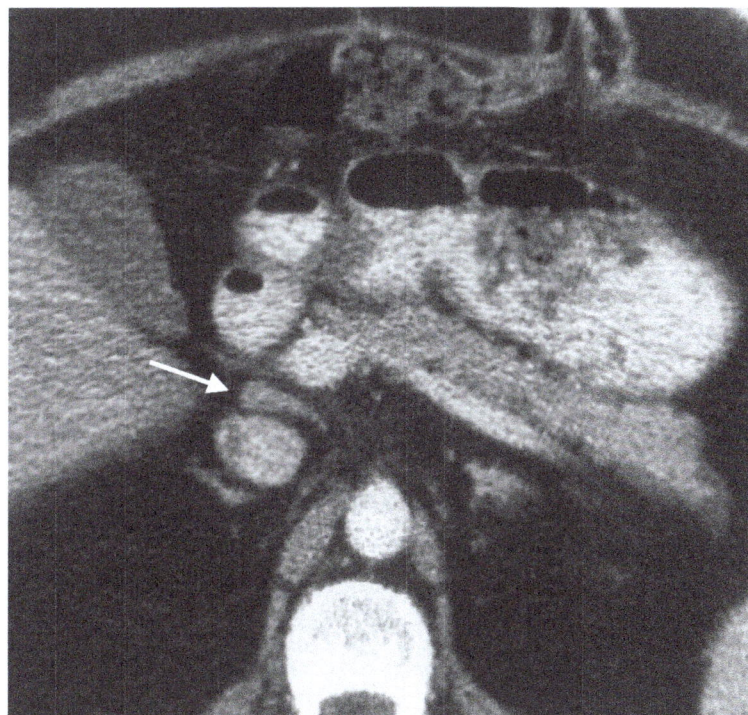

Abb. 9.6. Computertomographischer Schnitt auf Höhe der Pfortader nach oraler Kontrastierung und i.v.-Infusion von Kontrastmittel bei einem Patienten ohne bekanntem malignem Tumor. Typisch konfigurierter, portokavaler Lymphknoten (*Pfeil*). Dies ist beim Gesunden ein häufiger Befund

80% der Metastasen kleiner als 1 cm und nur 50% davon wurden mithilfe der Spiral-CT nachgewiesen (Fukuya et al. 1995). Reaktiv veränderte Lymphknoten hingegen, wie sie bereits beim Gesunden zu finden sind, können fälschlich als befallen bewertet werden (Forsberg et al. 1986). Im Mediastinum waren 30% der Lymphknoten von mehr als 2 cm Durchmesser histologisch tumorfrei (Vogel et al. 1990). Von 43 Patienten mit Nierenkarzinom und regionären Lymphknoten von 1–2,2 cm hatten 25 (58%) lediglich entzündliche Veränderungen oder eine follikuläre Hyperplasie. Vergrößerte, benigne Lymphknoten waren dabei vor allem bei Patienten mit nekrotischen Anteilen im Tumor festzustellen (Studer et al. 1990). Ähnliche Zahlen wurden auch für Lymphknoten beim Magenkarzinom veröffentlicht (Fukuya et al. 1995). Bei Sarkoidose finden sich in der Literatur Berichte über vergrößerte Lymphknoten mit einem mittleren Durchmesser von 2,6 cm, in einzelnen Läsionen bis 7 cm (Warshauer et al. 1994; Britt et al. 1991).

Mit der Sonographie kann zusätzlich zur Größe die Form und Echogenität der Lymphknoten beurteilt werden. Benigne Lymphknoten, z.B. im Hals, Thorax oder im Lig. hepatoduodenale, haben in der Regel eine Dreiecks- oder Spindelform und eine homogen echoarme Binnenstruktur (Abb. 9.4). Eine runde oder ovale Form und eine ausgeprägte Echoarmut (Abb. 9.5) sprechen für maligne Veränderungen (Smeets et al. 1990).

Das Gegenteil trifft nicht zu: Eine „normale" Echogenität in einer suspekten Läsion schließt einen malignen Befall nicht aus.

Auch mit der CT kann, mit gewissen Einschränkungen, die Form eines Lymphknotens beurteilt werden (Abb. 9.6). Bei malignen Lymphomen findet man gelegentlich solitäre, deutlich vergrößerte Lymphknoten mit erhaltener Architektur (Abb. 9.7) oder Pakete von einzelnen echoarmen Lymphknoten (Abb. 9.8).

Mit der PET ist eine von der Morphologie unabhängige, funktionelle Information über suspekte Läsionen erhältlich, in der Regel über die Aufnahme des Glukoseanalogons FDG. Im Thorax finden sich, vom Myokard abgesehen, wenige unter physiologischen Bedingungen FDG-aufnehmende Strukturen. Hier scheint die PET den anderen bildgebenden Verfahren insofern überlegen zu sein, als sie bereits in normal großen Lymphknoten eine pathologische Substrataufnahme nachweisen kann (Abb. 9.9; Knopp et al. 1993). Im Abdomen ist die Interpretation schwierig, vor allem in Nachbarschaft der Leber oder der Nieren sowie im kleinen Becken.

Soweit anhand der begrenzten Erfahrung bei malignen Lymphomen derzeit gesagt werden kann, dürfte auch in diesem Bereich in ausgewählten Fällen die PET wichtige Hinweise für die Differenzialdiagnose liefern (Newman et al. 1994). In der Axilla hängt die in der Li-

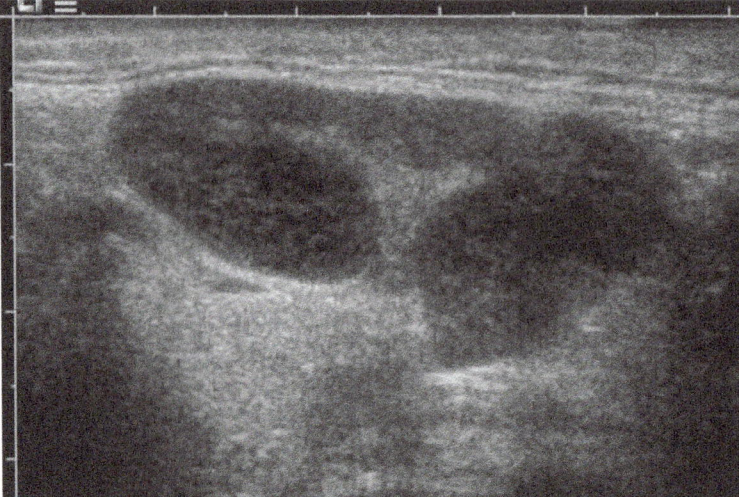

Abb. 9.7. Sonographischer Schnitt am Unterrand der Mandibula bei einem Patienten mit hochmalignem Non-Hodgkin-Lymphom. Klinisch indolente, an Größe seit mehreren Monaten zunehmende Resistenz. Sonographisch auf ca. 4×2 cm vergrößerter Lymphknoten mit erhaltener Struktur (vgl. Abb. 9.2). Die Größe, stetige Progredienz und die fehlende Druckdolenz sprechen gegen eine entzündliche Lymphknotenvergrößerung

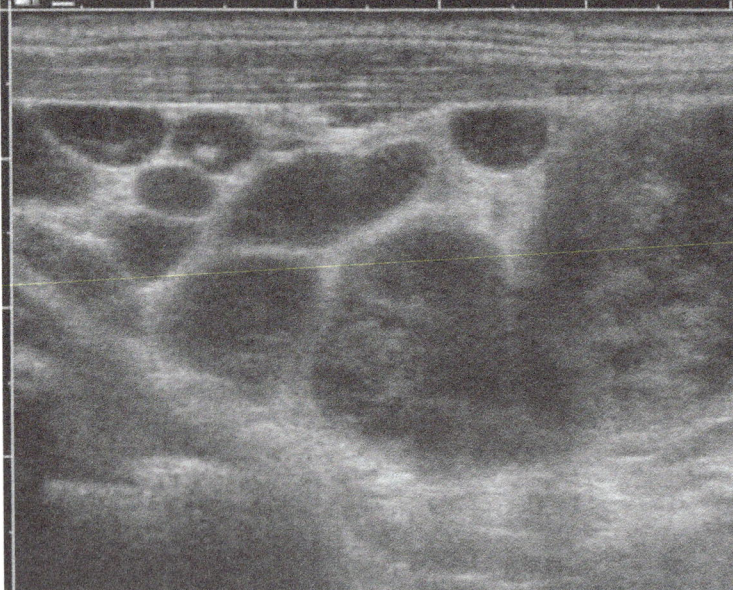

Abb. 9.8. Sonographischer Längsschnitt der linken Halsseite bei einem Patienten mit chronisch-lymphatischer Leukämie. Paket aus multiplen vergrößerten Lymphknoten

teratur berichtete Sensitivität der PET für den Nachweis von Lymphknotenmetastasen beim Mammakarzinom teilweise von der Größe des Primärtumors ab: Bei Tumoren von mehr als 2 cm Durchmesser (>pT1) betrug sie 94%, bei kleineren Tumoren (pT1) aber nur 33% (Avril et al. 1996, 1997).

Nach dem derzeitigen Stand kann beim Mammakarzinom die PET die diagnostische Axilladissektion nicht ersetzen.

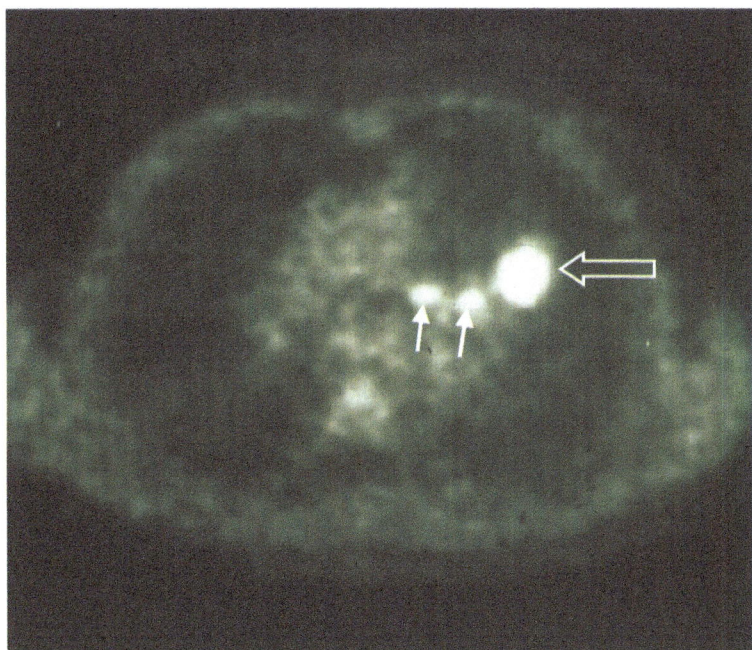

Abb. 9.9. Positronenemissionstomographie (PET) des Thorax nach i.v.-Injektion von 18-F-Deoxyglukose, einem Glukoseanalogon, bei einem Patienten mit Bronchialkarzinom links. Mehrspeicherung im Primärtumor (*offener Pfeil*), aber auch in mehreren hilären und mediastinalen Lymphknoten (*Pfeile*) als Ausdruck des metastischen Befalls

9.4 Lymphknotenmetastasen

9.4.1 Epidemiologie, Pathologie, Symptomatik

Neben der direkten Invasion und hämatogenen Aussaat stellt die Lymphknotenmetastasierung den dritten Weg der Tumorausbreitung dar und kann bei fast jedem extrakranieller Tumor auftreten. Die Häufigkeit von Lymphknotenmetastasen ist, je nach Primärtumor und lymphatischer Drainage der betroffenen Region, verschieden. Sie hängt sicher nicht zuletzt auch davon ab, wie früh der Tumor entdeckt wird. So sind Lymphknotenmetastasen bei asymptomatischen, zufällig entdeckten Nierenkarzinomen eher selten (Studer et al. 1990; Johnsen u. Hellsten 1997), beim Pankreaskarzinom oder dem Bronchialkarzinom vergleichsweise häufig.

Der Einbruch des Tumors in Lymphgefäße erfolgt zumeist durch direkte Invasion. Tumorzellen erreichen die Lymphknoten über die Vasa afferentia und werden zumeist in den subkapsulären Sinus zurückgehalten. Nur einer kleinen Fraktion von Tumorzellen gelingt es hier vermutlich zu proliferieren. Im Verlauf des Wachstums der Metastase bleibt zunächst die Form des Lymphknoten unverändert; erst mit Verzögerung kommt es zur Größenzunahme oder zum Durchbruch der Kapsel mit direktem Einwachsen in die Umgebung. Von dieser Metastase aus können erneut Tumorzellen in die nächste Lymphknotenstation abgeschwemmt wer-

den. Der metastatische Befall scheint allerdings auch die Filterfunktion des Lymphknotens zu behindern, sodass über die Vasa afferentia eingeschwemmte Tumorzellen den Knoten auf direktem Wege über ein Vas afferens verlassen können (Liotta 1992). Der Tumorbefall kann schließlich die Lymphpassage verlegen. Dies kann nicht nur zu einem klinisch manifesten Lymphödem führen, sondern auch zu einem Abweichen des Metastasierungsweges von dem Weg des physiologischen Lymphabflusses.

Oberflächlich gelegene Lymphknotenmetastasen können getastet werden. Bei Kopf-Hals-Tumoren ist dies nicht selten das erste Symptom, das den Patienten zum Arzt führt. Lymphknotenmetastasen im Thorax oder im Abdomen sind hingegen in der überwiegenden Mehrzahl asymptomatisch. Erst bei erheblicher Größe kommt es zu Symptomen wie einer oberen Einflussstauung bei mediastinalen Lymphknotenmetastasen, zu Schmerzen oder zum Lymphödem.

9.4.2 Staging und therapeutische Optionen

Das Staging des Lymphknotenbefalls bei soliden Tumoren vor bzw. zum Zeitpunkt der Therapie ist Bestandteil des TNM-Systems nach UICC. In diesem werden für jede Tumorlokalisation Bereiche „regionärer" Lymphknoten definiert. Das Stadium ergibt sich aus Zahl und Größe der befallenen Lymphknoten sowie der betroffenen Region. Befallene Lymphknoten außerhalb der definierten „regionären" Regionen gelten als Fernmetastasen und zeigen ein Stadium M1 an (Wittekind et al. 2005). In Hinblick auf die klinische Vorgehensweise ist das TNM-System vielfach zu differenziert. Deshalb werden neben dem TNM-Staging bei einigen Tumoren traditionelle, meist einfachere Klassifikationen weitergeführt, deren Wert für die Prognose und die klinische Entscheidung aufgrund langjähriger Erfahrung sehr gut abgesichert ist, z. B. die Dukes-Klassifikation kolorektaler Tumoren, die Robson-Klassifikation des Nierenkarzinoms oder die FIGO-Klassifikation gynäkologischer Tumoren. Der Wert der TNM-Klassifikation besteht nicht zuletzt in der Möglichkeit, Patientengruppen auch bei retrospektiven Analysen zuverlässig zu stratifizieren.

Der Nachweis von Lymphknotenmetastasen zeigt in der Regel eine ungünstige Prognose an. Bei einigen Primärtumoren (z. B. beim Mammakarzinom) hängt das Protokoll der postoperativen Chemotherapie vom Ausmaß des Lymphknotenbefalls ab. Vielfach aber schließt die Operation des Primärtumors eine En-bloc-Resektion der regionären Lymphknotenstationen oder eine systematische Lymphknotendissektion ein und wird darum wenig davon beeinflusst, ob präoperativ der Verdacht auf Lymphknotenmetastasen besteht oder nicht.

Es gibt wenige verbindliche Empfehlungen, wie das therapeutische Vorgehen in Abhängigkeit vom Lymphknotenbefall ggf. zu modifizieren ist. Die Strategie hängt in hohem Maße von „örtlichen Gepflogenheiten" ab; Empfehlungen regionaler Tumorzentren und zunehmend auch interdisziplinäre, onkologische Leitlinien tragen dabei sehr zur Standardisierung bei. Die im Folgenden umrissenen klinischen „Entscheidungswege" sind von den Autoren in vielen Gesprächen mit klinischen Kollegen in Erfahrung gebracht worden und stellen somit nur einen Ausschnitt aus einem größeren Spektrum dar. Viele Entscheidungen werden an anderen Zentren nicht in genau gleicher Weise getroffen.

Kopf-Hals-Tumoren (Tabelle 9.3)

Lymphknotenmetastasen sind bei Plattenepithelkarzinomen des Kopf-Hals-Bereiches nicht selten das erste Symptom, das auffällt (Abb. 9.3).

Wenn der Primärtumor operabel ist, erfolgt bei der Resektion in gleicher Sitzung eine „neck dissection".

Die radikale Halsdissektion ist eine Ausräumung der Halsweichteile einschließlich des M. sternocleidomastoideus und der V. jugularis interna. Die zunehmend übliche, *modifizierte* „neck dissection" hingegen besteht in einer möglichst radikalen Lymphknotenexstirpation unter größtmöglicher Schonung der Halsweichteile, insbesondere des M. sternocleidomastoideus, der V. jugularis interna und des N. accessorius. Wenn der Primärtu-

mor nicht operabel ist, verbietet sich eine Halsdissektion. In dieser Situation erfolgt primär eine Strahlentherapie, ggf. kombiniert mit einer Chemotherapie. Nur bei Vollremission des Primärtumors wird – wenn noch Residuen der Lymphknotenmetastasen verbleiben – eine „salvage neck dissection" durchgeführt. Die Prognose ist gleichwohl schlecht.

Karzinome des Nasopharynx sind zum Zeitpunkt der Diagnose aufgrund ihrer Lage fast nie operabel. Eine „neck dissection" erfolgt v. a. dann, wenn durch Radiochemotherapie des Primärtumors eine lokale Vollremission erreicht worden ist.

Bei Karzinomen des Oropharynx und des Kehlkopfes wird bei ipsilateralem Lymphknotenbefall (Stadien N1–N2c) eine modifizierte Halsdissektion durchgeführt. Bei bilateralen Lymphknotenmetastasen (N2c) kann eine beidseitige modifizierte Halsausräumung erfolgen, auf der Seite des Tumors ggf. auch eine radikale. Bei Lymphknotenmetastasen von mehr als 6 cm Durchmesser (N3) ist die Operabilität grundsätzlich in Frage gestellt.

Das Karzinom des Hypopharynx nimmt eine gewisse Sonderstellung ein, weil es, verglichen mit den übrigen Tumoren, aggressiver ist und gehäuft Mikrometastasen und über die Lymphknotenkapsel hinauswachsende Metastasen auftreten. Aus diesem Grund wird bei diesem Tumor weiterhin eine radikale „neck dissection" empfohlen.

Die Entscheidung über das operative Vorgehen beruht zunächst auf den Befunden der Computertomographie. In zunehmendem Maße wird der hochauflösende Ultraschall herangezogen, weil dieser oft hilft, zwischen reaktiv veränderten und metastatisch befallenen Lymphknoten zu unterscheiden – wenn die Sonographie von einem erfahrenen Untersucher durchgeführt wird (Abb. 9.10 und 9.11). Die hohe Untersucherabhängigkeit ist ein Grund dafür, dass an vielen Zentren der Operateur darauf Wert legt, den Ultraschallbefund persönlich nachzuvollziehen.

Die Meinungen darüber, wie vorzugehen ist, wenn die präoperative Diagnostik keine suspekten Lymphknoten zeigt, sind nicht einheitlich.

Bei Karzinomen des Oropharynx und des Kehlkopfes geht das Bestreben dahin, zumindest bei einem frühen Primärtumorstadium vorerst auf eine „neck dissection" zu verzichten. Dies gilt nicht für das Hypopharynxkarzinom. Wird bei negativem sonographischem oder computertomographischem Befund auf eine Halsdissektion verzichtet, ist in bis zu 25% der Fälle aufgrund okkulter Mikrometastasen mit einer späteren Manifestation eines regionären Lymphknotenbefalls zu rechnen (Naumann et al. 1992). Näheres zu den Tumoren der Kopf-Hals-Region siehe Kapitel 2 in diesem Band.

Tabelle 9.3. N-Staging bei Tumoren des Kopf-Hals-Bereiches und der Schilddrüse und seine klinische Bedeutung

Organ	N-Stadium	Befallene Regionen und morphologische Kriterien	Klinische Bedeutung	Abhängigkeit therapeutischer Entscheidungen von Befunden der Bildgebung?
Kopf-Hals		Halslymphknoten einschließlich supraklavikulärer und okzipitaler Lymphknoten sowie der Parotis- und Wangenlymphknoten	Halsdissektion nur bei Operabilität des Primärtumors, ggf. nach Vollremission des Primärtumors unter Strahlentherapie	Bei fehlendem Metastasennachweis und kleinem Primärtumor ggf. Verzicht auf Halsdissektion (nicht beim Hypopharynxkarzinom)
	N1	Solitärer ipsilateraler Lymphknoten <3 cm	Indikation zur ipsilateralen Halsdissektion	Ja
	N2a	Solitärer ipsilateraler Lymphknoten >3 cm, aber <6 cm	Indikation zur ipsilateralen Halsdissektion	Ja
	N2b	Multiple ipsilaterale Lymphknoten <6 cm	Indikation zur ipsilateralen Halsdissektion	Ja
	N2c	Multiple bilaterale oder kontralaterale Lymphknoten <6 cm	Indikation zur bilateralen modifizierten Halsdissektion	Ja
	N3	Multiple bilaterale oder kontralaterale Lymphknoten >6 cm	Häufig Inoperabilität	Ja
Schilddrüse		Halslymphknoten und mediastinale Lymphknoten	Bei papillären Karzinomen trotz Lymphknotenmetastasen oft gute Prognose. Beim medullären Karzinom bei Lymphknotenbefall langfristig schlechte Prognose	Nur bei Nachweis von Lymphknoten außerhalb vorgesehener Resektionsgrenzen oder vor Rezidiveingriffen
	N1a	Lymphknoten des Levels VI (prätracheal und paratracheal, eingeschlossen prälaryngeale und Delphi-Lymphknoten)		
	N1b	Andere unilaterale, bilaterale oder kontralaterale zervikale oder obere mediastinale Lymphknoten		

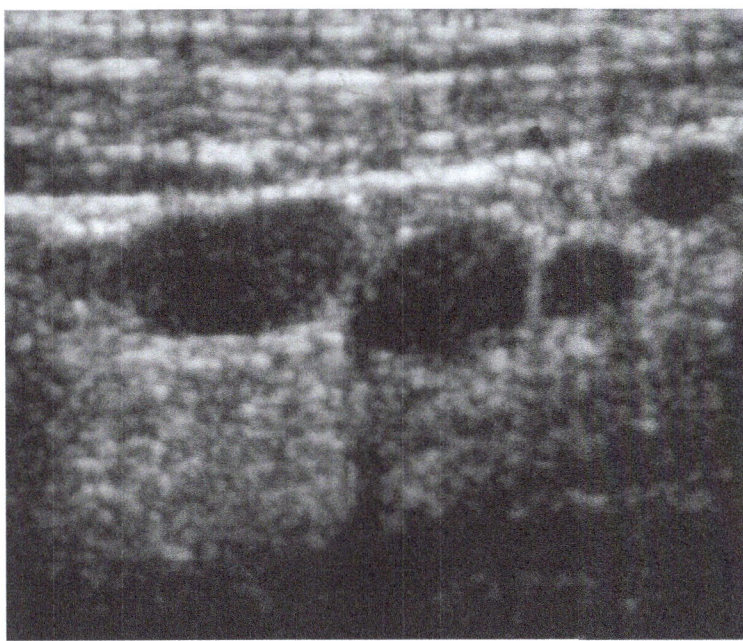

Abb. 9.10. Sonographischer Längsschnitt im Hals bei einem Patienten mit Plattenepithelkarzinom des Hypopharynx. Multiple Lymphknotenmetastasen. Für Metastasen und gegen reaktive Veränderungen sprechen die kugelige Form und das Fehlen eines echodichten Hilus

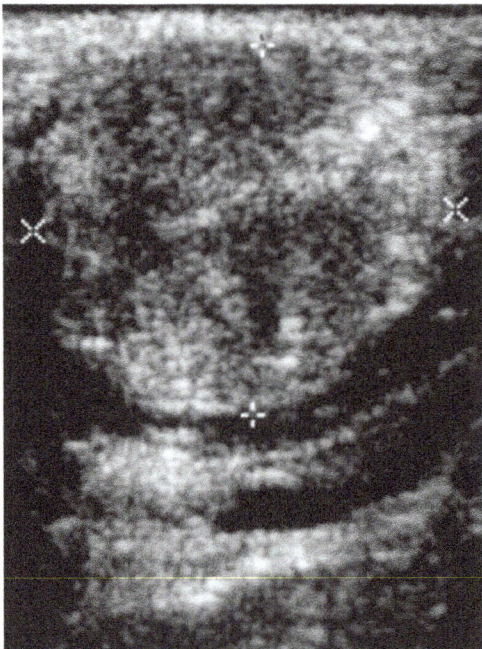

Abb. 9.11. Sonographischer Längsschnitt im Hals bei einem Patienten mit Plattenepithelkarzinom des Oropharynx. Mehr als 5 cm messende Lymphknotenmetastase (*Marker*). Neben der Größe (die ohnehin nicht die Diagnose eines gutartigen Befundes zulässt) sprechen die kugelige Form und das inhomogen echodichte Binnenmuster für einen metastatischen Befall. Längs getroffen sind die A. carotis interna und A. carotis externa im distalen Bildanteil

Schilddrüsenkarzinome (Tabelle 9.3)

Bei allen differenzierten Schilddrüsenkarzinomen, mit Ausnahme des kleinen papillären Karzinoms (T1), wird im Rahmen der Thyroidektomie eine modifizierte „neck dissection" durchgeführt, die sich – im Gegensatz zu der Neckdissection bei Plattenepithelkarzinomen – zunächst auf das mediale Kompartiment beschränkt (s. Kapitel 3, dieser Band).

In der Regel erfolgt präoperativ eine Sonographie des Halses. Dieser kommt vor allem die Rolle zu, Metastasen in den weiter lateral gelegenen Kompartimenten oder supraklavikulär nachzuweisen.

Die Computertomographie ist beim follikulären und papillären Karzinom im Halsbereich wenig hilfreich, weil eine Kontrastmittelinfusion kontraindiziert ist. Im Mediastinum hingegen ist auch in Nativtechnik eine diagnostische Aussage möglich. Hier kann die CT bei entsprechendem Verdacht eingesetzt werden.

Beim medullären Karzinom ist das chirurgische Vorgehen zunächst vergleichbar. Da dieser Tumor kein ra-

dioaktives Iod speichert, ist es für den langfristigen Therapieerfolg in besonderem Maße wichtig, dass die Resektion des Primärtumors wie die der Lymphknotenmetastasen radikal erfolgt. Auch hier kommt der Sonographie wie der Computertomographie die Rolle zu, Metastasen außerhalb des zunächst vorgesehenen Operationsgebietes nachzuweisen. Eine Kontraindikation für iodhaltige Kontrastmittel besteht beim medullären Karzinom nicht.

Das anaplastische Karzinom ist zum Zeitpunkt der Diagnose fast immer inoperabel. Der Nachweis von Lymphknotenmetastasen hat angesichts des kaum beeinflussbaren Krankheitsverlaufs wenig Einfluss auf das therapeutische Vorgehen.

Beim follikulären und papillären Karzinom ist bei der Tumornachsorge die Iodszintigraphie unter Thyroxinkarenz in Verbindung mit der Sonographie die Methode der Wahl. Beim medullären Karzinom ist in der Nachsorge – bei erhöhtem Kalzitonin oder CEA im Serum – unserer Erfahrung nach die Sonographie das Verfahren der Wahl zum Nachweis von Metastasen im Halsbereich, während sich mit der CT das Mediastinum untersuchen lässt (Delorme et al. 1996; Frank et al. 1987). Flankierend kann zur Planung von Rezidiveingriffen eine fraktionierte Venenblutentnahme erfolgen (Frank-Raue et al. 1992).

Mammakarzinom (Tabelle 9.4)

Beim Mammakarzinom muss auch bei einer ausreichenden lokalen Sanierung von einer systemischen Erkrankung ausgegangen werden, welche die Prognose der Patientin bestimmt (s. Kapitel 6, dieser Band). Das Ausmaß des Lymphknotenbefalls stellt neben zellulären Faktoren (Differenzierungsgrad, Rezeptorstatus, Ki67 und S-Phasen-Fraktion, HER2/Neu-Expression) einen entscheidenden prognostischen Faktor dar.

Von seltenen Ausnahmen abgesehen, wird im Zuge der Operation des Primärtumors eine Dissektion der Axilla vorgenommen.

Diese schließt üblicherweise Level I und Level II bis zum medialen Rand des M. pectoralis minor ein. Ihr Ziel ist einmal die Verhütung eines axillären Rezidivs, zum anderen die Abschätzung des Ausmaßes der Lymphknotenmetastasierung in Hinblick auf die Prognose und die Auswahl der adjuvanten Chemotherapie. In einem repräsentativen Dissekat sollten mindestens zehn Lymphknoten enthalten sein.

Auch bei tumorfreien axillären Lymphknoten wird, von Ausnahmen abgesehen (hochdifferenzierte, kleinere Tumoren, Fehlen einer invasiven Komponente) überwiegend eine Chemotherapie durchgeführt. Ein ausgedehnter axillärer Lymphknotenbefall (z.B. mehr als vier Lymphknoten) ist an vielen Zentren Indikation zur Wahl einer intensivierten Therapie. Der klinische Nut-

Tabelle 9.4. N-Staging beim Mammakarzinom und beim Bronchialkarzinom und seine klinische Bedeutung

Organ	N-Stadium	Befallene Regionen und morphologische Kriterien	Klinische Bedeutung	Abhängigkeit therapeutischer Entscheidungen von Befunden der Bildgebung?
Mamma		Ipsilaterale axilläre oder Mammaria-interna-Lymphknoten. Kontralaterale, mediastinale, supraklavikuläre oder zervikale Lymphknoten gelten als Fernmetastasen	Bei Befall von mehr als 4 Lymphknoten ggf. intensivierte Chemotherapie	Nein
	N1	Bewegliche ipsilaterale axilläre Lymphknoten		
	N2	Ipsilaterale axilläre Lymphknoten, untereinander oder an andere Strukturen fixiert oder klinisch erkennbare ipsilaterale Lymphknoten entlang der A. mammaria interna in Abwesenheit klinisch erkennbarer axillärer Lymphknotenmetastasen		
	N3	Ipsilaterale infraklavikuläre Lymphknoten mit oder ohne Beteiligung der axillären Lymphknoten oder klinisch erkennbare ipsilaterale Lymphknoten entlang der A. mammaria in Anwesenheit klinisch erkennbarer axillärer Lymphknotenmetastasen oder ipsilaterale supraklavikuläre Lymphknoten mit oder ohne Beteiligung der axillären Lymphknoten oder der Lymphknoten entlang der A. mammaria		
Lunge	N1	Ipsilaterale peribronchiale und/oder ipsilaterale Hilus- oder intrapulmonale Lymphknoten (einschließlich eines Befalls durch direkte Ausbreitung des Primärtumors)		
	N2	Ipsilaterale mediastinale und/oder subcarinale Lymphknoten	Ggf. Indikation zur präoperativen Chemotherapie bei N2-Stadium	Nur bei unzweideutigen Befunden, sonst Mediastinoskopie
	N3	Supraklavikuläre oder Skalenuslymphknoten (juguläre Lymphknoten gelten als Fernmetastasen!), kontralaterale Hilus- oder Mediastinallymphknoten	Inoperabilität bei N3-Stadium	Nur bei unzweideutigen Befunden, sonst Mediastinoskopie

zen der Hochdosis-Chemotherapie mit Stammzelltransfusion ist allerdings umstritten.

Aufgrund mangelnder Sensitivität und der Häufigkeit von Mikrometastasen haben bildgebende Verfahren nur einen untergeordneten Stellenwert. Auch die PET ist nach bisherigen Erfahrungen nicht geeignet, einen axillären Befall mit einer Sicherheit auszuschließen, die es gestattet, auf die Dissektion zu verzichten (Avril et al. 1996, 1997). Nur wenn suspekte Lymphknoten außerhalb des typischen Bereichs, z.B. medial des M. pectoralis minor, nachzuweisen sind, wird die Dissektion entsprechend erweitert.

Bronchialkarzinom (Tabelle 9.4)
Beim kleinzelligen Bronchialkarzinom, welches fast stets in einem vergleichsweise fortgeschrittenen Stadium di-

agnostiziert wird, erfolgt das Staging vielfach nicht anhand des TNM-Systems, sondern mit dem von der Veterans Administration Lung Group empfohlenen vereinfachten System. Dieses teilt die Erkrankung danach ein, ob sie auf einen Hemithorax und die zugehörigen Lymphknotenstationen beschränkt ist („limited disease") oder nicht („extensive disease"). Da, von wenigen Ausnahmen abgesehen, eine Chemotherapie erfolgt, meist in Verbindung mit einer Strahlentherapie, ist die Erfassung der befallenen Lymphknotenstationen u.U. für die Strahlentherapieplanung und für die Wahl des Chemotherapieprotokolls von Bedeutung. Im Übrigen ist das Therapieregime an den meisten onkologischen Kliniken im Rahmen von Therapiestudien standardisiert.

Beim nichtkleinzelligen Bronchialkarzinom ist die präoperative Erkennung eines Lymphknotenbefalls insofern von erheblicher Bedeutung, als bei kontralateralen

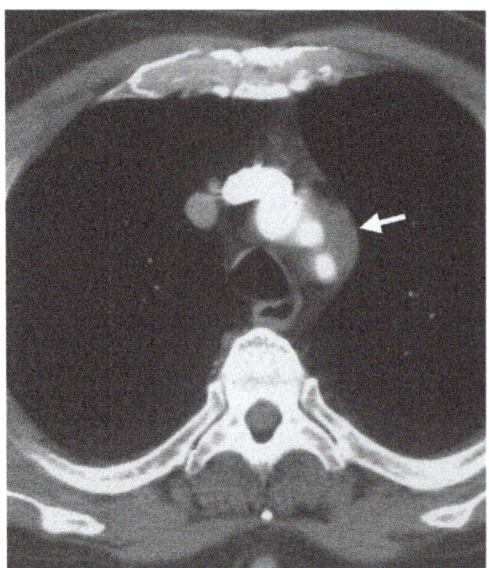

Abb. 9.12. Computertomogramm des Thorax nach i.v.-Infusion von Kontrastmittel oberhalb der Aorta. Lymphknotenmetastase eines kleinzelligen Bronchialkarzinoms (*Pfeil*)

oder supraklavikulären Lymphknotenmetastasen (N3) eine kurative Resektion nicht mehr möglich ist. Beim Befall ipsilateraler mediastinaler Lymphknoten (N2), künftig voraussichtlich auch im Stadium N1, wird an einigen Zentren die Indikation zur präoperativen Chemotherapie gestellt.

Die Computertomographie ist derzeit die am häufigsten eingesetzte Methode zur Beurteilung hilärer und mediastinaler Lymphknoten (Abb. 9.12).

Die Unterscheidung metastatisch befallener von reaktiv veränderten Lymphknoten ist allein aufgrund der Größe wegen eines großen Überlappungsbereichs allerdings problematisch (Abb. 9.13).

Deshalb erfolgt bei mehrdeutigen Befunden (kleiner als 2 cm) häufig eine Mediastinoskopie. Die PET hat sich für das Staging gut bewährt, steht aber, von Fragen der Vergütung ganz abgesehen, nur in begrenztem Maß zur Verfügung (Knopp et al. 1992, 1993, 1998). Die endgültige Beurteilung des Lymphknotenbefalls erfolgt anhand des Präparates einer systematischen ipsilateralen Lymphknotendissektion (Hoffmann u. Dienemann 1999). Näheres zum Bronchialkarzinom siehe Kapitel 4 in diesem Band.

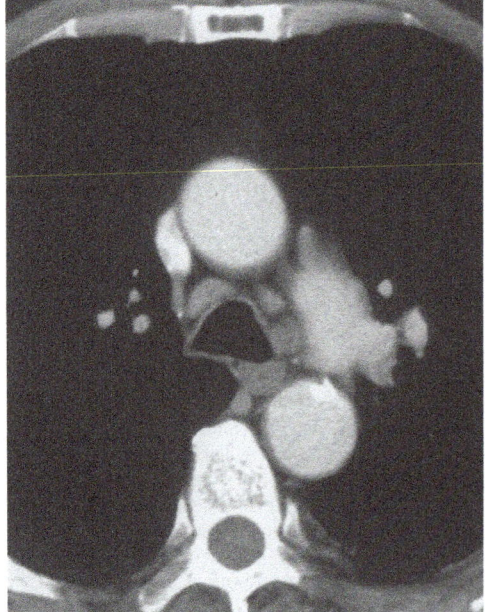

Abb. 9.13. Computertomogramm des Thorax nach i.v.-Infusion von Kontrastmittel auf Höhe des aortopulmonalen Fensters bei einem Patienten *ohne* bekannten Tumor. Multiple Lymphknoten, am ehesten als reaktiv einzustufen. Für einen benignen Befund spricht u. a. die ovale bzw. längliche Form der Lymphknoten

Gastrointestinale Tumoren (Tabelle 9.5)
Von nur wenigen Ausnahmen abgesehen, ist die Operation des Primärtumors ein standardisierter Eingriff, der die Resektion der regionären Lymphknotenstationen einschließt. Der präoperative Nachweis oder Ausschluss suspekter Lymphknoten mithilfe bildgebender Verfahren (Abb. 9.14) nimmt nur wenig Einfluss auf das therapeutische Vorgehen.

Auch wenn intraoperativ Lymphknotenmetastasen gefunden werden, erfolgt in der Regel eine radikale Tumorresektion (Gall u. Hermanek 1992).

Modifikationen ergeben sich in Einzelfällen hinsichtlich der Rekonstruktion der Passage. Bei histologisch nachweisbaren befallenen Lymphknoten ist die Prognose ungünstig, wobei diese eher von der Lokalisation als von der Zahl der Lymphknotenmetastasen abzuhängen scheint. Aus diesem Grund wird in dieser Situation meist eine postoperative Chemotherapie empfohlen.

Das Rektumkarzinom nimmt eine gewisse Sonderstellung ein. In entsprechend ausgerüsteten Zentren wird bei präoperativem Verdacht auf pararektale oder höhere Lymphknotenmetastasen eine intraoperative Strahlentherapie eingeplant und deshalb die Operation im dafür vorgesehenen Saal durchgeführt (Glaser et al. 1990; Eble et al. 1994; Kallinowski et al. 1995). Bildgebende Verfahren der Wahl hierfür sind die CT und die endoskopische Sonographie. Bei sehr alten oder ge-

Tabelle 9.5. N-Staging bei gastrointestinalen Tumoren und klinische Bedeutung

Organ	N-Stadium	Befallene Regionen und morphologische Kriterien	Klinische Bedeutung	Abhängigkeit therapeutischer Entscheidungen von Befunden der Bildgebung?
Magen	N1	1–6 regionäre Lymphknoten	Schlechte Prognose bei jedem Lymphknotenbefall. Exaktes Staging bei standardisierter Lymphknotenresektion im Rahmen der Entfernung des Primärtumors. Kein Einfluss auf die Resektionsmethode (Gastrektomie)	Nein
	N2	7–15 regionäre Lymphknoten		
	N3	Mehr als 15 regionäre Lymphknoten		
Duodenum	N1	Duodenopankreatische, pylorische, hepatische Lymphknoten (Lymphknoten am Ductus choledochus, Leberhilus, Ductus cysticus) und obere mesenteriale Lymphknoten	Kein Einfluss auf das therapeutische Vorgehen (Resektion)	Nein
Jejunum, Ileum	N1	Mesenteriale einschließlich der oberen mesenterialen Lymphknoten. Ileokolische einschließlich der hinteren zäkalen Lymphknoten (nur bei Tumoren des terminalen Ileums)	Kein Einfluss auf das therapeutische Vorgehen (Resektion)	Nein
Kolon, Rektum	N1	1–3 perikolische/pararektale Lymphknoten[a] in direktem Abstromgebiet des Tumors	Rektumkarzinom: bei präoperativem Verdacht auf pararektalen Lymphknotenbefall ggf. intraoperative Strahlentherapie.	Ja
			Alle Tumoren: Stadium Dukes C bei Lymphknotenbefall und damit Indikation zur postoperativen Chemotherapie. Diagnose anhand der histologischen Aufarbeitung des im Rahmen des standardisierten Eingriffs resezierten mesenterialen Segments	Nein
	N2	4 oder mehr perikolische/pararektale Lymphknoten[a]		

[a] Regionäre Lymphknoten für die verschiedenen anatomischen Bezirke und Unterbezirke von Kolon und Rektum s. TNM-Atlas, S. 103 (Wittekind et al. 2005).

schwächten Patienten mit erhöhtem operativen Risiko kann bei T1-Tumoren der Eingriff auf eine lokale Resektion beschränkt werden, sofern mit CT und Endosonographie keine Lymphknotenmetastasen nachweisbar sind (Gall u. Hermanek 1988, 1992).

Hepatobiliäre Tumoren (Tabelle 9.6)

In der Regel zeigt eine Lymphknotenmetastasierung bei hepatobiliären Tumoren eine inkurable Erkrankung an.

Da in der Leberpforte und am Truncus coeliacus reaktive Lymphknoten vergleichsweise häufig sind, ist abgesehen von unzweideutigen Fällen nur der histologische Befund ausreichend beweisend für einen Lymphknotenbefall. Bei Vorliegen von Lymphknotenmetastasen kommen anstelle der Resektion auch interventionelle, weniger invasive Therapieverfahren in Betracht, z.B. Chemo-

embolisation oder lokale Alkoholinjektion (Vogel et al. 1990; Ebare et al. 1995).

Bei Tumoren der extrahepatischen Gallenwege wird, unabhängig vom Lymphknotenbefall, die Resektion des Tumors angestrebt. Bei Irresektabilität kommen als palliative Maßnahmen eine biliodigestive Anastomose oder die endoskopische Platzierung einer Endoprothese in Frage.

Das Gallenblasenkarzinom ist bei der überwiegenden Mehrzahl der Patienten zum Zeitpunkt der Diagnose nicht mehr resezierbar, weil es oft direkt die Leber infiltriert oder weil bereits Fernmetastasen vorliegen. Der Lymphknotenbefall spielt für die Therapieplanung daher eine untergeordnete Rolle.

Pankreastumoren (Tabelle 9.6)

Beim Pankreaskarzinom korreliert ein Lymphknotenbefall mit einer schlechten Prognose. Wenn nach einer

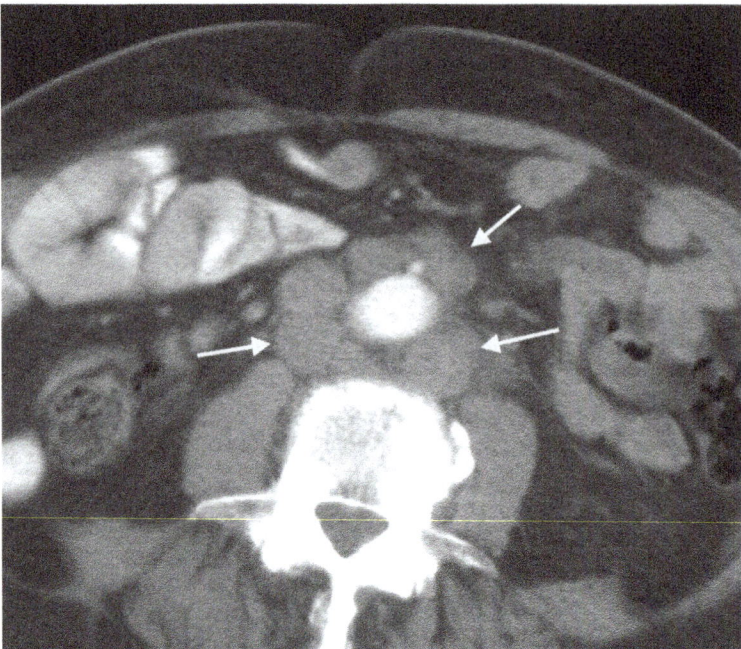

Abb. 9.14. Computertomographischer Schnitt kaudal der Nierenvenen nach Bolusinfusion von iodhaltigem Kontrastmittel. Multiple retroperitoneale Lymphknotenmetastasen (*Pfeile*) bei einem Patienten mit Kolonkarzinom. Da die V. cava inferior in dieser Phase noch nicht kontrastiert ist, lässt sie sich nur unter Berücksichtigung der benachbarten Schnitte sicher identifizieren

Operation nach Whipple, bei der die peripankreatischen Lymphknoten zusammen mit dem Pankreaskopf reseziert werden, bei der pathologischen Aufarbeitung die Absetzungsränder tumorfrei sind und keine Lymphknotenmetastasen vorliegen, überlebten z.B. in der Chirurgischen Universitätsklinik Heidelberg 41% der Patienten die ersten fünf Jahre. Bei befallenen Lymphknoten aber betrug die Fünf-Jahres-Überlebensrate – auch bei onkologisch radikaler Resektion – nur noch ca. 14% (Th. Lehnert, Bremen, früher Heidelberg, pers. Mitteilung).

Peripankreatische Lymphknoten liegen dem Organ direkt an und können Kontakt zum Primärtumor haben. Deshalb ist hier eine zuverlässige Beurteilung mithilfe bildgebender Verfahren in der Regel nicht möglich.

Bei computertomographisch oder sonographisch erkennbarem unzweideutigem Lymphknotenbefall am Truncus coeliacus, periportal oder im Retroperitoneum wird, in Abhängigkeit von der Ausdehnung des Primärtumors und vom Allgemeinzustand des Patienten, häufig zugunsten palliativer Maßnahmen auf eine radikale Resektion verzichtet. Beim Nachweis befallener Lymphknoten im Resektat wird in der Regel die Indikation zur postoperativen Chemotherapie gestellt. Die Entscheidung, bei einem in der Computertomographie oder der Sonographie zweifelsfrei diagnostizierten fortgeschrittenen Tumorstadium ganz auf eine Exploration und damit auf die Möglichkeit der histologischen Sicherung zu verzichten, muss individuell gefällt werden. Hier ist zu bedenken, dass der Patient mit einem fortgeschrittenen Tumor von einem rein diagnostischen Eingriff keinen Vorteil hat, sondern infolge der Operation für einen beträchtlichen Teil der ihm verbleibenden Lebenszeit geschwächt sein kann.

Urogenitale Tumoren (Tabelle 9.7)
Karzinome der Nieren und der ableitenden Harnwege
Im Rahmen der Nephrektomie oder nierenerhaltenden Eingriffen bei Tumoren der Niere oder des Nierenbeckens werden die perirenalen Lymphknoten üblicherweise entnommen, oft einschließlich der ipsilateralen parakavalen bzw. paraaortalen Lymphknoten. Insofern ist der Stellenwert bildgebender Verfahren für die präoperative Diagnose von Lymphknotenmetastasen in dieser ohnehin schwer zu beurteilenden Region gering. Es ist gegenwärtig strittig, ob eine systematische Dissektion der retroperitonealen Lymphknoten auf Höhe des Abgangs der Nierengefäße für den Patienten vorteilhaft ist. In der Regel wird diese erfolgen, wenn bei der präoperativen Diagnostik in diesem Bereich verdächtige Lymphknoten gefunden werden. Im Übrigen dient die präoperative Schnittbilddiagnostik vor allem dazu, den Tumor zunächst von Zysten oder Parenchymbuckeln differenzialdiagnostisch abzugrenzen und ihn hinsichtlich Größe und Lokalisation zu beschreiben.

Tabelle 9.6. N-Staging bei hepatobiliären Tumoren und Pankreaskarzinomen und klinische Bedeutung

Organ	N-Stadium	Befallene Regionen und morphologische Kriterien	Klinische Bedeutung	Abhängigkeit therapeutischer Entscheidungen von Befunden der Bildgebung?
Leber	N1	Lymphknoten des Leberhilus, entlang der A. hepatica propria, periportale und parakavale (oberhalb der Nierenvenen) Lymphknoten	Infauste Prognose bei Lymphknotenbefall. Ggf. interventionelle Therapie (Embolisation, perkutane Äthanolinjektion) statt Resektion N1	Nein
Gallenblase, extrahepatische Gallenwege	N1	Lymphknoten entlang des Ductus cysticus, Ductus choledochus, Truncus coeliacus, A. mesenterica superior oder im Ligamentum hepatoduodenale	Schlechte Prognose bei Lymphknotenbefall. Wenig Einfluss auf das operative Vorgehen	Nein
Papilla Vateri	N1	Peripankreatische, pankreatikoduodenale, peripylorische, proximale mesenteriale Lymphknoten (Lymphknoten entlang des Pankreasschwanzes oder im Milzhilus gelten als Fernmetastasen)	Schlechte Prognose bei Lymphknotenbefall	Nein
Pankreas	N1	Peripankreatische, pankreatikoduodenale, proximale mesenteriale Lymphknoten sowie entlang des Ductus choledochus Karzinome des Pankreasschwanzes oder des Korpus: Lymphknoten entlang des Pankreasschwanzes oder im Milzhilus Pankreaskopfkarzinome: Lymphknoten am Truncus coeliacus Als Fernmetastasen gelten: beim Pankreaskopfkarzinom Lymphknoten entlang des Pankreasschwanzes oder im Milzhilus; bei Karzinomen von Corpus oder Cauda Metastasen am Truncus coeliacus; alle übrigen Regionen (z.B. periportal, paraaortal)	Keine radikale Resektion bei massivem Lymphknotenbefall, insbesondere außerhalb der für das Stadium N1 definierten Regionen (histologische Sicherung gefordert)	Nein, aber Einfluss auf OP-Planung (Personal, Räume, Zeit)

Wichtig ist der Ausschluss einer Infiltration von Nachbarorganen, von Lebermetastasen oder von Lymphknotenmetastasen außerhalb der ursprünglich vorgesehenen Resektionsgrenzen.

Obwohl Lymphknotenmetastasen auf eine langfristig schlechte Prognose hinweisen, wird – sofern technisch möglich – der Primärtumor entfernt, um lokalen Komplikationen wie Hämaturie, Infektion oder einer Invasion benachbarter Organe vorzubeugen.

Prostatakarzinom

Bei nachweisbarem Lymphknotenbefall ist die Prognose des Prostatakarzinoms ungünstig. Sind in der präoperativen Diagnostik Lymphknotenmetastasen unzweideutig (z.B. mit einem Durchmesser von mehr als 5 cm) nachweisbar, wird in der Regel auf eine Resektion zugunsten einer Hormontherapie verzichtet, ggf. in Verbindung mit einer Strahlentherapie. Wenn die Befunde in der Schnittbilddiagnostik negativ oder zweifelhaft sind, erfolgt vor Resektion der Prostata eine diagnostische Dissektion der Lymphknoten des Beckens (v.a. der Obturatoriusgruppe), ggf. bis zur Bifurkation der Aa. iliacae communes.

Sind im pathologischen Schnellschnitt Metastasen nachweisbar, muss die Indikation zur Resektion des Primärtumors abgewogen werden.

Oft wird aber in Hinblick auf das Risiko der Impotenz und der Inkontinenz auf eine radikale Prostatektomie in dieser Situation verzichtet (Doersam et al. 1994).

Blasenkarzinom

Auch hier zeigen Lymphknotenmetastasen eine ungünstige Prognose an (Abb. 9.15).

Tabelle 9.7. N-Staging bei Tumoren des Urogenitaltrakts und klinische Bedeutung

Organ	N-Stadium	Befallene Regionen und morphologische Kriterien	Klinische Bedeutung	Abhängigkeit therapeutischer Entscheidungen von Befunden der Bildgebung?
Prostata	N1	Lymphknoten des Beckens (zwischen Lig. inguinalia und Bifurkation der Aa. iliacae communes)	Häufig keine radikale Prostatektomie bei Lymphknotenbefall. In der Regel diagnostische Lymphknotenexploration im Rahmen des Ersteingriffs, sofern nicht in der Bildgebung unzweifelhaft Lymphknoten- oder Fernmetastasen vorliegen	Nur bei radiologisch eindeutigen Befunden
Hoden		Abdominale paraaortale, präaortale, interaortokavale, präkavale, parakavale, retrokavale und retroaortale Lymphknoten. Nach skrotaler oder inguinaler Erstoperation auch intrapelvine und inguinale Lymphknoten	N+ bedeutet Stadium II bei allen Tumortypen	Ja
			Seminom: Strahlentherapie. Dosis und Feldgröße abhängig vom Nachweis vergrößerter retroperitonealer Lymphknoten mit der CT	
			Nichtseminom: diverse Therapieempfehlungen, abhängig vom Nachweis vergrößerter retroperitonealer Lymphknoten mit der CT	
	N1	Lymphknotenkonglomerat, solitäre oder multiple Lymphknoten, jeweils < 2 cm in größter Ausdehnung		
	N2	Lymphknotenkonglomerat oder multiple Lymphknoten, 2–5 cm in größter Ausdehnung		
	N3	Lymphknotenkonglomerat, > 5 cm in größter Ausdehnung		
Niere, Nierenbecken und Ureter		Hiläre sowie paraaortale, parakavale Lymphknoten. Beckenlymphknoten beim Ureterkarzinom	Schlechte Prognose bei Lymphknotenbefall, ungeachtet des N-Stadiums. Diagnostische Lymphadenektomie im Rahmen der Nephrektomie. Wenig Einfluss des Lymphknotenbefalls auf die Durchführung der Operation	Nein
Niere	N1	Ein regionärer Lymphknoten		
	N2	Mehr als ein regionärer Lymphknoten		
Nierenbecken und Ureter	N1	Solitärer Lymphknoten < 2 cm in größter Ausdehnung		
	N2	Solitärer Lymphknoten von 2–5 cm in größter Ausdehnung oder multiple Lymphknoten, keiner größer als 5 cm		
	N3	Lymphknoten > 5 cm größte Ausdehnung		
Harnblase		Lymphknoten des Beckens (zwischen Lig. inguinalia und der Bifurkation der Aa. iliacae communes)	Schlechte Prognose bei Lymphknotenbefall, ungeachtet des N-Stadiums. Diagnostische Lymphadenektomie im Rahmen der Nephrektomie. Wenig Einfluss des Lymphknotenbefalls auf die Durchführung der Operation	Nein
	N1	Solitärer Lymphknoten, < 2 cm maximaler Durchmesser		
	N2	Solitärer Lymphknoten, 2–5 cm in größter Ausdehnung oder multiple Lymphknoten, keiner größer als < 5 cm		
	N3	Lymphknoten > 5 cm größte Ausdehnung		

Tabelle 9.7 (Fortsetzung)

Organ	N-Stadium	Befallene Regionen und morphologische Kriterien	Klinische Bedeutung	Abhängigkeit therapeutischer Entscheidungen von Befunden der Bildgebung?
Cervix uteri	N1	Parazervikale, parametrane, hypogastrische Lymphknoten (Obturatoriusgruppe, Aa. iliacae internae), Lymphknoten an Aa. iliacae communes und externae, präsakrale und laterale sakrale Lymphknoten	Das FIGO-Stadium ist unabhängig vom Lymphknotenbefall	Bei Irresektabilität
Corpus uteri	N1	Parametrane, hypogastrische Lymphknoten (Obturatoriusgruppe, Aa. iliacae internae), Lymphknoten an Aa. iliacae communes und externae, präsakrale, laterale sakrale und paraaortale Lymphknoten	FIGO-Stadium IIIC bei N1	Bei Irresektabilität
Ovar	N1	Hypogastrische Lymphknoten (Obturatoriusgruppe, Aa. iliacae internae), Lymphknoten an Aa. iliacae communes und externae, präsakrale, laterale sakrale paraaortale und inguinale Lymphknoten	FIGO-Stadium IIIC bei N1	Nein

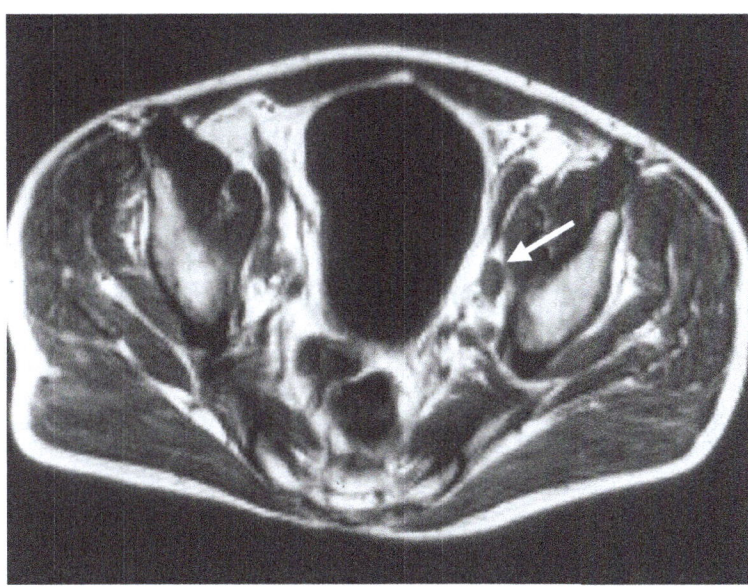

Abb. 9.15. Transversaler T1-gewichteter Schnitt nativ im Becken bei einem Mann mit metastasierendem Blasenkarzinom. Lymphknotenmetastase der Obturatoriusgruppe (*Pfeil*)

Vor einer Zystektomie erfolgt eine Exploration der Lymphknoten des Beckens, sofern nicht bereits präoperativ mit Hilfe bildgebender Verfahren ein ausgedehnter Befall nachweisbar ist.

Bei Vorliegen von Lymphknotenmetastasen kann durchaus noch eine Zystektomie erfolgen, um lokalen Komplikationen vorzubeugen. Oft aber wird auf weniger belastende Maßnahmen zurückgegriffen, wie eine lokale oder transurethrale Resektion bzw. eine BCG-Instillati-

on, mit der für eine nicht unbeträchtliche Zeit eine lokale Tumorkontrolle erreicht werden kann.

Hodentumoren

Bei Hodentumoren herrscht eine Vielfalt von Therapieempfehlungen; auch bei der Abfassung aktueller Leitlinien konnten sich die Kommissionsmitglieder nicht auf eine einheitliche Empfehlung einigen (Souchon et al. 2002). Erfreulich ist, dass allen Therapieansätzen ei-

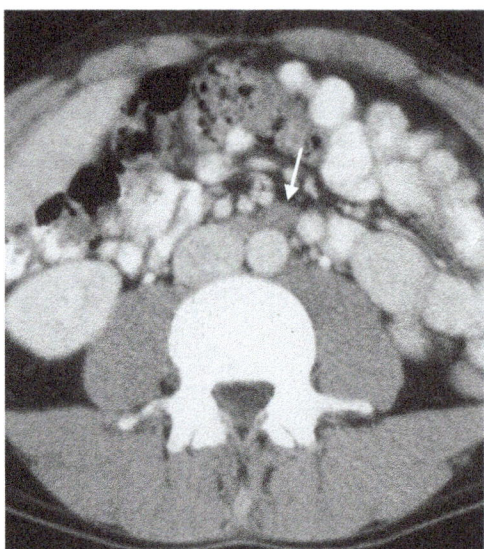

Abb. 9.16. Computertomographischer Schnitt auf Höhe des unteren Pols der rechten Niere nach oraler Kontrastierung und i.v.-Infusion von Kontrastmittel bei einem Patienten mit Teratom des Hodens. Retroperitoneale Lymphknotenmetastase (*Pfeil*). Der Lymphknoten war noch grenzgradig groß und bildete sich nach Chemotherapie vollständig zurück

ne ähnlich exzellente Prognose für den Patienten gemeinsam ist, außer für jene mit weit fortgeschrittenen Stadien, d. h. mit viszeralen oder zerebralen Metastasen. Das Vorgehen unterscheidet sich zunächst grundlegend zwischen Seminomen und Nichtseminomen.

Bei Seminomen wird bei unauffälligem CT-Befund im Retroperitoneum, der ersten Lymphknotenstation von Hodentumoren, eine prophylaktische Strahlentherapie mit 20 bis 23 Gy empfohlen.

Die Alternative ist ein abwartendes Verhalten unter regelmäßigen Kontrollen: Bei 20% der Patienten zeigen sich im Verlauf retroperitoneale Metastasen.

Zeigt die Computertomographie vergrößerte Lymphknoten, erfolgt die Strahlentherapie mit erhöhter Dosis (30–36 Gy) und unter Einschluss der ipsilateralen Beckenachse. Eine Chemotherapie oder eine retroperitoneale Lymphknotendissektion sind nicht regelrecht indiziert.

Bei Nichtseminomen (z. B. Teratome, embryonalen Karzinome, Chorionkarzinome) mit unauffälligem CT-Befund im Retroperitoneum werden entweder ein abwartendes Verhalten mit CT-Kontrollen, eine primäre Chemotherapie (bei Patienten mit erhöhtem Risiko, insbesondere mit histologischem Nachweis einer Gefäßinvasion im Primärtumor) oder eine primäre retroperitoneale Lymphadenektomie empfohlen.

Bei Nachweis vergrößerter Lymphknoten hingegen (Abb. 9.16) kommen die primäre Lymphadenektomie mit und ohne adjuvante Chemotherapie sowie die primäre Chemotherapie mit und ohne Resektion von kleinen Residualbefunden infrage – alles Ansätze, die letztlich sehr gute Resultate bringen und deren Vor- und Nachteile mit dem Patienten gemeinsam erörtert werden müssen. Ein makroskopischer Residualtumor nach Chemotherapie wird bei Seminomen vorzugsweise engmaschig beobachtet, bei Nichtseminomen obligat reseziert. Im Resektat finden sich häufig, auch bei makroskopisch noch beträchtlichen Residuen, nur noch avitales oder differenziertes Gewebe (Jaeger et al. 1994; Weissbach u. Bussar-Maatz 1993).

Tumoren von Uterus und Adnexen

Eine systematische Dissektion der Lymphknoten gehört zu den standardisierten, onkologischen Eingriffen bei Karzinomen der Cervix oder des Corpus uteri.

Insofern kommt der präoperativen Diagnostik vor allem die Aufgabe zu, einen Lymphknotenbefall außerhalb des im Rahmen der Operation zugänglichen Gebietes nachzuweisen, z. B. in der Paraaortalregion.

Auch die Indikation zur postoperativen Strahlentherapie wird meist aufgrund histologisch nachweisbarer Lymphknotenmetastasen gestellt. Nur bei Patienten, bei denen – meist aufgrund eines erhöhten operativen Risikos – auf eine systematische Lymphknotendissektion verzichtet werden muss, beruht die Indikation zur postoperativen Strahlentherapie allein auf Befunden der Computertomographie oder der Sonographie.

Bei der Operation des Ovarialkarzinoms hingegen ist eine Lymphknotendissektion nicht obligat (Hacker 1995). Häufig handelt es sich um sehr große Tumoren, bei denen, unabhängig vom Lymphknotenbefall, auf operativem Wege allenfalls eine Verkleinerung möglich ist. Die Untersuchung des gesamten Abdomens einschließlich der retroperitonealen Lymphknoten, meist mit der CT und der Sonographie, liefert einen Ausgangsbefund für die anschließende Chemotherapie.

Malignes Melanom

Das Risiko einer lymphogenen Metastasierung hängt vom Melanomtyp (Lentigo maligna, noduläres, superfiziell spreitendes Melanom etc.) und von der Infiltrationstiefe ab. Üblicherweise wird aufgrund dieser Faktoren eine vereinfachte Einteilung in „High-risk-" und „Low-risk-Tumoren" verwendet.

Für die Untersuchung oberflächlich gelegener regionärer Lymphknoten, z. B. in der Leiste, am Hals oder in der Axilla, ist zunächst die hochauflösende Sonographie die Methode der Wahl. Wenn sich hier suspekte Lymphknoten zeigen, werden diese systematisch disseziert. Bei negativem Ultraschallbefund ist das Vorgehen abhängig vom Stadium des Primärtumors. Bei Low-risk-Tumoren wird häufig auf eine Lymphknotendissektion zugunsten regelmäßiger Kontrollen verzichtet. Bei High-risk-Tumoren wird teils ebenfalls zugewartet; an einigen Zentren allerdings trotz eines negativen Ultraschallbefundes eine Lymphknotendissektion durchgeführt. Ob dies aber die Prognose der Patienten verbessert, ist strittig.

Vor allem bei High-risk-Läsionen ist es präoperativ sinnvoll, zum Staging und als Ausgangsbefund für spätere Verlaufsuntersuchungen die mediastinalen und abdominalen Lymphknoten zu untersuchen.

Am einfachsten geschieht dies mit der Computertomographie, ergänzt durch die Oberbauchsonographie.

9.5 Maligne Lymphome

Bei den malignen Lymphomen wird zwischen den Non-Hodgkin- und den Hodgkin-Lymphomen unterschieden. Die Klassifikation der Lymphome ist ein zentraler Bestandteil der Pathogenese der Lymphome und hat große Bedeutung für die Diagnosesicherung, Therapie und Prognose. Während bei den Non-Hodgkin-Lymphomen die Lymphomen ganz überwiegend aus malignen Zellen bestehen, ist für die Hodgkin-Lymphome eine Kombination von malignen Zellen mit reaktiven Elementen typisch.

9.5.1 Hodgkin-Lymphom

Das Hodgkin-Lymphom ist eine maligne Erkrankung des lymphatischen Systems. Die neoplastischen Zellen sind meist B-Lymphozyten. Durch Strahlen- und Chemotherapie ist die Erkrankung auch in fortgeschrittenen Stadien heilbar. Die Inzidenz des Hodgkin-Lymphoms beträgt 2–3 pro 100000 Einwohner und Jahr. Es finden sich Altersgipfel im 3. und 6. Lebensjahrzehnt (Engert et al. 1995). Die Primärlokalisationen sind häufiger zervikal als mediastinal und infradiaphragmal. Die Ausbreitung erfolgt lymphogen oder per continuitatem, später auch hämatogen.

In der WHO-Klassifikation (WHO 2001) werden der lymphozytenprädominante Typ vom klassischen Hodgkin-Lymphom getrennt. Beim Hodgkin-Lymphom werden weitere Subtypen unterschieden: lymphozytenreicher, nodulär-sklerosierender, Mischtyp und lymphozytenarmer Typ.

Klinische Symptome, die zum Diagnoseverdacht führen, sind länger andauernde Lymphknotenschwellungen, Fieber, Nachtschweiß, Gewichtsabnahme und Pruritus.

Tabelle 9.8. Ann-Arbor-Klassifikation der malignen Lymphome. (Modifiziert nach Carbone et al. 1971)

I	Befall einer einzigen Lymphknotenregion (I) oder lokalisierter Befall eines einzigen extralymphatischen Organs (I_E)
II	Befall von zwei oder mehr Lymphknotenregionen (II) oder lokalisierter Befall extralymphatischer Organe oder Gewebe und Befall einer oder mehrerer Lymphknotenregionen auf (II_E) der gleichen Seite des Zwerchfells
III	Befall von Lymphknotenregionen auf beiden Seiten des Zwerchfells (III), welcher ebenfalls von lokalisiertem extralymphatischen Organ- oder Gewebebefall (III_E) oder Milzbefall (III_S) oder beidem (III_{SE}) begleitet sein kann
IV	Disseminierter oder diffuser Befall eines oder mehrerer extralymphatischer Organe oder Gewebe, mit oder ohne vergrößerte Lymphknoten

Zum lymphatischen Gewebe gehören Lymphknoten, Milz, Thymus, Waldeyer-Rachenring, Appendix vermiformis und die Peyer-Plaques des Dünndarms.
Alle Stadien werden in A- (ohne Allgemeinsymptome) oder B-Kategorie (mit Allgemeinsymptomen) unterteilt. Definition der Allgemeinsymptome: nicht erklärbares Fieber $>38\,°C$ und/oder nicht erklärbarer Nachtschweiß und/oder nicht erklärbarer Gewichtsverlust von $>10\%$ des Körpergewichts in den vergangenen 6 Monaten.
Für primär extranodale Lymphome (Gastrointestinaltrakt, Haut, ZNS) besteht noch keine allgemeine Klassifikation.

Die Diagnosestellung erfolgt zunehmend aufgrund des Zufallsbefundes einer asymptomatischen Mediastinalverbreiterung in der Röntgendiagnostik.

Risikofaktoren für das Hodgkin-Lymphom sind: großer Mediastinaltumor, extranodaler Befall, hohe Blutsenkungsgeschwindigkeit und drei oder mehr befallene Lymphknotenareale.

Das Staging der malignen Lymphome basiert auf der Ann-Arbor-Klassifikation (Carbone et al. 1971; Tabelle 9.8, Abb. 9.17 a, b).

Die Bildgebung ermöglicht die Beurteilung der Lymphknoten sowie der Milz- und Lebergröße/-struktur. Der Befall der Milz ist mit bildgebenden Verfahren oft schwierig zu diagnostizieren (Abb. 9.19). Ein Leberbefall sollte durch eine histologische Untersuchung bestätigt werden.

Eine stadienadaptierte Therapie wird sofort nach Diagnose und Staging immer unter kurativer Intention eingeleitet. So werden etwa neun von zehn Patienten in den frühen Stadien geheilt. In den limitierten Stadien (Ann-Arbor-Stadien I und II) dominiert die Strahlentherapie in Kombination mit einer chemotherapeutischen Behandlung. Fortgeschrittene Stadien (Ann-Arbor-Stadien III und IV) sind mit einer Polychemotherapie zu behandeln. Durch eine Hochdosis-Chemotherapie konnte das Überleben der Patienten im Rezidiv verbessert werden.

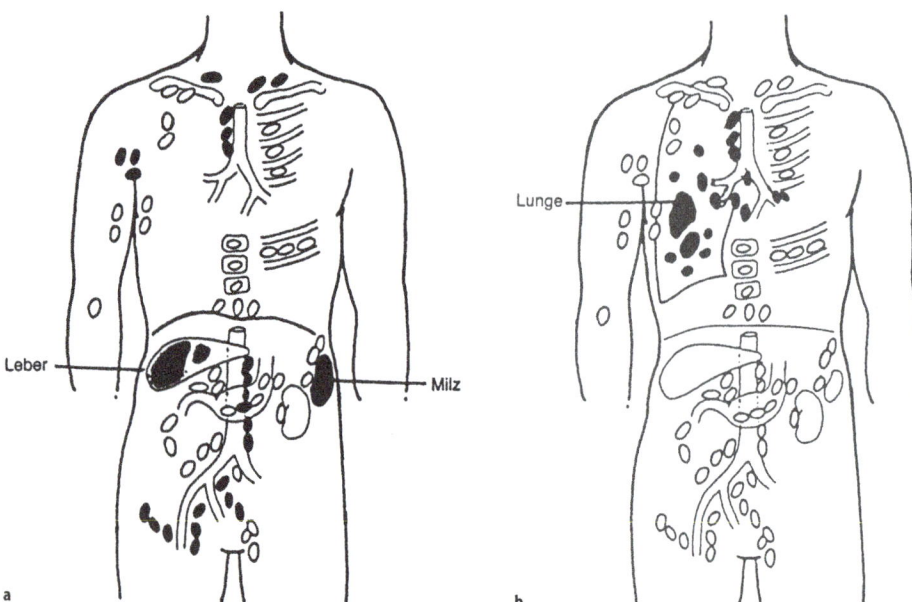

Leber

Milz

Lunge

a

b

Abb. 9.17 a, b. Hodgkin-Lymphom, Stadium IV. Disseminierter Befall der Leber und Milz (**a**) sowie der Lunge (**b**). (Aus Wittekind et al. 2005)

Die Rückbildung der Lymphknoten ist in der Bildgebung zu dokumentieren. Ein Persistieren der Mediastinalverbreiterung schließt eine Remission nicht aus. Zur Beurteilung des Remissionsstatus kann in dieser Situation das PET hilfreich sein (Dimitrakopoulou et al. 1997).

9.5.2 Non-Hodgkin-Lymphome

Die Non-Hodgkin-Lymphome umfassen eine heterogene Gruppe maligner Krankheiten des lymphatischen Systems. Neue Erkenntnisse zur Pathogenese und die Etablierung neuer diagnostischer Techniken (Immunphänotypisierung, molekulargenetische Analysen) bilden die Grundlage der Klassifikation der WHO (The International Non-Hodgkin's Lymphoma Project 1993, Tabelle 9.9). Es wird zwischen Lymphomen der B- und T-Zellreihe unterschieden. Zusätzlich erfolgt eine Einteilung entsprechend den frühen und späteren Vorläuferzellen der Lymphopoese.

Die differenzierte Diagnostik ist Grundlage krankheitsspezifischer Therapieverfahren (Uppenkamp u. Feller 2002). Als wesentliche Entitäten sind die chronische lymphatische Leukämie, die Haarzell-Leukämie, das lymphoplasmozytoide Lymphom, das Marginalzonenlymphom, die follikulären Lymphome, das Mantelzell-Lymphom, das diffuse großzellige B-Zell-Lymphom, das mediastinale Lymphom, das Burkitt-Lymphom und die T-Zell-Lymphome zu nennen.

Die bildgebende Diagnostik hat zu berücksichtigen, dass das Befallsmuster von nodalen Typen (z. B. lymphozytisches Non-Hodgkin-Lymphom) bis zur Leukämie (z. B. chronisch-lymphatische Leukämie) reichen kann.

Trotz der Zuordnung innerhalb der pathologischen Klassifikation sind Übergangsformen zwischen dem klassischen Lymphom mit ganz überwiegendem Lymphknotenbefall und der Leukämie mit der typischen Leukozytenerhöhung zu berücksichtigen. In der Praxis hat sich eine Unterteilung in niedrigmaligne (indolente) und hochmaligne (aggressive) Lymphome bewährt.

Die Inzidenz der niedrigmalignen Lymphome beträgt etwa 10 pro 100 000, die der hochmalignen Lymphome etwa 5 pro 100 000 Einwohner im Jahr.

Die Diagnose wird durch die histologische Untersuchung von bioptisch gewonnenem Gewebematerial (vorzugsweise Lymphknoten oder Knochenmark) gestellt. Vom Non-Hodgkin-Lymphom differenzialdiagnostisch abzugrenzen sind die unspezifische Lymphadenitis, Metastasen solider Tumoren, Kollagenosen, die Sarkoidose, die Tuberkulose und andere Infektionen. Die pathologische Klassifikation der B-Zell-Lymphome ist in Tabelle 9.9 dargestellt.

Während niedrigmaligne Lymphome zu 80% zum Zeitpunkt der Diagnose bereits generalisiert sind, werden hochmaligne Lymphome häufiger in lokalisierten Stadien diagnostiziert.

Tabelle 9.9. Klassifikation der malignen Lymphome der B-Zell-Reihe

Neue WHO-Klassifikation 2001[a]	Aktualisierte Kiel-Klassifikation 1988
Vorläuferzell-Lymphome Vorläuferzell-B-lympho- blastische Leukämie/ Lymphome	B-lymphoblastisch
Periphere Lymphome B-CLL, kleinzelliges lymphozytisches Lymphom B-CLL-Variante: mit mono- klonaler Gammopathie/ plasmozytoider Differen- zierung B-Zell-prolymphozytische Leukämie	B-lymphozytisch, B-CLL, B-prolymphozytisch Lymphoplasmozytoides Immu- nozytom
Lymphoplasmozytisches Lymphom	Lymphoplasmozytisches Lymphom/Immunozytom
Mantelzell-Lymphom Variante: blastisches Mantelzell-Lymphom	Zentrozytisch
Follikuläres Lymphom	Zentroblastisch-zentrozytisch, follikulär
Varianten: Grad 1, 2 und 3	Zentroblastisch-zentrozytisch, follikulär, zentroblastisch, folli- kulär
Kutanes follikuläres Keim- zentrumslymphom	Zentroblastisch-zentrozytisch, diffus
Marginalzonen-B-Zell- Lymphom vom MALT-Typ Nodales Marginalzonen- B-Zell-Lymphom Marginalzonen-B-Zell- Lymphom der Milz	Monozytoid einschließlich Marginalzonenlymphom
Haarzell-Leukämie	Haarzell-Leukämie
Plasmazellmyelom/ Plasmozytom	Plasmazytisch
Diffuses großzelliges B-Zell-Lymphom	Zentroblastisch (monomor- phische, polymorphische und multilobulierte Subtypen)
Varianten: zentroblastisch, immunoblastisch, T-Zell- oder histiozytenreich, anaplastisch großzelliges	B-immunoblastisch B-großzellig anaplastisch (Ki-1+)
Mediastinales (thymisches) großzelliges B-Zell-Lymphom Intravaskuläres großzelliges B-Zell-Lymphom Primäres Ergusslymphom	
Burkitt-Lymphom Atypisches (pleomorphes) Burkitt-Lymphom	Burkitt

[a] Nach Jaffe et al. (2001).

Niedrigmaligne Lymphome sind in den eher seltenen lo- kalisierten Stadien durch Radiotherapie heilbar. Generali- sierte Stadien werden bei symptomatischen Patienten, bei Einschränkung der Hämatopoese, Organdysfunktion durch vergrößerte Lymphknoten oder Infiltration von Or-

ganen mit Chemotherapie behandelt. Während bei alten Patienten meist eine milde, ambulante Chemotherapie angewendet wird, kommen bei jungen Patienten intensi- vere Schemata bis hin zur Hochdosistherapie mit auto- loger Blutstammzelltransplantation zum Einsatz.

Hochmaligne Lymphome sind durch eine konsequente Polychemotherapie heilbar. Hierbei hat sich die Behand- lung mit Cyclophosphamid, Adriablastin, Vincristin und Prednison (CHOP-Protokoll) als Goldstandard etabliert. Im Stadium I und II ist eine Behandlung mit 3–4 Zyklen CHOP plus Bestrahlung einer sechsmaligen Behandlung mit CHOP hinsichtlich der Effektivität gleichzusetzen, je- doch sind die Nebenwirkungen geringer. Neue Optionen ergeben sich durch die Therapie mit monoklonalen An- tikörpern und eine Dosis-Intensivierung (CHOP-14). Ins- besondere der Antikörper Rituximab (Anti-CD 20) hat die Rate der Remissionen beim malignen Lymphom erhöht und in ersten Studien einen Überlebensvorteil auf- zeigen können (Coiffier et al. 2002).

Zusätzlich zur Stadieneinteilung (Ann-Arbor-Klassifi- kation, Tabelle 9.8) gelten als Risikofaktoren: LDH- Erhöhung, Alter über 60 Jahre, extranodaler Befall und reduzierter Allgemeinzustand. Diese Faktoren sind in einen internationalen Prognoseindex aufgenommen worden (The International Non-Hodgkin's Lymphoma Project 1993).

Durch die bildgebenden Verfahren sind die Lymph- knoten in ihrer Größe im Verlauf zu untersuchen.

Insbesondere bei den hochmalignen Lymphomen zeigt sich bei Einschmelzungsprozessen ein gut durchbluteter Randsaum.

Nicht immer gelingt es, durch die Radiochemotherapie, eine komplette Remission zu induzieren. Bindegewe- beanteile von Lymphknotenkonglomeraten können sich nicht vollständig zurückbilden. Besonders bei Restlym- phomen im Mediastinum lässt sich durch die PET eine Information über vitales Gewebe gewinnen.

Trotz methodischer Einschränkungen (Mendenhall et al. 1993) sind CT und Ultraschall die wichtigsten diagnos- tischen Modalitäten beim Staging (Abb. 9.18 und 9.19).

Dies impliziert, dass zunächst aufgrund der Größe un- auffällige Lymphknoten sich im Verlauf als befallen er- weisen können, wenn sie in einer lokoregionären Thera- pie nicht erfasst waren. Gleichwohl scheint sich dies auf die Prognose des Patienten nicht nachteilig auszuwirken (Kluin-Nelemans u. Noordijk 1990). Die Lymphographie hat heute keinen Stellenwert mehr, zumal sie häufig falschpositive Befunde erbringt (Libson et al. 1994; North et al. 1992, 1993; Stomper et al. 1993) und wird vereinzelt noch in Zweifelsfällen eingesetzt (Mansfield et al. 1990). Ebenso erfolgen die diagnostische abdomi- nale Lymphadenektomie oder Splenektomie nur noch im Ausnahmefall (Kluin-Nelemans u. Noordijk 1990).

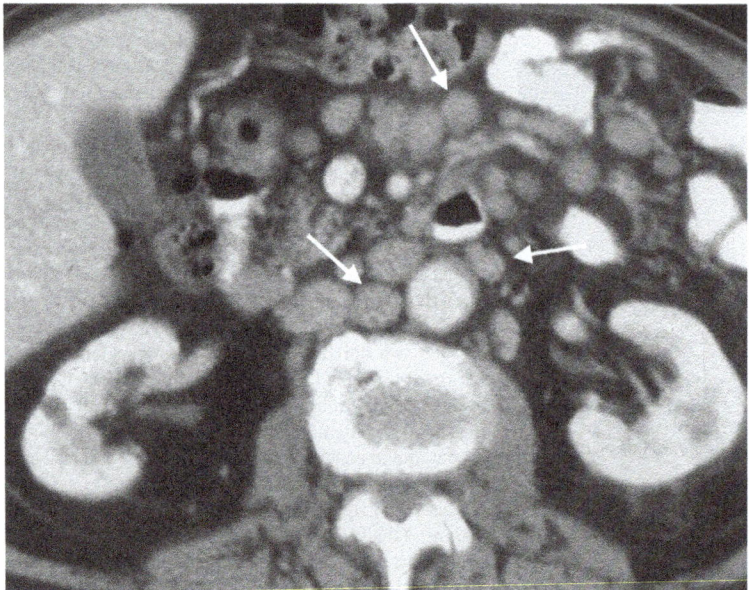

Abb. 9.18. Computertomographischer Schnitt auf Höhe der Nieren nach oraler Kontrastierung und i.v.-Kontrastmittelinfusion bei einem Patienten mit niedrigmalignem Non-Hodgkin-Lymphom. Multiple befallene retroperitoneale und mesenteriale Lymphknoten (*Pfeile*)

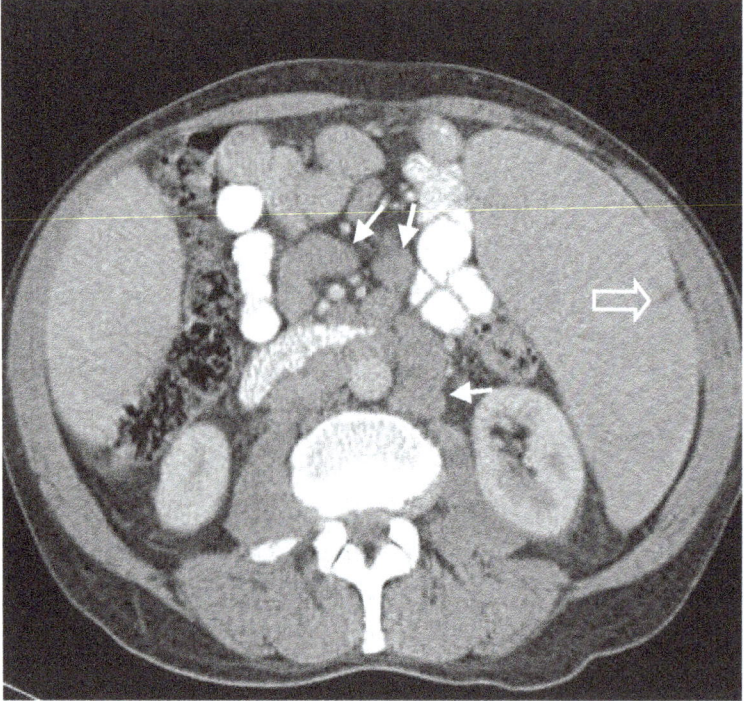

Abb. 9.19. Computertomographie des Oberbauch nach oraler Kontrastierung mit Bariumsulfat und i.v.-Infusion von iodhaltigem Kontrastmittel bei einem Patienten mit chronisch-lymphatischer Leukämie. Die Milz ist massiv vergrößert und frei von herdförmigen Veränderungen, bis auf eine periphere Narbe (*offener Pfeil*), vermutlich nach früherem kleinen Milzinfarkt. Multiple vergrößerte retroperitoneale und mesenteriale Lymphknoten (*Pfeile*)

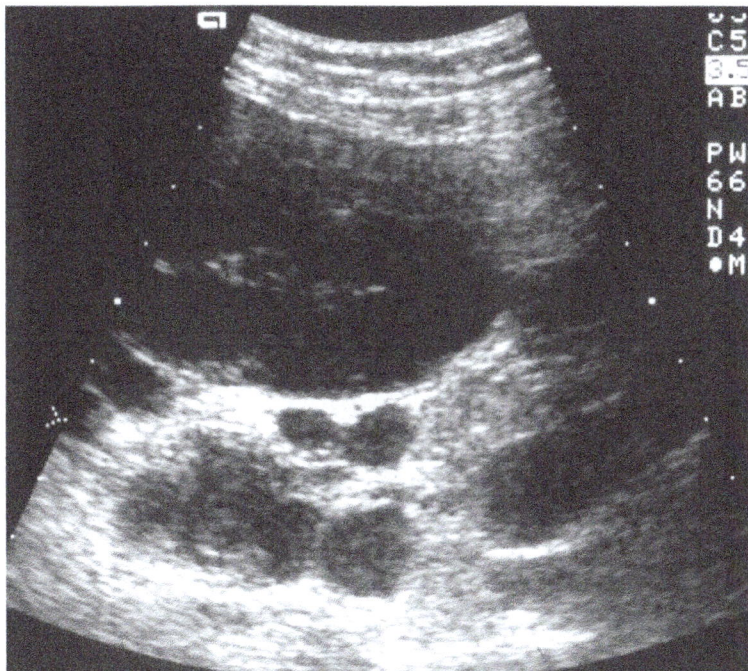

Abb. 9.20. Sonographischer Querschnitt im rechten Mittelbauch bei einem Patienten mit einem hochmalignen Non-Hodgkin-Lymphom des Dünndarms. Neben multiplen befallenen mesenterialen Lymphknoten, die als kugelige, echoarme Raumforderungen erscheinen, sieht man eine Dünndarmschlinge, deren Wand auf mehrere Zentimeter verdickt (*Doppelpfeil*) und deren Lumen nur als heller Strich erkennbar ist (*Pfeile*) (aus Delorme und Debus, 2005)

Bei einer primären Organmanifestation (z.B. im Magen-Darm-Trakt) führen oft, geleitet von der klinischen Symptomatik, endoskopische oder bildgebende Verfahren zur Diagnose (Abb. 9.20).

9.6 Beurteilung des Therapieerfolgs

Bei allen mit Strahlen- oder Chemotherapie behandelten Tumoren erfolgen Kontrolluntersuchungen, um – vor allem bei fehlendem Ansprechen – früh genug die Therapie zu ändern. Frühe Verlaufskontrollen müssen nicht stets mit aufwändigeren bildgebenden Verfahren erfolgen, weil z.B. bei der Therapie maligner Lymphome die Beurteilung einer einzelnen Läsion als „pars pro toto" meist ausreicht. Dies kann, je nach Lage, allein mit der Palpation geschehen, oder z.B. mit der Sonographie oder einer Röntgenaufnahme des Thorax in zwei Ebenen. Zusätzlich werden, insbesondere bei malignen Lymphomen, Serumlaborwerte wie die LDH herangezogen.

Ein vollständiges Restaging sollte bei soliden Tumoren nicht früher als 6–8 Wochen nach Abschluss der Therapie durchgeführt werden (Kluin-Nelemans u. Noordijk 1990).

Eine Größenabnahme des Tumors infolge einer Radio- oder Chemotherapie tritt bei den meisten soliden Tumoren vergleichsweise spät auf, d.h. gegen Ende der Therapie (Wasser et al. 2002). Dies hängt v.a. damit zusammen, dass im Unterschied zu Leukämien und Lymphomen sowie Keimzelltumoren die Wirkung der Chemotherapie oder Strahlung weniger über apoptotische Vorgänge vermittelt wird als über den mitotischen Zelltod. Dieser tritt naturgemäß vorzugsweise bei der nächsten Zellteilung ein oder gar erst nach mehreren Zyklen. Dem morphologisch erkennbaren Ansprechen können jedoch typische, metabolische Veränderungen vorausgehen. Beim kleinzelligen Bronchialkarzinom ließ sich z.B. mithilfe der PET ein früher Rückgang der FDG-Aufnahme nachweisen, die einer makroskopischen Remission vorausging (Knopp et al. 1994) und ebenso ein erneut ansteigender Uptake vor einer Tumorprogression. Auch ein vergleichsweise früher Rückgang der Durchblutung ist beobachtet worden (Wasser et al. 2002; Kedar et al. 1994); ob hiermit jedoch ein frühes Erkennen möglicher Responder zuverlässig gelingt, ist noch nicht geklärt.

Die Tumorgröße ist als alleiniges Kriterium des Ansprechens auf eine Therapie kritisch zu bewerten.

Auch in einem nach Therapie auf normale Größe zurückgegangenen Lymphknoten kann sich noch vitales Gewebe verbergen, von dem ein Rezidiv seinen Ausgang nehmen wird. Und umgekehrt: Insbesondere bei

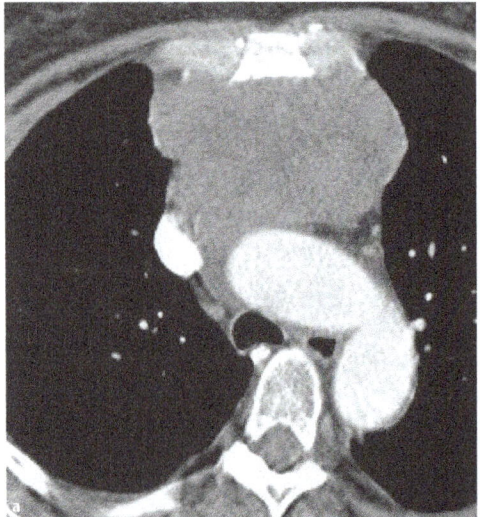

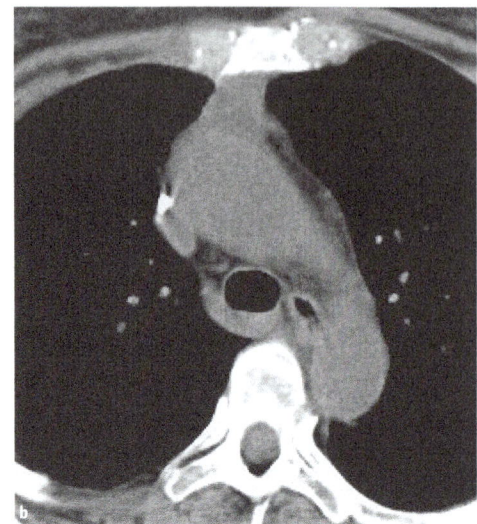

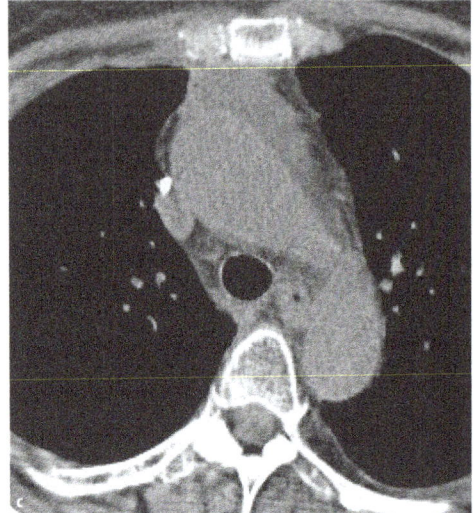

Abb. 9.21 a–c. Computertomogramm des Thorax bei einer Patientin mit hochmalignem Non-Hodgkin-Lymphom im Mediastinum. **a** Ausgangsbefund ein großer präaortaler Tumor, **b** nach Chemotherapie Rückbildung bis auf einen kleinen Restbefund, **c** im weiteren Verlauf nach mehreren Monaten jedoch Größenzunahme des Restbefundes. In der ^{18}FDG-PET keine Mehrspeicherung, im weiteren Verlauf ohne Therapie Größenkonstanz. Hier handelt es sich um den typischen Befund einer reaktiven Thymusvergrößerung, die ein Rezidiv vortäuscht

Lymphknotenmetastasen von Hodentumoren können auch nach erfolgreicher Chemotherapie Raumforderungen von erheblicher Größe zurückbleiben, die lediglich nekrotisches Material bzw. differenzierte Zellen oder Narbengewebe enthalten. In einer Studie fand sich bei 24 von 79 Patienten mit Teratomen und großen retroperitonealen Lymphknotenmetastasen („bulky disease") bei der retroperitonealen Lymphadenektomie nach Chemotherapie lediglich nekrotisches Material. Bei 12 dieser 24 Patienten aber hatte die residuale nekrotische Läsion einen Durchmesser von immerhin 5–8 cm (Jaeger et al. 1994).

Auch bei der erneuten Größenzunahme eines Befundes nach initialem Ansprechen auf eine Therapie müssen neben einem Rezidiv benigne Veränderungen in Betracht gezogen werden. Hier ist besonders eine Vergrößerung des Thymus zu nennen, die in bis zu 10% der Patienten nach Chemotherapie beobachtet wird und die ein Rezidiv eines mediastinalen malignen Lymphoms vortäuschen kann (Abb. 9.21 a–c).

Nach gegenwärtigem Stand bietet die MRT keine Hilfe zur Unterscheidung von Nekrose und residualem Tumor (Hogeboom et al. 1993). Hier bietet die PET mit FDG eher Hinweise.

Ihr Einsatz wird aber, auch bei breiterer Verfügbarkeit und geringeren Kosten, auf jene Patienten beschränkt bleiben, bei denen das therapeutische Vorgehen vom Ausgang der Untersuchung abhängt. Bei Patienten z. B. mit metastasierten Keimzelltumoren kann dies – nach Chemotherapie und vor geplanter Salvage-Lymphadenektomie – durchaus in Zukunft der Fall sein.

9.7 Nachsorge

Die Sonographie und in geringerem Umfang die Computertomographie gehören neben der Skelettszintigraphie, der konventionellen Röntgendiagnostik – vor allem des Thorax – sowie der klinischen Untersuchung und der Bestimmung klinisch-chemischer Parameter im Serum zum Nachsorgeprogramm nach der initialen Therapie eines Tumors. Ob ein engmaschiges und aufwändiges Untersuchungsprogramm tatsächlich die langfristige Prognose des Patienten günstig beeinflusst, ist indessen nicht erwiesen. Hiervon geht man v. a. bei jenen Tumoren aus, für die auch im Falle eines Rezidivs noch eine effektive Behandlung möglich ist (z. B. bei malignen Lymphomen oder Keimzelltumoren). Wenn im Falle eines Rezidivs keine kurative Therapie mehr verfügbar ist, stellen engmaschige Nachsorgeuntersuchungen vermutlich eher eine Belastung des Patienten dar, als dass sie ihm nutzen.

Wenn Nachsorgeuntersuchungen vorgesehen sind, empfiehlt es sich, etwa 6–8 Wochen nach der initialen Therapie, insbesondere nach operativen Eingriffen, einen Ausgangsbefund zu erheben.

Dieser ist die Basis bei der Klärung zweifelhafter Befunde, die bei späteren Untersuchungen aufgrund reparativer oder narbiger Veränderungen auftauchen.

9.8 Neue diagnostische Ansätze

Die *MR-Lymphographie* befindet sich in der klinischen Erprobung. Sie beruht auf der Tatsache, dass sich intravenös injizierte, superparamagnetische Eisenoxidpartikel in Lymphknoten anreichern und dort einen Signalabfall bewirken. Metastatisch befallene Anteile des Lymphknotens nehmen das Kontrastmittel nicht auf und heben sich hell ab. Je nach untersuchter Körperregion beträgt die Sensitivität zwischen 80 und 90%; die Spezifität ist hoch (Hamm et al. 1992; Taupitz et al. 1993; Wagner et al. 1995; Michel et al. 2002; Stets et al. 2002; Sigal et al. 2002). Ob eine Untersuchung mit diesen Substanzen regelhaft klinische Konsequenzen nach sich zieht, wird sich erweisen müssen.

Die *„radioimmunoguided surgery" (RIGS)* beruht auf dem Prinzip, dass radioaktiv markierte monoklonale Antikörper gegen Tumorantigene präoperativ injiziert und intraoperativ mithilfe einer handgeführten Stiftsonde speichernde Lymphknoten aufgesucht werden. Bislang ist die Methode vor allem als Ergänzung zum Staging des kolorektalen Karzinoms unter Verwendung markierter CEA-Antikörper eingesetzt worden. Hier zeigte sich, dass die Prognose der Patienten, bei denen sich bei Abschluss der Resektion keine nuklidspeichernden Areale mehr nachweisen ließen, besser war als bei jenen, bei denen residuales aktives Gewebe verblieben war (Kim et al. 1993; Arnold et al. 1995). Im Rahmen einer Studie wurde bei 11 von 36 Patienten aufgrund der RIGS-Befunde das ursprünglich angenommene Lymphknotenstadium revidiert; bei 9 Patienten erfolgte aufgrund dieser Befunde eine Änderung des ursprünglich geplanten operativen Vorgehens (Arnold et al. 1992). Sofern ausreichend spezifische und sensitive Antikörper zur Verfügung stehen, könnte dieses Verfahren in Zukunft eine wertvolle Ergänzung des Stagings allein mit bildgebenden Verfahren darstellen (Kim et al. 1993).

Das Konzept der *Sentinel-Lymphknoten-Biopsie* beruht auf der Hypothese, dass im Verlauf der Metastasierung zunächst nur ein Lymphknoten vom Tumor befallen wird – der sog. Sentinel-Lymphknoten (engl. Wächter) – und erst später eine Aussaat auf andere Lymphknoten erfolgt. Hieraus folgt, dass ein Befall „stromabwärts" gelegener Lymphknoten dann unwahrscheinlich ist, wenn der Sentinel-Lymphknoten frei ist. Damit wäre z. B. beim Mammakarzinom oder beim malignen Melanom eine systematische Lymphknotendissektion mit ihren Folgen (Infektion, Lymphödem) u. U. vermeidbar (Cabanas 1977; Morton et al. 1992). Um den Wächterlymphknoten intraoperativ zu identifizieren, kann in direkter Umgebung des Tumors ein Farbstoff subkutan injiziert werden. Eleganter ist es, ein technetiummarkiertes Albuminkolloid zu verwenden, weil er sich damit bereits präoperativ mithilfe der Szintigraphie lokalisieren lässt. Eine szintigraphisch nachweisbare Blockade des weiteren lymphatischen Abstroms des Nuklids kann bereits ein Hinweis auf einen Befall sein. Mithilfe einer handgeführten Sonde kann ähnlich wie bei der RIGS der Lymphknoten präoperativ auf der Haut eingezeichnet und intraoperativ aufgesucht werden. In einer Mammakarzinomstudie von Veronesi et al. (1997) fanden sich bei 49 von 81 Patientinnen mit einem histologisch befallenen Sentinel-Lymphknoten zusätzliche axilläre Metastasen, während nur 4 von 79 Patientinnen mit histologisch negativem Sentinel-Lymphknoten Metastasen in anderen Lymphknoten aufwiesen. Ob künftig z. B. bei Patienten mit geringem Risiko einer Metastasierung bei negativem Sentinel-Lymphknoten auf eine Lymphknotendissektion verzichtet werden kann, muss noch abgewartet werden (Morton 1997).

Danksagungen

Prof. Dr. Thomas Lehnert, Klinikum Bremen-Mitte

Priv.-Doz. Dr. J. Dörsam, Nürnberg

Priv.-Doz. Dr. U. Ikinger, Urologische Abteilung, Krankenhaus Salem, Heidelberg

Dr. H. Junkermann, Univ.-Frauenklinik, Heidelberg

Prof. Dr. W. Hartschuh, Universitätshautklinik Heidelberg

Priv.-Doz. Dr. A. Dietz, Universitäts-HNO-Klinik Leipzig

Priv.-Doz. Dr. H. Hoffmann, Thoraxklinik Heidelberg-Rohrbach.

Adenokarzinom. Adenokarzinome gehen von glandulären epithelialen Zellen bzw. Zylinderepithelien aus. Fast alle Karzinome des Verdauungstraktes, aber auch das typische Nierenzellkarzinom, manche Bronchialtumoren oder Tumoren der Speicheldrüsen sind Adenokarzinome.

Adjuvante Therapie. Eine unterstützende Therapie, die begleitend zu einer anderen hauptsächlichen Therapieform dem Patienten angeboten wird. Es handelt sich dabei i.d.R. um eine systemische zytostatische Chemotherapie, eine Strahlentherapie oder eine hormonelle Therapie bei hormonsensitiven Tumoren, die zusätzlich nach chirurgischen Maßnahmen Anwendung findet. Voraussetzung für den Gebrauch des Terminus sollte eine kurative Therapieintention sein.

Aneuploidie. Abweichung vom normalen Chromosomenbesatz, d.h. fehlende oder zusätzliche Chromosomen.

Angiogenese (Neoangiogenese). Entstehung neuer Blutgefäße, insbesondere innerhalb und in unmittelbarer Nachbarschaft von Tumoren unter Einwirkung von Mediatoren, sog. angiogenen Faktoren, die vom Tumor selbst produziert werden. Der Prozess der Angiogenese beruht auf einem äußerst komplexen Wechselspiel von stimulierenden und inhibierenden (antiangiogenen) Faktoren, die gleichfalls von Tumoren gebildet werden. Erst durch die Angiogenese kann ein Tumor die Größe von ca. 1 mm^3 überschreiten und klinisch manifest werden. Die Fähigkeit bestimmter Tumoren, solche neuen Blutgefäße aus vorbestehenden Kapillaren zu bilden, wird sowohl diagnostisch (v.a. anhand der Kontrastmittelaufnahme in Tumoren) als auch therapeutisch genutzt. Neue Therapieansätze beruhen auf einer Hemmung der Angiogenese durch Neutralisation der angiogenen Mediatoren, z.B. mithilfe monoklonaler Antikörper, oder durch Beeinflussung der intrazellulären Signaltransduktion.

Apoptose. Programmierter Zelltod. Er ist integraler Bestandteil der Entwicklung und Alterung von Zellpopulationen und dient nicht zuletzt zur Elimination genetisch geschädigter Zellen, die – würden sie überleben – Ursprung eines Tumors sein könnten. Eine Mutation der an der normalen Apoptose beteiligten Gene ist bei soliden Tumoren häufig. Auch nach letaler Schädigung (z.B. durch Chemo- oder Strahlentherapie) tritt bei diesen der endgültige Zelltod erst nach längerer Latenz ein, z.B. bei der nächsten Zellteilung (nekrotischer Zelltod). Tumoren mit erhaltener Fähigkeit zur Apoptose (z.B. manche Keimzelltumoren oder maligne Lymphome) sprechen hingegen sehr rasch an, d.h. innerhalb von Tagen oder wenigen Wochen.

Ätiologie. Bezeichnet die Ursache einer Erkrankung.

Autosomal. Im Gegensatz zu „gonosomal" den 44 Nichtgeschlechtschromosomen zuzuordnen. Man unterscheidet Merkmale, die autosomal-dominant und autosomal-rezessiv vererbt werden. Bei einem dominanten Gen reicht es aus, wenn dieses auf einem, dem väterlichen oder mütterlichen, Chromosom vorhanden ist, damit das Merkmal auftritt (z.B. damit eine genetische Erkrankung manifest wird). Rezessive Gene müssen sowohl vom Vater als auch von der Mutter übertragen werden, damit das Merkmal zur Ausprägung kommt. Wenn sie nur von einem Elternteil übertragen werden, ist der Betroffene zwar Gen-, jedoch nicht Merkmalsträger (oder das Merkmal ist bei ihm weniger ausgeprägt). Gene für Erkrankungen, die vor der Geschlechtsreife tödlich verlaufen, sind zwangsläufig rezessiv, da sie sonst nicht vererbt werden könnten.

Benigner Tumor. Neubildung, die weder eine Metastasierung noch eine lokale Invasion aufweist. Benigne Tumoren (z.B. Adenome im Gastrointestinaltrakt) können aber Präkanzerosen sein, d.h. sie können nach längerer Zeit maligne entarten.

B-Symptomatik. Symptomtrias aus Fieber, Nachtschweiß und Gewichtsverlust. Der Gewichtsverlust wird dabei definiert als ungewollter Verlust von mehr als 10% des Körpergewichts in den vergangenen 6 Monaten.

Carcinoma in situ (CIS). Läsion, die zytologische Veränderungen wie ein invasives Karzinom zeigt, aber auf das Epithel beschränkt ist, ohne Zeichen der Invasion der basalen Membran. Aus einem Carcinoma in situ kann sich ein invasives Karzinom entwickeln. Dysplasie (s. dort) und CIS stellen verschiedene Grade der Entartung dar und werden auch als „intraepitheliale Neoplasie" zusammengefasst.

Chemotherapie. Medikamentöse Therapie mithilfe von Substanzen, die Tumorzellen, aber auch Normalgewebe schädigen. Eine gegenüber dem Normalgewebe erhöhte Empfindlichkeit der Tumoren ergibt sich zum einen durch deren höhere proliferative Aktivität, zum anderen wird sie durch Dauer und Zyklizität der Anwendung verstärkt. Gleichwohl bleibt die Schädigung normalen Gewebes, insbesondere in Organen mit höherem Zellumsatz (z. B. hämatopoetisches Mark) für Dosis und Dauer der Chemotherapie und damit ihren therapeutischen Effekt oft limitierend.

Dendritische Zellen. Zellen des Immunsystems, die bei der Aufbereitung und Präsentation von Antigenen mitwirken.

Downstaging. Versuch, durch eine der lokalen Therapie vorgeschaltete Chemo-, Hormon- oder Strahlentherapie den Tumor zu verkleinern. Dies kann zum einen die Chancen für eine radikale und zugleich organ- oder funktionserhaltende Resektion erhöhen. Zum anderen hat sich eine solche „neoadjuvante" Therapie bewährt, um die Chemosensibilität eines Tumors besser einschätzen zu können. Vermutungen gehen dahin, dass auch das Risiko einer Fernmetastasierung verringert werden könnte; bewiesen ist dies bislang nicht. Der Begriff „Downstaging" ist insofern irreführend, als das Tumorstadium (TNM oder klinisches Stadium) als Ausbreitungsgrad zum Zeitpunkt der Diagnose definiert ist und sich durch die vorgeschaltete zusätzliche Therapie somit nicht ändern kann.

Dysplasie. Vermehrte Zellproliferation und Störung der Architektur eines Zellverbandes ohne Zeichen der Invasion. Dysplasie und Carcinoma in situ werden als „intraepitheliale Neoplasie" zusammengefasst.

Genom. Gesamtheit aller Gene eines Individuums.

Genotyp. Genetische Ausstattung einer Person, unabhängig davon, wie sich diese hinsichtlich der Merkmale (Phänotyp) auswirkt.

Gonosomal. Gene, die auf einem der beiden Geschlechtschromosomen (i. d. R. dem X-Chromosom) lokalisiert sind, werden als gonosomal bezeichnet. Gonosomal-rezessiv vererbte Krankheiten treten fast nur bei Männern auf, da diese nur ein X-Chromosom haben.

Grading. Bösartige Tumoren werden vom Pathologen gradiert, um eine Aussage zur Aggressivität einer Neoplasie machen zu können. Neben dem Tumorstadium ist das Tumorgrading oft maßgeblich für die Prognose und weitere Therapie. Für verschiedene Tumorarten existieren unterschiedliche Gradingsysteme. Manchmal wird nur die histologische Ähnlichkeit eines Tumors zum Ursprungsgewebe beurteilt, wobei sowohl die Gewebsarchitektur als auch zelluläre Atypien berücksichtigt werden. Daneben fließen die Anzahl der Mitosen oder die Ausbildung von Nekrosen in das Grading ein. Meist gibt es die Stufen G1 (hochdifferenziert) bis G3 (gering differenziert), in manchen Fällen auch G4 (anaplastisch, undifferenziert). Daneben existieren selten noch andere Gradingsysteme für bestimmte Tumoren, so z. B. die WHO-Einteilung glialer Hirntumoren.

Hyperplasie. Zunahme der Zellzahl in einem Gewebe oder einem Organ, die aber – im Unterschied zur intraepithelialen Neoplasie bzw. Dysplasie – noch keine Zeichen einer Störung des Zellverbandes oder zellulärer Atypie zeigt. Häufig ist eine Hyperplasie eine Reaktion auf externe Einflüsse und reversibel.

Immunsuppression. Unterdrückung der Immunantwort als unerwünschte Wirkung einer Chemo- oder Strahlentherapie, bewusst herbeigeführt (z. B. bei der Therapie von Autoimmunerkrankungen) oder Auswirkung von Erkrankungen (maligne Lymphome, Leukämien, HIV-Infektion) oder genetischen Störungen.

Inzidenz. Ausdruck aus der medizinischen Statistik, der die Häufigkeit von Neuerkrankungen beschreibt. Unter Inzidenz versteht man die Anzahl neu aufgetretener Krankheitsfälle innerhalb einer definierten Population in einem bestimmten Zeitraum. In der medizinischen Fachliteratur ist mit der „Inzidenz" häufig die Inzidenzrate gemeint. Die Inzidenzrate bezeichnet den Anteil der Personen, die in einem bestimmten Zeitraum erkranken, bezogen auf die Population, die dem Erkrankungsrisiko ausgesetzt ist. Die Inzidenzrate ist dimensionslos und wird meist auf der Basis von 10^n (oft 1000 oder 100 000) Personen berechnet. Von der Inzidenz zu unterscheiden ist die Prävalenz, der Anteil aller Erkrankten in einer Population.

Karzinogen. Jede chemische, physikalische oder auch virale Substanz, die Krebs hervorrufen kann oder die Inzidenz von Krebs erhöhen kann.

Karzinogenese. Prozess der Krebsentstehung.

Karzinom. Bösartiger Tumor ekto- oder entodermaler Herkunft, der also von Epithelien (Platten-, Zylinder-, Übergangsepithel) oder Drüsen ausgeht, im Unterschied zu Tumoren mesodermalen Ursprungs (Sarkomen).

Kuration (lat. Heilung). Ein kurativer Therapieansatz hat die definitive Heilung des Patienten zum Ziel. Bei unheilbar onkologisch erkrankten Patienten spricht man von einer palliativen Therapieintention (s. Palliation).

Letalität. Wahrscheinlichkeit eines Erkrankten, an der Krankheit zu sterben, also das Verhältnis der Todesfälle durch eine bestimmte Erkrankung zur Zahl der neu Erkrankten. Die Letalitätsrate bezeichnet den Anteil der Personen, die an einer bestimmten Erkrankung in einem bestimmten Zeitraum versterben. Die Letalitätsrate ist dimensionslos und wird nach folgender Formel berechnet:

Letalität im Zeitraum j = Zahl der verstorbenen Personen im Zeitraum j durch Zahl der erkrankten Personen im Zeitraum j (als Zeitraum j wird i.d.R. 1 Jahr definiert).

Lymphom. Eigentlich malignes Lymphom. Vom lymphatischen System ausgehende bösartige Erkrankung, die mit vergrößerten Lymphknoten, einem direkten Organbefall oder mit einer leukämischen Ausbreitung einhergeht.

Makrophage („Fresszelle"). Zelle des retikulohistiozytären Systems, die Bakterien, Stäube, Zellfragmente o.Ä. phagozytiert, aufbereitet und deren Antigene auf ihrer Oberfläche präsentiert.

Metaplasie. Umdifferenzierung einer differenzierten Gewebeart in eine andere, oft auf eine externe Noxe hin. Beispiel: Ersatz des Plattenepithels im distalen Ösophagus durch intestinales Zylinderepithel mit Becherzellen bei der gastroösophagealen Refluxkrankheit (Barrett-Ösophagus, intestinale Metaplasie). Eine Metaplasie kann eine Präkanzerose darstellen, so z.B. ebenfalls beim Barrett-Ösophagus.

Metastase. Metastasierung beschreibt den Prozess der systemischen (hämatogenen) oder regionalen (lymphogenen) Aussaat von Tumorzellen, die am Ort der Absiedlung proliferieren und auch hier manifeste Tumoren bilden. Die Metastasierungskaskade erfordert eine Serie von sequenziellen Schritten, in deren Verlauf Tumorzellen von einem bestehenden Tumorkomplex migrieren, in ein zirkulatorisches Kompartiment (z.B. Blut, Lymphe) übertreten, zu einem anderen Ort im Körper verbracht werden, sich dort festsetzen, die Zirkulation verlassen und sich an dieser anderen Stelle weiter vermehren. Es mehren sich Hinweise, dass die Metastasierung keine bloße Verschleppung von Tumorzellen ist, sondern ein komplexer Vorgang, der z.B. ein aktives Verlassen des Gefäßstroms durch die Tumorzelle voraussetzt, mit Penetration der Basalmembran. Eine bloße Zirkulation von Tumorzellen (wie sie allein durch die manuelle Manipulation eines Tumors, z.B. intraoperativ,

bewirkt werden kann) reicht zur Metastasierung offenkundig nicht aus. Voraussetzung für eine klinisch manifeste Metastasierung ist die Angiogenese, die zum einen eng mit dem Prozess der Invasion und Ausbildung des Tumor-Blut-Kontaktes vergesellschaftet ist, die vor allem aber unabdingbar ist, damit eine Mikrometastase zu einer klinisch manifesten Größe heranwachsen kann.

Mikrometastase. Der Begriff „Mikrometastase" beschrieb ursprünglich kleine, der Bildgebung verborgene Metastasen, die einen Durchmesser von < 2 mm haben mussten. Durch die Entwicklung sensitiverer diagnostischer Methoden, insbesondere der Immunzytochemie und der PCR, wurde der Begriff in der Literatur für isolierte disseminierte Tumorzellen gebraucht, die im peripheren Blut oder im Knochenmark nachweisbar sind. Aufgrund der unterschiedlichen biologischen „mikrometastasären" Bedeutung sollte eine Vermischung der Begriffe nicht stattfinden. Der Begriff sollte den Zellkomplexen < 2 mm, nicht aber disseminierten Tumorzellen vorbehalten bleiben. Solange eine Mikrometastase keine Blutversorgung hat, wird sie nicht zu einer relevanten Größe wachsen, nicht zuletzt deshalb, weil sich Proliferation und hypoxischer Zelluntergang die Waage halten. Erst durch Angiogenese entsteht das Potenzial zum Wachstum und zur lokalen Invasion. Dieser Prozess kann durch angiogene Faktoren ausgelöst und unterhalten werden, die sowohl vom Primärtumor als auch den Mikrometastasen gebildet werden. Man nimmt an, dass auch der Entzug antiangiogener Faktoren (die gleichfalls Tumoren entstammen können) z.B. bei der Resektion eines Primärtumors die Angiogenese und das Wachstum bereits bestehender Mikrometastasen anstoßen kann.

Minimalresiduelle Erkrankung. MRD („minimal residual disease") beschreibt das Vorhandensein einer Krebsresterkrankung bei einem Patienten, bei dem mit konventionellen klinischen und pathologischen Methoden keine Krankheitsmanifestation mehr nachweisbar ist. Einer der Hauptgründe des Versagens von Krebstherapien besteht im Wiederauftreten der Erkrankung, nachdem zunächst eine sog. komplette Remission induziert werden konnte. Dabei muss jedoch berücksichtigt werden, dass der Begriff der Remission auf klinischen Befunden und den Resultaten bildgebender Verfahren beruht und somit mikroskopische Tumorresiduen nicht ausgeschlossen werden können.

Mitose. Zellteilung.

Mitoserate. Anteil der in Teilung befindlichen Zellen.

Morbidität. Erkrankungshäufigkeit in einer bestimmten Population. Der Gebrauch des Begriffes ist nicht einheitlich; genauer definiert sind die Begriffe Inzidenz und Prävalenz. Im üblichen Sprachgebrauch geht in den

Begriff „Morbidität" häufig auch die Schwere der Erkrankung bzw. ihrer Symptome ein.

Mortalität. Anzahl der Todesfälle in einem bestimmten Zeitraum bezogen auf 1000 Individuen einer Population. Als Zeitraum wird in der Regel 1 Jahr definiert. Zwischen Mortalität und Letalität besteht folgender Zusammenhang:

Mortalität = Inzidenz × Letalität.

Multimodale Therapie. Therapieform, bei der mindestens zwei, oft aber noch mehr Therapiearten (Operation, Radiatio, Chemotherapie, Hormontherapie, Supportivtherapie) zur Anwendung kommen.

Neoadjuvante Therapie. Von einer neoadjuvanten Therapie spricht man dann, wenn eine adjuvant, also unterstützend angewandte Therapie vor eine andere Therapieform vorgeschaltet wird. „Neoadjuvante Chemotherapien" gehen der Resektion voran, „adjuvante Therapien" folgen ihr. Ziel der neoadjuvanten Therapie ist i. d. R. ein sog. „Downstaging" des Tumors, um diesen operabel zu machen oder die frühere Initiierung einer systemischen Therapie, um systemische Mikrometastasen zu eradizieren.

„No change" („stable disease"). Siehe Therapieerfolg.

Palliation (lat. Bemäntelung). Linderung von Symptomen in einer Situation, in der eine Heilung der Krebserkrankung nicht mehr möglich ist. Ziel der Palliativpflege ist „die Verbesserung der Lebensqualität von Patienten und ihren Familien, die mit Problemen konfrontiert sind, die mit einer lebensbedrohlichen Erkrankung einhergehen, und zwar durch Vorbeugen und Lindern von Leiden, durch frühzeitiges Erkennen, untadelige Einschätzung und Behandlung von Schmerzen sowie anderen belastenden Beschwerden körperlicher, psychosozialer und spiritueller Art" (WHO 2002).

Phänotyp. Ausprägung anatomischer, physiologischer oder biochemischer Merkmale einer Person.

Plattenepithelkarzinom. Ein Karzinom, welches vom Deckepithel ausgeht, meist des Bronchus, Ösophagus, der Mund- und Rachenschleimhaut, der Haut, des Anus, der Vulva, der Cervix uteri.

Polymorphismus. Vielgestaltigkeit hinsichtlich des Geno- oder Phänotyps. Häufig sind Einzelnukleotid-Polymorphismen, d. h. Variationen eines Basenpaars. Wenn sich diese in einem kodierenden Bereich befinden, kann dies auch Variationen im kodierten Protein zur Folge haben, d. h. des Phänotyps. Eine Deletion oder Insertion eines Basenpaares kann zu einer völligen Fehlkodierung der folgenden Abschnitte eines Gens führen. Multiplikatio-

nen ganzer Gene können in quantitativen Veränderungen von Stoffwechsel, Signaltransduktion resultieren.

Prävalenz. Häufigkeit einer Krankheit oder eines Symptoms in einer Bevölkerung zu einem distinkten Zeitpunkt. Die Prävalenz ermittelt sich aus dem Quotienten aus der Anzahl der betroffenen Individuen in einer Population und der Anzahl aller Individuen dieser Population: $P = M_{betroffen}/M_{gesamt}$.

Prävention. Als *primäre Prävention* bezeichnet man die Gesamtheit aller Maßnahmen, die den Erhalt der Gesundheit von einzelnen Individuen oder einer Population zum Ziel haben. Typische Inhalte der primären Prävention sind die Aufklärung über gesundheitlich beeinträchtigende Verhaltensweisen oder Risikofaktoren bzw. das Aufzeigen von Möglichkeiten zur Förderung der Gesundheit. Hinsichtlich onkologischer Erkrankungen bezeichnet „Primärprävention" alle Maßnahmen, die vor dem Eintreten einer Tumorerkrankung (z. B. Bronchialkarzinom) unternommen werden (z. B. Rauchabstinenz).

Sekundäre Prävention bedeutet die Gesamtheit aller Maßnahmen, die der Früherkennung und damit der Möglichkeit einer rechtzeitigen Behandlung von Erkrankungen dienen. Typische Bestandteile der sekundären Prävention sind Screening- oder Vorsorgeuntersuchungen, die eine Aufdeckung symptomloser Erkrankungen bei scheinbar gesunden Individuen ermöglichen sollen. Hinsichtlich onkologischer Erkrankungen bezeichnet „Sekundärprävention" alle Maßnahmen, die nach dem Eintreten einer onkologischen Erkrankung bzw. ihrer Vorstufe (z. B. Kolonpolyp) unternommen werden (z. B. Endoskopie mit Polypektomie), um ihr weiteres Fortschreiten zu verhindern.

Progression. Siehe Therapieerfolg.

Proliferationsmarker. Biochemisch (meist im Serum) nachweisbare Substanz, die auf eine rasche Vermehrung des Tumors hinweist.

Promotor. DNA-Sequenz, die den Startpunkt eines Gens kennzeichnet.

Protoonkogen. Normales Gen, welches z. B. für das Zellwachstum, die Differenzierung oder die Zellteilung wichtige Funktionen kodiert und welches durch eine Mutation eine Fehlfunktion in diesen Bereichen bedingt, die ihrerseits zur Bildung eines malignen Tumors beiträgt. Die Mutation bedingt also die Umwandlung des Protoonkogens in das Onkogen.

Pseudotumor. Benigne Veränderung, die klinisch (z. B. durch eine tastbare Verhärtung oder Schwellung) oder in bildgebenden Verfahren (z. B. fokale Minderverfettung der Leber) einen malignen Tumor vortäuscht.

Remission. Siehe Therapieerfolg.

Residualtumor. Nach operativer Entfernung oder einer Chemo- bzw. Strahlentherapie zurückgebliebener Tumor. Insbesondere nach Chemo- und Strahlentherapie kann ein residualer Tumor sowohl vitalem Tumorgewebe als auch Narbengewebe ohne vitale Tumorreste entsprechen.

Restaging. Beim Restaging wird beurteilt, wie gut der Behandlungserfolg bei einer Tumorerkrankung nach Polychemotherapie und/oder Strahlentherapie ist. Dabei wird erfasst, ob eine komplette Remission erzielt werden konnte, ob es sich um eine partielle Remission, „stable disease" oder Progression handelt oder ob nach erfolgter Remission ein Rezidiv auftritt. Anders als der Begriff suggeriert, wird kein neues Stadium „vergeben" – dies definiert sich allein aufgrund der Befunde zum Zeitpunkt der Diagnose bzw. ersten Therapie.

Rezidiv. Erneutes Auftreten einer bösartigen Erkrankung nach vorherigem Ansprechen auf eine Behandlung oder nach operativer Entfernung (komplette Remission). Man spricht allgemein vom Rezidiv, ungeachtet seiner Lokalisation, vom Lokalrezidiv (d.h., des Tumors selbst) bzw. vom lokoregionären Rezidiv (des Tumors einschließlich der regionären Lymphknoten). Wiederauftreten einer Tumormanifestation nach vorangegangenem vollständigem Verschwinden (komplette Remission).

Sarkom. Vom Binde- und Stützgewebe einschließlich Knochen ausgehender Tumor (mesodermaler Tumor).

Screening. Der Begriff Screening wird in zwei Bedeutungen verwendet.
1. Die systematische Untersuchung eines definierten Personenkreises innerhalb der Gesamtbevölkerung auf Zeichen einer definierten Erkrankung hin mit dem Ziel, diese Erkrankung in einem heilbaren Stadium zu entdecken und somit in der Bevölkerung die Mortalität dieser Erkrankung zu verringern.
2. Für eine umfassende Untersuchung („Durchuntersuchung") eines einzelnen Menschen, bei dem aufgrund meist unspezifischer Symptome eine globale Untersuchung stattfindet, um damit Befunde zu erheben, die evtl. zu gezielter Diagnostik führen.

Die erstere Begriffsdefinition ist die eigentlich richtige. Screeningprogramme sollten bestimmte Anforderungen erfüllen:
- Die Krankheit muss für die Volksgesundheit von Bedeutung sein.
- Sie muss eine ausreichend hohe Prävalenz besitzen.
- Sie muss gut bzw. bei früherer Erkennung deutlich besser behandelbar sein.
- Das Testverfahren soll eine hohe Sensitivität und Spezifität aufweisen.
- Die Untersuchung soll zeit- und kostengünstig sein.
- Die Untersuchung soll den zu Untersuchenden möglichst wenig belasten.

Wie schwer es zu ermessen ist, ob ein Screening zum gewünschten Erfolg führt (d.h. zur Minderung der Mortalität), belegt die andauernde Diskussion um das Mammographiescreening. Umso kritischer ist das weitgehend unselektierte, derzeit propagierte „Ganzkörperscreening", z.B. mit MRT, zu betrachten.

„Stable disease". Siehe Therapieerfolg.

Staging. Als Stadienbestimmung oder Staging wird in der Onkologie das diagnostische Vorgehen im Anschluss an die Diagnose eines bösartigen Tumors bezeichnet. Es dient der Feststellung des Ausbreitungsgrades und damit als Basis für die Entscheidung, zu welcher Therapie dem Patienten geraten wird.

Für die Stadienbestimmung einer Krebserkrankung werden alle Möglichkeiten der Diagnostik herangezogen. Bereits eine körperliche Untersuchung mit einfachen Hilfsmitteln liefert erste Hinweise, z.B. auf die Beteiligung oberflächlicher Lymphknoten. Besonders wichtig sind beim Staging die bildgebenden Verfahren. Oft werden Biopsien aus dem Primärherd, aus Metastasen oder aus verdächtigen Lymphknoten entnommen. In manchen Situationen kann die Tumorausbreitung nur mit einer diagnostischen (explorativen) Operation (Chirurgie) geklärt werden. Wird Gewebe gewonnen, kann zusätzlich aus der Histologie und der Zytologie auf die biologischen Eigenschaften des Tumors geschlossen werden (Grading, s. dort).

Verschiedene Systeme sind für das Staging entwickelt worden. Solide Tumoren werden normalerweise nach dem TNM-System klassifiziert. Dabei steht T für Tumor (dessen lokale Ausbreitung), N für „node" (Lymphknotenbefall) und M für Metastasen (Tochtergeschwulste außerhalb des primär betroffenen Organs). Jedem Buchstaben wird eine Zahl zugeordnet, die den jeweiligen Ausbreitungsgrad angibt. Die Bedeutung der Zahlen ist von der diagnostizierten Erkrankung abhängig. Das normale TNM-Stadium beruht auf präoperativ erhobenen Befunden. Die aufgrund operativer und histologischer Befunde erhobenen Stadien erhalten das Präfix „p" (postoperativ), also z.B. pT3.

Neben dem sehr komplexen TNM-System existiert für viele Tumoren eine mehr klinisch orientierte Stadieneinteilung, meist durch römische Ziffern angegeben. Auch hier variieren die Kriterien und Konsequenzen entsprechend der Grunderkrankung, aber typischerweise bedeutet Stadium I einen lokalisierten Befund, Stadium II einen ausgedehnteren Befund mit prognostisch günstigen Merkmalen, Stadium III einen ausgedehnten Befund mit ungünstigen Merkmalen und Stadium IV eine Erkrankung mit Fernmetastasen.

Sensitivität. Die Sensitivität eines diagnostischen Testverfahrens gibt an, bei welchem Prozentsatz erkrankter Patienten die jeweilige Krankheit durch die Anwendung des Tests tatsächlich erkannt wird, d. h. ein positives Testresultat auftritt. Sie wird definiert als der Quotient aus richtigpositiven Testergebnissen und der Summe aus richtigpositiven und falschnegativen Testergebnissen. Je höher die Sensitivität eines Tests ist, desto sicherer erfasst er die Erkrankung. Ein negatives Resultat bei einem Test von hoher Sensitivität kann die gesuchte Erkrankung mit hoher Wahrscheinlichkeit ausschließen.

Spezifität. Die Spezifität eines diagnostischen Testverfahrens ist die Fähigkeit, tatsächlich Gesunde, die nicht an der betreffenden Erkrankung leiden, auch wirklich als gesund zu erkennen und ausschließlich bei Kranken ein positives Ergebnis zu zeigen. Sie wird definiert als der Quotient aus richtignegativen Testergebnissen und der Summe aus falschpositiven und richtignegativen Testergebnissen. Je höher die Spezifität eines Tests ist, desto besser eignet er sich als Screeningverfahren für die Erkennung einer Erkrankung in einer größeren Population.

Supportive Therapie. Unterstützung der krankheitsspezifischen Therapie durch eine symptomorientierte Begleittherapie. Außerdem sollen die Nebenwirkungen der Therapie vermieden, gemildert oder behandelt werden. Supportivmaßnahmen erstrecken sich auch auf die Behandlung sowie Vermeidung physischer und psychischer Probleme und die Unterstützung bei der Vermeidung und Lösung sozialer Probleme. Auch die Erleichterung der Behandlung durch spezielle Techniken wie intravenöse Portkatheter (zur Vermeidung häufiger Venenpunktionen) zählt zur Supportivtherapie. Am häufigsten werden supportive Maßnahmen in der palliativen Versorgung Tumorkranker benötigt. In der Terminalphase sind sie oft die einzigen und daher wichtigsten Behandlungen der Patienten.

Klassische supportive Maßnahmen sind die antiemetische Therapie bei Chemotherapie und Strahlentherapie, die Prophylaxe und Therapie der Knochenmarkinsuffizienz, beispielsweise mit Wachstumsfaktoren der Granulopoese oder Erythropoese, Fatiguetherapie und -prophylaxe, Blutzellersatz, Prophylaxe und Therapie von Infektionen bei Neutropenie, Schmerztherapie, unterstützende Ernährung und psychosoziale Betreuung.

Suszeptibilitätsgen. Gen, dessen Mutation das Risiko für das Auftreten eines malignen Tumors erhöht.

Therapieerfolg. Der Therapieerfolg wird klinisch oder durch radiologische Verfahren beurteilt. Jede messbare Tumormanifestation kann herangezogen werden. Für die Klassifikation werden verschiedene Systeme verwendet. Das bisher am meisten verbreitete System ist die WHO-Einteilung, die auf dem Produkt zweier orthogonaler Durchmesser beruht:
- komplette Remission: Verschwinden aller Tumormanifestationen,
- partielle Remission: Rückgang um mindestens 50%,
- „no change"/„stable disease": Rückgang um weniger als 50% bzw. Zunahme um weniger als 25%,
- Progression: Zunahme um mehr als 25%.

Unsauber ist der Gebrauch des Begriffes „Regression" statt „Remission". Eine Regression stellt nicht die therapieinduzierte Rückbildung eines Tumors dar, sondern spontane Veränderungen wie Fibrose und Nekrose, z.B. infolge von Hypoxie.

In den letzten Jahren wird das WHO-Schema zunehmend vom RECIST-Schema (Response Evaluation Criteria In Solid Tumors) verdrängt, bei welchem in insgesamt 10 Indexläsionen allein die längsten Durchmesser gemessen und addiert werden. Bei malignen Lymphomen sind die Kriterien überaus komplex und derzeit in Überarbeitung. Am meisten verbreitet sind die von Cheson et al. 1999 publizierten Kriterien, die – ähnlich den WHO-Kriterien – auf der Messung zweier orthogonaler Durchmesser beruhen. Die Grenzen aller derzeit gängigen Kriterien liegen bei schwer messbaren Tumoren (diffuse, konfluierende Läsionen, flächige Läsionen wie z.B. das Pleuramesotheliom), der Problematik größerer, avitaler Residuen (z.B. bei Keimzelltumoren oder malignen Lymphomen) und generell in der späten Manifestation einer Größenänderung.

Tracer. Radioaktive Substanz zur nuklearmedizinischen Diagnostik.

Tumormarker. Chemische Substanzen, die regelmäßig bei bestimmten Tumorerkrankungen im Blut in erhöhter Konzentration vorgefunden werden. Sie sind für eine Tumorverlaufskontrolle unter Therapie diagnostisch sehr nützlich, tragen jedoch wenig zu einer spezifischen Tumordiagnostik bei, da sie weder hochsensitiv noch hochspezifisch sind. Bekannte Tumormarker sind:
- *CA 125:* Antigen, das oft von Ovarialkarzinomzellen ausgeht und daher als Tumormarker des Ovarialkarzinoms genutzt wird. Es ist auch in einigen Fällen bei Endometriose erhöht.
- *CEA (karzinoembryonales Antigen):* Es handelt sich um ein Zelloberflächenglykoprotein, welches immunhistochemisch nachweisbar ist und generell bei Adenokarzinomen, insbesondere beim Kolonkarzinom, aber auch generell bei fetalen Zellen vermehrt exprimiert wird. Es ist für Tumoren nicht spezifisch und auch bei Entzündungsprozessen erhöht (z.B. bei Rauchern).
- *CA 19-9:* Das Kohlenhydratantigen ist ein Zelloberflächenantigen, welches regelmäßig bei Patienten mit

Adenokarzinomen, insbesondere dem Pankreaskarzinom, erhöht gefunden wird.

- *CA 15-3:* Häufig verwendeter Marker beim Mammakarzinom.
- *PSA (prostataspezifisches Antigen):* Wird in der normalen Prostata in das Sekret abgegeben und gelangt bei einer Störung der Gewebearchitektur, wie z. B. bei einem Karzinom, in größerer Menge in die Blutbahn. Erhöhte Serumspiegel werden, wenn auch in schwächerem Ausmaß, bei der benignen Prostatahyperplasie beobachtet.
- *Andere:* Hinzu kommt eine Reihe organ- oder tumorspezifischer Parameter wie z. B. Kalzitonin (medulläres Schilddrüsenkarzinom), neuronspezifische Enolase (NSE, kleinzelliges Bronchialkarzinom) oder Thyroglobulin (differenziertes Schilddrüsenkarzinom, nur nach Thyroidektomie aussagekräftig).

Zellzyklus. Ablauf von Teilungs- und Ruhephasen der Zelle. Der Teilungszyklus besteht aus mehreren Phasen:

- G_1-Phase (einfacher DNA-Satz),
- S-Phase (ablaufende DNA-Replikation),
- G_2-Phase (abgeschlossene DNA-Replikation, Vorbereitung auf die Mitose) und
- M-Phase (DNA ist dupliziert, Kondensation und Trennung der Chromosomen und im Anschluss der Zelle).

Im „Nebenschluss" zur G_1-Phase, die ein Vorstadium zur nächsten Teilung darstellt, bezeichnet die G_0-Phase den Zustand, in dem eine Zelle ihre eigentlichen Aufgaben wahrnimmt, ohne dass eine nächste Teilung unmittelbar ansteht.

Literatur zu Kapitel 1

Coleman WB, Tsongalis GJ (eds) (2002) The molecular basis of human cancer. Humana Press, Totowa/NJ

Spektrum der Wissenschaft (2003) Krebsmedizin II. Spektrum der Wissenschaft Spezial 3/2003, Heidelberg

Stewart BW, Kleihues P (eds) (2003) World cancer report. IARC Press, Lyon

Literatur zu Kapitel 2

Alvarez I, Suarez C, Rodrigo JP, Nunez F, Caminero MJ (1995) Prognostic factors in paranasal sinus cancer. Am J Otolaryngol 16:109–114

Aspestrand F, Boysen M, Engh V (1994) Prognostic significance of contrast enhancement and tumor demarcation at CT of squamous cell carcinomas of the oral cavity and oropharynx. Acta Radiol 35:217–221

Ataman M, Ayas K, Gursel B (1993) Giant osteoma of the frontal sinus. Rhinology 31:185–187

August M, Nguyen M (1994) Evaluation of metastatic neck disease by computed tomography. Int J Oral Maxillofac Surg 23:290–293

Avrahami E, Englender M (1995) Relation between CT axial cross-sectional area of the oropharynx and obstructive sleep apnea syndrome in adults. Am J Neuroradiol 16:135–140

Brekel MW van den, Stel HV, Castelijns JA et al. (1990) Cervical lymph node metastasis: assessment of radiologic criteria. Radiology 177:379–384

Cannon CR, McCay B, Haltom JR (1995) Paranasal sinus development in children and its relationship to sinusitis. J Miss State Med Assoc 36:40–43

Casselmann JW, Mancuso AA (1987) Major salivary gland masses: comparison of MR imaging and CT. Radiology 165:183–189

Dillon WP, Mills CM, Kjos B, Degroot J, Brant-Zawadzki M (1984) Magnetic resonance imaging of the nasopharynx. Radiology 152:731–738

Ferguson BJ (1994) Fibrous dysplasia of the paranasal sinuses. Am J Otolaryngol 15:227–230

Held P, Breit A (1994) MRI and CT tumors of the pharynx: comparison of the two imaging procedures including fast and ultrafast MR sequences. Eur J Radiol 18:81–91

Hesselink JR, New PF, Davis KR et al. (1978) Computed tomography of the paranasal sinuses and face. Part II: pathological anatomy. J Comput Assist Tomogr 2:568–576

Jabour BA, Lufkin RB, Layfield LJ, Hanafee W (1990) Magnetic resonance imaging of metastatic cervical adenopathy. Top Magn Reson Imaging 2:69–75

Kingdom TT, Kaplan MJ (1995) Mucosal melanoma of the nasal cavity and paranasal sinuses. Head Neck Surg 17:184–189

Koch T, Vollrath M, Berger T, Reimer P, Milbradt H, Heintz P (1990) Diagnosis of carotid body tumor by imaging procedures. HNO 38:148–153

Lufkin RB, Robinson JD, Castro DJ, Jabour BA, Duckwiler G, Layfield LJ, Hanafee WN (1990) Interventional magnetic resonance imaging in the head and neck. Top Magn Reson Imaging 2:76–80

Minami M, Kaneda T, Yamamoto H et al. (1992) Ameloblastoma in the maxillomandibular region: MR imaging. Radiology 184:389–393

Naumann HH (Hrsg) (1990) Differentialdiagnostik in der Hals-Nasen-Ohren-Heilkunde. Thieme, Stuttgart

Saeed SR, Brookes GB (1995) Aspergillosis of the paranasal sinuses. Rhinology 33:46–51

Sercarz JA, Mark RJ, Tran L, Storper I, Calcaterra TC (1994) Sarcomas of the nasal cavity and paranasal sinuses. Ann Otol 103:699–704

Som PM, Shugar JM, Sacher M, Stallmann AL, Biller HF (1988) Benign and malignant parotid pleomorphic adenomas: CT and MR studies. J Comput Assist Tomogr 12:65–69

Som PM, Urken ML, Biller H, Lidov M (1993) Imaging the postoperative neck. Radiology 187:593–603

Steinkamp HJ, Heim T, Mäurer J, Mathe M, Felix R (1993) Wertigkeit von Magnetresonanztomographie und Computertomographie im Tumorstaging des Larynx-/Hypopharynxkarzinoms. Fortschr Röntgenstr 158:437–444

Sue DE, Brant-Zawadzki MN, Chance J (1992) Dissection of cranial arteries in the neck: correlation of MRI and arteriography. Neuroradiology 34:273–278

Vogl TJ (Hrsg) (1991) Kernspintomographie der Kopf-Hals-Region. Springer, Berlin Heidelberg New York

Vogl TJ, Dresel S (1990) Advances in radiologic diagnosis of nasopharyngeal tumors. Curr Opin Radiol 2:93–99

Vogl TJ, Balzer JO (1996) Base of skull, nasopharynx, and parapharyngeal space. Neuroimaging Clin N Am 6:357–378

Vogl TJ, Dresel S, Bilaniuk LT, Grevers G, Kang K, Lissner J (1990) Tumors of the nasopharynx and adjacent areas: MR imaging with Gd-DTPA. Am J Neuroradiol 11:187–194

Vogl TJ, Dresel S, Späth M, Grevers G, Wilimzig C (1990) Parotid gland: plain and gadolinium-enhanced MR imaging. Radiology 177:667–674

Vogl TJ, Steger W, Grevers G, Schreiner M, Dresel S, Lissner J (1991) MRI with Gd-DTPA in tumors of larynx and hypopharynx. Eur Radiol 1:58–64

Vogl TJ, Dresel S, Juergens M, Assal J, Lissner J (1993) MR imaging with Gd-DTPA in lesions of the head and neck. J Otolaryngol 22:4–9

Vogl TJ, Steger W, Ihrler S, Ferrera P, Grevers G (1993) Cystic masses in the floor of the mouth: value of MR imaging in planning surgery. Am J Roentgenol 161:183–186

Wittekind C, Klimpfinger M, Sobin LH (Hrsg) (2005) TNM-Atlas. Illustrierter Leitfaden zur TNM/pTNM-Klassifikation maligner Tumoren, 5. Aufl. Springer, Berlin Heidelberg New York Tokio

Woodruff WW, Vrabec DP (1994) Inverted papilloma of the nasal vault and paranasal sinuses: spectrum of CT findings. Am J Roentgenol 162:419–423

Literatur zu Kapitel 3

Abdelmoumene N, Schlumberger M, Gardet P et al. (1994) Selective venous sampling catheterisation for localisation of persisting medullary thyroid carcinoma. Br J Cancer 69:1141–1144

Ain KB, Taylor KD (1994) Somatostatin analogs affect proliferation of human thyroid carcinoma cell lines in vitro. J Clin Endocrinol Metab 78:1097–1102

Ain KB, Taylor KD, Tofiq S, Venkataraman G (1997) Somatostatin receptor subtype expression in human thyroid and thyroid carcinoma cell lines. J Clin Endocrinol Metab 82:1857–1862

Akslen L (1993) Prognostic importance of histologic grading in papillary thyroid carcinoma. Cancer 72:2680–2685

Akslen L, Myking A (1992) Differentiated thyroid carcinomas: the relevance of various pathological features for tumour classification and prediction of tumour progress. Virchows Arch A 421:17–23

Akslen L, Myking A, Salvesen H, Varhaug J (1993) Prognostic importance of various clinicopathological features in papillary thyroid carcinoma. Eur J Cancer 29A:44–51

Asai N, Iwashita T, Matsuyama M, Takahashi M (1995) Mechanism of activation of the ret proto-oncogene by multiple endocrine neoplasia 2A mutations. Mol Cell Biol 15:1613–1619

Astakhova LN, Vorontsova TV, Arozd VM (1994) Thyroid nodule pathology in children of the Republic of Belarus following the Chernobyl accident. In: Robbin J (ed) Treatment of thyroid cancer in childhood. National Institute of Health, Bethesda/MD, pp 5–39

Becker N, Wahrendorf J (Hrsg) (1997) Krebsatlas der Bundesrepublik Deutschland 1981–1990. Springer, Berlin Heidelberg New York Tokio, p 562

Belfiore A, LaRosa GL, LaPorta A et al. (1992) Cancer risk in patients with cold thyroid nodules: relevance of iodine intake, sex, age and multinodularity. Am J Med 93:363–369

Bloom AD, Adler LP, Shuck JM (1993) Determination of malignancy in thyroid nodules with positron emission tomography. Surgery 114:728–735

Börner W, Reiners C (Hrsg) (1987) Schilddrüsenmalignome. Diagnostik, Therapie und Nachsorge. Schattauer, Stuttgart, S 176–177

Bounacer A, Wicker R, Caillou B (1997) High prevalence of activating ret proto-oncogene rearrangements in thyroid tumors from patients who had received external radiation. Oncogene 15:263–273

Brabant G, Maenhaut C, Köhrle J et al. (1991) Human thyrotropin receptor gene: expression in thyroid tumors and correlation to markers of thyroid differentiation and dedifferentiation. Mol Cell Endocrinol 82:R7–R12

Brasanac D, Jancic-Zgurics M, Jankovic R, Tatic S (1993) Immunohistochemical analysis of malignant tumors of the thyroid gland using 6 relevant markers. Srp Arh Celok Lek 121:70–73

Brincker H, Hansen HS, Andersen AP (1973) Induction of leukemia by treatment of thyroid carcinoma. Br J Cancer 28:232–237

Büll U, Schicha A, Biersack HJ, Knapp WH, Reiners C, Schober O (Hrsg) (1996) Nuklearmedizin, 2. Aufl. Thieme, Stuttgart

Bur M, Shiraki W, Masood S (1993) Estrogen and progesterone receptor detection in neoplastic and non-neoplastic thyroid tissues. Mod Pathol 6:469–472

Burch HB (1995) Evaluation and management of the solid thyroid nodule. Endocrinol Metab Clin North Am 24:663–710

Byar D, Green S, Dor P et al. (1979) A prognostic index for thyroid carcinoma. A study of the EORTC Thyroid Cancer Cooperative Group. Eur J Cancer 15:1033–1041

Cady B (1997a) Predictors of thyroid tumor aggressiveness. In: Clark OH, Duh QY (eds) Textbook of endocrine surgery. Saunders, Philadelphia, pp 197–204

Cady B (1997b) Basic principles in surgical oncology. Arch Surg 132:338–346

Cady B, Rossi C (1988) An expanded view of risk-group definition in differentiated thyroid carcinoma. Surgery 104:947–953

Carcangiu M, Zampi G, Pupi A, Castagnoli A, Rosai J (1985) Papillary carcinoma of the thyroid. A clinicopathologic study of 241 cases treated at the University of Florence, Italy. Cancer 55:805–828

Chen H, Roberts JR, Ball DW, Eisele DW, Baylin SB, Udelsman R, Bulkley GB (1998) Effective long-term palliation of symptomatic, incurable metastatic medullary thyroid cancer by operative resection. Ann Surg 227:887–895

Cooper GM (1992) Oncogenes as markers for early detection of cancer. J Cell Biochem 16 (Suppl):131–136

Crile GJ (1947) Papillary carcinoma of the thyroid and lateral cervical region: so-called "lateral aberrant thyroid". Surg Gynecol Obstet 85:757

Demeter JG, De Long SA, Lawrence AM et al. (1991) Anaplastic thyroid carcinoma: risk factors and outcome. Surgery 110:956–963

Deutsche Gesellschaft für Chirurgie (1997) Grundlagen der Chirurgie: Leitlinien zur Therapie maligner Schilddrüsentumoren. Mitteilungen der Deutschen Gesellschaft für Chirurgie 3. Demeter, Balingen

Diaz N, Mazoujian G, Wick M (1991) Estrogen receptor protein in thyroid neoplasms. An immunohistochemical analysis of papillary carcinoma, follicular carcinoma, and follicular adenoma. Arch Pathol Lab Med 115:1203–1207

Dietlein M, Scheidhauer K, Voth E, Theissen P, Schicha H (1997) Fluorine-18 fluoro-deoxyglucose positron emission tomography and iodine-131 whole-body scintigraphy in the follow-up of differentiated thyroid cancer. Eur J Nucl Med 24:1342–1348

DiRenzo MF, Olivero M, Ferro S (1992) Overexpression of the c-MET/HGD receptor gene in human thyroid carcinomas. Oncogene 7:2549–2553

Donghi R, Sozzi G, Pierotti MA (1989) The oncogene associated with human papillary carcinoma (PTC) is assigned to chromosome 10q11-q12 in the same region as multiple endocrine neoplasia type 2A (MEN2A). Oncogene 4:521–523

Donis-Keller H, Dou S, Chi D et al. (1993) Mutations in the RET proto-oncogene are associated with MEN 2A and FMTC. Hum Mol Genet 2:851–856

Dottorini ME, Lomuscio G, Mazzucchelli L, Vignati A, Colombo L (1995) Assessment of female fertility and carcinogenesis after iodine-131 therapy for differentiated thyroid carcinoma. J Nucl Med 36:21–27

Duh QY, Sancho JJ, Greenspan FS et al. (1989) Medullary thyroid carcinoma. The need for early diagnosis and total thyroidectomy. Arch Surg 124:1206–1210

Dunhill TP (1931) Carcinoma of the thyroid gland. Br J Surg 19:83

Egloff B (1987) Histologische Klassifikation der bösartigen Schilddrüsentumoren in Vergangenheit, Gegenwart und Zukunft. In: Börner W, Reiners C (Hrsg) Schilddrüsenmalignome: Diagnostik, Therapie und Nachsorge. Schattauer, Stuttgart, S 3–14

Emmertsen K (1985) Medullary thyroid carcinoma and calcitonin. Dan Med Bull 32:1–28

Eng C, Smith DP, Mulligan LM et al. (1994) Point mutation within the tyrosine kinase domain of the RET proto-oncogene in multiple endocrine neoplasia type 2B and related sporadic tumours. Hum Mol Genet 3:237–241 (published erratum p 686)

Fagin JA, Matsuo K, Karmakar A, Chen DL, Tang SH, Koeffler HP (1993) High prevalence of mutations of the p53 gene in poorly differentiated human thyroid carcinomas. J Clin Invest 91:179–184

Fagin JA, Tang SH, Zeki K, DiLauro R, Fusco A, Gonsky R (1996) Reexpression of thyroid peroxidase in a derivative of an undifferentiated thyroid carcinoma cell line by introduction of wild-type p53. Cancer Res: 765–771

Feine U, Lietzenmayer R, Hanke JP, Held J, Wöhrle H, Müller-Schauenburg W (1996) Fluorine-18-FDG and Iodine-131-iodide uptake in thyroid cancer. J Nucl Med 37:1468–1472

Foitzik T (1995) Systematik und Epidemiologie benigner und maligner Schilddrüsenveränderungen. In: Buhr HJ, Runkel N (Hrsg) Operationskurs Schilddrüse. Blackwell, Edinburgh, S 1–14

Fonseca E, Sobrinho-Simoes M (1995) Diagnostic problems in differentiated carcinoma of the thyroid. Pathol Res Pract 191:318–331

Fonseca E, Soares P, Rossi S, Sobrinho-Simoes M (1997a) Prognosefaktoren bei differenzierten Schilddrüsenkarzinomen. Pathologe 18:275–285

Fraker DL (1997) Factors that predispose to thyroid neoplasia. In: Clark OH, Duh QY (eds) Textbook of endocrine surgery. Saunders, Philadelphia, pp 190–196

Franissila KO, Harach HR (1985) Occult papillary carcinoma of the thyroid in children and young adults. A systemic autopsy study in Finland. Cancer 58:715–719

Frank-Raue K, Raue F, Buhr HJ et al (1992) Localization of occult persisting medullary thyroid carcinoma before microsurgical reoperation: high sensitivity of selective venous catheterization. Thyroid 2:113–117

Frank-Raue K, Hoppner W, Frilling A (1996) Mutations of the ret protooncogene in German multiple endocrine neoplasia families: relation between genotype and phenotype. German Medullary Thyroid Carcinoma Study Group. J Clin Endocrinol Metab 81:1780–1783

Frilling A, Liedke MO (1998) Medulläres Schilddrüsenkarzinom: sporadisch/familiär. Wann und warum ein Screening? Internist 39:588–591

Frilling A, Dralle H, Eng C, Raue F, Broelsch CE (1995) Presymptomatic DNA screening in families with multiple endocrine neoplasia type 2 and familial medullary thyroid carcinoma. Surgery 118:1099–1103

Fuchshuber PR, Loree TR, Hicks WL Jr, Cheney RT, Shedd DP (1998) Medullary carcinoma of the thyroid: prognostic factors and treatment recommendations. Ann Surg Oncol 5:81–86

Gardner E, Mulligan LM, Eng C, Healey CS, Kwok JB, Ponder MA, Ponder BA (1994) Haplotype analysis of MEN 2 mutations. Hum Mol Genet 3:1771–1774

Gasparoni P, Rubello D, Ferlin G (1997) Potential role of fluorin-18-deoxyglucose (FDG) positron emission tomography (PET) in the staging of primitive and recurrent medullary thyroid carcinoma. J Endocrinol Invest 20:527–530

Gilliland FD, Hunt WC, Morris DM, Key CR (1996) Prognostic factors for thyroid carcinoma. A population-based study of 15698 cases from the Surveillance, Epidemiology and End Results (SEER) program 1973–1991. Cancer 79:564–573

Girelli ME, Nacamulli D, Pelizzo MR, Vido D de, Mian C, Piccolo M, Busnardo B (1998) Medullary thyroid carcinoma: clinical features and long-term follow up of seventy-eight patients treated between 1969 and 1986. Thyroid 8:517–523

Grieco M, Santoro M, Berlingieri M (1990) PTC is a novel rearranged form of the ret proto-oncogene and is frequently detected in vivo in human papillary carcinomas. Cell 60: 557–563

Gruenwald F, Menzel C, Bender H et al. (1997) Comparison of ^{18}FDG-PET with ^{131}Iodine and ^{99m}Tc-sestamibi scintigraphy in differentiated thyroid cancer. Thyroid 7:327–335

Haberkorn U, Ostertag H (1995) Positronen-Emissions-Tomographie. Dtsch Med Wochenschr 120:1789–1790

Haberkorn U, Morr I, Oberdorfer F et al. (1994a) FDG uptake in vitro: methodic aspects and effects of treatment with gemcitabine. J Nucl Med 35:1842–1850

Haberkorn U, Ziegler SI, Oberdorfer F et al. (1994b) FDG uptake, tumor proliferation and expression of glycolysis associated genes in animal tumor models. Nucl Med Biol 21: 827–834

Hall P, Holm LE, Lundell G et al. (1991) Cancer risks in thyroid cancer patients. Br J Cancer 64:159–163

Hamming JF, Goslings BM, Steenis GJ van et al. (1990) The value of fine needle aspiration biopsy in patients with nodular thyroid disease divided into groups of suspicion of malignant neoplasms on clinical grounds. Arch Intern Med 150:113–116

Harness JK (1997) Childhood thyroid carcinoma. In: Clark OH, Duh QY (eds) Textbook of endocrine surgery. Saunders, Philadelphia, pp 75–81

Haugen DR, Akslen LA, Varhaug JE, Lillehaug JR (1993) Demonstration of a TGF-alpha-EGF-receptor autocrine loop and c-myc protein over-expression in papillary thyroid carcinomas. Int J Cancer 55:37–43

Hay I (1989) Prognostic factors in thyroid carcinoma. Thyroid Today 12:1–9

Hay I (1990) Papillary thyroid carcinoma. Endocrinol Metab Clin North Am 19:545–576

Hay I, Bergstrahl E, Goellner J (1993) Predicting outcome in papillary thyroid carcinoma. Development of a reliable prognostic system in a cohort of 1779 patients surgically treated of one institution during 1940 through 1989. Surgery 114:1050–1058

Hay ID, Grant CS, Bergstrahl EJ, Thompson GB, Heerden JA van, Goellner JR (1998) Unilateral total lobectomy: Is it sufficient surgical treatment for patients with AMES low-risk papillary thyroid carcinoma? Surgery 124:958–966

Heyningen V van (1994) One gene – four syndromes. Nature 367:319–320

Higgins CB, Auffermann W (eds) (1994) Endocrine imaging. Thieme, Stuttgart, pp 55–60

Hoang-Vu C, Dralle H, Scheumann G, Maenhaut C, Horn A, Mühlen A, Brabant G (1992) Gene expression of differentiation and dedifferentiation markers in normal and malignant human thyroid tissues. Exp Clin Endocrinol 100:51–56

Hoefnagel CA, Delprat CC, Marcuse HR et al. (1986) Role of thallium-201 total body scintigraphy in follow up of thyroid carcinoma. J Nucl Med 27:1854–1857

Hoffmann GL, Thompson NW, Heffron C (1972) The solitary thyroid nodule. A reassessment. Arch Surg 105:379–385

Hölting T, Herfarth C (1997) Diagnostik und Therapie von Schilddrüsencarcinomen. Dtsch Med Wochenschr 122: 1077–1080

Hotz HG, Runkel NS, Frank-Raue K, Raue F, Buhr HJ (1998) Prophylactic thyroidectomy in MEN IIA: Does the calcitonin level correlate with tumor spread? Langenbecks Arch Surg 383:170–173

Hundahl SA, Fleming ID, Fremgen AM, Menck HR (1998) A national cancer data base report on 55856 cases of thyroid carcinoma treated in the USA 1985–1995. Cancer 83: 2638–2648

Joensuu H, Ahonen A, Klemi PJ (1988) ^{18}F-fluorodeoxyglucose imaging in preoperative diagnosis of thyroid malignancy. Eur J Nucl Med 13:502–506

Junginger T, Beger HG, Rothmund M, Schober O (1997) Therapie maligner Schilddrüsentumoren. Forum DKG 12:14–21

Klugbauer S, Lengfelder E, Demdidchik EP, Rabes HM (1995) High prevalence of RET rearrangements in thyroid tumors of children from Belarus after the Chernobyl reactor accident. Oncogene 11:459–467

Klugbauer S, Lengfelder E, Demdidchik EP, Rabes HM (1996) A new form of RET rearrangements in thyroid tumors of children from Belarus after the Chernobyl reactor accident. Oncogene 13:1099–1102

Körle J, Oertel M, Hoang-Yu C, Schmieders F, Brabant G (1993) Type I 5'-deiodinase a marker for differentiated thyroid carcinoma? Exp Clin Endocrinol 101:60–72

Lemoine NR, Hughes CM, Gullick WJ, Brown CL, Wynford-Thomas D (1991) Abnormalities of the EGF receptor system in human thyroid neoplasia. Int J Cancer 49:558–561

LiVolsi VA (1990) Surgical pathology of the thyroid. Saunders, Philadelphia

Mazzaferri EL, Jhiang SM (1994) Long-term impact of initial surgical and medical therapy on papillary and follicular thyroid cancer. Am J Med 97:418–428

McConahey W, Hay I (1986) Papillary thyroid cancer treated at the Mayo Clinic, 1946 through 1970: initial manifestations, pathological findings, therapy, and outcome. Mayo Clin Proc 61:978–996

McGrath PC, Sloan DA, Schwartz RW et al. (1994) Diagnosis and management of thyroid malignancies. Curr Opin Oncol 6:60–71

Miskin M, Rosen IB, Walfish PG (1975) Ultrasonography of the thyroid gland. Radiol Clin North Am 13:475–492

Moretti F, Farsetti A, Soddu S et al. (1997) p53 re-expression inhibits proliferation and restores differentiation of human thyroid anaplastic carcinoma cells. Oncogene 14:729–740

Mulligan LM, Ponder BA (1995) Genetic basis of endocrine disease: multiple endocrine neoplasia type 2. J Clin Endocrinol Metab 80:1989–1995

Mulligan LM, Eng C, Healey CS et al. (1994) Specific mutations of the RET proto-oncogene are related to disease phenotype in MEN 2A and FMTC. Nat Genet 6:70–74

Musholt TJ, Musholt PB, Dedasghti F, Moley JF (1997) Evaluation of fluorodeoxyglucose-positron emission tomographic scanning and its association with glucose transporter expression in medullary thyroid carcinoma and pheochromocytoma: a clinical and molecular study. Surgery 122:1049–1061

Nikiforov Y, Gnepp DR (1994) Pediatric thyroid cancer after the Chernobyl disaster. Cancer 74:748

Noyek AM, Finkelstein D, Witterick IJ, Kirsh JC (1997) Diagnostic imaging of the thyroid gland. In: Falk SA (ed) Thyroid disease. Lippincott-Raven, Philadelphia, pp 135–182

Nutz V, Larena-Avellaneda A, Wunsch E et al. (1984) Malignomhäufigkeit und Operationsindikation der Knotenstruma im Endemiegebiet. Dtsch Med Wochenschr 109:1319–1321

Oberwittler H, Nawroth PP, Ziegler R, Seibel MJ (1998) Klinik des Schilddrüsenkarzinoms. Tumordiagn Ther 19:52–55

Ohta K, Endo T, Onaya T (1991) The mRNA levels of thyrotropin receptor, thyroglobulin and thyroid peroxidase in neoplastic human thyroid tissues. Biochem Biophys Res Commun 174:1148–1153

Pelizzo MR, Busnardo B, Bernante P, Girelli ME, Nacamulli D, Toniato A, Piotto A (1993) Medullary thyroid carcinoma: prognostic factors. Minerva Chir 48:1289–1291

Pfannenstiel P, Hotze LA, Saller B (Hrsg) (1997) Schilddrüsenkrankheiten: Diagnose und Therapie, 3. Aufl. Henning, Berlin

Pfeilschifter J (1998) Medikamentöse Therapie und Nachsorge von Schilddrüsenkarzinomen. Tumordiagn Ther 19:79–85

Powell ME, Moskowic EC, Harmer CL (1994) Surveillance after treatment for well differentiated thyroid cancer: audit for chest radiography. Clin Oncol (R Coll Radiol) 6:151–153

Quadbeck B, Mann K (1998) Die maligne Struma: Diagnostik des Schilddrüsenkarzinoms. Tumordiagn Ther 19:56–59

Raue F, Kotzerke J, Reinwein D et al. (1993) Prognostic factors in medullary thyroid carcinoma: evaluation of 741 patients from the German Medullary Thyroid Carcinoma Register. Clin Invest 71:7–12

Reiners C (1998) Radiojodtherapie des Schilddrüsenkarzinoms. Tumordiagn Ther 19:70–74

Reiners C, Börner W (1980) Zur Diagnose und Verlaufskontrolle des Schilddrüsenmalignoms. Nuklearmedizin 3:193

Reinwein D, Benker G (1988) Checkliste Endokrinologie und Stoffwechsel. Thieme, Stuttgart

Reinwein D, Benker G (1996) Schilddrüsenmalignom. In: Sturm A, Largiader F, Wicki O (Hrsg) Checkliste Endokrinologie und Stoffwechsel. Thieme, Stuttgart, S 211

Reinwein D, Benker G, Windeck R et al. (1989) Erstsymptome bei Schilddrüsenmalignomen: Einfluß von Alter und Geschlecht in einem Jodmangelgebiet. Dtsch Med Wochenschr 114:775–782

Reubi JC, Schaer JC, Waser B, Mengod G (1994) Expression and localization of somatostatin receptor SSTR1, SSTR2 and SSTR3 messenger RNAs in primary human tumors using in situ hybridization. Cancer Res 54:3455–3459

Riddell DA, Lampe HB, Cramer H, Troster M (1993) Medullary thyroid carcinoma: prognostic factors. J Otolaryngol 22:180–183

Roedler HD (1987) Induktion von Schilddrüsenkrebs durch ionisierende Strahlung. In: Börner W, Reiners C (Hrsg) Schilddrüsenmalignome. Diagnostik, Therapie und Nachsorge. Schattauer, Stuttgart

Roeher HD, Simon D, Goretzki PE, Hoppner W, Lederbogen S, Seppel T (1995) Die prophylaktische Radikaloperation des C-Zell-Carcinoms beim MEN-II-Syndrom auf der Grundlage des genetischen Screening. Chirurg 66:1196–1202

Ron E, Modan B, Preston D et al. (1989) Thyroid neoplasia following low-dose radiation in childhood. Radiat Res 120:516

Rosai J (1995) Thyroid gland. In: Ackerman's surgical pathology, 8th edn. Mosby, St. Louis/MO, pp 493–567

Rosai J, Carangiu M, De Lellis R (1992) Tumors of the thyroid gland. Atlas of tumor pathology, 3rd series. Armed Forces Institute of Pathology, Washington/DC

Rougier P, Parmentier C, LaPlanche A et al. (1983) Medullary thyroid carcinoma: prognostic factors and treatment. Int J Radiat Oncol Biol Phys 9:161–169

Sanders LE, Silverman M (1998) Follicular and Hürthle cell carcinoma: predicting outcome and directing therapy. Surgery 124:967–974

Sato N, Oyamatsu M, Koyama Y, Emura I, Tamiya Y, Hatakeyama K (1998) Do the level of nodal disease according to the TNM classification and the number of involved cervical nodes reflect prognosis in patients with differentiated carcinoma of the thyroid gland? J Surg Oncol 69:151–155

Schlumberger M, Arcangioli O, Piekarski JD, Tubiana M, Parmentier C (1988) Detection and treatment of lung metastases of differentiated thyroid carcinoma in patients with normal chest X-rays. J Nucl Med 29:1790–1794

Schmutzler C, Brtko J, Winzer R et al. (1998) Functional retinoid and thyroid hormone receptors in human thyroid carcinoma cell lines and tissues. Int J Cancer 76:368–376

Schrager VL (1966) Lateral aberrant thyroids. Am J Surg 163:165

Schreck R, Schmieders F, Schmutzler C, Körle J (1994) Retinoids stimulate type I iodothyronine 5'-deiodinase activity in human follicular carcinoma cell lines. J Clin Endocrinol Metab 79:791–798

Schuffenecker I, Billaud M, Calender A et al. (1994) RET proto-oncogene mutations in French MEN 2A and FMTC families. Hum Mol Genet 3:1939–1943

Shore RE, Woodard E, Hildreth N et al. (1985) Thyroid tumors following thymus irradiation. J Natl Cancer Inst 74:1177

Simon D, Goretzki P, Röher H (1993) The significance of c-neu and p53 in endocrine tumors. Langenbecks Arch Surg 2:69–75

Simon D, Köhrle J, Schmutzler C et al. (1996) Redifferentiation therapy of differentiated thyroid carcinoma with retinoic acid: basics and first clinical results. Exp Clin Endocrinol Diabetes 104 (Suppl):13–15

Smit JW, Pluijm G, Vloedgraven HJ, Löwik CW, Goslings BM (1998) Role of integrin in the attachment of metastatic follicular thyroid carcinoma cell lines to bone. Thyroid 8: 29–36

Smith DP, Eng C, Ponder BA (1994) Mutations of the RET proto-oncogene in the multiple endocrine neoplasia type 2 syndromes and Hirschsprung disease. J Cell Sci (Suppl) 18:43–49

Sophocleus S (1994) Das differenzierte low-risk Schilddrüsenkarzinom. Diagnose, Therapie, Nachsorge und Prognose. Med Dissertation, Medizinische Hochschule Hannover

Spiessl B, Beahrs OH, Hermanek P, Hutter RVP, Scheibe O, Sobin LH, Wagner G (eds) (1992) Manual for staging of cancer: American Joint Committee on Cancer. Lippincott, Philadelphia

Spiessl B, Beahrs OH, Hermanek P, Hutter RVP, Scheibe O, Sobin LH, Wagner G (Hrsg) (1993) TNM-Atlas. Illustrierter Leitfaden zur TNM/pTNM-Klassifikation maligner Tumoren, 3. Aufl. Springer, Berlin Heidelberg New York Tokio

Sugawara I, Arai T, Yamashita T, Yoshida A, Masunaga A, Itoyama S (1994) Expression of multidrug resistance-associated protein (MRP) in anaplastic carcinoma of the thyroid. Cancer Lett 82:185–188

Tenenbaum F, Lumbroso J, Schlumberger M, Caillou B, Fragu P, Parmentier C (1995) Radiolabeled somatostatin analog scintigraphy in differentiated thyroid cancer. J Nucl Med 36:807–810

Tisell LE, Dilley WG, Wells SA Jr (1996) Progression of postoperative residual medullary thyroid carcinoma as monitored by plasma calcitonin levels. Surgery 119:34–39

Tröhler U (1984) Der Nobelpreisträger Theodor Kocher (1841–1917). Auf dem Weg zur physiologischen Chirurgie. Birkhäuser, Basel

Tsang RW, Brierly JD, Simpson WJ, Panzarella T, Gospodarowicz MK, Sutcliffe SB (1998) The effects of surgery, radioiodine, and external radiation therapy on the clinical outcome of patients with differentiated thyroid carcinoma. Cancer 82:375–388

Uchida Y, Matsuno N, Minoshima S, Imazeki K, Uno K, Kitahara H (1995) Diagnostic value of ^{18}F-FDG PET in primary and metastatic thyroid cancer. J Nucl Med 36:196P

Uematsu H, Sadato N, Ohtsubo T et al. (1998) Fluorine-18-fluorodeoxyglucose PET versus thallium-201 scintigraphy evaluation of thyroid tumors. J Nucl Med 39:453–459

Wegelin C (1926) Schilddrüse. In: Henke F, Lubarsch O (Hrsg) Handbuch der speziellen pathologischen Anatomie und Histologie. Springer, Berlin

Wiedemann W (1993) Sonographie und Szintigraphie der Schilddrüse, 2. Aufl. Thieme, S 134–139

Wieler HJ (1999) PET in der klinischen Onkologie. Steinkopff, Darmstadt

Wilson NW, Pambakian H, Richardson TC, Stokoe MR, Makin CA (1986) Epithelial markers in thyroid carcinoma: an immunoperoxidase study. Histopathology 10:815–829

Wittekind C, Klimpfinger M, Sobin LH (Hrsg) (2005) TNM-Atlas. Illustrierter Leitfaden zur TNM/pTNM-Klassifikation maligner Tumoren, 5. Aufl. Springer, Berlin Heidelberg New York Tokio

Wright PA, Lemoine NR, Goretzki PE (1991) Mutation of the p53 gene in a differentiated human thyroid carcinoma cell line, but not in primary thyroid tumors. Oncogene 6:693–697

Wynford-Thomas D (1993) Molecular basis of epithelial tumorigenesis: the thyroid model. Crit Rev Oncog 4:1–23

Zornig C, Heer K de, Koenecke S, Engel U, Bay V (1989) Darstellung des N. recurrens bei Schilddrüsenoperationen – Standortbestimmung. Chirurg 60:44–48

Literatur zu Kapitel 4

Allen M, Mathisen D, Grillo H, Wain J, Moncure A, Hilgenberg A (1991) Bronchogenic carcinoma with chest wall invasion. Ann Thorac Surg 51:948–951

Alyafei S, Inoue T, Zhang H et al. (1999) Image fusion system using PACS for MRI, CT, and PET images. Clin Pos Imag 2:137–143

Arita T, Kuramitsu T, Kawamura M, Matsumoto T, Matsunaga N, Sugi K, Esato K (1995) Bronchogenic carcinoma: incidence of metastases to normal sized lymph nodes. Thorax 50:1267–1269

Arita T, Matsumoto T, Kuramitsu T, Kawamura M, Matsunaga N, Sugi K, Esato K (1996) Is it possible to differentiate malignant mediastinal nodes from benign nodes by sizes? Reevaluation by CT, transesophageal echocardiography, and nodal specimen. Chest 110:1004–1008

Aronchick J (1990) CT of mediastinal lymph nodes in patients with non-small cell lung carcinoma. Radiol Clin North Am 28:573–581

Austin J, Ronney B, Goldsmith L (1992) Missed bronchogenic carcinoma: radiographic findings in 27 patients with a potentially resectable lesion evident in retrospect. Radiology 182:115–122

Bains M (1991) Surgical treatment of lung cancer. Chest 100:826–837

Becher H, Wahrendorf J (1994) Passivrauchen und Lungenkrebs. Dtsch Ärztebl 48:3352–3357

Becher H, Wahrendorf J (2003) Ätiologie und Epidemiologie. In: Drings P, Dienmann H, Wannenmacher M (Hrsg) Management des Lungenkarzinoms. Springer, Berlin Heidelberg New York Tokio, S 11–20

Becker G, Whitlock W, Schaefer P, Tenholder M (1990) The impact of thoracic computed tomography in clinically staged T1N0M0 chest lesions. Arch Intern Med 150:557–559

Belli L, Meroni A, Rondinara G, Beati C (1985) Bronchoplastic procedures and pulmonary artery reconstruction in the treatment of bronchogenic cancer. J Thorac Cardiovasc Surg 90:167–171

Bennet W, Smith R (1978) A twenty-year analysis of the results of sleeve resection for primary bronchogenic carcinoma. J Thorac Cardiovasc Surg 76:840–845

Berlin N, Bucher C, Fontana R, Frost J, Melamed M (1984) The National Cancer Institute Cooperative Early Lung Cancer Detection Program. Results of the initial screen (prevalence). Early lung cancer detection: Introduction. Am Rev Respir Dis 130:545–549

Black W, Armstrong P, Daniel T (1988) Cost effectiveness of chest CT in T1N0M0 lung cancer. Radiology 167:373–378

Boiselle PM, Patz EF Jr, Vining DJ, Weissleder R, Shepard JA, McLoud TC (1998) Imaging of mediastinal lymph nodes: CT, MR, and FDG PET. Radiographics 18:1061–1069

Boland GW, Goldberg MA, Lee MJ, Mayo-Smith WW, Dixon J, McNicholas MM, Mueller PR (1995) Indeterminate adrenal mass in patients with cancer: evaluation at PET with 2-[F-18]-fluoro-2-deoxy-D-glucose. Radiology 194:131–134

Boland GW, Lee M, Gazelle G, Halpern E, McNicholas M, Mueller P (1998) Characterization of adrenal masses using unenhanced CT: an analysis of the CT literature. Am J Roentgenol 171:201–204

Bollen E, Goei R, Hof-Grootenboer van't AE, Versteege C, Engelshove H, Lamers R (1994a) Interobserver variability and accuracy of computed tomographic assessment of nodal status in lung cancer. Ann Thorac Surg 58:158–162

Bollen E, Theunissen P, Duin C van, Drenth B, Noord J van, Blijham G (1994b) Clinical significance of intranodal and extranodal growth in lymph node metastases of non-small cell lung cancer. Scand J Thorac Cardiovasc Surg 28:1–11

Both M, Schultze J, Reuter M et al. (2005) Fast T1- and T2-weighted pulmonary MR-imaging in patients with bronchial carcinoma. Eur J Radiol 53:478–488

Bragg DG (1991) Applications of imaging in lung cancer. Cancer 67:1165–1168

Bragg DG (1994) The diagnosis and staging of primary lung cancer. Radiol Clin North Am 32:1–14

Brink J, Heiken J, Semenkowich J, Teefey S, McClennan B, Sagel S (1994) Abnormalities of the diaphragm and adjacent structures: findings on multiplanar spiral CT scans. Am J Roentgenol 163:307–310

Bury T, Paulus P, Dowlati A et al. (1996) Staging of the mediastinum: value of positron emission tomography imaging in non-small cell lung cancer. Eur Respir J 9:2560–2564

Buy J-N, Ghossain MA, Poirson F et al. (1988) Computed tomography of mediastinal lymph nodes in non-small cell lung cancer: a new approach based on the lymphatic pathways of tumor spread. J Comput Assist Tomogr 12:545–552

Castagno A, Shuman W (1987) MR imaging in clinically suspected brachial plexus tumor. Am J Roentgenol 149:1219–1222

Chang AE, Schaner EG, Conkle DM, Flye MW, Doppman JL, Rosenberg SA (1979) Evaluation of computed tomography in the detection of pulmonary metastases: a prospective study. Cancer 43:913–916

Conces D, Klink J, Tarver R, Moak G (1989) T1N0M0 lung cancer: evaluation with CT. Radiology 170:643–646

Cummings SR, Lillington GA, Richard RJ (1986) Managing solitary pulmonary nodules. The choice of strategy is a "close call". Am Rev Respir Dis 134:453–460

Dales RE, Stark RM, Raman S (1990) Computed tomography to stage lung cancer. Approaching a controversy using meta-analysis. Am Rev Respir Dis 141:1096–1101

Daly BJ, Faling L, Gunars BP et al. (1987) Mediastinal lymph node evaluation by computed tomography in lung cancer: an analysis of 345 patients grouped by TNM staging, tumour size, and tumour location. J Thorac Cardiovasc Surg 94:664–672

Daly BJ, Mueller J, Faling L, Diehl J, Bankoff M, Karp D, Rand W (1993) N2 lung cancer: outcome in patients with false-negative computed tomographic scans of the chest. J Thorac Cardiovasc Surg 105:904–911

Decker D, Dines D, Payne W, Bernatz P, Pairolero P (1978) The significance of a cytologically negative pleural effusion in bronchogenic carcinoma. Chest 74:640–642

DeLand F, Sauerbrunn B, Boyd C et al. (1974) 67 Ga citrate imaging in untreated primary lung cancer. Preliminary report of the cooperative group. J Nucl Med 15:408–411

Delorme S, Knopp MV, Kauczor H-U, Zuna I, Trost U, Haberkorn U, Kaick G van (1992) Rekurrensparesen: computertomographische Analyse intrathorakaler Befunde. Radiologe 32:430–435

Demirkan I, Baskan Z, Alacacioglu A et al. (2005) False negative bone scintigraphy in a patient with primary breast cancer: a possible transient phenomenon of bisphosphonate (alendronate) treatment. Tumori 91:77–80

Deutsche Krebsgesellschaft (2004) Therapie des kleinzelligen Lungenkarzinoms. Qualitätssicherung in der Onkologie – Diagnostik und Therapie maligner Erkrankungen. Kurzgefasste interdisziplinäre Leitlinien. Zuckschwerdt, München, S 101–138

Dewan NA, Gupta NC, Redepenning LS, Phalen JJ, Frick MP (1993) Diagnostic efficacy of PET-FDG imaging in solitary pulmonary nodules. Potential role in evaluation and management. Chest 104:997–1002

Dillemans B, Deneffe G, Verschakelen J, Decramer M (1994) Value of computed tomography and mediascopy evaluation of mediastinal nodes in non-small cell lung cancer. Eur J Cardiothorac Surg 8:37–42

Doll R, Peto R (1981) The causes of cancer: quantitative estimates of avoidable risks of cancer in the United States today. J Natl Cancer Inst 66:1191–1308

Dooms G, Hricak H, Moseley M, Bottles K, Fisher M, Higgins C (1985) Characterisation of lymphadenopathy by magnetic resonance relaxation times: preliminary results. Radiology 155:691–697

Drings P (1990) Diagnostische Strategie und Therapieplanung beim Bronchialkarzinom. Radiologe 30:149–154

Duncan K, Gomersall L, Weir J (1993) Computed tomography of the chest in T1N0M0 non-small cell bronchial carcinoma. Br J Radiol 66:20–22

Dwamena BA, Sonnad SS, Angobaldo JO, Wahl RL (1999) Metastases from non-small cell lung cancer: mediastinal staging in the 1990s – meta-analytic comparison of PET and CT. Radiology 213:530–536

Erasmus J, Patz E, McAdams H, Murray J, Hemdon J, Coleman R, Goodman P (1997) Evaluation of adrenal masses in patients with bronchogenic carcinoma using 18F-fluorodeoxyglucose positron emission tomography. Am J Roentgenol 168:5–20

Filderman A, Shaw C, Matthay R (1986) Lung cancer II. Staging and therapy. Invest Radiol 21:173–185

Fink C, Plathow C, Klopp M, Schmahl A, Kauczor HU (2004) MRI of lung cancer. Radiologe 44:435–443

Finkelstein SE, Schrump DS, Nguyen DM, Hewitt SM, Kunst TF, Summers RM (2003) Comparative evaluation of super high-resolution CT scan and virtual bronchoscopy for the detection of tracheobronchial malignancies. Chest 124:1834–1840

Frank A, Lefkowitz D, Jaeger S et al. (1995) Decision logic for retreatment of asymptomatic lung cancer recurrence based on positron emission tomography findings. Int J Radiat Oncol Biol Phys 32:1495–1512

Friedman P (1988) Lung cancer: update on staging classifications. Am J Roentgenol 150:261–264

Funatsu T, Matsubara Y, Ikeda S, Hatakenaka R, Hanawa T, Ishida H (1994) Preoperative mediastinoscopic assessment of N factors and the need for mediastinal lymph node dissection in T1 lung cancer. J Thorac Cardiovasc Surg 108:321–328

Gambhir SS, Hoh CK, Phelps ME, Madar I, Maddahi J (1996) Decision tree sensitivity analysis for cost-effectiveness of FDG-PET in the staging and management of non-small-cell lung cancer. J Nucl Med 37:1428–1436

Gamroth A, Kaick G van, Görich J, Probst G, Eichberger D, Beyer-Enke S, Tuengerthal S (1988) Die Beurteilung intrapulmonaler Rundherde mit Hilfe der Dünnschichtcomputertomographie. Fortschr Röntgenstr 148:21–27

Garfinkel L, Stellman SD (1988) Smoking and lung cancer in women: findings in a prospective study. Cancer Res 58:6951–6955

Genereux G, Howie J (1984) Normal mediastinal lymph node size and number: CT and anatomic study. Am J Roentgenol 142:1095–1100

Georgian D, Rice T, Mehta A, Wiedemann H, Stoller J, O'Donovan P (1990) Intrathoracic lymph node evaluation by CT and MRI with histopathologic correlation in non-small cell bronchogenic carcinoma. Clin Imaging 14:35–40

Ghanem N, Altehoefer C, Hogerle S, Schafer O, Winterer J, Moser E, Langer M (2002) Comparative diagnostic value and therapeutic relevance of magnetic resonance imaging and bone marrow scintigraphy in patients with metastatic solid tumors of the axial skeleton. Eur J Radiol 43:256–261

Gierada DS, Curtin JJ, Erickson SJ, Prost RW, Strandt JA, Goodman LR (1995) Diaphragmatic motion: fast gradient-recalled-echo MR imaging in healthy subjects. Radiology 194:879–884

Glazer GM, Gross BH, Quint LE, Francis IR, Bookstein FL, Orringer MB (1985) Normal mediastinal lymph nodes: number and size according to American Thoracic Society mapping. Am J Roentgenol 144:261–265

Glazer GM, Orringer M, Chenevert T et al. (1988) Mediastinal lymph nodes: relaxation time/pathologic correlation and implications of lung cancer staging with MR imaging. Radiology 168:429–431

Glazer HS, Duncan-Meyer J, Aronberg DJ, Moran JF, Levitt RG, Sagel SS (1985) Pleural and chest wall invasion in bronchogenic carcinoma: CT evaluation. Radiology 157:191–194

Glazer HS, Kaiser LR, Anderson DJ, Molina PL, Emami B, Roper CL, Sagel SS (1989) Indeterminate mediastinal invasion in bronchogenic carcinoma: CT evaluation. Radiology 173:37–42

Goldberg BB, Steiner RM, Liu JB et al. (1994) US-assisted bronchoscopy with use of miniature transducer-containing catheters. Radiology 190:233–237

Goldstraw P, Mannam G, Kaplan D, Michail P (1994) Surgical management of non-small cell lung cancer with ipsilateral mediastinal node metastasis (N2 disease). J Thorac Cardiovasc Surg 107:19–27

Görich J, Beyer-Enke S, Probst G, Layer G, Kaick G van (1990) Computertomographische Befunde bei pulmonalen Hamartochondromen. Röntgenpraxis 43:138–141

Grenier P, Dubray B, Carette M, Frija G, Muset D, Chastang C (1989) Preoperative thoracic staging of lung cancer: CT and MR evaluation. Diagn Intervent Radiol 1:23–28

Grippi M (1990) Clinical aspects of lung cancer. Semin Roentgenol 25:12–24

Gross B, Glazer G, Orringer M, Spizamy D, Flint A (1986) Bronchogenic carcinoma metastatic to normal-sized lymph nodes: frequency and significance. Radiology 166:71–74

Gückel C, Schnabel K, Deimling M, Steinbrich W (1996) Solitary pulmonary nodules: MR evaluation of enhancement patterns with contrast-enhanced dynamic snapshot gradient echo imaging. Radiology 200:681–686

Gupta NC, Frank AR, Dewan NA et al. (1992) Solitary pulmonary nodules: detection of malignancy with PET with F-[F-18]-Fluoro-2-deoxy-D-glucose. Radiology 184:441–444

Gupta NC, Maloof J, Gunel E (1996) Probability of malignancy in solitary pulmonary nodules using fluorine-18-FDG and PET. J Nucl Med 37:943–948

Gürtler K-F, Riebel T, Beron G, Heller M, Euler A (1984) Vergleich von Röntgenübersichtsaufnahmen, Röntgenschichtaufnahmen und Computertomogrammen bei pulmonalen Rundherden im Kindes- und Jugendalter. Fortschr Röntgenstr 140:416–420

Guyatt G, Lefcoe M, Walter S et al. (1995) Interobserver variation in the computed tomographic evaluation of mediastinal lymph node size in patients with potentially resectable lung cancer. Chest 107:116–119

Hahn J-M (1998) Checkliste Innere Medizin, Thieme, Stuttgart

Haider MA, Ghai S, Jhaveri K, Lockwood G (2004) Chemical shift MR imaging of hyperattenuating (>10 HU) adrenal masses: does it still have a role? Radiology 231:711–716

Heavey L, Glazer G, Gross B, Francis I, Orringer M (1986) The role of CT in staging radiographic T1N0M0 lung cancer. Am J Roentgenol 146:285–290

Heelan R, Martini N, Westcott J et al. (1985) Carcinomatous involvement of the hilum and mediastinum: computed tomographic and magnetic resonance evaluation. Radiology 156:111–115

Heelan R, Panicek D, Burt M et al. (1997) Magnetic resonance imaging of the postpneumonectomy chest: normal and abnormal findings. J Thorac Imaging 12:200–208

Henschke C, McCauley D, Yankelevitz D et al. (1999) Early lung cancer project: overall design and findings from baseline screening. Lancet 354:99–105

Herman SJ, Winton TL, Weisbrod GL, Towers MJ, Mentzer SJ (1994) Mediastinal invasion by bronchogenic carcinoma: CT signs. Radiology 190:841–846

Herth FJ, Eberhardt R (2005) Screeningprogramme für das Bronchialkarzinom – Contra. Dtsch Med Wochenschr 130:467

Houston J, Fleet M, McMillan N, Cowan M (1995) Ultrasonic assessment of hemidiaphragmatic movement: an indirect method of evaluating mediastinal invasion in non-small cell lung cancer. Br J Radiol 68:695–699

Ikezoe J, Kadowaki K, Morimoto S et al. (1990) Mediastinal lymph node metastases from non-small cell bronchogenic carcinoma: reevaluation with CT. J Comput Assist Tomogr 14:340–344

Inoue T, Kim E, Komaki R et al. (1995) Detecting recurrent or residual lung cancer with FDG-PET. J Nucl Med 36:788–793

IARC International Agency for Research on Cancer (1986) Tobacco smoking. IARC monographs on the evaluation of the carcinogenic risk of chemicals to humans, vol 38

Izbicki J, Passlick B, Karg O, Bloechle C, Pantel K, Knoefel W, Thetter O (1995) Impact of radical systematic mediastinal lymphadenectomy on tumor staging in lung cancer. Ann Thorac Surg 59:209–214

Jacobson AF (1997) Musculoskeletal pain as an indicator of occult malignancy. Yield of bone scintigraphy. Arch Intern Med 157:105–109

Jadvar H, Segall G (1997) False-negative fluorine-18-FDG PET in metastatic carcinoid. J Nucl Med 38:1382–1383

Jöckel K, Ahrens W, Jahn I, Pohlabeln H, Bolm-Audorff U (1995) Untersuchungen zu Lungenkrebs und Risiken am Arbeitsplatz. Schriftenreihe der Bundesanstalt für Arbeitsmedizin. Wirtschaftsverlag, Bremerhaven

Kameda K, Adachi S, Kono M (1988) Detection of T-factor in lung cancer using magnetic resonance imaging and computed tomography. J Thorac Imaging 3:73–80

Kauczor HU, Gamroth AH, Tuengerthal SJ, Hausmann R, Schad LR, Semmler W, Kaick G van (1992) MR angiography. Its use in pulmonary and mediastinal space-occupying lesions. Rofo 157:15–20

Kauczor H-U, Wolcke B, Fischer B, Mildenberger P, Lorenz J, Thelen M (1996) Three-dimensional helical CT of the tracheobronchial tree: evaluation of imaging protocols and assessment of suspected stenoses with bronchoscopic correlation. Am J Roentgenol 167:419–424

Kerr KM, Lamb D, Wathen CG, Walker WS, Douglas NJ (1992) Pathological assessment of mediastinal lymph nodes in lung cancer: implications for non-invasive mediastinal staging. Thorax 47:337–341

Kiessling F, Boese J, Corvinus C et al. (2004) Perfusion CT in patients with advanced bronchial carcinomas: a novel chance for characterization and treatment monitoring? Eur Radiol 14:1226–1233

Kiyono K, Sone S, Sakai F et al. (1988) The number and size of normal mediastinal lymph nodes: a postmortem study. Am J Roentgenol 150:771–776

Kobayashi T, Satoh K, Sasaki M, Mitani M, Takahashi K, Ohkawa M, Tanabe M (1997) Bronchoalveolar carcinoma with widespread ground-glass shadow on CT in two cases. J Comput Assist Tomogr 21:133–135

König S, Kaick G van, Lüllich S, Vogt-Moykopf I (1983) Computertomographische Beurteilung mediastinaler Lymphknoten beim Bronchialkarzinom. Fortschr Röntgenstr 138:682–688

Kono M, Adachi S, Kusumoto M, Sakai E (1993) Clinical utility of Gd-DTPA-enhanced magnetic resonance imaging in lung cancer. J Thorac Imaging 8:18–26

Kooperative onkologische Gruppe „Thoraxtumoren" am Nationalen Centrum für Tumortherapie (NCT) Heidelberg (2004) SOP für das Bronchialkarzinom

Korobkin M, Brodeur F, Francis I, Quint L, Dunnick N, Goodsitt M (1996) Delayed enhanced CT for differentiation of benign from malignant adrenal masses. Radiology 200:737–742

Kubota K, Matsuzawa T, Fujiwara T, Ito M, Hatazawa J, Ishiwata K, Iwata R, Ido T (1990) Differential diagnosis of lung tumor with positron emission tomography: a prospective study. J Nucl Med 31:1927-1932

Laissy J-P, Gay-Depassier P, Soyer P et al. (1994) Enlarged mediastinal lymph nodes in bronchogenic carcinoma: assessment with dynamic contrast-enhanced MR imaging. Radiology 191:263-267

Laurent F, Drouillard J, Dorcier F et al. (1988) Bronchogenic carcinoma staging: CT vs MR imaging – assessment with surgery. Eur J Cardiothorac Surg 2:31-36

Layer G, Kaick G van (1990) Staging des nichtkleinzelligen Bronchialkarzinoms mit CT und MRT. Radiologe 30: 155-163

Layer G, Jarosch K (1992) Magnetresonanztomographie des Knochenmarks zum Nachweis von Metastasen solider Tumoren. Radiologe 32:502-508

Lee KS, Yoon JH, Kim TK, Kim JS, Chung MP, Kwon OJ (1997) Evaluation of tracheobronchial disease with helical CT with multiplanar and three-dimensional reconstruction: correlation with bronchoscopy. Radiographics 17:555-567

Levitt R, Glazer H, Roper C, Lee J, Murphy W (1985) Magnetic resonance imaging of mediastinal and hilar masses: comparison with CT. Am J Roentgenol 145:9-14

Lewis P, Griffin S, Marsden P, Gee T, Nunan T, Malsey M, Dussek J (1994) Whole-body 18F-fluorodeoxyglucose positron emission tomography in preoperative evaluation of lung cancer. Lancet 344:1265-1266

Libshitz H, McKenna RJ (1984) Mediastinal lymph node size in lung cancer. Am J Roentgenol 143:715-718

Libshitz H, McKenna RJ, Mountain C (1986) Patterns of mediastinal metastases in bronchogenic carcinoma. Chest 90: 229-232

Liebig S, Greschuchna D, Kaiser D, Loddenkemper R, Maassen W, Toomes H (1988) Empfehlungen zur Diagnostik, Stadieneinteilung und operativen Therapie des Bronchialkarzinoms. Prax Klin Pneumol 42:735-741

Lowe VJ, Hoffman JM, DeLong DM, Patz EF, Coleman RE (1994) Semiquantitative and visual analysis of FDG-PET images in pulmonary abnormalities. J Nucl Med 35:1771-1776

Maile CW, Rodan BA, Godwin JD, Chen JT, Ravin CE (1982) Calcifications in pulmonary nodules. Br J Radiol 55: 108-113

Marom EM, McAdams HP, Erasmus JJ et al. (1999) Staging non-small cell lung cancer with whole-body PET. Radiology 212:803-809

Martini N, Heelan R, Westcott J et al. (1985) Comparative merits of conventional computed tomographic and magnetic resonance imaging in assessing mediastinal involvement in surgically confirmed lung carcinoma. J Thorac Cardiovasc Surg 90:639-648

Mayer D, Bartz D, Fischer J et al. (2004) Hybrid segmentation and virtual bronchoscopy based on CT images (1). Acad Radiol 11:551-565

Mayo JR (1994) Magnetic resonance imaging of the chest: where we stand. Radiol Clin North Am 32:795-809

Mayr B, Lenhard M, Fink U, Heywang-Kobrunner S, Plassman LS de, Permanetter W (1992) Preoperative evaluation of bronchogenic carcinoma: value of MR in T- and N-staging. Eur J Radiol 14:245-251

McKenna R, Haynie T, Libshitz H, Mountain C, McMurtrey M (1985a) Critical evaluation of the Ga-67 scan for surgical patients with lung cancer. Chest 87:428-431

McKenna R, Libshitz H, Mountain C et al. (1985b) Roentgenographic evaluation of mediastinal nodes for preoperative assessment in lung cancer. Chest 88:206-210

McLoud TC (1989) CT of bronchogenic carcinoma: indeterminate mediastinal invasion. Radiology 173:15-16

McLoud TC, Flower CDR (1991) Imaging the pleura: sonography, CT, and MR imaging. Am J Roentgenol 156:1145-1153

McLoud TC, Filion R, Edelman R, Shephard JO (1989) MR imaging of superior sulcus carcinoma. J Comput Assist Tomogr 13:233-239

McLoud TC, Bourgouin PM, Greenberg RW et al. (1992) Bronchogenic carcinoma: analysis of staging in the mediastinum with CT by correlative lymph node mapping and sampling. Radiology 182:319-323

Mende T, Orlick M, Fischbeck O, Neef H (1990) Risk assessment of bronchial cancer surgery using quantitative lung perfusion scintigraphy. Nuklearmed 29:274-277

Mery CM, Pappas AN, Bueno R, Mentzer SJ, Lukanich JM, Sugarbaker DJ, Jaklitsch MT (2004) Relationship between a history of antecedent cancer and the probability of malignancy for a solitary pulmonary nodule. Chest 125: 2175-2181

Mountain C (1993) Lung cancer staging classification. Clin Chest Med 14:43-53

Mountain C (1994) Surgery for stage IIIa-N2 non-small cell lung cancer. Cancer 73:2589-2598

Murata K, Takahashi M, Mori M et al. (1994) Chest wall and mediastinal invasion by lung cancer: evaluation with multisection expiratory dynamic CT. Radiology 191:251-255

Musset D, Grenier P, Carette M et al. (1986) Primary lung cancer staging: prospective comparative study of MR imaging with CT. Radiology 160:607-611

Naidich DP, Harkin TJ (1995) Airways and lung: correlation of CT with fiberoptic bronchoscopy. Radiology 197:1-12

Naidich DP, Rusinek H, McGuinness G, Leitman B, McCauley DI, Henschke CI (1993) Variables affecting pulmonary nodule detection with computed tomography: evaluation with three-dimensional computer simulation. J Thorac Imaging 8:291-299

Nakano N, Yasumitsu T, Kotake Y, Morino H, Ikezoe J (1994) Preoperative histologic diagnosis of chest wall invasion by lung cancer using ultrasonically guided biopsy. J Thorac Cardiovasc Surg 107:891-895

Naruke T, Goya T, Tsuchiya R, Suemasu K (1988) The importance of surgery to non-small cell carcinoma of lung with mediastinal lymph node metastasis. Ann Thorac Surg 46:603-610

Naruke T, Goya T, Tsuchiya R, Suemasu K (1998) Prognosis and survival in resected lung carcinoma based on the new international staging system. J Thorac Cardiovasc Surg 96:440-447

O'Connell R, McLoud T, Wilkins E (1983) Superior sulcus tumour: radiographic diagnosis and workup. Am J Roentgenol 140:25-30

Ohlhauser C, Bülzebruck H, Ebert W, Drings P, Wannenmacher M (1997) Prognostic factors for survival in inoperable non-small cell-lung cancer: a multivariate regression analyses of 456 patients who were treated with radiation therapy. Oncology 20:126-131

Onitsuka H, Tsukuda M, Araki A, Murakami J, Torii Y, Masuda K (1991) Differentiation of central lung tumor from postobstructive lobar collapse by rapid sequence computed tomography. J Thorac Imaging 6:28-31

Padovani B, Mouroux J, Seksik L et al. (1993) Chest wall invasion by bronchogenic carcinoma: evaluation with MR imaging. Radiology 187:33-38

Pankow W, Köhler U, Wichert P von (1995) Diagnostik des nichtkleinzelligen Bronchialkarzinoms. Onkologe 5:441-446

Parker L, Mauro M, Delany D (1991) Evaluation of T1N0M0 lung cancer with CT. J Comput Assist Tomogr 15:943-947

Patterson A, Taylor D, McCready V (1975) A clinical comparison of the tumor imaging radiopharmaceuticals 67 Ga citrate and ^{111}Indium labeled bleomycin. Br J Radiol 48:832-842

Patterson G, Ginsberg R, Poon P et al. (1987) A prospective evaluation of magnetic resonance imaging, computed tomography, and mediastinoscopy in the preoperative assessment of mediastinal node status in bronchogenic carcinoma. J Thorac Cardiovasc Surg 94:679–684

Patz EF, Goodman PC (1994) Positron emission tomography imaging of the thorax. Radiol Clin North Am 32:811–823

Patz EF Jr, Lowe VJ, Hoffman JM, Paine SS, Burrowes P, Coleman RE, Goodman PC (1993) Focal pulmonary abnormalities: evaluation with F-18 fluorodeoxyglucose PET scanning. Radiology 188:487–490

Pearlberg JL, Sandler MA, Beute GH, Lewis JW, Madraza BL (1987) Limitations of CT in evaluation of neoplasms involving chest wall. J Comput Assist Tomogr 11:290–293

Pearson F, DeLarue N, Ilves R, Todd T, Cooper J (1982) Significance of positive superior mediastinal nodes identified at mediastinoscopy in patients with resectable cancer of the lung. J Thorac Cardiovasc Surg 83:1–11

Pennes D, Glazer G, Wimbish K, Gross B, Long R, Orringer M (1985) Chest wall invasion by lung cancer: limitations of CT evaluation. Am J Roentgenol 144:507–511

Peuchot M, Libshitz HI (1987) Pulmonary metastatic disease: radiologic-pathologic correlation. Radiology 164:719–722

Pieterman RM, Putten JW van, Meuzelaar JJ et al. (2000) Preoperative staging of non-small-cell lung cancer with positron-emission tomography. N Engl J Med 343:254–261

Platt JF, Glazer GM, Orringer MB, Gross BH, Quint LE, Francis IR, Bland PH (1988) Radiologic evaluation of the subcarinal lymph nodes: a comparative study. Am J Roentgenol 151:279–282

Poon P, Bronskill M, Henkelman R et al. (1987) Mediastinal lymph node metastases from bronchogenic carcinoma: detection with MR imaging and CT. Radiology 162:651–656

Potepan P, Meroni E, Spagnoli I et al. (1996) Non-small-cell lung cancer: detection of mediastinal lymph node metastases by endoscopic ultrasound and CT. Eur Radiol 6:19–20

Quint LE, Glazer GM, Orringer M, Francis I, Bookstein F (1986) Mediastinal lymph node detection and sizing at CT and autopsy. Am J Roentgenol 147:469–472

Quint LE, Francis IR, Wahl RL, Gross BH, Glazer GM (1995) Preoperative staging of non-small-cell carcinoma of the lung: imaging methods. Am J Roentgenol 164:1349–1359

Rapoport S, Blair DN, McCarthy SM, Desser TS, Hammers LW, Sostmann HD (1988) Brachial plexus: correlation of MR imaging with CT and pathologic findings. Radiology 167:161–165

Ratto G, Piacenza G, Frola C et al. (1991) Chest wall involvement by lung cancer: computed tomographic detection and results of operation. Ann Thorac Surg 51:182–188

Remy-Jardin M, Remy J, Giraud F, Marquette C-H (1993) Pulmonary nodules: detection with thick-section spiral CT versus conventional CT. Radiology 187:513–520

Remy-Jardin M, Duyck P, Remy J et al. (1995) Hilar lymph nodes: identification with spiral CT and histologic correlation. Radiology 196:387–394

Rubinstein I, Baum G, Kalter Y, Pauzner Y, Lieberman Y, Bubis J (1979) The influence of cell type and lymph node metastases on survival of patients with carcinoma of the lung undergoing thoracotomy. Am Rev Respir Dis 119:253–262

Sakai S, Murayama S, Murakami J, Hashiguchi N, Masuda K (1997) Bronchogenic carcinoma invasion of the chest wall: evaluation with dynamic cine MRI during breathing. J Comput Assist Tomogr 21:595–600

Saracci R, Riboli E (1989) Passive smoking and lung cancer, current evidence and ongoing studies at the International Agency for Research on Cancer. Mutat Res 222:117–127

Saunders M, Sculier JP, Ball D et al. (2003) Consensus: the follow-up of the treated patient. Lung Cancer 42:S17–S19

Scagliotti G (2001) Symptoms, signs, and staging of lung cancer. Eur Resp Monogr 17:86–119

Schaefer JF, Vollmar J, Schick F et al. (2004) Solitary pulmonary nodules: dynamic contrast-enhanced MR imaging – perfusion differences in malignant and benign lesions. Radiology 232:544–553

Scott I, Muller N, Miller R, Evans K, Nelems B (1988) Resectable stage III lung cancer: CT, surgical, and pathologic correlation. Radiology 166:75–79

Seely J, Mayo J, Miller R, Muller N (1993) T1 lung cancer: prevalence of mediastinal nodal metastases and diagnostic accuracy of CT. Radiology 186:129–132

Seemann MD, Beinert T, Spelsberg F et al. (1996) Differenzierung von solitären Lungenrundherden durch die hochauflösende Computertomographie. Radiologe 36:579–585

Senac JP, Giron J, Bousquet C, Marmouset E, Serres-Cousine O (eds) (1991) Cancer of the lung. Part 1: Diagnosis and staging for the local extent of primary tumor (T category). Imaging of the Chest: an update. ECR, 33–41

Shimoyama K, Murata K, Takahashi M, Morita R (1997) Pulmonary hilar lymph node metastases from lung cancer: evaluation based on morphology at thin-section, incremental, dynamic CT. Radiology 203:187–195

Shiotani S, Sugimura K, Sugihara M et al. (2000) Diagnosis of chest wall invasion by lung cancer: useful criteria for exclusion of the possibility of chest wall invasion with MR imaging. Radiat Med 18:283–290

Shioya S, Haida M, Ono Y, Fukazaki M, Yamabayashi H (1988) Lung cancer: differentiation of tumor, necrosis and atelectasis by means of T1 and T2 values measured in vitro. Radiology 167:105–109

Shirakawa T, Fukuda K, Miyamoto Y, Tanabe H, Tada S (1994) Parietal pleural invasion of lung masses: evaluation with CT performed during deep inspiration and expiration. Radiology 192:809–811

Siegelman SS, Zerhouni EA, Leo FP, Khouri NF, Stitik FP (1980) CT of the solitary pulmonary nodule. Am J Roentgenol 135:1–13

Siegelman SS, Khouri NF, Leo FP, Fishman EK, Braverman RM, Zerhouni EA (1986) Solitary pulmonary nodules: CT assessment. Radiology 160:307–312

Silvestri G, Tanoue L, Margolis M, Barker J, Detterbeck F (2003) The noninvasive staging of non-small cell lung cancer. Chest 123:147S–156S

Stahel RA (1991) Diagnosis, staging, and prognostic factors of small cell lung cancer. Curr Opin Oncol 3:306–311

Staples CA, Müller NL, Miller RR, Evans KG, Nelems B (1988) Mediastinal nodes in bronchogenic carcinoma: comparison between CT and mediastinoscopy. Radiology 167:367–372

Steinert HC (1998) Lungenkarzinom: Diagnostik, Staging. Nuklearmed 21:123–130

Steinert HC, Hauser M, Allemann F, Engel H, Berthold T, Schulthess GK von, Weber W (1997) Non-small cell lung cancer: nodal staging with FDG PET versus CT with correlative lymph node mapping and sampling. Radiology 202:441–446

Stiglbauer R, Schurawitzki H, Klepetko W, Kramer J, Schratter M, Tscholakoff D, Eckersberger F (1991) Contrast-enhanced MRI for the staging of bronchogenic carcinoma: comparison with CT and histopathologic staging: preliminary results. Clin Radiol 44:293–298

Stitik F (1994) The new staging of lung cancer. Radiol Clin North Am 32:635–647

Stockwell H, Goldman A, Noss C et al. (1992) Environmental tobacco smoke and lung cancer risk in nonsmoking women. J Natl Cancer Inst 84:1417–1422

Strauss LG, Conti PS (1991) The applications of PET in clinical oncology. J Nucl Med 32:623–648

Suzuki N, Saitoh T, Kitamura S (1993) Tumor invasion of the chest wall in lung cancer: diagnosis with US. Radiology 187:39–42

Swensen SJ, Morin RL, Schueler BA, Brown LR, Cortese DA, Pairolero PC, Brutinel WM (1992) Solitary pulmonary nodule: CT evaluation of enhancement with iodinated contrast material – a preliminary report. Radiology 182:343–347

Swensen SJ, Brown LR, Colby TV, Weaver AL (1995) Pulmonary nodules: CT evaluation of enhancement with iodinated contrast material. Radiology 194:393–398

Tack D, Gevenois PA, Sinoy ML van, Francquen P de, Rocmans P, Struyven J (1990) NMR evaluation of neoplastic invasion of the pulmonary artery. Rofo 152:23–29

Tan BB, Flaherty KR, Kazerooni EA, Iannettoni MD (2003) The solitary pulmonary nodule. Chest 123:89S–96S

Tateishi M, Fukuyama Y, Hamatake M, Kohdono S, Ishida T, Sugimachi K (1994) Skip mediastinal lymph node metastasis in non-small cell lung cancer. J Surg Oncol 57:139–142

Thomas M, Baumann M, Deppermann M et al. (2002) Empfehlungen zur Therapie des Bronchialkarzinoms. Pneumologie 56:113–131

Tisi G, Friedman P, Peters R, Pearson G, Carr D, Lee R, Selawry O (1983) Clinical staging of primary lung cancer: official statement of the American Thoracic Society. Am Rev Respir Dis 127:659–664

Tobler J, Levitt R, Glazer H, Moran J, Crouch E, Evens R (1987) Differentiation of proximal bronchogenic carcinoma from postobstructive lobar collapse by magnetic resonance imaging. Invest Radiol 22:538–543

Travis W, Colby T, Corrin B, Shimosato Y, Brambilla E (1999) Histological typing of lung and pleural tumours. In: Sobin LH (ed) International histological classification of tumors, 3rd edn. WHO. Springer, Berlin Heidelberg New York Tokyo

Trichopoulos D, Dalandidi A, Sparros L, McMahon B (1981) Lung cancer and passive smoking. Int J Cancer 27:1–4

Valk P, Pounds T, Tesar R, Hopkins D, Haseman M (1996) Cost effectiveness of PET imaging in clinical oncology. Nucl Med Biol 23:737–743

Vansteenkiste JF, Stroobants SG, Leyn P de, Dupont PJ, Verschakelen JA, Nackaerts KL, Mortelmans LA (1997) Mediastinal lymph node staging with FDG-PET scan in patients with potentially operable non-small cell lung cancer: a prospective analysis of 50 cases. Leuven Lung Cancer Group. Chest 112:1480–1486

Verschakelen JA, Leyn P de, Bogaert J, Baert AL (1996) Oncology imaging: nodal spread-intrathoracic nodes. Eur Radiol 6:251–261

Vestring T, Achatzy R, Wahlers B, Macha HN, Peters PE (1990) Mediastinal staging of non-small cell bronchial carcinoma. The place of computed tomography and mediastinoscopy. Radiologe 30:178–184

Vining DJ, Liu K, Choplin RH, Haponik EF (1996) Virtual bronchoscopy. Relationships of virtual reality endobronchial simulations to actual bronchoscopic findings. Chest 109:549–553

Vock P (ed) (1991) Cancer of the lung. Part 2: Staging for nodal and distant metastases (N-M-factors), clinical stage, treatment options, and restaging. Imaging of the Chest: an update. ECR, pp 43–50

Volm M, Mattern J (1998) Molekularbiologische Faktoren und deren prognostische Relevanz bei nichtkleinzelligen Lungentumoren. In: Drings P, Vogt-Moykopf I (Hrsg) Thoraxtumoren – Diagnostik, Staging, gegenwärtiges Therapiekonzept. Springer, Berlin Heidelberg New York Tokio, S 49–62

Wahl RL, Quint LE, Greenough RL, Meyer CR, White RI, Orringer MB (1994) Staging of mediastinal non-small cell lung cancer with FDG PET, CT, and fusion images: preliminary prospective evaluation. Radiology 191:371–377

Watanabe A, Shimokata K, Saka H, Nomura F, Sakai S (1991) Chest CT combined with artificial pneumothorax: value in determining origin and extent of tumor. Am J Roentgenol 156:707–710

Watanabe Y, Shimizu J, Oda M et al. (1991) Aggressive surgical intervention in N2 non-small cell cancer of the lung. Ann Thorac Surg 51:253–261

Webb WR, Jensen B, Sollitto R, Geer G de, McCowin M, Gamsu G, Moore E (1985) Bronchogenic carcinoma: staging with MR compared with staging with CT and surgery. Radiology 156:117–124

Webb WR, Gatsonis C, Zerhouni EA, Heelan RT, Glazer GM, Francis IR, McNeil BJ (1991) CT and MR imaging in staging non-small cell bronchogenic carcinoma: report of the Radiologic Diagnostic Oncology Group. Radiology 178:705–713

Webb WR, Sarin M, Zerhouni E, Heelan R, Glazer G, Gatsonis C (1993) Interobserver variability in CT and MR staging of lung cancer. J Comput Assist Tomogr 17:841–846

Weber W, Römer W, Ziegler S et al. (1996) F-18-FDG-PET in the evaluation of solitary pulmonary nodules. J Nucl Med 37:111P

Weinreb J, Mootz A, Cohen J (1986) MRI evaluation of mediastinal and thoracic inlet venous obstruction. Am J Roentgenol 146:679–684

Wester HJ, Schottelius M, Scheidhauer K et al. (2003) PET imaging of somatostatin receptors: design, synthesis and preclinical evaluation of a novel 18F-labelled, carbohydrated analogue of octreotide. Eur J Nucl Med Mol Imaging 30:117–122

White C, Romney B, Mason A, Austin J, Miller B, Protopapas Z (1996) Primary carcinoma of the lung overlooked at CT: analysis of findings in 14 patients. Radiology 199:109–115

White C, Salis A, Meyer C (1999) Missed lung cancer on chest radiography and computed tomography: imaging and medicolegal issues. J Thorac Imaging 14:63–68

White P, Adams H, Crane M, Butchart E (1994) Preoperative staging of carcinoma of the bronchus: can computed tomographic scanning reliably identify stage III tumours? Thorax 49:951–957

Wilde J (1985) Früherkennung und erste Merkmale. Röntgenreihenuntersuchungen. Tumore der Atmungsorgane und des Mediastinums B. In: Buchborn E (Hrsg) Handbuch der Inneren Medizin. Spezieller Teil: Trendelenburg F von (Hrsg) Tumornachsorge. S 2–37

Wittekind C, Klimpfinger M, Sobin LH (Hrsg) (2005) TNM-Atlas. Illustrierter Leitfaden zur TNM/pTNM-Klassifikation maligner Tumoren, 5. Aufl. Springer, Berlin Heidelberg New York Tokio

Woolner L, Fontana R, Sanderson D, Miller W, Muhm J, Taylor W, Uhlenhopp M (1981) Mayo lung project: evaluation of lung cancer screening through December 1979. Mayo Clin Proc 56:544–555

Yamashita K, Matsunobe S, Tsuda T, Okuda K, Matsumoto K, Oyanagi H, Konishi J (1997) Intratumoral necrosis of lung carcinoma: a potential diagnostic pitfall in incremental dynamic computed tomography analysis of solitary pulmonary nodules? J Thorac Imaging 12:181–187

Yokoi K, Mori K, Miyazawa N, Saito Y, Okuyama A, Sasagawa M (1991) Tumor invasion of the chest wall and mediastinum in lung cancer: evaluation with pneumothorax CT. Radiology 181:147–152

Zelen M (1973) Keynote address on biostatistics and data retrieval. Cancer Chemother Rep (3) 4:31–42

Zhang M, Kono M (1997) Solitary pulmonary nodules: evaluation of blood flow patterns with dynamic CT. Radiology 205:471–478

Zimmermann F, Molls M, Kneschaurek P, Pietzsch C (1995) 3D-Planung bei der Radiotherapie des Bronchialkarzinoms. Onkologe 1:467–474

Literatur zu Kapitel 5

Aisner J (1995) Current approach to malignant mesothelioma of the pleura. Chest 107:332S–344S

Antman KH, Corson JM, Li FP et al. (1983) Malignant mesothelioma following radiation exposure. J Clin Oncol 1:695–700

Antman KH (1981) Clinical presentation and natural history of benign and malignant mesothelioma. Semin Oncol 8:313–320

Antman KH, Shemin R, Ryan L et al. (1988) Malignant mesothelioma: prognostic variables in a registry of 180 patients. The Dana-Farber Cancer Institute and Brigham and Women's Hospital experiences over two decades 1965–1985. J Clin Oncol 6:147–153

Antman KH, Pass HI, Schiff PB (2001) Management of mesothelioma. In: DeVita VT, Hellman S, Rosenberg SA (eds) Cancer – principles and practice of oncology, 6th edn. Lippincott, Philadelphia, pp 1943–1969

Beauchamp KD, Kundra NK, Aranson R et al. (1992) The role of closed pleural needle biopsy in the diagnosis of malignant mesothelioma of the pleura. Chest 102:1110–1112

Bischoff HG, Manegold C, Knopp M et al. (1998) Gemcitabine may reduce tumor load and tumor associated symptoms in malignant pleural mesothelioma. Proc ASCO 17:464a

Bittmann I, Wöckel W (2003) Pleuratumoren. In: Schalhorn A, Huber R (Hrsg) Manual Tumoren der Lunge und des Mediastinums. Tumorzentrum München. Zuckschwerdt, München

Bittner R, Schnoy N, Schönfeld N et al. (1995) Hochauflösende Magnetresonanztomographie (HR-MRT) von Pleura und Thoraxwand: Normalbefund und pathologische Veränderungen. Fortschr Röntgenstr 162:296–303

Boutin C, Rey F, Viallat JR (1995) Prevention of malignant seeding after invasive diagnostic procedures in patients with pleural mesothelioma: a randomized trial of local radiotherapy. Chest 108:754–758

Boutin C, Rey F (1993) Thoracoscopy in pleural malignant mesothelioma: a prospective study of 188 consecutive patients. Part 1: Diagnosis. Cancer 72:389–393

Bültzingslöwen F von (1996) Die Therapie des malignen Pleuramesothelioms. Atemw Lungenkr 22:644–653

Butchart EG, Ashcroft T, Barnsley WC et al. (1976) Pleuropneumonectomy in the management of diffuse malignant mesothelioma of the pleura. Experience with 29 patients. Thorax 31:15–24

Byrne MJ, Davidson JA, Musk AW et al. (1999) Cisplatin and gemcitabine treatment for malignant mesothelioma: a phase II study. J Clin Oncol 17:25–30

Carella R, Deleonardi G, D'Errico A et al. (2001) Immunohistochemical panels for differentiating epithelial malignant mesothelioma from lung adenocarcinoma: a study with logistic regression analysis. Am J Surg Pathol 25:43–50

Churg A, Colby TV, Cagle P et al. (2000) The separation of benign and malignant mesothelial proliferations. Am J Surg Pathol 24:1183–1200

Connelly RR, Spirtas R, Myers MH et al. (1987) Demographic patterns for mesothelioma in the United States. J Nat Cancer Inst 78:1053–1060

Craighead JE (1987) Current pathogenetic concepts of diffuse malignant mesothelioma. Hum Pathol 18:544–557

Crotty TB, Myers JL, Katzenstein AL, Tazelaar HD, Swensen SJ, Churg A (1994) Localized malignant mesothelioma. A clinicopathologic and flow cytometric study. Am J Surg Pathol 18:357–363

Dazzi H, Thatcher N, Hasleton PS, Chatterjee AK, Lawson RA (1990) DNA analysis by flow cytometry in malignant pleural mesothelioma: relationship to histology and survival. J Pathol 162:51–55

Dejmek A, Stromberg C, Wikstrom B, Hjerpe A (1992) Prognostic importance of the DNA ploidy pattern in malignant mesothelioma of the pleura. Anal Quant Cytol Histol 14:217–221

Dewar A, Valente M, Ring NP, Corrin B (1987) Pleural mesothelioma of epithelial type and pulmonary adenocarcinoma: an ultrastructural and cytochemical comparison. J Pathol 152:309–316

El Naggar AK, Ordonez NG, Garnsey L, Batsakis JG (1991) Epithelioid pleural mesotheliomas and pulmonary adenocarcinomas: a comparative DNA flow cytometric study. Hum Pathol 22:972–978

Garlepp MJ, Leong CC (1995) Biological and immunological aspects of malignant mesothelioma. Eur Respir J 8:643–650

Gazdar AF, Carbone M (2003) Molecular pathogenesis of malignant mesothelioma and its relationship to simian virus 40. Clin Lung Cancer 5:177–181

Goffrey MJ, Mills SE, Swanson PE, Zarbo RJ, Shah AR, Wick MR (1992) Immunoreactivity for BER-EP 4 in adenocarcinomas, adenomatoid tumors, and malignant mesotheliomas. Am Surg Pathol 16:593–599

Hammar SP (1993) Pleural diseases. In: Dail DH, Hammar SP (eds) Pulmonary pathology, 2nd edn. Springer, Berlin Heidelberg New York Tokyo, pp 1463–1579

Heelan RT, Rusch VW, Begg CB et al. (1999) Staging of malignant pleural mesothelioma: comparison of CT and MR imaging. Am J Roentgenol 172:1039–1047

Hillerdal G (1994) Pleural plaques and risk for bronchial carcinoma and mesothelioma: a prospective study. Chest 105:144–150

Huncharek M (1994) Miliary mesothelioma. Chest 106:605

International Mesothelioma Interest Group (1995) A proposed new international TNM staging system for malignant pleural mesothelioma. Chest 108:1122–1128

Kawashima A, Lipshitz HI (1990) Malignant pleural mesothelioma: CT manifestations in 50 cases. Am J Roentgenol 155:965–969

Kayser K et al. (2001) Glyco- and immunohistochemical refinement of the differential diagnosis between mesothelioma and metastatic carcinoma and survival analysis of patients. J Pathol 193:175–180

Kayser K, Gabius HJ, Rahn W, Martin H, Hagemeyer O (1992) Variations of binding of labeled tumor necrosis factor alpha, epidermal growth factor, ganglioside GM-1 and N-acetylglucosamine, galactoside-specific mistletoe, lecithin and lecithin-specific antibodies in mesothelioma and metastatic adenocarcinoma of the pleura. Lung Cancer 8:185–192

Kindler HL, Meerbeck JP van (2002) The role of gemcitabine in the treatment of malignant mesothelioma. Semin Oncol 29:870–876

Klemperer P, Rabin CB (1931) Primary neoplasms of the pleura. Arch Pathol 11:385–412

Knuuttila A, Kivisaari A et al. (2001) Evaluation of pleural disease using MR and CT. With special reference to malignant pleural mesothelioma. Acta Radiol 42:502–507

Layer G, Schmitteckert H, Steudel A, Tuengerthal S, Schirren S, Kaick G van, Schild HH (1999) MRT, CT und Sonographie in der präoperativen Beurteilung der Primärtumorausdehnung beim malignen Pleuramesotheliom. Fortschr Röntgenstr 170:365–370

Leung AN, Müller NL, Miller RR (1990) CT in differential diagnosis of diffuse pleural disease. Am J Roentgenol 154:487–492

Maasilta P, Vehmas T, Kivisaari L, Tammiletho L, Matson K (1991) Correlations between findings at computed tomography (CT) and at thoracoscopy/thoracotomy/autopsy in pleural mesothelioma. Eur Respir J 4:952–954

Mackay B, Lukeman JM, Ordonez NG (1991) Tumors of the pleura and chest wall. Tumors of the lung. Major Probl Pathol 323–364

Mangano WE, Cagle PT, Churg A, Vollmer RT, Roggli VL (1998) The diagnosis of desmoplastic malignant mesothelioma and its distinction from fibrous pleurisy: a histologic and immunohistochemical analysis of 31 cases including p53 immunostaining. Am J Clin Pathol 110:191–199

Marom EM, Erasmus JJ, Pass HI et al. (2002) The role of imaging in malignant pleural mesothelioma. Semin Oncol 29:26–35

Mayo JR, MacKay AL, Whittal KP, Baile EM, Part PD (1995) Measurement of lung water content and pleural pressure gradient with magnetic resonance imaging. J Thorac Imaging 10:73–81

McDonald AD, McDonald JC (1980) Malignant mesothelioma in North America. Cancer 46:1650–1656

McLoud T, Flower C (1991) Imaging the pleura: sonography, CT, and MR Imaging. Am J Roentgenol 156:1145–1153

Meerbeek JP van, Baas P, Debruyne C et al. (1999) A phase II study of gemcitabine in patients with malignant pleural mesothelioma. Cancer 85:2577–2582

Metintas M, Ucgun I, Elbek O et al. (2002) Computer tomography features in malignant pleural mesothelioma and other commonly seen pleural diseases. Eur J Radiol 41:1–9

Mezger J (2000) Benigne und maligne Mesotheliome. In: Wilmanns W, Huhn D, Wilms K (eds) Internistische Onkologie, 2. Aufl. Thieme, Stuttgart, S 738–742

Miller BH, Rosado-de-Christenson ML, Mason AC, Fleming MV, White CC, Krasna MJ (1996) Malignant pleural mesothelioma: radiologic-pathologic correlation. Radiographics 16:613–644

Moch H, Kiener S, Dalquen P, Gudat F (1993) Pseudomesotheliomatous adenocarcinoma of the lung. Immunohistochemical study with special reference to detection of blood group isoantigens and Ber-EP4 antigen. Pathologe 14:11–15

Müller KM (1997) Mesotheliome. Pathology/pathogenesis/mesothelioma register. Pneumologie 51:335–344

Neumann V, Gunthe S, Müller KM, Fischer M (2001) Malignant mesothelioma – German Mesothelioma Register 1987–1999. Int Arch Occup Environ Health 74:383–395

Ong ST, Vogelzang NJ (1996) Chemotherapy in malignant pleural mesothelioma: a review. J Clin Oncol 14:1007–1017

Patz EF, Shaffer K, Piwnica-Worms DR, Jochelson M, Sarin M, Sugarbaker DJ, Pugatch RD (1992) Malignant pleural mesothelioma: value of CT and MR imaging in predicting resectability. Am J Roentgenol 159:961–966

Patz EF Jr, McAdams HP, Erasmus JJ et al. (1998) Sclerotherapy for malignant pleural effusions: a prospective randomized trial of bleomycin vs. doxycycline with small-bore catheter drainage. Chest 113:1305–1311

Peterson JT, Greenberg SD, Buffier PA (1984) Non-asbestos-related malignant mesothelioma: a review. Cancer 54:951–960

Peto J, Decarli A, La Vecchia C, Levi F, Negri E (1999) The European mesothelioma epidemic. Br J Cancer 79:666–672

Pisani RJ, Colby TV, Williams DE (1988) Malignant mesothelioma of the pleura. Mayo Clin Proc 63:1234–1244

Roberts GH (1976) Distant visceral metastases in pleural mesothelioma. Br J Dis Chest 70:246–250

Ruffie P, Feld R, Minkin S et al. (1989) Diffuse malignant mesothelioma of the pleura in Ontario and Quebec: a retrospective study of 332 patients. J Clin Oncol 7:1157–1168

Rusch VW (1996) A proposed new international TNM staging system for malignant pleural mesothelioma from the International Mesothelioma Interest Group. Lung Cancer 14:1–12

Ryan CW, Herndon J, Vogelzang NJ (1998) A review of chemotherapy trials for malignant mesothelioma. Chest 113: 66S–73S

Schildge J, Kaiser D, Henss H et al. (1989) Prognostic factors in diffuse malignant mesothelioma of the pleura. Pneumologie 43:660–664

Selikoff U, Hammond EC, Seidman H (1980) Latency of asbestos disease among insulation workers in the United States and Canada. Cancer 46:2736–2740

Steele JP, Shamash J, Evans MT et al. (2000) Phase II study of vinorelbine in patients with malignant pleural mesothelioma. J Clin Oncol 18:3912–3918

Sugarbaker DJ, Strauss GM, Lynch TJ et al. (1993) Node status has prognostic significance in the multimodality therapy of diffuse malignant mesothelioma. J Clin Oncol 11:1172–1178.

Sugarbaker DJ, Flores R, Jacklitsch M et al. (1999) Resection margins, extrapleural nodal status, and cell type determine postoperative long-term survival in trimodality therapy of malignant pleural mesothelioma. J Thorac Cardiovasc Surg 117:54–65

Taguchi T, Jhanwar SC, Siegfried JM, Keller SM, Testa JR (1993) Recurrent deletions of specific chromosomal sites in 1p, 3p, 6q, and 9p in human malignant mesothelioma. Cancer Res 53:4349–4355

Vogelzang NJ (1992) Malignant mesothelioma: diagnostic and management strategies for 1992. Semin Oncol 19:64–71

Vogelzang NJ, Rusthoven J, Paoletti P et al. (2002) Phase III single-blinded study of pemetrexed + cisplatin vs. cisplatin alone in chemonaive patients with malignant pleural mesothelioma. Proc ASCO 21:2a

Wagner JC, Sleggs CA, Marchand P (1960) Diffuse pleural mesothelioma and asbestos exposure in northwestern Cape Province. Br J Med 17:260–271

Wechsler RJ, Rao VM, Steiner RM (1984) The radiology of thoracic malignant mesothelioma. Crit Rev Diagn Imaging 20:283–310

Wittekind C, Meyer HJ, Bootz F (Hrsg) (2002) UICC: TNM-Klassifikation maligner Tumoren, 6. Aufl. Springer, Berlin Heidelberg New York Tokio

Wittekind C, Klimpfinger M, Sobin LH (Hrsg) (2005) TNM-Atlas. Illustrierter Leitfaden zur TNM/pTNM-Klassifikation maligner Tumoren, 5. Aufl. Springer, Berlin Heidelberg New York Tokio

Literatur zu Kapitel 6

Aichinger U (1999) Mögliche digitale Bildempfänger. In: Dronkers DJ, Hendriks JH, Holland R et al. (Hrsg) Radiologische Mammadiagnostik. Thieme, Stuttgart, S 87–90

Aichinger U, Dierker J, Säbel M, Joite-Barfuß S (1994) Image quality and dose in mammography. Electromedica 62:7–11

Aichinger U, Schulz-Wendtland R, Krämer S, Lang N, Bautz W (1999) Digital computer-assisted stereotactic biopsy – a newly developed holder for vacuum biopsy at the Mammomat 3000. CAS 10:37

American College of Radiology (ACR) (1998) Breast imaging – reporting and data system (BI-RADS), 3rd edn. American College of Radiology, Reston/VA

Andersson I, Aspregen K, Janzon L et al. (1988) Mammographic screening and mortality from breast cancer: the Malmö mammographic screening trial. BMJ 297:943–948

Baker LH (1982) Breast cancer detection project: five-year summary report. CA Cancer J Clin 32:194–225

Bässler R, Böcker W, Hermanek P et al. (1992) Die gegenwärtige Situation des Gradings beim Mammakarzinom. Pathologe 13:130–134

Bässler R, Prechtel K, Schauer A, Maass H, Stegner HE (1999) 1. Rundtischgespräch über Voraussetzungen und Konsequenzen der histopathologischen Diagnostik des Mammakarzinoms, insbesondere nach brusterhaltenden Operationsmethoden. Verh Dtsch Ges Pathol 69:237–248

Bauer M, Schulz-Wendtland R, Krämer S, Bühner S, Lang N, Tulusan AH (1994) Indikationen, Technik und Ergebnisse der sonographisch gezielten Stanzbiopsie in der Mammadiagnostik (n=307). Geburtshilfe Frauenheilkd 54:539–544

Beckmann MW, Fasching PA, Aichinger U, Schulz-Wendtland R (2001) Diagnostik und Abklärung von Mammaveränderungen I. Geburtshilfe Frauenheilkd 61:1–16

Bick U (1997) Integriertes Früherkennungskonzept bei Frauen mit genetischer Prädisposition für Brustkrebs. Radiologe 37:591–596

Bick U (2000) Digitale Vollfeldmammographie. Fortschr Röntgenstr 173:957–964

Bird RE, McLelland R (1986) How to initiate and operate a low-cost screening mammography center. Radiology 161:43–47

Bird RE, Wallace TW, Yankaskas BC (1992) Analysis of cancers missed at screening mammography. Radiology 184:613–617

Blanks RG, Moss SM, McGahan CE, Quinn MJ, Babb PJ (2000) Effect of NHS breast screening programme on mortality from breast cancer in England and Wales, 1990–1998: comparison of observed with predicted mortality. BMJ 321:665–669

Boetes C, Mus RD, Holland R et al. (1995) Breast tumors: comparative accuracy of MR imaging relative to mammography and US for demonstrating extent. Radiology 197:743–747

Brinton LA, Devesa SS (1996) Incidence, demographics and environmental factors. In: Harris JR, Lippman ME, Morrow M et al (eds) Diseases of the breast. Lippincott-Raven, Philadelphia, pp 159–167

Britton PD, Coulden RA (1990) The use of duplex Doppler ultrasound in the diagnosis of breast cancer. Clin Radiol 42:399–401

Buchberger W, DeKoekkoek DP, Obrist P, Dunser M (1997) Der Stellenwert der MR-Tomographie beim unklaren Mammographiebefund. Radiologe 37:702–709

Bundesärztekammer (1995) Leitlinien der Bundesärztekammer zur Qualitätssicherung in der Röntgendiagnostik. Dtsch Ärztebl 92:C1515–C1527

Burbank F (1997) Stereotactic breast biopsy of atypical ductal hyperplasia and ductal carcinoma in situ lesions: improved accuracy with directional, vacuum-assisted biopsy. Radiology 202:843–847

Burns PN, Halliwell M, Wells PN, Webb AJ (1982) Ultrasonic Doppler studies of the breast. Ultrasound Med Biol 8:127–143

Burns PN, Powers JE, Hope Simpson D, Brezina A, Kolin A, Uhlendorf V, Fritzsch T (1994) Harmonic power mode Doppler using microbubble contrast agents: an improved method for small vessel flow imaging. Proc IEEE UFFC 1547–1550

CEC (Commission of the European Communities) (2001a) European guidelines for quality assurance in mammography screening, 3rd edn. CEC, Luxemburg

CEC (Commission of the European Communities) (2001b) European protocol for the quality control of the physical and technical aspects of mammography screening. CEC, Luxemburg

Cosgrove DO, Bamber JC, Davey JB, McKinna JA, Sinnet HD (1990) Color Doppler signals from breast tumors. Radiology 176:175–180

Cosgrove DO, Kedar RP, Bamber JC et al. (1993) Breast diseases: color Doppler US in differential diagnosis. Radiology 189:99–104

Costlow R (1986) BCDDP results and limitation. 22nd National Conference on Breast Cancer, Boston

D'Angelo PC, Galliano DE, Rosemurgy AS (1997) Stereotactic excisional breast biopsies utilizing the advanced breast biopsy instrumentation system. Am J Surg 174:297–302

Daudt A, Alberg AJ, Helzlsouer KJ (1996) Epidemiology, prevention, and early detection of breast cancer. Curr Opin Oncol 8:455–461

Delorme S (1993) Dopplersonographie des Mammakarzinoms. Radiologe 33:287–291

Delorme S (1998a) Beurteilung der Tumorvaskularisation mit der quantitativen Farbdopplersonographie. Habilitationsschrift, Medizinische Fakultät der Ruprecht-Karls-Universität Heidelberg

Delorme S (1998b) Beurteilung der Tumorvaskularisation mit der Dopplersonographie. Radiologe 38:335–343

Delorme S, Huber S (1998) Doppler sonography of breast tumours. Anticancer Res 18:2155–2158

Delorme S, Anton HW, Knopp MV, Zuna I, Junkermann I, Fournier D von, Kaick G van (1993) Breast cancer: assessment of vascularity by color Doppler. Eur Radiol 3:253–257

Delorme S, Dietz A, Rudat V, Zuna I, Bahner ML, van Kaick G (1997) Prognostic significance of color Doppler findings in head and neck tumours. Ultrasound Med Biol 23:1311–1317

Delorme S, Zuna I, Huber S, Albert B, Bahner ML, Junkermann H, Kaick G van (1998) Color Doppler sonography in breast tumours: an update. Eur Radiol 8:189–193

Delorme S, Peschke P, Zuna I, Kaick G van (1999) Sensitivity of color Doppler sonography: an experimental approach. Ultrasound Med Biol 25:541–547

Dershaw DD (1995) Evaluation of the breast undergoing lumpectomy and radiation therapy. Radiol Clin North Am 33:1147–1160

Fischer U (Hrsg) (2003) Mammographiebefundung nach BI-RADS. Deutsche Röntgengesellschaft. Thieme, Stuttgart

Diest PJ van, Belien JA, Zanstra PE, Wilhelm WW, Baak JP (1994) Integrated decision support system/image archive for histological typing of breast cancer using a relation oriented inference system. Histopathology 25:253–259

Dixon JM, Walsh J, Paterson D, Chetty U (1992) Colour Doppler ultrasonography studies of benign and malignant breast lesions. Br J Surg 79:259–260

Dvorak HF, Brown LF, Detmar M, Dvorak AM (1995) Vascular permeability factor/vascular endothelial growth factor, microvascular hyperpermeability, and angiogenesis. Am J Pathol 146:1029–1039

Elston CW, Ellis IO (1991) Pathological prognostic factors in breast cancer. I. The value of histological grade in breast cancer: experience from a large study with long-term follow-up. Histopathology 19:403–410

Everson LI, Parantainen H, Detlie T et al. (1994) Diagnosis of breast implant rupture: imaging findings and relative efficacies of imaging techniques. Am J Roentgenol 163:57–60

Fagerberg G, Baldetorp L, Gröntoft O, Lundström B, Manson JC, Nordenskjöld B (1985) Effects of repeated mammographic screening on breast cancer stage distribution. Results from a randomised study of 92 934 women in a Swedish county. Acta Radiol Oncol 24:465–473

Feig SA (1996) Methods to identify benefit from mammographic screening of women aged 40–49 years. Radiology 201:309–316

Ferzli GS, Puza T, Vanvorst-Bilotti S, Waters R (1999) Breast biopsies with ABBI(R): experience with 183 attempted biopsies. Breast J 5:26–28

Fisher B, Brown A, Mamounas E et al. (1993) Pathologic findings from the National Surgical Adjuvant Breast Project protocol B-06.10-year pathologic and clinical prognostic discriminants. Cancer 71:2507–2514

Fisher ER, Wickerham DL, Wolmark N, DeCillis A, Hoehn JL, Lees AW, Dimitrov NV (1997) Effect of preoperative chemotherapy on local-regional disease in women with operable breast cancer: findings from National Surgical Adjuvant Breast and Bowel Project B-18. J Clin Oncol 15:2483–2493

Fischer U, Kopka L, Grabbe E (1998) Magnetic resonance guided localization and biopsy of suspicious breast lesions. Top Magn Reson Imaging 9:44–59

Fischer U, Vosshenrich R, Baum F, Schorn C, Grabbe E (2000) Aussagekraft der KM-gestützten MR-Mammographie in Abhängigkeit von der Untersuchungsindikation. Fortschr Röntgenstr 172:36

Folkman J (1992) The role of angiogenesis in tumor growth. Semin Cancer Biol 3:65–71

Folkman J (1995) Angiogenesis in cancer, vascular, rheumatoid and other disease. Nat Med 1:27-31

Folkman J, Klagsbrun M (1987) Angiogenic factors. Science 235:442-447

Folkman J, Watson K, Ingber D, Hanahan D (1989) Induction of angiogenesis during the transition from hyperplasia to neoplasia. Nature 339:58-61

Forsberg F, Goldberg BB, Liu JB, Merton DA, Rawool NM (1996) On the feasibility of real-time, in vivo harmonic imaging with proteinaceous microspheres. J Ultrasound Med 15:853-860

Frappart L, Remy I, Lin HC, Bremond A, Raudrant D, Grousson B, Vauzelle JL (1986) Different types of microcalcifications observed in breast pathology. Correlations with histopathological diagnosis and radiological examination of operative specimens. Virchows Arch A 410:179-187

Friedrich M (1993) Technik und Ergebnisse der Mammographie. Radiologe 33:243-259

Frisell J, Glas U, Hellstrom L, Somell A (1986) Randomized mammographic screening for breast cancer in Stockholm. Design, first round results and comparisons. Breast Cancer Res Treat 8:45-54

Funke I, Schraut W (1998) Meta-analyses of studies on bone marrow micrometastases: an independent prognostic impact remains to be substantiated. J Clin Oncol 16:557-566

Gilles R, Guinebretiere JM, Lucidarme O et al. (1994) Nonpalpable breast tumors: diagnosis with contrast-enhanced subtraction dynamic MR imaging. Radiology 191:625-631

Goldhirsch A, Wood WC, Gelber RD, Coates AS, Thurlimann B, Senn HJ (2003) Meeting highlights: updated international expert consensus on the primary therapy of early breast cancer. J Clin Oncol 21:3357-3365

Gorczyca DP, Schneider E, DeBruhl ND et al. (1994) Silicone breast implant rupture: comparison between three-point Dixon and fast spin-echo MR imaging. Am J Roentgenol 162: 305-310

Götzsche PC, Olsen O (2000) Is screening for breast cancer with mammography justifiable? Lancet 355:129-134

Grundmann E, Hermanek P, Wagner P (Hrsg) (1997) Tumorhistologieschlüssel. Springer, Berlin Heidelberg New York Tokio

Harvey BJ, Miller AB, Baines CJ, Corey PN (1997) Effect of breast self-examination techniques on the risk of death from breast cancer. CMAJ 157:1205-1212

Heinig A, Heywang-Köbrunner SH, Viehweg P, Lampe D, Buchmann J, Spielmann RP (1997) Wertigkeit der Kontrastmittelmagnetresonanztomographie der Mamma bei Wiederaufbau mittels Implantat. Radiologe 37:710-717

Hermanek P, Henson DE, Hutter RVF, Sobin LH (Hrsg) (1993) UICC. TNM supplement. A commentary on uniform use. Springer, Berlin Heidelberg New York Tokio

Hess T, Knopp MV, Hoffmann U, Brix G, Junkermann H, Fournier D von (1994) Pharmakokinetische Analyse der Gd-DTPA-Anreicherung in der MRT beim Mammakarzinom. Fortschr Röntgenstr 160:518-523

Heywang-Köbrunner SH (1994) Contrast-enhanced magnetic resonance imaging of the breast. Invest Radiol 29:94-104

Heywang-Köbrunner SH, Boetes C (1999) Magnetresonanztomographie. In: Dronkers DJ, Hendriks JH, Holland R et al. (Hrsg) Radiologische Mammadiagnostik. Thieme, Stuttgart, S 172-182

Heywang-Köbrunner SH, Wolf HD, Deimling M, Kosling S, Hofer H, Spielmann RP (1996) Misleading changes of the signal intensity on opposed-phase MRI after injection of contrast medium. J Comput Assist Tomogr 20:173-178

Heywang-Köbrunner SH, Schaumlöffel U, Götz L, Buchmann J, Lampe D, Methfessel G, Spielmann RP (1997) Vakuumstanzbiopsie unter digitaler Stereotaxie. Ein neues Verfahren zur perkutanen diagnostischen Inzisions- und Exzisionsbiopsie mammographischer Befunde - erste Erfahrungen. Fortschr Röntgenstr 167:280-288

Heywang-Köbrunner SH, Schaumlöffel U, Viehweg P, Höfer H, Buchmann J, Lampe D (1998) Minimally invasive stereotactic vacuum core breast biopsy. Eur Radiol 8:377-385

Heywang-Köbrunner SH, Heinig A, Pickuth D, Alberich T, Spielmann RP (2000) Interventional MRI of the breast: lesion localisation and biopsy. Eur Radiol 10:36-45

Heywang-Köbrunner SH, Schreer I (Hrsg) (2003) Bildgebende Mammadiagnostik. Thieme, Stuttgart

Hochman MG, Orel SG, Powell CM, Schnall MD, Reynolds CA, White LN (1997) Fibroadenomas: MR imaging appearances with radiologic-histopathologic correlation. Radiology 204:123-129

Hoffmann U, Brix G, Knopp MV, Hess T, Lorenz WJ (1995) Pharmacokinetic mapping of the breast: a new method for dynamic MR mammography. Magn Reson Med 33:506-514

Holland R, Velling SH, Mravunac M, Hendriks JH (1985) Histologic multifocality of Tis, T1-2 breast carcinomas. Implications for clinical trials of breast-conserving surgery. Cancer 56:979-990

Holmgren L, O'Reilly MS, Folkman J (1995) Dormancy of micrometastases: balanced proliferation and apoptosis in the presence of angiogenesis suppression. Nat Med 1:149-153

Howe GR, Hirohata T, Hislop TG et al. (1990) Dietary factors and risk of breast cancer: combined analysis of 12 case-control studies. J Natl Cancer Inst 82:561-569

Howell A, Howell SJ, Evans DG (2003) New approaches to the endocrine prevention and treatment of breast cancer. Cancer Chemother Pharmacol 52 (Suppl 1):S39-S44

Huber S, Delorme S, Knopp MV, Junkermann H, Zuna I, Fournier D von, Kaick G van (1994) Breast tumors: computer-assisted quantitative assessment with color Doppler US. Radiology 192:797-801

Huber S, Helbich T, Kettenbach J, Dock W, Zuna I, Delorme S (1998) Effects of a microbubble contrast agent on breast tumors: computer-assisted quantitative assessment with color Doppler US - early experience. Radiology 208:485-489

Hulka CA, Smith BL, Sgroi DC et al. (1995) Benign and malignant breast lesions: differentiation with echo-planar MR imaging. Radiology 197:33-38

Ingram D, Sanders K, Kolybaba M, Lopez D (1997) Case-control study of phyto-oestrogens and breast cancer. Lancet 350:990-994

Isaacs GI, Rozner L, Fox JW (1985) Breast lumps after reduction mammaplasty. Ann Plast Surg 15:394-399

Jackman RJ, Burbank F, Parker SH et al. (1997) Atypical ductal hyperplasia diagnosed at stereotactic breast biopsy: improved reliability with 14-gauge, directional, vacuum-assisted biopsy. Radiology 204:485-488

Jackman RJ, Marzoni FA Jr, Nowels KW (1998) Percutaneous removal of benign mammographic lesions: comparison of automated large-core and directional vacuum-assisted stereotactic biopsy techniques. Am J Roentgenol 171:1325-1330

Jänicke F, Prechtl A, Thomssen C et al. (2001) Randomized adjuvant chemotherapy trial in high-risk, lymph node-negative breast cancer patients identified by urokinase-type plasminogen activator and plasminogen activator inhibitor type 1. J Natl Cancer Inst 93:913-920

Jellins J (1988) Combining imaging and vascularity assessment of breast lesions. Ultrasound Med Biol 14 (Suppl 1):121-130

Jonat W, Kaufmann M, Sauerbrei W et al. (2002) Goserelin versus cyclophosphamide, methotrexate, and fluorouracil as adjuvant therapy in premenopausal patients with node-positive breast cancer: The Zoladex Early Breast Cancer Research Association Study. J Clin Oncol 20:4628-4635

Kaiser WA (1993) MR-Mammographie. Radiologe 33:292-299

Kauff ND, Satagopan JM, Robson ME et al. (2002) Risk-reducing salpingo-oophorectomy in women with a BRCA1 or BRCA2 mutation. N Engl J Med 346:1609-1615

Kedar RP, Cosgrove DO, Smith IE, Mansi JL, Bamber JC (1994) Breast carcinoma: measurement of tumor response to primary medical therapy with color Doppler flow imaging. Radiology 190:825-830

Kedar RP, Cosgrove DO, McCready VR, Bamber JC, Carter ER (1996) Microbubble contrast agent for color Doppler US: effect on breast masses. Work in progress. Radiology 198: 679-686

Kelly WE, Schwartzenberg BS, Uddo JF (1997) Advanced breast biopsy instrumentation (letter). J Am Coll Surg 185:604-605

Knopp MV, Hoffmann U, Brix G, Hawighorst H, Junkermann H, Kaick G van (1995) Schnelle MR-Kontrastmitteldynamik zur Charakterisierung von Tumoren. Radiologe 35:964-972

Knopp MV, Obier C, Zuna I, Junkermann H, Hess T, Hoffmann U, Kaick G van (1998) Multi-Reader-Analyse zur Beurteilung der funktionellen MR-Mammographie. Radiologe 38:307-314

Knopp MV, Weiss E, Sinn HP et al. (1999) Pathophysiologic basis of contrast enhancement in breast tumors. J Magn Reson Imaging 10:260-266

Koning HJ de (2000) Assessment of nationwide cancer-screening programmes. Lancet 355:80-81

Kopans DB (1995) Mammography screening and the controversy concerning women aged 40 to 49. Radiol Clin North Am 33:1273-1290

Kopans DB (ed) (1998) Breast imaging, 2. edn. Lippincott-Raven, Philadelphia/NY, pp 409-444

Krämer S, Schulz-Wendtland R, Bautz W, Lang N (1998) Stereotaktische Stanzbiopsie und stereotaktische Exzisionsbiopsie – neue Aspekte in der interventionellen Mammadiagnostik und Brustchirurgie. In: Wodawiczek HW, Menzel CH, Hausmaninger H et al. (Hrsg) Die interdisziplinäre kurative Behandlung des Mammakarzinoms. Was ist Standard, was Routine? Barth, Heidelberg, S 147-153

Krämer S, Schulz-Wendtland R, Aichinger U, Bautz W, Lang N (2005) Advanced Breast Biopsy Instrumentation (ABBI) – Erfahrungen 1996-1999. Fortschr Röntgenstr (im Druck)

Kreienberg R, Volm T, Möbius V, Alt D (2003) Management des Mammakarzinoms. Springer, Berlin Heidelberg New York Tokio

Krix M, Kiessling F, Farhan N, Schmidt K, Hoffend J, Delorme S (2003a) A multivessel model describing replenishment kinetics of ultrasound contrast agent for quantification of tissue perfusion. Ultrasound Med Biol 29:1421-1430

Krix M, Kiessling F, Vosseler S et al. (2003b) Sensitive non-invasive monitoring of tumor perfusion during antiangiogenic therapy by intermittent, bolus-contrast power Doppler sonography. Cancer Res 63:8264-8270

Krüger RL, Schueler BA (2001) A survey of clinical factors and patient dose in mammography. Med Phys 28:1449-1454

Kuhl CK, Bieling HB, Gieseke J, Kreft BP, Sommer T, Lutterbey G, Schild HH (1997a) Healthy premenopausal breast parenchyma in dynamic contrast-enhanced MR imaging of the breast: normal contrast medium enhancement and cyclical-phase dependency. Radiology 203:137-144

Kuhl CK, Elevelt A, Leutner CC, Gieseke J, Pakos E, Schild HH (1997b) Interventional breast MR imaging: clinical use of a stereotactic localization and biopsy device. Radiology 204:667-675

Lagalla R, Caruso G, Marasa L, D'Angelo I, Cardinale AE (1994) Capacità angiogenetica delle neoplasie mammarie e correlazione con le semeiotica color Doppler. Radiol Med 88:392-395

Less JR, Skalak TC, Sevick EM, Jain RK (1991) Microvascular architecture in a mammary carcinoma: branching patterns and vessel dimensions. Cancer Res 51:265-273

LETB (2000) Landelijke evaluatie van bevolkingsonderzoek naar borstkanker in Nederland. Optima Graische Communicatie, Rotterdam

Levitt SH, Aeppli DM, Nierengarten ME (1996) The impact of radiation on early breast carcinoma survival. A Bayesian analysis. Cancer 78:1035-1042

Liberman L (2000) Clinical management issues in percutaneous core breast biopsy. Radiol Clin North Am 38:791-807

Liberman L, Sama MP (2000) Cost-effectiveness of stereotactic 11-gauge directional vacuum-assisted breast biopsy. Am J Roentgenol 175:53-58

Liberman L, Dershaw DD, Rosen PP, Abramson AF, Deutch BM, Hann LE (1994a) Stereotaxic 14-gauge breast biopsy: how many core biopsy specimens are needed? Radiology 192:793-795

Liberman L, Giess CS, Dershaw DD, Louie DC, Deutch BM (1994b) Non-Hodgkin lymphoma of the breast: imaging characteristics and correlation with histopathologic findings. Radiology 192:157-160

Liberman L, Dershaw DD, Rosen PP, Morris EA, Abramson AF, Borgen PI (1998) Percutaneous removal of malignant mammographic lesions at stereotactic vacuum-assisted biopsy. Radiology 206:711-715

Lindfors KK, Rosenquist CJ (1994) Needle core biopsy guided with mammography: a study of cost-effectiveness. Radiology 190:217-222

Madjar H, Prömpeler H, Sauerbrei W, Wolfarth R, Pfleiderer A (1994) Color Doppler flow criteria of breast lesions. Ultrasound Med Biol 20:849-858

Madjar H, Sauerbrei W, Prompeler HJ, Wolfarth R, Gufler H (1997) Color Doppler and duplex flow analysis for classification of breast lesions. Gynecol Oncol 64:392-403

Mattrey RF, Steinbach GC (1991) Ultrasound contrast agents. State of the art. Invest Radiol 26 (Suppl 1):S5-S11

Meijers-Heijboer H, Geel B van, Putten WL van (2001) Breast cancer after prophylactic bilateral mastectomy in women with a BRCA1 or BRCA2 mutation. N Engl J Med 345:159-164

Michaelson JS, Halpern E, Kopans DB (1999) Breast cancer: computer simulation method for estimating optimal intervals for screening. Radiology 212:551-560

Miller AB, Baines CJ (2001) Detection of breast cancer. Self examination contributes to reduction in mortality. BMJ 322:793

Minckwitz G von (2003) Die primär systemische Therapie des Mammakarzinoms – update der Geparduo-Studien. Zentralbl Gynäkol 125:327-330

Monticciolo DL, Nelson RC, Dixon WT, Bostwick J, Mukundan S, Hester TR (1994) MR detection of leakage from silicone breast implants: value of a silicone-selective pulse sequence. Am J Roentgenol 163:51-56

Müller-Schimpfle M, Ohmenhauser K, Claussen CD (1997a) Einfluß von Alter und Menstruationszyklus auf Mammographie und MR-Mammographie. Radiologe 37:718-725

Müller-Schimpfle M, Ohmenhauser K, Sand J, Stoll P, Claussen CD (1997b) Dynamic 3D-MR mammography: is there a benefit of sophisticated evaluation of enhancement curves for clinical routine! J Magn Reson Imaging 7:236-240

Müller-Schimpfle M, Ohmenhauser K, Stoll P, Dietz K, Claussen CD (1997c) Menstrual cycle and age: influence on parenchymal contrast medium enhancement in MR imaging of the breast. Radiology 203:145-149

Müller-Schimpfle M, Stoll P, Stern W, Kurz S, Dammann F, Claussen CD (1997d) Do mammography, sonography, and MR mammography have a diagnostic benefit compared with mammography and sonography? Am J Roentgenol 168:1323-1329

Müller-Schimpfle M, Stoll P, Stern W, Huppert PE, Claussen CD (1998) Präzise MR-gestützte präoperative Markierung von Mammaläsionen mit einer Embolisationsspirale unter Verwendung einer Standard-MR-Spule. Fortschr Röntgenstr 168:195-199

Noguchi S, Aihara T, Koyama H, Motomura K, Inaji H, Imaoka S (1994) Discrimination between multicentric and multifocal carcinomas of the breast through clonal analysis. Cancer 74:872-877

Olsen O, Götzsche PC (2001) Cochrane review on screening for breast cancer with mammography. Lancet 358:1340–1342

Orel SG, Reynolds C, Schnall MD, Solin LJ, Fraker DL, Sullivan DC (1997) Breast carcinoma: MR imaging before re-excisional biopsy. Radiology 205:429–436

Overgaard M, Hansen PS, Overgaard J et al. (1997) Postoperative radiotherapy in high-risk premenopausal women with breast cancer who receive adjuvant chemotherapy. Danish Breast Cancer Cooperative Group 82b Trial. N Engl J Med 337:949–955

Parker SH, Dennis MA (1993) Ultrasound-guided large-core breast biopsy. In: Parker SH, Jobe WE (eds) Percutaneous breast biopsy. Raven Press, New York, pp 147–163

Parker SH, Klaus AJ (1997) Performing a breast biopsy with a directional, vacuum-assisted biopsy instrument. Radiographics 17:1233–1252

Parker SH, Jobe WE, Dennis MA et al. (1993) US-guided automated large-core breast biopsy. Radiology 187:507–511

Parker SH, Burbank F, Jackman RJ et al. (1994) Percutaneous large-core breast biopsy: a multi-institutional study. Radiology 193:359–364

Perera FP (1997) Environment and cancer: who are susceptible? Science 278:1068–1073

Perlet C, Heinig A, Prat X et al. (2002) Multicenter study for the evaluation of a dedicated biopsy device for MR-guided vacuum biopsy of the breast. Eur Radiol 12:1463–1470

Perry NM (2001) Quality assurance in the diagnosis of breast disease. EUSOMA Working Party. Eur J Cancer 37:159–172

Pfarl G, Helbich TH (2002) Breast Imaging Reporting and Data System (BI-RADS) – deutsche Version. Fortschr Röntgenstr 174:921–926

Pinder SE, Murray S, Ellis IO et al. (1998) The importance of the histologic grade of invasive breast carcinoma and response to chemotherapy. Cancer 83:1529–1539

Possinger K, Schmoll HJ, Höffken K (1999) Mammakarzinom der Frau. In: Schmoll HJ, Höffken K, Possinger K (Hrsg) Kompendium internistische Onkologie. Springer, Berlin Heidelberg New York Tokio

Powles T, Eeles R, Ashley S et al. (1998) Interim analysis of the incidence of breast cancer in the Royal Marsden Hospital tamoxifen randomised chemoprevention trial. Lancet 352:98–101

Rafnsson V, Sulem P, Tulinius H, Hrafnkelsson J (2003) Breast cancer risk in airline cabin attendants: a nested case-control study in Iceland. Occup Environ Med 60:807–809

Ragaz J, Jackson SM, Le N (1997) Adjuvant radiotherapy and chemotherapy in node-positive premenopausal women with breast cancer. N Engl J Med 337:956–962

Remmele W, Stegner HE (1987) Vorschlag zur einheitlichen Definition eines immunreaktiven Scores (IRS) für den immunhistochemischen Östrogenrezeptornachweis (ER-ICA) in Mammagewebe. Pathologe 8:138–140

Reyniak JV (1979) Endocrine physiology of the breast. J Reprod Med 22:303–309

Rosen PP, Oberman HA (eds) (1992) Tumors of the mammary gland atlas of tumor pathology, 3rd series, Fascicle 7. Armed Forces Institute of Pathology, Washington/DC, pp 168–175

Säbel M, Aichinger U (1996) Recent developments in breast imaging. Phys Med Biol 41:315–368

Säbel M, Schulz-Wendtland R (2002) Vergrößerungstechnik. In: Schmidt Th, Freyschmidt J (Hrsg) Handbuch diagnostische Radiologie, Band 1. Springer, Berlin Heidelberg New York, Tokio, S 180–185

Salazar H, Tobon H, Josimovich JB (1975) Developmental, gestational and postgestational modifications of the human breast. Clin Obstet Gynecol 18:113–137

Samuels JR, Haffty BG, Lee CH, Fischer DB (1992) Breast conservation therapy in patients with mammographically undetected breast cancer. Radiology 185:425–427

Scheler P, Pollow B, Hahn M, Kuner RP, Fischer A, Hoffmann G (2000) Die handgeführte Vakuumbiopsie von Mammaläsionen unter sonographischer Kontrolle – erste Erfahrungen. Zentralbl Gynäkol 122:472–475

Schlief R, Bauer A (1996) Ultraschallkontrastmittel. Radiologe 36:51–57

Schmutzler RK, Beckmann MW, Kiechle M (2002) Familiäres Mamma- und Ovarialkarzinom. Dtsch Ärztebl 99:A1372

Schrope BA, Newhouse VL (1993) Second harmonic ultrasonic blood perfusion measurement. Ultrasound Med Biol 19:567–579

Schulz-Wendtland R, Bauer M, Krämer S, Büttner A, Lang N (1994) Stereotaxie – eine Methode zur Punktion, Stanzbiopsie und Markierung kleinster mammographischer Herdbefunde. Gyn Prax 18:505–518

Schulz-Wendtland R, Krämer S, Döinghaus K, Mitze M, Lang N (1997a) Interventionelle Techniken in der Mammadiagnostik: Sonographisch geführte Stanzbiopsie. Aktuelle Radiol 7:30–34

Schulz-Wendtland R, Krämer S, Döinghaus K, Sabel M, Lang N, Bautz W (1997b) Die Bedeutung der Röntgen-Mammographie für das Mammakarzinom-Screening. Röntgenpraxis 50:103–109

Schulz-Wendtland R, Krämer S, Lang N, Bautz W (1998) Ultrasonic guided microbiopsy in mammary diagnosis: indications, technique and results. Anticancer Res 18:2145–2146

Schulz-Wendtland R, Aichinger U, Brumm C, Beckmann MW (2001a) Diagnostik und Abklärung von Mammaveränderungen II. Geburtsh Frauenheilkd 61:17–32

Schulz-Wendtland R, Aichinger U, Krämer S, Lang N, Bautz W (2001b) Mammographisch/stereotaktisch gezielte Vakuum-/Exzisionsbiopsie. Radiologe 41:379–384

Schulz-Wendtland R, Aichinger U, Säbel M, Böhner C, Dobritz M, Bautz W (2001c) Experimentelle Untersuchungen zur Bildgüte konventioneller Film-Folien-Mammographie, digitaler Mammographie mit Speicherfolien in Vergrößerungstechnik und voll digitaler Mammographie in CCD-Technik. Fortschr Röntgenstr 173:1–4

Schulz-Wendtland R, Heywang-Köbrunner SH, Aichinger U, Krämer S, Wenkel E, Bautz W (2002) Verbessert die Clipmarkierung im Rahmen der sonographischen oder stereotaktischen Brustbiopsie die Verlaufsbeobachtung kleiner Mammaläsionen und Lokalisation von Tumoren nach Chemotherapie? Fortschr Röntgenstr 174:620–624

Schulz-Wendtland R, Aichinger U, Krämer S, Tartsch M, Kuchar I, Magener A, Bautz W (2003) Sonographisch gezielte Stanzbiopsie: Wie viele Biopsiezylinder sind notwendig? Fortschr Röntgenstr 175:94–98

Semiglazov VF, Moiseyenko VM, Bavli JL et al. (1992) The role of breast self-examination in early breast cancer detection (results of the 5-years USSR/WHO randomized study in Leningrad). Eur J Epidemiol 8:498–502

Shapiro CL, Manola J, Leboff M (2001) Ovarian failure after adjuvant chemotherapy is associated with rapid bone loss in women with early-stage breast cancer. J Clin Oncol 19:3306–3311

Shapiro S, Coleman EA, Broeders M et al. (1998) Breast cancer screening programs in 22 countries: current policies, administration and guidelines. International Breast Cancer Screening Network (IBSN) and the European Network of Pilot Projects for Breast Cancer Screening. Int J Epidemiol 27:735–742

Sheth D, Wesen CA, Schroder D, Boccaccio JE, Lloyd LR (1999) The advanced breast biopsy instrumentation (ABBI) experience at a community hospital. Am Surg 65:726–729

Sinn HP, Kellerhoff NM, Kellerhoff R, Bastert G, Otto HF (1997) Subtypisierung und Prognoseabschätzung beim invasiven lobulären Mammakarzinom. Pathologe 18:37–44

Sittek H, Linsmeier E, Perlet C, Schneider P, Baudrexel C, Untch M, Reiser M (2000) Präoperative Markierung und

Biopsie nicht palpabler Mammaläsionen mit einer Zieleinrichtung am Magnetom Open. Radiologe 40:1098–1105

Sloane JP, Amendoeira I, Apostolikas N et al. (1997) Leitlinien für die Pathologie – Anhang zu den Europäischen Leitlinien für die Qualitätssicherung beim Mammographiescreening. Bericht der Arbeitsgruppe Pathologie der Europäischen Gemeinschaft. Pathologe 18:71–88

Smathers RL (2000) Advanced breast biopsy instrumentation device: percentages of lesion and surrounding tissue removed. AJR Am J Roentgenol 175:801–803

Stavros AT, Thickman D, Rapp CL, Dennis MA, Parker SH, Sisney GA (1995) Solid breast nodules: use of sonography to distinguish between benign and malignant lesions. Radiology 196:123–134

Stoll BA (1998) Breast cancer and the western diet: role of fatty acids and antioxidant vitamins. Eur J Cancer 34:1852–1856

Strax P (1976) Results of mass screening for breast cancer in 50,000 examinations. Cancer 37:30–35

Tabar L, Duffy SW, Vitak B, Chen HH, Prevost TC (1999) The natural history of breast cancer: what have we learned from screening? Cancer 86:449–462

Tavassoli FA (1992) Pathology of the breast. Appleton & Lange, Norwalk/CT

Teubner J (1997) Echomammography: techniques and results. In: Friedrich M, Sickles EA (eds) Medical radiology – diagnostic imaging and radiation oncology. Radiological diagnosis of breast diseases. Springer, Berlin Heidelberg New York, pp 181–220

Teubner J, Bohrer M, Kaick G van, Georgi M (1993) Echomorphologie des Mammakarzinoms. Radiologe 33:277–286

The Consensus Conference Committee (1997) Consensus conference on the classification of ductal carcinoma in situ. Cancer 80:1798–1802

Thomas BA, Price JL, Boulter PS, Gibbs NM (1984) The first three years of the Guildford Breast Screening Project. Recent Results Cancer Res 90:195–199

Thomas DB, Gao DL, Self SG et al. (1997) Randomized trial of breast self-examination in Shanghai: methodology and preliminary results. J Natl Cancer Inst 89:355–365

Thune I, Brenn T, Lund E, Gaard M (1997) Physical activity and the risk of breast cancer. N Engl J Med 336:1269–1275

Tot T, Tabar L, Dean PB (2000) The pressing need for better histologic-mammographic correlation of the many variations in normal breast anatomy. Virchows Arch 437:338–344

Vaupel P (ed) (1994) Blood flow, oxygenation, tissue pH distribution, and bioenergetic status of tumors. Ernst Schering Research Foundation, Berlin

Veronesi U, Maisonneuve P, Costa A et al. (1998) Prevention of breast cancer with tamoxifen: preliminary findings from the Italian randomised trial among hysterectomised women. Italian Tamoxifen Prevention Study. Lancet 352:93–97

Viehweg P, Heinig A, Amaya B, Alberich T, Laniado M, Heywang-Köbrunner SH (2002) MR-guided interventional breast procedures considering vacuum biopsy in particular. Eur J Radiol 42:32–39

Weidner NR, Semple JP, Welch WR (1991) Tumor angiogenesis and metastasis: correlation in invasive breast carcinoma. N Engl J Med 324:1–8

WHO (1981) Histological typing of breast tumors. International histological classification of tumours. World Health Organization, Geneva

Wittekind C, Meyer HJ, Bootz F (Hrsg) (2003) UICC: TNM-Klassifikation maligner Tumoren, 6. Aufl. Springer, Berlin Heidelberg New York Tokio

Wittekind C, Klimpfinger M, Sobin LH (Hrsg) (2005) TNM-Atlas. Illustrierter Leitfaden zur TNM/pTNM-Klassifikation maligner Tumoren, 5. Aufl. Springer, Berlin Heidelberg New York Tokio

Yarnold RJ, Bamber JC, Gibbs J (1986) Tumour growth delay as a clinical endpoint for the measurement of radiation response. Radiother Oncol 5:207–214

Zhang S, Hunter DJ, Forman MR et al. (1999) Dietary carotenoids and vitamins A, C, and E, and risk of breast cancer. J Natl Cancer Inst 91:547–556

Literatur zu Kapitel 7

Amstutz HC (1969) Multiple osteogenic sarcoma: metastatic or multicentric? Cancer 24:923–931

Aoki J, Sone S, Fujioka F (1991) MR of enchondroma and chondrosarcoma: rings and arcs of Gd-DTPA enhancement. J Comp Ass Tom 15:1011–1016

Baere T de, Vanel D, Shapeero LG, Charpentier A, Terrier P, Paola M di (1992) Osteosarcoma after chemotherapy: evaluation with contrast material-enhanced subtraction MR imaging. Radiology 185:587–592

Beuckeleer LH de, Schepper AMA de, Ramon F, Somville J (1995) Magnetic resonance imaging of cartilaginous tumors: a retrospective study of 79 patients. Eur J Radiol 21:34–40

Bielack S, Wulff B, Delling G, Göbel U, Kotz R, Ritter J, Winkler K (1995) Osteosarcoma of the trunk treated by multimodal therapy: experience of the cooperative osteosarcoma study group (COSS). Med Ped Oncol 24:6–12

Bode U (1992) Strategie der Behandlung von Knochentumoren im jugendlichen Alter. In: Venbrocks J (ed) Jahrbuch Orthopädie. Biermann, Zülpich, S 35–49

Bommer KK, Ramzy I, Mody D (1997) Fine-needle aspiration biopsy in the diagnosis and management of bone lesions. Cancer 81:148–156

Dahlin DC, Conventry MB (1967) Osteogenic sarcoma: a study of six-hundred cases. J Bone Joint Surg Am 49:101–110

Dehdashti F, Siegel BA, Griffeth LK, Fusselman MJ, Trask DD, McGuire AH, McGuire DJ (1996) Benign versus malignant intraosseous lesions: discrimination by means of PET with 2-(F-18) fluoro-2-deoxy-D-glucose. Radiology 200:243–247

Dunst J, Jabar S, Paulussen M, Jürgens H (1994) Lokaltherapie beim Ewing-Sarkom: radiotherapeutische Aspekte. Klin Pädiatr 206:277–281

Ecklund KT, Laor AM, Goorin LP, Connolly SA, Jaramillo D (1997) Methotrexate osteopathy in patients with osteosarcoma. Radiology 202:543–547

Enneking WF (1985) Staging of musculoskeletal neoplasms. Skeletal Radiol 13:183

Erlemann R, Hötte G, Edel G, Blasius S (1995) Tumoröse Raumforderungen des Beckenskeletts: eine radiologische Analyse von 234 Fällen. Fortschr Röntgenstr 163:283–289

Erlemann R, Reiser M, Peters PE et al. (1989) Musculoskeletal neoplasms: static and dynamic Gd-DTPA-enhanced MR imaging. Radiology 171:767–773

Erlemann R, Sciuk J, Bosse A, Ritter J, Kusnierz-Glaz CR, Peters PE, Wuisman P (1990) Response of osteosarcoma and Ewing sarcoma to preoperative chemotherapy: assessment with dynamic and static MR imaging and skeletal scintigraphy. Radiology 175:791–796

Freyschmidt J, Ostertag H (1988) Knochentumoren. Springer, Berlin Heidelberg New York

Geirnaerdt MJA, Bloem JL, Eulderik F, Hogendoorn P, Taminiau A (1993) Cartilaginous tumors: correlation of gadolinium-enhanced MR imaging and histopathologic findings. Radiology 186:813–817

Haubold-Reuter B, Duewell S, Schicher B, Marineck B, Schulthess G von (1993) Fast spin-echo MRI and bone scintigraphy in the detection of skeletal metastasis. Eur Radiol 3:316–320

Hayes CW, Conway WF, Sundaram M (1992) Misleading aggressive MR imaging appearance of some benign musculoskeletal lesions. Radiographics 12:1119-1134

Heller M, Heyer D, Spielmann RP, Bücheler E (1990) Computertomographische Differentialdiagnose primär pelviner Osteo-, Chondro- und Ewing-Sarkome. Fortschr Röntgenstr 153:137-142

Holscher HC, Bloem JH, Vanel D, Hermanns J, Nooy MA, Taminiau A, Henry-Amar M (1992) Osteosarcoma: chemotherapy-induced changes at MR imaging. Radiology 182:839-844

Hopper KD, Moser RP, Haseman DB, Sweet DE, Madewell JE, Kransdorf MJ (1990) Osteosarcomatosis. Radiology 175:233-239

Janicek MJ, Hayes DE, Kaplan WD (1994) Healing flare in skeletal metastases from breast cancer. Radiology 192:201-204

Jelinek JS, Murphey MD, Kransdorf MJ, Shmookler BM, Malawer MM, Hure C (1996) Parosteal osteosarcoma: value of MR imaging and CT in the prediction of histologic grade. Radiology 201:837-842

Just M, Rösler P, Kutzner J, Thelen M (1990) Sonographie bei Skelettmetastasen - Stellenwert im Vergleich zur CT und konventionellen Röntgendiagnostik. Fortschr Röntgenstr 153:451-455

Kebudi R, Ayan I, Darendeliler E, Bilge N (1994) Primary osteosarcoma of the cervical spine: a pediatric case report and review of the literature. Med Ped Oncol 23:162-165

Knop J, Delling G, Salzer-Kuntschik M et al. (1989) Nuklearmedizinische Vorhersage des histologischen Tumoransprechens beim Osteosarkom. Klin Pädiatr 201:285-292

Kumpan W, Lechtner G, Wittich GR (1986) The angiographic response following pre-operative chemotherapy. Skeletal Radiol 15:96-102

Lang P, Honda G, Roberts T et al. (1995) Musculoskeletal neoplasm: perineoplastic edema versus tumor on dynamic postcontrast MR images with spatial mapping of instantaneous enhancement rates. Radiology 197:831-839

Lang P, Vahlensieck M, Johnston JO, Genant HK (1997) Knochen- und Weichteiltumoren. In: Vahlensieck M, Reiser M (Hrsg) MRT des Bewegungsapparates. Thieme, Stuttgart, S 313-352

Lang P, Vahlensieck M, Matthay KK, Johnston JO, Rosenau W, Gooding CA, Genant HK (1995) Monitoring neovascularity as an indicator of response to chemotherapy in osteogenic and Ewing sarcoma using magnetic resonance angiography. Med Pediatr Oncol 26:108-115

Lawrence JA, Babyn PS, Chan HS, Thorner PS, Pron GE, Krajbich IJ (1993) Extremity osteosarcoma in childhood: prognostic value of radiologic imaging. Radiology 189:43-47

Layer G, Jarosch K (1992) MRT des Knochenmarks zum Nachweis von Metastasen solider Tumoren. Radiologe 32:502-508

Lechner G, Salzer-Kuntschik M, Kumpan W, Kotz R, Engel A, Sekera J (1983) Angiographic-pathologic comparison in osteosarcoma after presurgical chemotherapy. J Cancer Res Clin Oncol 106 (Suppl):51-54

Link TM, Hillmann A, Erlemann R et al. (1996) Imaging of bone tumors: evaluation of direct magnification radiography. Skeletal Radiol 25:441-447

Ma LD, Frassica FJ, Scott WW, Fishman EK, Zerbouni EA (1995) Differentiation of benign and malignant musculoskeletal tumors: potential pitfalls with MR imaging. Radiographics 15:349-366

Ma LD, Frassica FJ, Carthy EF, Bluemke DA, Zerhouni EA (1997) Benign and malignant musculoskeletal masses: MR imaging differentiation with rim-to-center differential enhancement ratios. Radiology 202:739-744

Mirra JM (1989) Bone tumors. Lea & Febiger, Philadelphia

Moore SG, Gooding CA, Brasch RC et al. (1986) Bone marrow in children with acute lymphocytic leukemia: MR relaxation times. Radiology 160:237-240

Moulopoulos LA, Varma DGK, Dimopoulos MA et al. (1992) Multiple myeloma: spinal MR imaging in patients with untreated newly diagnosed disease. Radiology 185:833-840

Neumann K, Hosten N, Venz S (1995) Screening for skeletal metastasis of the spine and pelvis: gradient echo opposed-phase MRI compared with bone scintigraphy. Eur Radiol 5:276-284

Norton KL, Hermann G, Abdelwahab IF, Klein MJ, Granowetter LF, Rabinowitz JG (1991) Epiphyseal involvement in osteosarcoma. Radiology 180:813-816

Okada K, Kubota H, Ebina T, Kobayashi T, Abe E (1995) High-grade surface osteosarcoma of the humerus. Skeletal Radiol 24:531-534

Picci P, Sangiorgi L, Rougraff BT, Neff JR, Casadei R, Campanacci M (1994) Relationship of chemotherapy-induced necrosis and surgical margins to local recurrence in osteosarcoma. J Clin Oncol 12:2699-2705

Reske SN (1998) PET in der Onkologie. Dtsch Ärztebl 95:A-1847

Rosen G, Marcove RC, Caparros B, Nierenberg A, Kosloff C, Huvos AG (1979) Primary osteogenic sarcoma: the rationale for preoperative chemotherapy and delayed surgery. Cancer 43:2163-2177

Salzer-Kunschik M, Delling G, Beron G, Sigmund R (1983) Morphological grades of regression in osteosarcoma after polychemotherapy. Clin Oncol 106 (Suppl):21-30

Schajowitz F, Sissons HA, Sobin L (1995) The World Health Organization's histologic classification of bone tumors: a commentary on the 2nd edn. Cancer 75:1208-1214

Schmidt D, Harms D (1988) CESS 81/86: pathologisch-anatomische und immunhistochemische Befunde sowie Differentialdiagnose des Ewing-Sarkoms. Klin Pädiatr 200:236-242

Schwartz H, Spengler DM (1997) Needle tract recurrences after closed biopsy for sarcoma: three cases and review of the literature. Ann Surg Oncol 4:228-236

Shapeero LG, Vanel D, Sundaram M et al. (1994) Periosteal Ewing sarcoma. Radiology 191:825-831

Shreve PD, Grossman HB, Gross MD, Wahl RL (1996) Metastatic prostate cancer: initial findings of PET with 2-deoxy-2-(F-18) fluoro-D-glucose. Radiology 199:751-756

Smeele L, Kostense P, Waal I van der, Snow G (1997) Effect of chemotherapy on survival of craniofacial osteosarcoma: a systematic review of 201 patients. J Clin Oncol 15:363-367

Söderlund V (1996) Radiological diagnosis of skeletal metastasis. Eur Radiol 6:587-595

Strotzer M, Krös P, Held P, Feuerbach S (1995) Die Treffsicherheit künstlicher neuronaler Netze in der radiologischen Differentialdiagnose solitärer Knochenläsionen. Fortschr Röntgenstr 163:245-249

Sundaram M (1997) The use of gadolinium in the MR imaging of bone tumors. Sem Ultrasound CT MRI 18:307-311

Tumorzentrum Heidelberg (1997) Primär maligne Knochentumoren. Empfehlungen für eine standardisierte Diagnostik, Therapie und Nachsorge. Schriftenreihe des Tumorzentrums Heidelberg/Mannheim

Vahlensieck M (1995) Schnelle und ultraschnelle MR-Tomographie des muskuloskelettalen Systems. Radiologe 35:973-980

Venz S, Hosten N, Friedrichs R, Neumann K, Cordes M, Nagel R, Felix R (1994) Osteoplastische Knochenmetastasen beim Prostatakarzinom: MRT und Knochenmarkszintigraphie. Fortschr Röntgenstr 161:64-69

Verstraete KL, Deene YD, Roels H, Dierick A, Uyttendaele D, Kunnen M (1994) Benign and malignant musculoskeletal lesions: dynamic contrast-enhanced MR-imaging-parametric "first-pass" images depict tissue vascularization and perfusion. Radiology 192:835-843

Wessalowski R, Jürgens H, Bodenstein H et al. (1988) Behandlungsergebnisse beim primär metastasierten Ewing-Sarkom. Klin Pädiatr 253:253-260

Wittekind C, Klimpfinger M, Sobin LH (Hrsg) (2005) TNM-At-las. Illustrierter Leitfaden zur TNM/pTNM-Klassifikation maligner Tumoren, 5. Aufl. Springer, Berlin Heidelberg New York Tokio

Yokoyama R, Tsuneyoshi M, Enjoji M, Shinohara N, Masuda S (1993) Prognostic factors of malignant fibrous histiocytoma of bone. Cancer 72:1902–1908

Zlatkin MB, Lenkinski RE, Shinkwin M et al. (1990) Combined MR imaging and spectroscopy of bone and soft tissue tumors. J Comp Ass Tom 14:1–10

Literatur zu Kapitel 8

Bane BL, Evans HL, Ro JY (1990) Extraskeletal osteosarcoma: a clinicopathologic review of 26 cases. Cancer 66:2762–2770

Biondetti PR, Ehman RL (1992) Soft-tissue sarcomas: use of textural patterns in skeletal muscles as a diagnostic feature in postoperative MRI. Radiology 183:845–848

Blank W (1995) Weichteil und Knochentumoren. In: Braun B, Günther R, Schwerk WB (Hrsg) Ultraschalldiagnostik. Eco-med, Augsburg

Crim J, Seeger LL, Yao L, Chandnami V, Eckardt JJ (1992) Diagnosis of soft-tissue masses with MRI: can benign masses be differentiated from malignant ones? Radiology 185:581–586

Dirix LY, Somvilee J, Osterom AT van (1996) Diagnosis and treatment of soft tissue sarcomas in adults. Curr Opin Oncol 8:289–298

Kransdorf MJ, Murphey MD (1997) The use of gadolinium in the MR evaluation of soft tissue tumors. Sem Ultrasound CT MRI 18:251–268

Mazanet R (1991) Sarcomas of soft tissues and bone. Cancer 68:463–473

Murphey MD, Gross TM, Rosenthal HG (1994) Musculoskeletal malignant fibrous histiocytoma: radiologic-pathologic correlation. Radiographics 14:807–826

Muzzio PC, Tregnaghi A, Bidoli L (1992) Loco-regional recurrences of superficial soft tissue sarcomas and melanoma. Eur Radiol 2:180–183

Pappo AS (1996) Rhabdomyosarcoma and other soft tissue sarcomas in children. Curr Opin Oncol 8:311–316

Reiser M, Wiesmann W, Erlemann R et al. (1988) CT und MRT bei Weichteiltumoren. Orthopäde 17:134–142

Schepper AM de (1997) Imaging of soft tissue tumors. Springer, Berlin Heidelberg New York Tokio

Schleicher UM, Adam G, Casser HR, Füzesi L (1995) Extraossäres Ewing-Sarkom. Fortschr Röntgenstr 162:447–449

Shapeero LG, Vanel D, Couanet D, Contesso G, Ackerman LV (1993) Extraskeletal mesenchymal chondrosarcoma. Radiology 186:819–826

Sostman HD (1994) MRI and spectroscopy for prognostic evaluation in soft tissue sarcomas. Radiology 190:269–275

Steinbach LS, Ominsky SH, Shpall S, Perkocha LA (1991) MRI of spindle cell hemangioendothelioma. JCAT 15:155–157

Tumorzentrum Heidelberg (1997) Weichteilsarkome im Erwachsenenalter. Empfehlungen für eine standardisierte Diagnostik, Therapie und Nachsorge. Schriftenreihe des Tumorzentrums Heidelberg/Mannheim

Uhl M, Roeren T, Schneider B, Kauffmann GW (1996) MRT der Liposarkome. Fortschr Röntgenstr 165:144–147

Vanel D, Shapeero LG, Baere T de, Gilles R, Tardivion A, Genin J, Guinebritiere J (1994) MRI in the follow-up of malignant and aggressive soft tissue tumors: results of 511 examinations. Radiology 190:263–268

Wittekind C, Klimpfinger M, Sobin LH (Hrsg) (2005) TNM-At-las. Illustrierter Leitfaden zur TNM/pTNM-Klassifikation maligner Tumoren, 5. Aufl. Springer, Berlin Heidelberg New York Tokio

Literatur zu Kapitel 9

Arnold MW, Schneebaum S, Berens A, Mojzisik C, Hinkle G, Martin EWJ (1992) Radioimmunoguided surgery challenges traditional decision making in patients with primary colorectal cancer. Surgery 112:624–629

Arnold MW, Young DC, Hitchcock CL, Schneebaum S, Martin EW (1995) Radioimmunoguided surgery in primary colorectal carcinoma: an intraoperative prognostic tool and adjuvant to traditional staging. Am J Surg 170:315–318

Avril N, Dose J, Jänicke F et al. (1996) Assessment of axillary lymph node involvement in breast cancer patients with positron emission tomography using radiolabeled 2-(fluorine-18)-fluoro-2-deoxy-D-glucose. J Natl Cancer Inst 88:1204–1209

Avril N, Dose J, Ziegler S, Jänicke F, Schwaiger M (1997) Diagnostik des Mammakarzinoms und der lokoregionären Lymphknoten mit der Positronenemissionstomographie. Radiologe 37:741–748

Britt AR, Francis IR, Glazer GM, Ellis JH (1991) Sarcoidosis: abdominal manifestations at CT. Radiology 178:91–94

Bussar-Maatz R, Weissbach L (1993) Retroperitoneal lymph node staging of testicular tumours. TNM Study Group. Br J Urol 72:234–240

Cabanas RM (1977) An approach for the treatment of penile carcinoma. Cancer 39:456–466

Carbone PP, Kaplan HS, Musshoff K, Smithers DW, Tubina W (1971) Report of the Hodgkin's disease staging classification Committee. Conference on staging in Hodgkin's disease. Ann Arbor, April 26–28, 1971. Cancer Res 31:1860–1861

Coiffier B, Lepage E, Briere J et al. (2002) CHOP chemotherapy plus rituximab compared with CHOP alone in elderly patients with diffuse large B-cell lymphoma. N Engl J Med 346:280–282

Delorme S, Knopp MV, Kauczor HU, Raue F, Buhr H, Kaick G van (1996) An optimized examination protocol for contrast-enhanced cervical and mediastinal CT. Clin Imaging 20:31–36

Dimitrakopoulou SA, Strauss LG, Goldschmidt H, Hegenbart U, Irngartinger G, Oberdorfer F, Kaick G van (1997) Die Positronenemissionstomographie (PET) bei der Diagnostik- und Therapieplanung von malignen Lymphomen. Radiologe 37:74–80

Doersam J, Kälble T, Riedasch G, Staehler G (1994) Wertigkeit der bildgebenden Diagnostik bei benigner Prostatahyperplasie und beim Prostatakarzinom. Radiologe 34:101–108

Dorfman RE, Alpern MB, Gross BH, Sandler MA (1991) Upper abdominal lymph nodes: criteria for normal size determined with CT. Radiology 180:319–322

Ebare J, Kita K, Sugiura N et al. (1995) Therapeutic effect of percutaneous ethanol injection on small hepatocellular carcinoma: evaluation with CT. Radiology 198:371–377

Eble MJ, Kallinowski F, Wannenmacher MF, Herfarth C (1994) Intraoperative Strahlentherapie beim lokal fortgeschrittenen oder rezidivierten Rektumkarzinom. Chirurg 65:585–592

Einstein DM, Singer AA, Chilcote WA, Desai RK (1991) Abdominal lymphadenopathy: spectrum of CT findings. Radiographics 11:457–472

Engert A, Wingbermühle K, Diehl V (1995) Hodgkin-Lymphome. In: Zeller WJ, Hausen H zur (Hrsg) Onkologie: Grundlagen – Diagnostik – Therapie – Entwicklungen. Ecomed, Landsberg

Fajardo LF (1994) Lymph nodes and cancer. A review. In: Meyer JL (Hrsg) Frontiers in radiation therapy and oncology. The lymphatic system and cancer. Karger, Basel, pp 1–10

Forsberg L, Dale L, Hoiem L et al. (1986) Computed tomography in early stages of testicular carcinoma. Size of normal retroperitoneal lymph nodes and lymph nodes in patients with metastases in stage IIA. A SWENOTECA study: Swedish-Norwegian Testicular Cancer Project. Acta Radiol 27:569–574

Frank K, Raue F, Lorenz D, Herfarth C, Ziegler R (1987) Importance of ultrasound examination for the follow-up of medullary thyroid carcinoma: comparison with other localization methods. Henry Ford Hosp Med J 35:122–123

Frank-Raue K, Raue F, Buhr HJ, Baldauf G, Lorenz D, Ziegler R (1992) Localization of occult persisting medullary thyroid carcinoma before microsurgical reoperation: high sensitivity of selective venous catheterization. Thyroid 2:113–117

Fukuya T, Honda H, Hayashi T et al. (1995) Lymph-node metastases: efficacy of detection with helical CT in patients with gastric cancer. Radiology 197:705–711

Gall FP, Hermanek P (1988) Cancer of the rectum – local excision. Surg Clin North Am 68:1353–1365

Gall FP, Hermanek P (1992) Wandel und derzeitiger Stand der chirurgischen Behandlung des colorectalen Carcinoms. Erfahrungsbericht der Chirurgischen Universitätsklinik Erlangen. Chirurg 63:227–234

Glaser F, Friedl P, Ditfurth B von, Schlag P, Herfarth C (1990) Influence of endorectal ultrasound on surgical treatment of rectal cancer. Eur J Surg Oncol 16:304–311

Goldberg MA, Lee MJ, Fischman AJ, Mueller PR, Alpert NM, Thrall JH (1993) Fluorodeoxyglucose PET of abdominal and pelvic neoplasms: potential role in oncologic imaging. Radiographics 13:1047–1062

Hacker NF (1995) Systematic pelvic and paraaortic lymphadenectomy for advanced ovarian cancer – therapeutic advance or surgical folly? Gynecol Oncol 56:325–327

Hamm B, Taupitz M, Hussmann P, Wagner S, Wolf KJ (1992) MR lymphography with iron oxide particles: dose-response studies and pulse sequence optimization in rabbits. Am J Roentgenol 158:183–190

Hoffmann H, Dienemann H (1999) Lymphknotendissektion beim Bronchialkarzinom. Zentralbl Chir 124:115–119

Hogeboom WR, Hoekstra HJ, Mooyaart EL, Sleijfer DT, Schraffordt Koops H (1993) Magnetic resonance imaging of retroperitoneal lymph node metastases of non-seminomatous germ cell tumours of the testis. Eur J Surg Oncol 19:429–437

Jaeger N, Weissbach L, Bussar-Maatz R (1994) Size and status of metastases after inductive chemotherapy of germ-cell tumors. Indication for salvage operation. World J Urol 12:196–199

Johnsen JA, Hellsten S (1997) Lymphatogenous spread of renal cell carcinoma: an autopsy study. J Urol 157:450–453

Kallinowski F, Eble MJ, Buhr HJ, Wannenmacher M, Herfarth C (1995) Intraoperative radiotherapy for primary and recurrent rectal cancer. Eur J Surg Oncol 21:191–194

Kedar RP, Cosgrove DO, Smith IE, Mansi JL, Bamber JC (1994) Breast carcinoma: measurement of tumor response to primary medical therapy with color Doppler flow imaging. Radiology 190:825–830

Kim JA, Triozzi PL, Martin EWJ (1993) Radioimmunoguided surgery for colorectal cancer. Oncology 7:55–60

Kluin-Nelemans HC, Noordijk EM (1990) Staging of patients with Hodgkin's disease: what should be done? Leukemia 4:132–135

Knopp MV, Strauss LG, Haberkorn U et al. (1992) Positron emission tomography with fluorodeoxyglucose for the evaluation of tumor recurrence of thoracic tumors. In: Breit A (ed) Advanced radiation therapy tumor response monitoring. Springer, Berlin Heidelberg New York Tokio, pp 169–175

Knopp MV, Trost U, Betsch B et al. (1993) Mediastinale Lymphknotendiagnostik mit MRT, PET, CT und Ultraschall. In: Lissner J (Hrsg) MR '93. Schnetztor, Konstanz, S 195–200

Knopp MV, Bischoff H, Rimac A, Doll J, Oberdorfer F, Lorenz WJ, Kaick G van (1994) Clinical utility of positron emission tomography with FDG for chemotherapy response monitoring. J Nucl Med 35:75P (Abstract)

Knopp MV, Obier C, Zuna I, Junkermann H, Hess T, Hoffmann U, Kaick G van (1998) Multi-Reader-Analyse zur Beurteilung der funktionellen MR-Mammographie. Radiologe 38:307–314

Libson E, Polliack A, Bloom RA (1994) Value of lymphangiography in the staging of Hodgkin lymphoma. Radiology 193:757–759

Liotta LA (1992) Cancer cell invasion and metastasis. Sci Am 266:54–63

Mansfield CM, Fabian C, Jones S et al. (1990) Comparison of lymphangiography and computed tomography scanning in evaluating abdominal disease in stages III and IV Hodgkin's disease. A Southwest Oncology Group Study. Cancer 66: 2295–2299

Mendenhall NP, Cantor AB, Williams JL et al. (1993) With modern imaging techniques, is staging laparotomy necessary in pediatric Hodgkin's disease? A Pediatric Oncology Group Study. J Clin Oncol 11:2218–2225

Michel SC, Keller TM, Fröhlich JM et al. (2002) Preoperative breast cancer staging: MR imaging of the axilla with ultrasmall superparamagnetic iron oxide enhancement. Radiology 225:527–536

Morton DL (1997) Sentinel lymphadenectomy for patients with clinical stage I melanoma. J Surg Oncol 66:267–269

Morton DL, Wen D, Cochran A (1992) Management of early-stage melanoma by intraoperative lymphatic mapping and selective lymphadenectomy: an alternative to routine elective lymphadenectomy. Surg Oncol Clin N Am 1:247–249

Naumann HH, Helms J, Herberholt C, Kastenbauer E (1992) Oto-Rhino-Laryngologie in Klinik und Praxis. Thieme, Stuttgart

Newman JS, Francis IR, Kaminski MS, Wahl RL (1994) Imaging of lymphoma with PET with 2-[F-18]-fluoro-2-deoxy-D-glucose: correlation with CT. Radiology 190:111–116

North LB, Lindell MM, Jing BS, Wallace S (1992) Current use of lymphography for staging lymphomas and genital tumors. Am J Roentgenol 158:725–728

North LB, Wallace S, Lindell MM Jr, Jing BS, Fuller LM, Allen PK (1993) Lymphography for staging lymphomas: is it still a useful procedure? Am J Roentgenol 161:867–869

Oehr P (1998) Stoffwechsel und Transport von Glucose und FDG. In: Ruhlmann J, Oehr P, Biersack HJ (Hrsg) PET in der Onkologie. Springer, Berlin Heidelberg New York Tokio, S 31–45

Park JM, Charnsangavej C, Yoshimitsu K, Herron DH, Robinson TJ, Wallace S (1994) Pathways of nodal metastasis from pelvic tumors: CT demonstration. Radiographics 14:1309–1321

Pombo F, Rodriguez E, Caruncho MV, Villalva C, Crespo C (1994) CT attenuation values and enhancing characteristics of thoracoabdominal lymphomatous adenopathies. J Comput Assist Tomogr 18:59–62

Reske SN, Kotzerke J (2001) FDG-PET for clinical use. Results of the 3rd German Interdisciplinary Consensus Conference, "Onko-PET III", 21 July and 19 September 2000. Eur J Nucl Med 28:1707–1723

Sigal R, Vogl T, Casselman J et al. (2002) Lymph node metastases from head and neck squamous cell carcinoma: MR imaging with ultrasmall superparamagnetic iron oxide particles (Sinerem MR) - results of a phase-III multicenter clinical trial. Eur Radiol 12:1104–1113

Smeets AJ, Zonderland HM, Voorde F van der, Lameris JS (1990) Evaluation of abdominal lymph nodes by ultrasound. J Ultrasound Med 9:325–331

Souchon R, Schmoll HJ, Krege S (2002) Leitlinie zur Diagnostik und Therapie von Hodentumoren auf Grundlage evidenzbasierter Medizin (EBM). Zuckschwerdt, München. www.uni-duesseldorf.de/AWMF/ll/onko-043.pdf

Stets C, Brandt S, Wallis F, Buchmann J, Gilbert FJ, Heywang-Köbrunner SH (2002) Axillary lymph node metastases: a statistical analysis of various parameters in MRI with USPIO. J Magn Reson Imaging 16:60–68

Stomper PC, Cholewinski SP, Park J, Bakshi SP, Barcos MP (1993) Abdominal staging of thoracic Hodgkin disease: CT-lymphangiography-Ga-67 scanning correlation. Radiology 187:381–386

Studer UE, Scherz S, Scheidegger J, Kraft R, Sonntag R, Ackermann D, Zingg EJ (1990) Enlargement of regional lymph nodes in renal cell carcinoma is often not due to metastases. J Urol 144:243–245

Taupitz M, Wagner S, Hamm B, Binder A, Pfefferer D (1993) Interstitial MR lymphography with iron oxide particles: results in tumor-free and VX2 tumor-bearing rabbits. Am J Roentgenol 161:193–200

Teefey SA, Baron RL, Schulte SJ, Shuman WP (1990) Differentiating pelvic veins and enlarged lymph nodes: optimal CT techniques. Radiology 175:683–685

Tesoro Tess JD, Pizzocaro G, Zanoni F, Musumeci R (1985) Lymphangiography and computerized tomography in testicular carcinoma: how accurate in early stage disease? J Urol 133:967–970

The International Non-Hodgkin's lymphoma Prognostic Factors Project (1993) A predictive model for aggressive non-Hodgkin's lymphoma. N Engl J Med 329:987–994

Tio TL, Kallimanis GE (1994) Endoscopic ultrasonography of perigastrointestinal lymph nodes. Endoscopy 26:776–779

Uppenkamp M, Feller AC (2002) Classification of malignant lymphoma. Oncology 25:563–570

Veltri A, Garretti L, Cassinis MC, Capello S, Graziano A (1992) Ruolo dell'ecotomografia nella valutazione delle localizzazioni addominali di linfoma. Radiol Med 83:249–253

Veronesi U, Paganelli G, Galimberti V et al. (1997) Sentinel-node biopsy to avoid axillary dissection in breast cancer with clinically negative lymph-nodes. Lancet 349:1864–1867

Vinnicombe SJ, Norman AR, Nicolson V, Husband JE (1995) Normal pelvic lymph nodes: evaluation with CT after bipedal lymphangiography. Radiology 194:349–355

Vogel P, Daschner H, Lenz J, Schafer R (1990) Über den Zusammenhang von Lymphknotengröße und metastatischem Befall der Lymphknoten beim Bronchialkarzinom. Langenbecks Arch Chir 375:141–144

Wagner S, Pfefferer D, Ebert W et al. (1995) Intravenous MR lymphography with superparamagnetic iron oxide particles: experimental studies in rats and rabbits. Eur Radiol 5:640–646

Warshauer DM, Dumbleton SA, Molina PL, Yankaskas BC, Parker LA, Woosley JT (1994) Abdominal CT findings in sarcoidosis: radiologic and clinical correlation. Radiology 192:93–98

Wasser K, Klein SK, Fink C et al. (2002) Evaluation of neoadjuvant chemotherapeutic response of breast cancer using dynamic MRI with high temporal resolution. Eur Radiol 13:80–87

Weissbach L, Bussar-Maatz R (1993) Therapie des nichtseminomatösen Hodentumors im Stadium II A/B (pT+N1/2Mo). Urologe A 32:183–188

Wittekind C, Klimpfinger M, Sobin LH (Hrsg) (2005) TNM-Atlas. Illustrierter Leitfaden zur TNM/pTNM-Klassifikation maligner Tumoren, 5. Aufl. Springer, Berlin Heidelberg New York Tokio

Jaffe ES, Harris NL, Stein H, Vardiman JW (eds) (2001) World Health Organization classification of tumours. Pathology and genetics of tumours of hematopoietic and lymphoid tissues. IARC, Lyon

Sachverzeichnis

The manufacturer's authorised representative in the EU is Springer
Nature Customer Service Centre GmbH, Europaplatz 3, 69115 Heidelberg,
Germany. If you have any concerns regarding our products, please
contact ProductSafety@springernature.com

Printed and bound by CPI Group (UK) Ltd, Croydon, CR0 4YY
27/04/2026
02097566-0018